Ernährungslehre kompakt

4., aktualisierte und erweiterte Auflage

Kompendium der Ernährungslehre
für Studierende der Ernährungswissenschaft,
Medizin und Naturwissenschaften
und zur Ausbildung von
Ernährungsfachkräften

Alexandra Schek

Mit 92 Abbildungen, 74 Tabellen und
NEU: Über 220 Übungsaufgaben und Original-Klausurfragen
(Lösungen als Download im Internet)

Aus der Fachbuchreihe der

www.ernaehrungs-umschau.de

ISBN-13: 978-3-930007-26-4

UMSCHAU ZEITSCHRIFTENVERLAG GmbH
Otto-Volger-Straße 15
65843 Sulzbach im Taunus
www.uzv.de

Die Autorin erreichen Sie über die Redaktion:
mpm Fachmedien und Verlagsdienstleistungen
PF 1103, 35411 Pohlheim
www.mpm-online.de
eMail: info@mpm-online.de

Wichtiger Hinweis:
Die ernährungswissenschaftliche und die medizinische Wissenschaft sind einem ständigen Wandel unterworfen. Die in diesem Buch gemachten Angaben zu Dosis und Anwendung entsprechen nach sorgfältiger Prüfung durch die Verfasserin dem derzeitigen Wissensstand. Dennoch sollte jeder Benutzer anhand der Beipackzettel verwendeter Präparate prüfen, ob die dort gemachten Angaben von denen des vorliegenden Buches abweichen. Verlag und Autorin haften nicht für Fehler, die trotz sorgfältiger Bearbeitung möglich sind.
® ™ Geschützte Warennamen wurden nicht besonders kenntlich gemacht. Aus dem Fehlen eines solchen Hinweises kann nicht geschlossen werden, dass es sich um einen freien Warennamen handelt.

© 2011 UMSCHAU ZEITSCHRIFTENVERLAG GmbH
Otto-Volger-Straße 15
65843 Sulzbach im Taunus
www.uzv.de

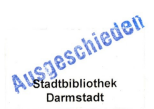

Ein Titeldatensatz für diese Publikation ist bei der Deutschen Bibliothek erhältlich: http://dnb.ddb.de

Dieses Werk ist urheberrechtlich geschützt. Alle Rechte der Verbreitung, insbesondere durch Übersetzung, Vortrag, Entnahme von Abbildungen und Tabellen, Vervielfältigung durch fotomechanische, digitale oder andere Verfahren sowie die Einspeisung und Rückgewinnung in Datenverarbeitungsanlagen jeder Art, sind vorbehalten. Eine Vervielfältigung des Werkes oder von Auszügen daraus ist nur mit ausdrücklicher schriftlicher Genehmigung des Verlags im Rahmen des Urheberrechtsgesetzes der Bundesrepublik Deutschland zulässig und grundsätzlich vergütungspflichtig.

Umschlaggestaltung, Lektorat,
Projektmanagement + Producing: mpm Fachmedien und Verlagsdienstleistungen, Pohlheim
Datenkonvertierung, Grafik + Satz: mpm Fachmedien und Verlagsdienstleistungen, Pohlheim
Umschlagfotos und Fotos der Kapitel-Eingangsseiten: Bilderbox.com und Fotolia.com
Druck und buchbinderische Verarbeitung: Westermann Druck Zwickau GmbH
Printed in Germany, 2011

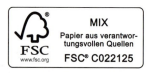

ISBN-13: 978-3-930007-26-4

Inhaltsverzeichnis

Vorwort	7
Geleitworte	7
Abkürzungen	9

1 Grundlagen der Ernährungslehre — 11

Nahrungszusammensetzung 12
    Nährstoffanalyse 12
Begriffe zur Dynamik des Nähstoffumsatzes .. 14
Nährstoffbedarf 14
    Definition 14
    Bedarfsermittlung 15
    Bedarfsschätzung 16
    Bedarfsdeckung (Kriterien) 16
    Risikogruppen 17
Empfehlungen für die Nährstoffzufuhr 17
    Definition und Ziele 17
    Ableitung vom Nährstoffbedarf 17
Dietary Reference Intakes (DRI) 18
    Entstehung 18
    Definitionen 18
    Verwendung 19
Referenzwerte für die Nährstoffzufuhr 20
    Kategorien 20
    Handhabung 20
    Berechnungseinheiten 20
    Anwendungsbereiche 21
Parameter zur Beurteilung der Kost 21
Methoden zur Erhebung von Verzehrsdaten ... 22
    Indirekte Methoden 22
    Direkte Methoden 22
    I. Retrospektive Erhebungen 23
    II. Prospektive Erhebungen 24

2 Energie — 25

Definition, Einheiten, Bilanz 26
Kalorimetrie 26
    Direkte Kalorimetrie 26
    Indirekte Kalorimetrie 26
Indirekte Bestimmung der Energieausbeute 27
Brennwerte 28
Isodynamiegesetz und ATP-Bildungsvermögen ... 29
Bedarfsbegriffe 30
Richtwerte für die Energiezufuhr 31
Energieaufnahme und Übergewicht 32

3 Nucleotide und Polynucleotide — 33

Strukturelemente und Bauprinzip 34
    Genetischer Code 34
    Funktion, Vorkommen, Struktur
    und Replikation der DNA 34
    Funktion, Vorkommen und Struktur
    von RNA 35
Verdauung und Absorption der Nucleinsäuren ... 36
Abbau der Stickstoff-Basen 36
Purinstoffwechsel 37

4 Aminosäuren, Peptide und Proteine — 39

Aminosäuren 40
    Struktur und Einteilung 40
    Biosynthese 41
    Abbau 41
    Verbleib der Produkte 42
Peptide 43
Proteine 43
    Protein-Biosynthese bei Eukaryoten 43
    Konformationen und Klassifizierung 45
    Verteilung, Funktionen, Umsatz 46
    Verdauung und Absorption 46
    Bedarf 48
    Bioverfügbarkeit 49
    Biologische Wertigkeit der Proteine 50
    Andere Parameter zur Protein-
    bzw. Aminosäurenbewertung 51
    Zufuhrempfehlungen 53

5 Lipide — 55

Fettsäuren 56
    Struktur und Einteilung 56
    Biosynthese 58
    Abbau 59
    Funktionen 59

Vorkommen, Zufuhr, Mangel	61
Besondere Fettsäuren	61
Fette	62
Struktur und Einteilung	62
Verdauung und Absorption	62
Transport und Verwertung der Fette	64
Triacylglycerinsynthese und Lipolyse	66
Funktionen	67
Vorkommen, Zufuhrempfehlungen, Verzehr	67
Verderb	68

6 Kohlenhydrate 69

Definition und Klassifikation	70
Struktur, Einteilung, Vorkommen	70
Verdauung und Absorption	72
Glykämische Wirkung	72
Funktionen	73
Zufuhrempfehlungen und Verzehr	74
Glycogen	74
Glucose	75
Metabolismus	75
Homöostase der Blutglucosekonzentration	82
Hungerstoffwechsel der Glucose	83
Ketonkörpersynthese und -abbau	83
Stoffwechsel-Verzahnungen	86
Glycolysekette	86
Tricarbonsäurezyklus	86

7 Ballaststoffe 89

Definition und Einteilung	90
Analysemethoden	91
Wirkungen im Verdauungstrakt	91
Physiologische Wirkungen	92
Ballaststoffverzehr und Gesundheit	93

8 Alkohol 95

Alkohol in der Ernährung	96
Absorption und Stoffwechsel	96
Alkoholkonsum und Gesundheit	97

9 Wasser 99

Funktionen und Verteilung im Körper	100
Bestimmung des Körperwassers	101
Wasserbilanz und Wasserbedarf	101
Veränderungen der Gesamtkörperflüssigkeit	102
Regulation des Wasserhaushalts	102
Störungen des Wasserhaushalts	103

10 Vitamine 105

Definition und Einteilung	106
Allgemeines zu Bedarf, Zufuhrempfehlungen und Vitaminversorgung	106
Vitamin A	107
(Bio)chemie und Vorkommen	107
Stoffwechsel und Versorgungsstatus	108
Zufuhr	109
Wirkungsweise, Unterversorgung und Überversorgung	109
Vitamin D	110
(Bio)chemie und Vorkommen	110
Stoffwechsel und Versorgungsstatus	111
Zufuhr	112
Wirkungsweise, Unterversorgung und Überversorgung	112
Vitamin E	114
(Bio)chemie und Vorkommen	114
Stoffwechsel und Versorgungsstatus	114
Zufuhr	115
Wirkungsweise, Unterversorgung und Überversorgung	115
Vitamin K	116
(Bio)chemie und Vorkommen	116
Stoffwechsel und Versorgungsstatus	117
Zufuhr	117
Wirkungsweise, Unterversorgung und Überversorgung	118
Vitamin C	118
(Bio)chemie und Vorkommen	118
Stoffwechsel und Versorgungsstatus	119
Zufuhr	120
Wirkungsweise, Unterversorgung und Überversorgung	120
Vitamin-B-Komplex	121
Thiamin (Vitamin B_1)	122
(Bio)chemie und Vorkommen	122
Stoffwechsel und Versorgungsstatus	122
Zufuhr	122
Wirkungsweise und Unterversorgung	123

Riboflavin (Vitamin B_2) 123
    (Bio)chemie und Vorkommen 123
    Stoffwechsel und Versorgungsstatus 124
    Zufuhr 124
    Wirkungsweise und Unterversorgung 124
Pyridoxin (Vitamin B_6) 125
    (Bio)chemie und Vorkommen 125
    Stoffwechsel und Versorgungsstatus 125
    Zufuhr 126
    Wirkungsweise und Unterversorgung 126
Biotin (Viatmin H) 127
    (Bio)chemie und Vorkommen 127
    Stoffwechsel und Versorgungsstatus 127
    Zufuhr 128
    Wirkungsweise und Unterversorgung 128
Pantothensäure 129
    (Bio)chemie und Vorkommen 129
    Stoffwechsel und Versorgungsstatus 129
    Zufuhr 130
    Wirkungsweise und Unterversorgung 130
Niacin (Vitamin B_3) 131
    (Bio)chemie und Vorkommen 131
    Stoffwechsel und Versorgungsstatus 131
    Zufuhr 132
    Wirkungsweise, Unterversorgung
    und Überversorgung 133
Folsäure 134
    (Bio)chemie und Vorkommen 134
    Stoffwechsel und Versorgungsstatus 134
    Zufuhr 135
    Wirkungsweise und Unterversorgung 135
Cobalamin (Vitamin B_{12}) 137
    (Bio)chemie und Vorkommen 137
    Stoffwechsel und Versorgungsstatus 137
    Zufuhr 139
    Wirkungsweise und Unterversorgung 139

11 Besondere Nahrungsinhaltsstoffe   141

Vitaminähnliche Stoffe 142
    Inositol 142
    Cholin 144
    Carnitin 145
    Taurin 146
    Ubichinon (CoQ_{10}) 148
Sekundäre Pflanzenstoffe 149
    Polyphenole 150
    Carotinoide 152
    Sulfide 153
    Phytoöstrogene 154
    Protease-Inhibitoren 155
    Saponine 155
    Glucosinolate 155
    Phytosterine 156
    Monoterpene 157
    Lektine 157
    Phytinsäure 157
    Resveratrol 158
Nutritive Antioxidanzien gegen reaktive
Sauerstoffspezies 158

12 Mineralstoffe   161

Definition, Einteilung, Metabolismus 162
Allgemeines zu Mengenelementen 163
    Natrium 164
    Kalium 165
    Calcium 165
    Magnesium 166
    Chlor/Chlorid 167
    Phosphor/Phosphat 167
    Schwefel/Sulfat 168
Allgemeines zu (Ultra-)Spurenelementen 168
    Eisen 169
    Kupfer 171
    Zink 171
    Fluor/Fluorid 172
    Jod/Jodid 173
    Mangan 174
    Selen 174
    Chrom 175
    Molybdän/Molybdat 175
    Quecksilber 176
    Blei 176
    Cadmium 177

13 Physiologie   179

Verdauung (Digestion) 180
    Steuerung 180
    Ablauf 181
Absorption 182
Nährstoffverdaulichkeit 182
Körperzusammensetzung 184
    Grundlagen 184
    Methoden zur Bestimmung des
    Körperfettgehaltes 184
Körpergewicht 186
    Anthropometrische Erfassung
    von Über- und Untergewicht 187

Normative Bewertung der Körpermasse 187
Regulation von Hunger und Sättigung
(Energiehomöostase) 188
   Definitionen 188
   Regulation der Nahrungsaufnahme
   mit Hilfe der Sättigungskaskade 188
   Einfluss des Zentralnervensystems auf die
   Nahrungsaufnahme 189
Ess(verhaltens-)störungen 192
   Gezügeltes Essverhalten 192
   Anorexie 192
   Bulimie 193
   Binge Eating Disorder (BED) 195

14 Diätetik   197

Prävention ernährungsmitbedingter
Krankheiten 198
   Metabolisches Syndrom 198
   Mediterrane Kost 201
Ernährung in verschiedenen Lebensphasen ... 201
   Säuglingsalter 201
   Wachstumsalter 201
   Schwangerschaft und Stillzeit 202
   Seniorenalter 202
   Ernährung des Sportlers 204
Diätetische Maßnahmen bei Erkrankungen ... 206
   Lebensmittelunverträglichkeit 206
   Erkrankungen der Verdauungsorgane 208
   I. Zähne 209
   II. Speiseröhre 209
   III. Magen und Zwölffingerdarm 210
   IV. Dünndarm 210
   V. Dickdarm 213
   VI. Leber 213
   VII. Gallenblase 214
   VIII. Bauchspeicheldrüse 214
Erkrankungen des Stoffwechsels 215
   Diabetes mellitus 215
   Hyperlipoproteinämie und Atherosklerose ... 219
   Hyperurikämie und Arthritis urica 221
   Osteoporose 221
   Durch Enzymdefekte bedingte Stoffwechsel-
   störungen (Enzymopathien) 222
Weitere Krankheitsbilder 223
   Erkrankungen der Nieren 223
   Erkrankungen des Herz-Kreislauf-Systems 225
   Hyperkinetisches Syndrom 226
   Demenzielles Syndrom 226
   Rheumatoide Arthritis 227

Maligne Tumoren 227
Erworbenes Immunschwäche-
Syndrom (AIDS) 229
   Operative Eingriffe 230
Künstliche Ernährung 230
   Enterale Ernährung mittels Sonde 230
   Parenterale Ernährung 231
Immunonutrition 232
Reduktionskost 235
   Energiereduzierte Mischkost 235
   Formuladiäten 235
   Totales Fasten 238
   Modifiziertes (proteinsparendes) Fasten 239
   Diäten mit extremen Nährstoffrelationen ... 240
   Medikamentöse Unterstützung
   der Gewichtsabnahme 240
Alternative und unkonventionelle
Ernährungsweisen 243
   Vollwertige Kostformen 243
   Vegetarismus 244
Fernöstliche Ernährungsweisen 245
   Fünf-Elemente-Ernährung (China) 245
   Ayurvedische Kost (Indien) 246
Außenseiterdiäten 247
   BIRCHER-BENNER-Kost 247
   WAERLAND-Kost 247
   Mazdaznan-Ernährung 247
   Anthroposophische Kost 247
   Makrobiotik 248
   SCHNITZER-Kost 248
   HAYsche Trennkost 249
   EVERS-Diät 249

15 Anhang   251

DRI für Energie, Wasser und Hauptnährstoffe
für Erwachsene (2002) 252
D-A-CH-Referenzwerte für Körpermaße,
Energie, Wasser und Hauptnährstoffe (2000) 252
D-A-CH-Referenzwerte für Vitamine (2000) 253
D-A-CH-Referenzwerte
für Mineralstoffe (2002) 254
Daten zu den Vitaminen 255
Daten zu den Mineralstoffen 256
Rechenbeispiele 257
Übungsfragen zu den Kapiteln 259
Original-Klausurfragen zu den Kapiteln 263
Literatur 255

Sachregister   268

Vorwort zur 4. Auflage

Auch in dieser 4. Auflage von **Ernährungslehre kompakt** galt es, die umfangreiche Literatur zu den Themen Ernährungslehre und Diätetik auf ein Maß zu beschränken, das die ernährungsphysiologischen und biochemischen Grundlagen lerngerecht vermittelt und weder die Gedächtnisleistung noch die Zeitinvestition überstrapaziert. Ziel ist, das Wesentliche herauszuarbeiten und Zusammenhänge aufzuzeigen, um ein Fundament für das Verständnis der Trophologie zu legen und das prüfungsrelevante Wissen gebündelt zu präsentieren. Für diese aktualisierte Auflage wurde das durchgehend zweifarbige Layout der Vorauflage moderat umgestaltet.

Ein weiteres Ziel neben der möglichst komprimierten Darstellung ist, durch die Zusammenstellung zahlreicher Daten das Auffinden spezieller Zahlenwerte zu erleichtern. Seit der 3. Auflage werden u. a. die aktuellen Ergebnisse der Nationalen Verzehrsstudie NVS II berücksichtigt.

Das Buch soll dem Leser Einblick in die Inhalte der in der Ernährungswissenschaft relevanten Themen verschaffen, im Studium Leitfaden sein und dazu dienen, Grundkenntnisse gezielt aufzufrischen. Es ersetzt kein Handbuch. Für Darstellungen, die seinen Rahmen sprengen würden, muss auf weiterführende Literatur verwiesen werden.

Mein herzlicher Dank gilt Herrn Prof. Dr. W. KÜBLER für die zahlreichen Anregungen, die ich seinerzeit in seinen Vorlesungen an der Justus-Liebig-Universität Gießen erhielt, und die er mir in persönlichen Gesprächen vermittelte.

Besonders dankbar bin ich Herrn Prof. Dr. E. WEIGAND, der mir für diese 4. Auflage der **Ernährungslehre kompakt** seine umfangreiche Klausurfragen-Sammlung zur Ernährungsphysiologie überlassen und die Antworten im Detail mit mir besprochen hat!

Dr. oec. troph. Alexandra Schek
Gießen

Geleitwort zur 3. Auflage

Das Modul „Ernährungsphysiologie" ist für Studierende in den Bachelor- und Masterstudiengängen der Ernährungswissenschaft und der Oecotrophologie an den Universitäten und Fachhochschulen von zentraler Bedeutung. Daneben ist Ernährungslehre auch in unterschiedlichem Umfang in dem Kanon der Haupt- und Nebenfächer, in der Lebensmittelchemie, der Medizin, der Pharmazie, der Sportwissenschaft oder in den Lehramtsstudiengängen vertreten. Auch die Ausbildung zum/zur Diätassistenten/in verlangt eine fundierte Vermittlung des aktuellen Wissensstandes.

Zur Vor- und Nachbereitung des Vorlesungsstoffs, zur Vertiefung und zur Prüfungsvorbereitung benötigen die Studierenden ein vom Inhalt und Umfang her maßgeschneidertes Lehrbuch mit dem Basiswissen des Fachs. Von einem derartigen Lehrbuch wird verlangt, dass es detailliert, präzise und auf wissenschaftlich hohem Niveau aus der Wissensfülle in einem klar umrissenen Rahmen eine Auswahl trifft, aber gleichzeitig alle wichtigen, prüfungsrelevanten Aspekte berücksichtigt und auch aktuelle Entwicklungen nicht vernachlässigt. Außerdem erwarten Studierende von einem Lehrbuch, dass die verschiedenen Kapitel in Sprache, Stil und Gliederung übersichtlich dargestellt und homogen sind, sodass das Buch „gut lesbar" ist.

Dies alles ist der Autorin in hervorragender Weise im Alleingang gelungen. Multi-Autorenwerke haben zwar den Vorteil, dass einzelne Kapitel von Experten/innen der jeweiligen Themen verfasst werden. Oft führt dies aber dazu, dass derartige Werke dann doch sehr heterogen sind und Studierende sich häufig nur schwer damit anfreunden können.

Auf der Basis dieses kompakten Kompendiums können Studierende der Ernährungswissenschaft und verwandter Disziplinen im späteren Studienverlauf ihr Wissen im Rahmen von Aufbaumodulen in Ernährungsmedizin, Biochemie, Molekularer Biologie und Genetik, Pathophysiologie und -biochemie, Diätetik und/oder Ernährungsepidemiologie bzw. Public Health Nutrition weiter ausbauen und festigen.

Daher ist auch der 3. Auflage des Buches **Ernährungslehre kompakt** eine weite Verbreitung zu wünschen.

Prof. Dr. Helmut Heseker
Präsident der Deutschen Gesellschaft für Ernährung e.V. (DGE)
Ernährung und Verbraucherbildung
Universität Paderborn

Geleitwort zur 3. Auflage

Der Umschau Zeitschriftenverlag setzt mit der 3. Auflage der **Ernährungslehre kompakt** von Alexandra Schek eine Tradition fort, auf die Autorin und Verlag stolz sein dürfen: Es war der damalige Umschau-Verlag, der vor fast 55 Jahren in vielfacher Weise der wiederentdeckten deutschsprachigen Ernährungslehre ein Forum geschaffen hat. Er hat damit wesentlich dazu beigetragen, dass das in den USA, Großbritannien und Schweden bereits wohl etablierte eigenständige Fach sich auch im übrigen kontinentalen Europa entwickeln konnte. Den Erfolg sehen wir heute, da an zahlreichen Universitäten und Fachhochschulen Ernährungswissenschaften als selbstständige Fachdisziplin studiert werden.

Ein Blick zurück zu den Anfängen scheint mir angebracht. Im November 1953 schlossen sich auf Anregung der *International Union of Nutritional Sciences* (IUNS) verschiedene mit Ernährungsfragen befasste Vereinigungen zur Deutschen Gesellschaft für Ernährung (DGE) zusammen. Gründungsmitglieder waren zahlreiche prominente Forscher – Internisten, Pädiater, Mikrobiologen, Biochemiker, Chemiker und Lebensmittelchemiker. Besonders hervorragend der Direktor des Max-Planck-Institutes für Ernährungsphysiologie Dortmund, Heinrich Kraut, und die Biochemiker Konrad Lang, Mainz, und Joachim Kühnau, Hamburg. Der bedeutende Vitaminforscher Arthur Scheunert (früher Leipzig, dann Gießen) wurde als Direktor des späteren Zentralinstitutes für Ernährung nach Potsdam-Rehbrücke berufen.

Die **Ernährungs Umschau** – natürlich aus dem Umschau-Verlag (heute Umschau Zeitschriftenverlag) – erscheint als Organ der DGE monatlich seit Juni 1954. Mitarbeiter des Max-Planck-Institutes in Dortmund erarbeiteten Hilfsmittel für Praxis und Lehre; allen voran die mit großer Sorgfalt und didaktischem Geschick verfasste „Einführung in die Ernährungslehre" von Ernst Kofrányi, erschienen 1960 im Umschau-Verlag, mit 9 neu bearbeiteten Auflagen innerhalb von 15 Jahren, und die „Kleine Nährwert-Tabelle" von Willi Wirths, Umschau-Verlag 1958, mit 12 Neuauflagen. Ein großer Wurf war „Die wünschenswerte Höhe der Nährstoffzufuhr", die erste quantitative Abschätzung von Bedarfswerten für Nährstoffe in Europa durch eine Arbeitsgruppe hochrangiger deutscher Sachkenner aus allen einschlägigen Disziplinen – 1955 im Umschau-Verlag (16 Seiten); 2. Aufl. 1962; 3. Aufl. 1975 als „Empfehlungen für die Nährstoffzufuhr" (64 S.); 4. Aufl. 1985 (96 S.); 5. Aufl. 1991 (158 S.); 2000 – gemeinsam mit der Österreichischen Gesellschaft für Ernährung, der Schweizerischen Gesellschaft für Ernährungsforschung und der Schweizerischen Vereinigung für Ernährung (D-A-CH): „Referenzwerte für die Nährstoffzufuhr" (240 S.). Die Zunahme des Umfangs kennzeichnet die Fortschritte der Ernährungsforschung seit dem Ende des 2. Weltkriegs.

Alexandra Schek hatte sich also viel vorgenommen als sie sich als Einzelautorin an die **Ernährungslehre kompakt** wagte. Schließlich ist seit Kofrányi der Umfang der gut belegten Erkenntnisse auf ein Vielfaches gewachsen. Es macht mir Freude, wenn ich lese, dass ihr dabei auch meine Vorlesung eine Hilfe war; aber „kompakt" hat Frau Schek die Ernährungslehre allein gemacht und ich finde, dass ihr das vorzüglich gelungen ist. Jetzt lerne ich – über 15 Jahre nach meiner letzten Vorlesung – von meiner früheren Schülerin.

Ich bin gespannt, wie sich das Buch in die Bachelor-Master-Studiengänge einfügen lässt. Die Kernmodule „Ernährungsphysiologie" und „Ernährung des Menschen" sind für den Bachelor sehr gut abgedeckt. Ich finde aber auch keinen Bereich, der größere Abstriche zulassen würde. Ich schließe mich daher Herrn Heseker in seinem Geleitwort uneingeschränkt an, wenn er das Buch als hervorragend gelungen bezeichnet.

Ich kenne kein zusammenfassendes Lehrbuch, das gerade an den Abschluss als Bachelor so zuverlässig heranführt.

Damit ist es auch für Studierende der Medizin, Pharmazie, Agrarwissenschaften, und wo immer noch Ernährungswissenschaften als Nebenfach von Interesse sind, sehr zu empfehlen. Der Erfolg wird die Mühen der Verfasserin gewiss rechtfertigen.

em. Prof. Dr. Werner Kübler
Gießen

Abkürzungen

AI	Adequate Intakte
AS	Aminosäure
ATP, ADP, AMP	Adenosintri-, -di-, -monophosphat
BLS	Bundeslebensmittelschlüssel
BMI	Body Mass Index
BMR	Basic Metobolic Rate
CoA	Coenzym A
D-A-CH	(Referenzwerte für die Nährstoffzufuhr der) Ernährungsgesellschaften von Deutschland (D), Österreich (A) und der Schweiz (CH)
DGE	Deutsche Gesellschaft für Ernährung e.V.
DRI	Dietary Reference Intakes
DNA	Deoxy Ribonucleic Acid
EÄ	Energetisches Äquivalent
EAR	Estimated Average Requirement
EB	Ernährungsbericht
EFSA	Europäische Behörde für Lebensmittelsicherheit (*European Food Safety Authority*)
EZR	Extrazellulärraum
FAD	Flavinadenindinucleotid (oxidierte Form)
FAO	Food and Agriculture Organization
FMN	Flavinmononucleotid (oxidierte Form)
Frc	Fructose
FS	Fettsäure
Gal	Galactose
GIT	Gastrointestinaltrakt
Glc	Glucose
GSH	Glutathion (reduzierte Form)
GTP, GDP	Guanosintri-, -diphosphat
HDL	High Density Lipoproteins
IDL	Intermediate Density Lipoproteins
I.E.	Internationale Einheit
IZR	Intrazellulärraum
KG	Körpergewicht
KH	Kohlenhydrate
LBM	Lean Body Mass
LCT	Long Chain Triglycerides
LDL	Low Density Lipoproteins
MCT	Medium Chain Triglycerides
NAD(P)+	Nicotinamidadenindinucleotid(phosphat) (oxidierte Form)
NVS	Nationale Verzehrsstudien in Deutschland, Untersuchungszeiträume: NVS I: 1985–1988 (alte Bundesländer); NVS II: 2005–2007
ÖGE	Österreichische Gesellschaft für Ernährung
P_i, PP_i	Ortho-, Pyrophosphat
PLP	Pyridoxalphosphat
PTH	Parathormon
Q	Ubichinon (oxidierte Form)
RDA	Recommended Dietary Allowances
RMR	Resting Metabolic Rate
RQ	Respiratorischer Quotient
SGE	Schweizerische Gesellschaft für Ernährung; Zusammenschluss aus Schweizerischer Vereinigung für Ernährung (SVE) und Schweizerischer Vereinigung für Ernährungsforschung (ehemals SGE)
THF	Tetrahydrofolsäure
TPP	Thiaminpyrophosphat
UL	Tolerable Upper Intake Level
UTP, UDP	Uridintri-, -diphosphat
VERA	Verbundstudie Ernährungserhebung und Risikofaktoren-Analytik
VLDL	Very Low Density Lipoproteins
WHO	World Health Organization
ZNS	Zentralnervensystem

Kapitel 1
Grundlagen der Ernährungslehre

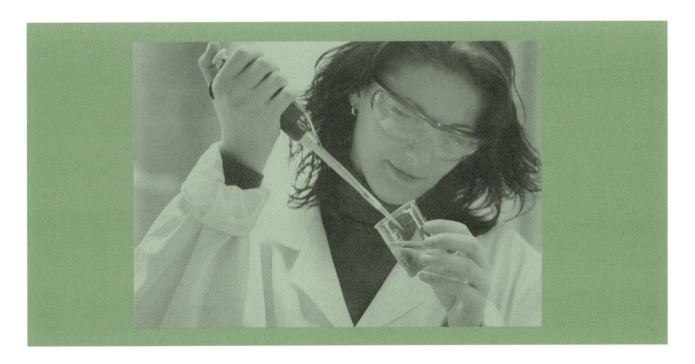

1 Grundlagen der Ernährungslehre

Nahrungszusammensetzung

Einen Überblick über die Vielzahl der denkbaren Nahrungsinhaltsstoffe gibt ◆ Tabelle 1-1. Bestimmte Substanzen können dabei mehreren Gruppen angehören (z.B. sind Enzyme ergotrope Stoffe, aber auch Proteine, und β-Carotin ist gleichzeitig Provitamin A, Antioxidans und Farbstoff).

Nährstoffanalyse

Die Nährstoffanalyse ermöglicht eine Bewertung der Kost im Hinblick auf den Beitrag zur Deckung des Nährstoffbedarfs. Hierbei kommen verschiedene Methoden zum Einsatz.

Direkte Bestimmung Die Nahrungsfrischmasse wird analytisch in Fraktionen zerlegt (◆ Abbildung 1-1). Die Komponenten einiger Fraktionen zeigt ◆ Tabelle 1-2.

Indirekte Bestimmung Durch Differenzberechnung werden erfasst:
- Rohwasser = Frischmasse – Trockensubstanz
- Organische Bestandteile
  = Trockensubstanz – Rohasche
- Nicht-Protein-Stickstoff (NPN)-Verbindungen
  = Rohprotein – Reinprotein
- Stickstoff-freie-Extraktstoffe (NfE)
  = Trockensubstanz – (Rohasche + Rohprotein + Rohfett + Rohfaser)

Dieses Verfahren, das die Zusammensetzung der Nahrung veranschaulicht, jedoch in der Praxis zunehmend durch modernere Analysemethoden ersetzt wird, hat verschiedene Mängel: Es ist summarisch und erfasst nur Stoffgruppen. Diese sind aber in ihrer chemischen Zusammensetzung und in ihrem physiologischen Wert uneinheitlich. Eine Ermittlung des Gehalts an N-freien Extraktstoffen ausschließlich mittels Differenzberechnung führt zu einer Verfälschung (Verminderung) der Resultate. Dabei summieren sich folgende Analysefehler:
- Bildung von Oxiden und Carbonatsalzen bei der Rohasche-Bestimmung
- Existenz von Proteinen mit einem N-Gehalt < 16 %, was einem Faktor > 6,25 entspricht
- Doppelbestimmungen, z.B. im Fall der N-haltigen Phosphatide und Sphingolipide
- Unterteilung der Kohlenhydrate in „unverdauliche" (Rohfaser) und „verdauliche" (NfE)

Essenzielle, energieliefernde und gesundheitsprotektive Stoffe

Wasser (essenziell)
Vitamine[1] (überwiegend essenziell)
Mineralstoffe[1] (überwiegend essenziell)
Proteine[2] (Quelle essenzieller Aminosäuren)
Lipide[2] (Quelle essenzieller Fettsäuren)
Kohlenhydrate[2] (Quelle für Glucose)
Alkohol
Nukleinsäuren
Ballaststoffe
Sekundäre Pflanzenstoffe

Ergotrope Stoffe

Enzyme, Hormone, Immunstoffe

Zusatzstoffe (Additive)

Aromastoffe, Geschmacksverstärker, Süßstoffe, Zuckeraustauschstoffe, Säuerungsmittel, Säureregulatoren, konservierende Stoffe, Antioxidationsmittel, Farbstoffe, Verdickungsmittel, Geliermittel, Stabilisatoren, Emulgatoren, Schmelzsalze, Backtriebmittel, Überzugsmittel, Bindemittel, Festigungsmittel, Feuchthaltemittel, Weichhaltemittel, Mittel zur Erhaltung der Rieselfähigkeit, Bleichmittel, Klärhilfsmittel, Antiklumpmittel, Trennmittel, Schaumverhüter, Treibgas, Schutzgas

Rückstände

Schwermetalle, Radionuklide, N-Nitrosoverbindungen, Organochlorverbindungen, Reinigungs- und Desinfektionsmittel, Arzneimittel

Verunreinigungen (Kontaminanten)

Schmutz, Mikroorganismen und deren Toxine, Vorratsschädlinge und deren Exkremente

[1] Mikronährstoffe [2] Makronährstoffe

Tab. 1-1: Überblick über die Vielzahl der denkbaren Nahrungsinhaltsstoffe
Die kursivgesetzten Nahrungsbestandteile werden in diesem Buch detailliert behandelt.

Tab. 1-2: Komponenten einzelner Fraktionen einer Nährstoffanalyse

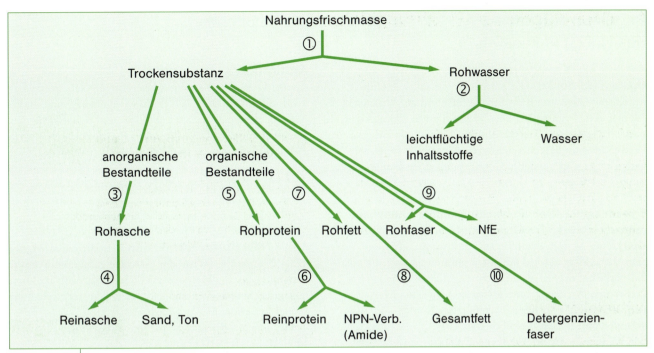

Abb. 1-1: Schritte zur direkten Bestimmung der Nährstoffzusammensetzung von Lebensmitteln

① Trocknung der Nahrungs-Frischmasse für 4 h bei 103 °C → der Rückstand entspricht der Trockensubstanz; durch Auffangen und Verflüssigung der Dämpfe erhält man das Rohwasser.
② Destillation und Titration des Rohwassers → Abtrennung der leichtflüchtigen Inhaltsstoffe, um welche die Trockensubstanz bereinigt werden muss, vom Wasser.
③ Veraschung der Trockensubstanz für 6 h bei 550 °C → infolge der Zersetzung aller Kohlenstoffverbindungen (= organische Substanz) verbleibt als Rückstand die Rohasche (= anorganische Substanz).
④ Zugabe von heißer HCl zur Rohasche → die Reinasche geht in Lösung, Sand und Ton bilden den Rückstand.
⑤ KJELDAHL-Methode: H_2SO_4-Aufschluss der Trockensubstanz, Destillation und Titration des freigesetzten NH_3 → Berechnung des N-Gehalts und Multiplikation mit dem Faktor 6,25 → Rohprotein-Gehalt.
⑥ Aufkochen der Trockensubstanz mit Wasser zur Extraktion der Nicht-Protein-Stickstoff-(NPN-)Verbindungen, Ausfällung der evtl. in Lösung gegangenen Eiweißverbindungen mittels Kupferhydroxid, Filtration, Nassveraschung des Niederschlags gemäß der Kjeldahl-Methode (inkl. Umrechnung) → Reinprotein-Gehalt; die NPN-Verbindungen liegen in der wässrigen Lösung vor.
⑦ WEIBULL-STOLDT-Methode: Verwendung der Trockensubstanz zur Diethyletherextraktion mit anschließender Filtration und Destillation des Eluats → Rohfett-Gehalt.
⑧ SOXHLET-HENKEL-Methode: nach Hydrolyse der Trockensubstanz mit HCl zwecks Zerstörung der Struktur des Probenmaterials (Säureaufschluss) Petroletherextraktion bei gleichzeitiger Filtration → Gesamtfett-Gehalt.
⑨ Aufschluss der Trockensubstanz mit heißer verd. H_2SO_4 und nach Filtration mit heißer verdünnter KOH → die Rohfaser bildet den Rückstand, die Stickstoff-freien-Extraktstoffe (NfE) liegen in der wässrigen Lösung vor.
⑩ Variante zu 9: Bestimmung der Detergenzienfaser zwecks weiterer Untergliederung der Kohlenhydratfraktion (siehe Kapitel 7, Ballaststoffe).
[Nach M. Kirchgessner: Tierernährung, S. 22; DLG-Verlag, Frankfurt, 1987]

Fraktion	Komponenten
Leichtflüchtige Inhaltsstoffe	Ammoniak, kurzkettige Fettsäuren, Alkohole
Reinasche	Mineralstoffe (Mengen- und Spurenelemente)
Nicht-Protein-Stickstoff-Verbindungen	Säureamide, freie Aminosäuren, kurze Peptide, Harnstoff, Purine, Pyrimidine, N-haltige Glycoside, Betaine, Carnitin, Ammoniumverbindungen, Phosphatide, Sphingolipide
Roh- bzw. Gesamtfett	Tri-/Di-/Monoglyceride, freie Fettsäuren, Wachse, Cholesterinester, Phospho-/Sphingolipide, Fettbegleitstoffe wie Steroide, fettlösliche Vitamine, Carotinoide, Chlorophylle, ätherische Öle, organische Säuren
Rohfaser	Cellulose, Pentosane (Gerüstkohlenstoffe); Lignin, Cutin, Suberin (inkrustierte Substanzen)
Stickstoff-freie Extraktstoffe	Stärke, Glycogen (Polysaccharide); Glucose, Fructose, Maltose, Lactose, Saccharose (lösliche Zucker); Inulin (Fructosan); Pektine, Hemicellulosen und zum Teil Cellulose, Lignin (Ballaststoffe)

1 Grundlagen der Ernährungslehre

Begriffe zur Dynamik des Nährstoffumsatzes

Umsatz (turnover) Er entspricht der pro Zeiteinheit im Körper insgesamt umgesetzten (ab- und aufgebauten) Menge eines Nährstoffs. Dies ist die Summe der aus katabolen Prozessen stammenden und für anabole Zwecke Verwendung findenden Teilmengen dieses Nährstoffs, welche in entgegengesetzter Richtung durch einen Stoffwechselpool fließen.

Dynamisches Gleichgewicht, Fließgleichgewicht (steady state) Im Organismus des Menschen, der ein offenes System darstellt, erfolgt kontinuierlich einerseits der Abbau sowohl eines bestimmten Quantums an Körperbestandteilen als auch der zugeführten Menge an Nahrungssubstanzen, andererseits in demselben Maß der Aufbau sowohl von Körpersubstanzen als auch von ausscheidbaren Stoffwechselprodukten.

Anders ausgedrückt: im Zustand konstanter Körperzusammensetzung ist die Menge niedermolekularer Abbauprodukte aus endo- und exogenen Quellen, die je Zeiteinheit in einen Stoffwechselpool (Reservoir) hineinfließt, ebenso groß wie die Menge hochmolekularer Syntheseprodukte mit endo- und exogenem Bestimmungsort, die im gleichen Zeitraum aus demselben Pool abfließt.

Homöostase und Stoffwechselregulation Die Konstanz vieler Konzentrationen im Organismus setzt voraus, dass Anlieferung und Verwertung der einzelnen Substanzen sich die Waage halten, d. h. Fließgleichgewichte (s. o.) vorliegen. Gerät die Homöostase aufgrund äußerer Einflüsse (z. B. drastische Änderung der Ernährungsgewohnheiten) aus dem Gleichgewicht, kommt es zur Aktivierung von Regelmechanismen, die auf beiden Seiten des dynamischen Gleichgewichts (Zufluss/Abfluss) eingreifen können. Sie bewirken entweder eine kurzfristige, eine langfristig-reversible oder eine langfristig-irreversible Stoffwechselumstellung.

Wachstum bedeutet ein Überwiegen der anabolen Prozesse, hierbei besteht ein zusätzlicher Bedarf an Baumaterial und Energie (→ Homöostase unerwünscht).

Das Gegenteil ist bei Nahrungsmangel bzw. bei ungenügender Zufuhr essenzieller Nahrungsbestandteile der Fall; die katabolen Prozesse überwiegen, was eine Abnahme des Körperbestandes sowie Funktionsstörungen zur Folge hat (→ Homöostase anzustreben).

Nährstoffbedarf

Definition
In den D-A-C-H-Referenzwerten für die Nährstoffzufuhr (formuliert von DGE, ÖGE, SGE und SVE) und in den Dietary Reference Intakes der USA und Kanadas (herausgegeben vom *Food and Nutrition Board*) wird der Begriff Nährstoffbedarf (*nutrient requirement*) verwendet.

Die FAO/WHO benutzen die Bezeichnung *basal requirement of a nutrient* (Grundbedarf an einem Nährstoff). In Zahlen ausgedrückt, ist es jedoch ungefähr dasselbe.

Unter **Nährstoffbedarf** versteht man diejenige Menge eines Nährstoffs, die mit der Nahrung aufgenommen werden muss, um die Homöostase dieses Nährstoffs im Organismus sicherzustellen und dadurch die Aufrechterhaltung seiner Funktionen zu gewährleisten.

Der Nährstoffbedarf ist für jeden Menschen eine individuelle Größe, weil er von verschiedenen Faktoren beeinflusst wird, z. B. Alter, Geschlecht, Arbeitsschwere, besondere Anforderungen (Schwangerschaft, Stillen), Wachstum, Grundumsatz, Thermogenese, Gesundheitszustand, Ernährungsstatus, Hormonstatus, Klima usw. Die Streubreite ist hoch, der experimentelle Aufwand (Bilanzuntersuchungen zur direkten Ermittlung des Bedarfs oder zur Bestimmung der obligaten Verluste, aus denen der Bedarf durch Einbeziehung der Absorptionsrate abgeleitet werden kann) erheblich. Daher wird der Nährstoffbedarf nur in Einzelfällen ermittelt.

Unter Voraussetzung eines Fließgleichgewichts lässt sich der Nährstoffbedarf abschätzen aus dem *turnover*, d. h. der pro Tag umgesetzten Menge, und der Absorptionsrate (Bioverfügbarkeit), d. h. dem Quotienten aus absorbierter und insgesamt verzehrter Dosis. Dies beschreibt die Gleichung:

$$\text{Nährstoffbedarf} = \frac{\text{turnover}}{\text{Dosis}_{\text{aufgenommen}}/\text{Dosis}_{\text{gesamt}}}$$

$$= \text{turnover} \times \frac{\text{Dosis}_{\text{gesamt}}}{\text{Dosis}_{\text{aufgenommen}}}$$

Demzufolge erhöht sich der Bedarf
- durch Erhöhung des Umsatzes, beispielsweise als Folge von Alkoholkonsum oder der Einnahme bestimmter Medikamente (orale Kontrazeptiva, Antikonvulsiva u. a.),
- durch Senkung der Absorptionsrate, z. B. infolge verkürzter Darmpassage oder defekter Verdauungsenzyme.

Keine Gültigkeit hat die Gleichung für Nährstoffe, die in großem Umfang wieder verwertbar sind wie z. B. die Proteine (die Aminosäuren aus dem Proteinabbau können wieder in die Proteinbiosynthese eingehen). Es wird täglich rund 2,5-mal mehr Stickstoff umgesetzt als mit der Nahrung aufgenommen werden muss (vgl. ◆ Abb. 4-7).

Die FAO/WHO definieren als Nähstoffbedarf die geringste Menge an einem Nährstoff, die von einer gesunden Person im Durchschnitt eines mäßig langen, für die einzelnen Nährstoffe unterschiedlichen Zeitraums (Wochen, Monate) verzehrt bzw. absorbiert werden muss, um einen angemessenen Ernährungszustand zu gewährleisten. Darüber hinaus wird zwischen einem Grundbedarf und einem normativen Speicherbedarf unterschieden.

Unter **Grundbedarf** verstehen die FAO/WHO die niedrigste exogene Zufuhrmenge, die erforderlich ist, um Mangelerscheinungen zu verhüten, welche durch Messgrößen biochemischer oder physiologischer Funktionen und/oder durch klinische Merkmale und Symptome nachzuweisen sind. Herangezogen wird der Median der rechtsschiefen Verteilung des tatsächlichen individuellen Bedarfs. Auch für den zusätzlich ausgewiesenen **normativen Speicherbedarf** wird der Median verwendet (weiter rechts auf Abszisse). Dieser soll definitionsgemäß Körperreserven gewährleisten, die ohne nachfolgende Funktionsstörungen schnell in Anspruch genommen werden können.

Funktionsbegünstigende Wirkungen von Nährstoffen oder Nährstoffkombinationen durch Dosiserhöhung können nur bis zu Grenzwerten, die der Bedarfsdeckung entsprechen, nachgewiesen werden (bei einer Steigerung der Nährstoffzufuhr über den Bedarf hinaus wird zunächst ein für die Körperfunktionen indifferenter Bereich durchschritten, in welchem überschüssig zugeführte Nährstoffe vermindert absorbiert, verstärkt abgebaut, vermehrt ausgeschieden und/oder in größerem Umfang gespeichert werden), mit der Zeit stellt sich aber ein stabiles Fließgleichgewicht ein, das je nach Nährstoffretention mehr oder weniger lange in Zeiten niedriger Zufuhr aufrechterhalten werden kann. (Im Zustand unzureichender Bedarfsdeckung bilden sich labile Fließgleichgewichte auf niedrigerem Niveau aus.)

Bei Steigerung der Dosis über den Indifferenzbereich hinaus können Nährstoffe die Körperfunktionen erneut beeinflussen. Allerdings wirken sie dann nicht mehr als Nährstoffe, sondern entfalten pharmakodynamische Wirkungen, deren Zielorgane oder -funktionen nicht mehr identisch mit denen bei der Wirkung als Nährstoff sind (◆ Abbildung 1-2).

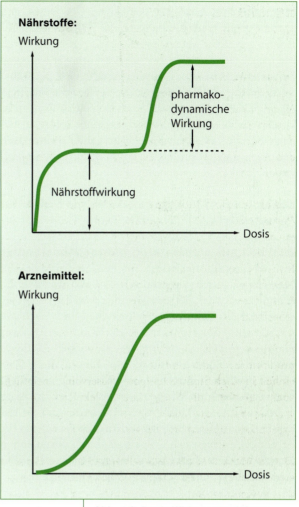

Abb. 1-2: Dosis-Wirkungsbeziehung von Nährstoffen und Arzneimitteln im Vergleich

Bedarfsermittlung

Der Nährstoffbedarf ist eine komplexe Größe, deren wichtigste Einzelfaktoren – Absorption und Umsatz (turnover) – bei den einzelnen Nährstoffen sehr unterschiedlich sind. Sie werden von diversen Faktoren beeinflusst und sind experimentell oft schwer zu untersuchen.

Analogieschlüsse aus Tierversuchen auf den Menschen sind in quantitativer Hinsicht aufgrund der Artunterschiede der Umsatzgrößen und der Nährstoffabsorption nicht möglich. Auch kann die physische Symptomatik eines akuten oder chronischen Mangelzustands von Art zu Art sehr verschieden sein. Mit zunehmender Kenntnis der biochemischen Funktionen einzelner Nährstoffe werden jedoch qualitative Analogieschlüsse immer zuverlässiger. Das Mangelexperiment an Laboratoriumstieren hat insbesondere den Vorteil, dass auch langfristige Untersuchungen möglich sind.

Epidemiologische Erhebungen führen kaum zu brauchbaren Aussagen über den Bedarf an einzelnen Nährstoffen, weil ein isolierter Mangel an einem einzelnen Nährstoff fast nie anzutreffen ist, ein ausreichend versorgtes Kollektiv zum Vergleich mit einem mangelhaft versorgten bei ansonsten gleichartiger Struktur praktisch nie zur Verfügung steht und die Datenorganisation bei vieldimensionalen Systemen außerordentlich schwierig ist. Mehr als Hinweise sind daher nur aus langfristigen prospektiven Studien zu erwarten.

Mangelexperimente am Menschen liefern sichere Aussagen über den Nährstoffbedarf. Voraussetzung für die Ermittlung der Dosis eines Nährstoffs, die gerade noch genügt, um dessen empfindlichste Funktion noch voll aufrecht zu erhalten, ist dabei, dass alle nicht geprüften Nährstoffe in bedarfsdeckender Menge zugeführt werden (praktisch bedeutet dies: in mäßigem Überschuss) und dass nicht mit Wechselwirkungen der Nährstoffe untereinander gerechnet werden muss. Abhängig ist der durch Mangelkost ermittelte Nährstoffbedarf in erster Linie von der Empfindlichkeit des untersuchten Mangelsymptoms.

Ergebnisse aus Mangelversuchen gelten nur für diejenigen Personengruppen, aus denen sich die Probanden rekrutierten. Die Zahl der Versuchspersonen (überwiegend junge Männer) ist in der Regel begrenzt, zum einen, weil der monatelange Verzicht auf wesentliche Lebensmittel und die zahlreichen Tests ein überaus hohes Maß an Disziplin und Durchhaltevermögen erfordern, zum anderen, weil ein aufwändiger organisatorischer und analytischer Apparat nötig ist.

Bilanzen mit elementaren Nahrungsbestandteilen (Mineralstoffe, Stickstoffanteil der Proteine) am Menschen sind sehr aufwändig, liefern aber wertvolle Erkenntnisse. Bei der direkten Methode wird der Bedarf als diejenige Nährstoffmenge ermittelt, die gerade noch ausreicht, um eine ausgeglichene Bilanz (Zufuhr = Ausscheidung) zu gewährleisten. Bei der faktoriellen Methode werden die obligaten Verluste nach Elimination des zu untersuchenden Nährstoffes aus der Nahrung untersucht. Die ausgeschiedene Menge muss um die Absorptionsrate (s.u.) und im Fall der Proteine zusätzlich um die biologische Wertigkeit bereinigt werden. Verfälschungen der Ergebnisse ergeben sich dadurch, dass sich die gesamten Ausscheidungen kaum erfassen lassen. Problematisch für die Versuchspersonen ist die langfristig einseitige Kost.

Biokinetische Methoden zur Bestimmung der Einzelfaktoren des Nährstoffbedarfs ermöglichen Experimente, in denen auf Mangelperioden ganz verzichtet wird. Kann (bei gefüllten Körperspeichern) ohne die Zufuhr des zu prüfenden Nährstoffes über längere Zeit – mindestens mehrere Tage – ein Fließgleichgewicht aufrechterhalten werden, lässt die Bestimmung der Umsatzkonstanten und des Nährstoffpools einen unmittelbaren Schluss auf die pro Zeiteinheit umgesetzte Nährstoffmenge und, durch Einbeziehung der Absorptionsrate, auf den Nährstoffbedarf zu. Die Absorptionsrate entspricht dem Anteil der zugeführten Nährstoffmenge (bekannt), die im Blut nachzuweisen ist (Fläche unter der Absorptionskurve).

Bedarfsschätzung

Für ältere Säuglinge, Kinder, Schwangere, Stillende und alte Menschen stehen nur bei wenigen Nährstoffen experimentell gestützte Bedarfswerte zur Verfügung, sodass Schätzungen nicht zu umgehen sind.

Für das **frühe Säuglingsalter** dient die Nährstoffaufnahme von frauenmilchernährten Kindern als Modell zur Ermittlung von Bedarfswerten, weil mit Hilfe biochemischer Parameter nachgewiesen werden konnte, dass durch die Milch einer gesunden Mutter die Versorgung mit den meisten Nährstoffen gerade ausreichend gewährleistet ist.

Für das **Wachstumsalter** werden als Hilfsgrößen zur Bedarfsschätzung Interpolationen zwischen Säuglings- und Erwachsenenalter, Beobachtungen aus Tierversuchen über den Einfluss des Wachstums auf den Nährstoffbedarf und Anwuchsberechnungen aus Daten über die Körperzusammensetzung in verschiedenen Altersklassen herangezogen.

Für **schwangere Frauen** gelten ähnliche Ansätze. Allerdings sind Analogieschlüsse aus Tierversuchen wegen der unterschiedlichen Plazentaverhältnisse und Reifegrade der Neugeborenen nur unter großen Vorbehalten erlaubt.

Für **stillende Frauen** sind die Nährstoffverluste durch die Milch mit Korrekturen für die Absorption maßgeblich.

Für **ältere Menschen** muss auf Energiebedarf (bei Thiamin, Riboflavin, Niacin, Magnesium) und Körpermaße (bei Vitamin A, Calcium) als Hilfsgrößen zurückgegriffen werden, obwohl beide nur als Ersatzparameter für die eigentlich bestimmenden Größen wie stoffwechselaktive Zellmasse, biochemische Funktionen der Nährstoffe und Umsätze angesehen werden können. Biochemische Untersuchungen über die Bedarfsdeckung im Alter, die Entscheidungshilfen vermitteln können, sind rar, und Analogieschlüsse aus Tierversuchen sind besonders unzuverlässig, weil es wegen der unterschiedlichen Lebensspannen schwer fällt, die Stadien des biologischen Alters der verschiedenen Spezies untereinander zu vergleichen.

Bedarfsdeckung (Kriterien)

Weil bereits in frühen Mangelzuständen schwerwiegende Funktionsbeeinträchtigungen auftreten können und ihre klinische Symptomatik oft vieldeutig ist, müssen möglichst empfindliche Zeichen einer Nährstoffunterversorgung untersucht (und erforscht) werden.

Symptome Am längsten und genauesten bekannt sind die physischen Symptome des Nährstoffmangels. Sie können sehr früh erkennbar sein und eine typische Folge zunehmend schwerer Erscheinungen bis hin zu lebensbedrohlichen Erkrankungen durchlaufen oder in den Frühstadien als uncharakteristische Beeinträchtigungen der körperlichen Leistungsfähigkeit oder der Infektresistenz nachweisbar werden.

Auch psychische Störungen können in den Frühstadien auftreten. Diese Befunde lassen sich mit Methoden aus der Psychologie nachweisen und genau charakterisieren.

Biochemische Messgrößen sind zum Nachweis einer Nährstoffunterversorgung besonders spezifisch und empfindlich. Die sichersten Indikatoren liefern dabei funktionsabhängige Systeme, in denen das Dosis-Wirkungs-Diagramm (◆ Abbildung 1-2) Sättigungskurven zeigt (z.B. Plasmaretinol). Bildet das Diagramm dagegen Geraden ab (z.B. Leberretinol), so handelt es sich um versorgungsabhängige Systeme, die erst dann als Mangelkriterien brauchbar sind, wenn bekannt ist, wo die Grenzwerte bei funktionsbeeinträchtigenden Mangelsituationen liegen. Funktionsparameter sind in der Regel Enzymaktivitäten und Nährstoffmetabolite in Blutplasma oder Urin. Versorgungsabhängige Größen sind meist Poolgrößen, Plasmakonzentrationen und Harnausscheidungswerte von Nährstoffen – Ausnahmen sind Nährstoffe mit Regelmechanismen zur Entspeicherung (Retinol, Cholecalciferol, Cobalamin). Bei Funktionsparametern erleichtern häufig Parallelen zum Tierversuch die Interpretation, womit bei Versorgungsmessgrößen nicht zu rechnen ist. Bei beiden Parametertypen sind interindividuelle Streubreiten und meist auch alters- und geschlechtsabhängige Unterschiede zu berücksichtigen.

Biochemische, psychometrische und anthropometrische Messgrößen dienen der Beurteilung der Versorgung mit Nährstoffen und Energie (Ernährungsstatus).

Risikogruppen

Wenn von einer unsicheren Bedarfsdeckung die Rede ist, kann zwar nicht der Schluss gezogen werden, dass schon ein Funktionsstörungen auslösender Mangel besteht, dennoch dürfen Versorgungslücken nicht hingenommen werden. Ein so genannter latenter Mangel kann nämlich bei Änderung der gewohnten Lebensumstände, z.B. in Stresssituationen, innerhalb kürzester Zeit manifest werden.

Zu den Bevölkerungsgruppen mit erhöhtem Risiko einer unsicheren Bedarfsdeckung mit Vitaminen und Mineralstoffen gehören zum einen Heranwachsende und junge Erwachsene, insbesondere Frauen, zum anderen ältere Menschen über 65 Jahre, insbesondere Männer. Als „kritische" Nährstoffe gemäß NVS II gelten für alle Altersklassen Vitamin D, Folat/Folsäure, Calcium, Eisen und Jod.

Empfehlungen für die Nährstoffzufuhr

Definition und Ziele

Gemäß FAO/WHO bezeichnen die von internationalen und nationalen Kommissionen erstellten Empfehlungen für die Nährstoffzufuhr Nährstoffmengen, von denen angenommen wird, dass sie ausreichen, um nahezu die gesamte Bevölkerung vor Störungen der Gesundheit durch Ernährungsfehler zu schützen.

Auch bei der Formulierung der D-A-CH-Referenzwerte für die Nährstoffzufuhr (die die DGE-Empfehlungen für die Nährstoffzufuhr von 1991 ablösten) stand der Schutz vor ernährungsmitbedingten Krankheiten im Vordergrund, wobei den Folgen einer Unterversorgung (z.B. mit essenziellen Nährstoffen oder Ballaststoffen) ebenso große Bedeutung zukommt wie denen einer Überversorgung (z.B. mit Energie oder Fett, Cholesterin, Purinen, Kochsalz).

Ableitung vom Nährstoffbedarf

Da sowohl der Energie- als auch der Nährstoffbedarf als biologische Größen individuell verschieden sind, tägliche Schwankungen aufweisen und von inneren und äußeren Einflüssen abhängen, wird bei der Erarbeitung von Empfehlungen eine Bedarfsbestimmung an einem Kollektiv zugrunde gelegt.

Durchschnittsbedarf *(average requirement)* Geht man von der Annahme aus, dass es sich bei der statistischen Verteilung des Bedarfs in einer Population um eine Normalverteilung (Gausssche Glockenkurve) handelt, bedeutet Durchschnittsbedarf, dass in einer homogenen (gleichmäßig zusammengesetzten) Bevölkerungsgruppe der Bedarf der einen Hälfte geringer ist (auf der Abszisse links vom Mittelwert), während die andere Hälfte einen höheren Bedarf hat (auf der Abszisse rechts vom Mittelwert).

Empfehlungen für die Aufnahme der Nahrungsenergie orientieren sich am durchschnittlichen Energiebedarf gesunder Personen der jeweils definierten Bevölkerungsgruppe. Demnach spiegeln sie Energiemengen wider, bei deren Zufuhr 50 % der Personen zumindest ausreichend versorgt sind. Dieser Ansatz wird deshalb gewählt, weil in den Industrieländern die Warnung vor einer Überernährung Vorrang vor der Sorge um eine ausreichende Versorgung hat. Die DGE gibt für die tägliche Zufuhr an Nahrungsenergie den Durchschnittswert des Bedarfs als Richtwert vor.

Gruppenbedarf *(group requirement)* Empfehlungen für die Zufuhr von essenziellen Nährstoffen dagegen orientieren sich am Gruppenbedarf, welcher dem Durchschnittsbedarf zuzüglich zweier Standardabweichungen entspricht und diejenige Nährstoffmenge wiedergibt, die den Bedarf von 97,5 % aller Angehörigen der bezeichneten Gruppe deckt und sie vor ernährungsbedingten Gesundheitsschäden schützt.

Auch dieser Berechnung liegt die Annahme zu Grunde, dass der Bedarf an einem bestimmten Nährstoff in der untersuchten Bevölkerungsgruppe normalverteilt ist.

Zufuhrempfehlung *(recommended intake)* Da mit Ausnahme von Protein der Bedarf der einzelnen Nährstoffe im Allgemeinen statistisch nicht normalverteilt ist, oder aber die Häufigkeitsverteilung noch nicht bekannt ist, wird bei der Formulierung der Zufuhrempfehlungen für einige Nährstoffe dem Durchschnittsbedarf (um den bei den verschiedenen Nährstoffen nach unterschiedlichen Kriterien ermittelten Werten des Durchschnittsbedarfs gerecht zu werden) anstelle der zweifachen Standardabweichung ein Sicherheitszuschlag von 20–30 % zugefügt, der in seiner Größe eine hypothetische doppelte Standardabweichung geringfügig übersteigt (◆ Abbildung 1-3).

Die so erhaltenen Zahlenwerte bilden die Basis von Anleitungen für eine vollwertige Ernährung, von Ernährungsplänen und Verpflegungsprogrammen.

Ein Vergleich der Empfehlungen mit Ergebnissen aus repräsentativen Ernährungserhebungen ermöglicht eine Abschätzung der Versorgungslage auf Gruppenebene. In Bezug auf Einzelpersonen sind die Empfehlungen nur als Zielgrößen zu verstehen: Bei Unterschreiten ist die Wahrscheinlichkeit einer Unterversorgung erhöht.

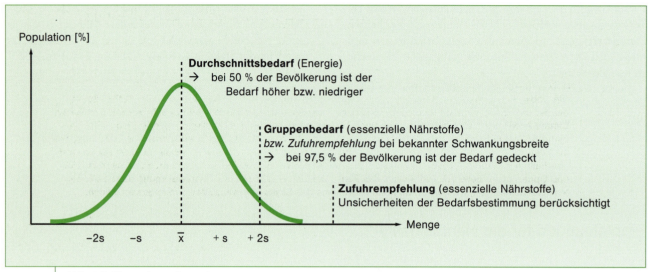

Abb. 1-3: Normalverteilung des Energie- und Nährstoffbedarfs in einer homogenen Population

Dietary Reference Intakes (DRI)

Entstehung

Die *Dietary Reference Intakes* für USA und Kanada haben die *Recommended Dietary Allowances* (*RDA*) abgelöst, die zwischen 1941 und 1989 zehnmal vom *National Research Council* veröffentlicht wurden. Ihr Zweck besteht nicht mehr nur darin, Nährstoffdefizite, sondern auch das Risiko ernährungsmitbedingter Krankheiten wie Diabetes mellitus und Atherosklerose zu vermindern. Außerdem ermöglichen die neuen Referenzwerte die Evaluation der Nährstoffzufuhr sowohl von Einzelpersonen als auch von Gruppen. Hierdurch ergeben sich anwenderfreundlichere Ansätze für die Berechnung der Prävalenzen inadäquater Zufuhrmengen.

In den letzten Jahren wurden vom *Food and Nutrition Board* der *National Academy of Sciences* etappenweise sechs DRI-Reports veröffentlicht:

1997: Calcium und verwandte Nährstoffe (P, Mg, Vit. D, F)
1998: Folsäure u.a. B-Vitamine inkl. Cholin
2000: Antioxidantien (Vit. C, Vit. E, Se, Carotinoide)
2000: Vit. A, Vit. K und Spurenelemente (As, B, Cr, Cu, J, Fe, Mn, Mo, Ni, Si, Va, Zn)
2004: Elektrolyte (Na, K, Cl, SO_4) und Wasser
2005: Hauptnährstoffe, Ballaststoffe und Energie

Definitionen

Dietary Reference Intakes (DRI): Oberbegriff für die neuen Standards der Nährstoffzufuhrempfehlungen für Gesunde (◆ Abbildung 1-4).

Empfehlungen für die Nährstoffzufuhr

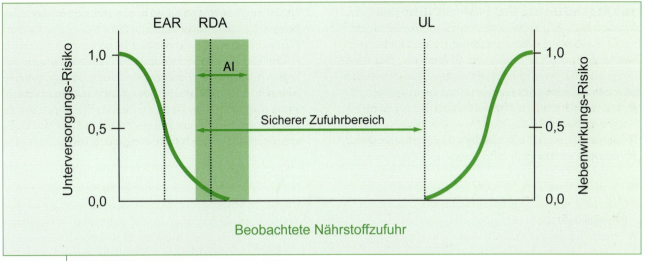

Abb. 1-4: Dietary Reference Intakes (DRI)
Die Abbildung verdeutlicht, dass das Estimated Average Requirement (EAR) diejenige Nährstoffzufuhr ist, bei der das Risiko des Individuums für eine Nährstoffunterversorgung 50 % (0,5) beträgt. Das Recommended Dietary Allowance (RDA) entspricht der Nährstoffaufnahme, bei der das Unterversorgungsrisiko zwischen 2 und 3 % beträgt. Zwischen Adequate Intake (AI) und EAR bzw. RDA besteht kein konstantes Verhältnis, weil die Festlegung eines AI bei Nicht-Vorliegen eines EAR erfolgt; man kann davon ausgehen, dass der AI-Wert oberhalb des RDA-Wertes läge, wenn man diesen berechnen könnte. Bei Nährstoffzufuhren zwischen RDA und Upper Intake Level (UL) ist sowohl das Risiko der Unter- als auch der Überversorgung nahe Null. Bei Nährstoffaufnahmen, die den UL überschreiten, kann das Risiko unerwünschter Wirkungen ansteigen.

Estimated Average Requirement (EAR): Experimentell ermittelte Nährstoffmenge, die pro Tag schätzungsweise erforderlich ist, um den Bedarf von 50 % der gesunden Individuen einer Gruppe zu decken. Die Werte können genutzt werden, um die Nährstoffversorgung von Bevölkerungsgruppen bzw. Einzelpersonen abzuschätzen (Prävalenz bzw. Wahrscheinlichkeit einer Unterversorgung). Außerdem bilden sie die Basis zur Ermittlung der RDA.

Recommended Dieatary Allowance (RDA): Aus dem EAR abgeleitete Nährstoffmenge, deren tägliche Zufuhr empfohlen wird, um den Bedarf von 97,5 % der gesunden Individuen einer Gruppe zu decken (vgl. Zufuhrempfehlung in D-A-CH-Referenzwerten). Die Werte sind geeignet, um den Ernährungsstatus von Einzelpersonen zu beurteilen. Bei Erreichen/Überschreiten der RDA besteht eine geringe Wahrscheinlichkeit unzureichender Zufuhr.

Adequate Intake (AI): Wenn der Stand der Kenntnisse die Festlegung eines EAR nicht zuließ, wurde anstelle des RDA ein AI eingeführt. Den Werten liegen überwiegend epidemiologische Untersuchungen zugrunde, die Näherungen bezüglich der Nährstoffzufuhr in einer Gruppe zulassen. (Für Säuglinge gilt die mittlere Aufnahme mit der Muttermilch als AI.) Sowohl für Einzelpersonen als auch für Gruppen gilt, dass eine Zufuhr in Höhe des AI oder darüber eine geringe Wahrscheinlichkeit/Prävalenz unzureichender Nährstoffaufnahme impliziert.

Tolerable Upper Intake Level (UL): Die Höchstmenge eines Nährstoffs, die bei täglicher Zufuhr mit hoher Wahrscheinlichkeit nicht zu gesundheitlichen Beeinträchtigungen der meisten Personen in der Bevölkerung führt. Die Werte geben die Grenze an, oberhalb derer ein erhöhtes Risiko für ein Individuum bzw. einen Prozentsatz der Bevölkerung besteht.

Verwendung

Die DRI, die unter **http://iom.edu** zur Verfügung stehen, dienen der Ermittlung oder Planung der Nährstoffzufuhr. Für Personen, die den RDA/AI für einen Nährstoff deutlich unterschreiten, bzw. Gruppen, die den EAR nicht erreichen, besteht das Risiko einer Nährstoffunterversorgung. Das Überschreiten eines UL birgt das Risiko einer Nährstoffüberversorgung mit möglicher nachteiliger Wirkung auf die Gesundheit. Nichtsdestotrotz müssen zur genauen Erfassung des Ernährungsstatus klinische, biochemische und anthropometrische Daten erhoben werden.

Im Zusammenhang mit der Beurteilung des Ernährungszustandes sei hervorgehoben, dass Bevölkerungsgruppen nach den Mittelwerten des am Menschen gefundenen Nährstoffbedarfs (EAR → inadäquate Vesorgung), Einzelpersonen dagegen nach der Zufuhrempfehlung (RDA → adäquate Versorgung) zu bewerten sind.

Refenzwerte für die Nährstoffzufuhr

Die D-A-CH-Referenzwerte zielen darauf ab, bei nahezu allen gesunden Personen in der Bevölkerung eine angemessene Zufuhr von Energie, Flüssigkeit, Nähr- und Ballaststoffen zu gewährleisten. Im Einzelnen sollen sie
- die lebenswichtigen physischen und psychischen Funktionen sicherstellen,
- nährstoffspezifische Mangelkrankheiten verhindern,
- eine Überversorgung mit Energie oder bestimmten Nährstoffen verhüten,
- Körperreserven schaffen, die bei unvermittelten Bedarfssteigerungen sofort und ohne gesundheitliche Beeiträchtigungen verfügbar sind, sowie
- einen Beitrag zur Prävention chronischer ernährungsmitbedingter Krankheiten leisten.

Kategorien

Der übergeordnete Begriff „Referenzwerte" für Empfehlungen, Schätz- und Richtwerte macht unmissverständlich klar, dass mit der Bezeichnung „Empfehlung" die empfohlene Zufuhr eines Nährstoffs gemeint ist.

Empfehlungen werden immer dann ausgesprochen, wenn zu einem experimentell ermittelten, gesicherten Durchschnittsbedarf eines Nährstoffs ein Sicherheitszuschlag ([hypothetische] zweifache Standardabweichung) addiert wird, von dem angenommen wird, dass er allen individuellen physiologischen Schwankungen gerecht wird und einen ausreichenden Vorrat an diesem Nährstoff im Körper gewährleistet. Empfehlungen gibt es für Protein, Linolsäure, alle Vitamine mit Ausnahme von Vitamin E, Vitamin K, Biotin und Pantothensäure sowie für Calcium, Phosphor, Magnesium, Eisen, Jod und Zink.

Schätzwerte werden festgesetzt, wenn der durchschnittliche Nährstoffbedarf noch nicht mit ausreichender Genauigkeit bekannt ist. Die zu Grunde liegenden Werte sind experimentell gestützt oder aus dem Verzehr adäquat ernährter Gesunder abgeleitet. Schätzwerte gibt es für α-Linolensäure (ALA), Eicosapentaensäure (EPA), Docosahexaensäure (DHA), β-Carotin, Vitamin E, Vitamin K, Biotin, Pantothensäure, Natrium, Kalium, Chlorid, Kupfer, Mangan, Selen, Chrom und Molybdän.

Richtwerte stellen Orientierungshilfen dar, die aus ernährungswissenschaftlicher und gesundheitspolitischer Sicht geboten erscheinen, wenn kein durchschnittlicher Bedarf benennbar ist (z.B. für nicht-essenzielle Nährstoffe). Sie sollen die Zufuhr innerhalb bestimmter Grenzbereiche regeln. Richtwerte gibt es für Energie, Wasser, Fett, Cholesterin, Kohlenhydrate, Alkohol, Ballaststoffe, Speisesalz und Fluorid.

Obere Grenzwerte sind keine empfohlenen Zufuhrmengen, sondern Höchstwerte der regelmäßigen täglichen Nährstoffzufuhr, die nicht mit einem Risiko für unerwünschte (pharmakologische und toxische) Nebenwirkungen verbunden sind. Sie basieren auf der Gesamtzufuhr eines Nährstoffs über native und angereicherte Lebensmittel sowie Supplemente.

Die Europäische Behörde für Lebensmittelsicherheit (EFSA) hat das Risiko schädlicher Nebenwirkungen von hohen Vitamin- und Mineralstoffdosen für erwachsene Männer und Frauen bewertet und daraus obere Grenzwerte für Vitamin A, D, E, B_6, Niacin, Folsäure, Calcium, Magnesium, Jod, Fluorid, Zink, Selen und Molybdän abgeleitet, die in die D-A-CH-Referenzwerte übernommen wurden.

Neben nutritiven werden auch präventive Aspekte von Nähr- und Nahrungsinhaltsstoffen berücksichtigt. So gewinnen in jüngerer Zeit Nährstoffe und sekundäre Pflanzenstoffe an Bedeutung, die die antioxidative Kapazität und das Immunsystem des Menschen stärken und dadurch das Risiko für degenerative Erkrankungen wie Atherosklerose oder für bestimmte maligne Tumore senken. Spezielle präventive Wirkungen werden Folat (Neuralrohrdefekt, Hyperhomocysteinämie) und Vitamin K (Osteoporose) zugeschrieben.

Handhabung

Klinisch-chemische Untersuchungen zur Nährstoffversorgung haben gezeigt, dass die Nährstoffaufnahme bei Einhaltung der empfohlenen Zufuhrmengen für nahezu alle Angehörigen der jeweils angegebenen Gruppen in Mitteleuropa ausreicht, um den jeweiligen Bedarf zu decken. Das gilt auch für Schwangere und Stillende, deren Mehrbedarf durch entsprechende Zulagen (in der Regel ab dem 4. Monat, bei kritischen Nährstoffen von Beginn an) in den Referenzwerten Rechnung getragen wird.

Nicht berücksichtigt wird bzw. der ärztlichen Betreuung vorbehalten bleibt ein durch chronisch erhöhten Genussmittelkonsum, regelmäßige Arzneimitteleinnahme, Krankheiten oder Verdauungs-/Stoffwechselstörungen veränderter Nährstoffbedarf.

Die in den Tabellen (Teil A) genannten Referenzwerte beziehen sich ausdrücklich auf diejenigen Mengen, die zum Zeitpunkt des Verzehrs noch im Lebensmittel vorhanden sind. Insofern werden Verluste an verzehrbarer Substanz, die im Haushalt entstehen (ca. 10-15 %), wie z.B. an Töpfen und Schüsseln festhaftende Nahrungsreste oder Verderb, ebenso wenig berücksichtigt wie Verluste, die beispielsweise bei der Be- und Verarbeitung in der Lebensmittelindustrie oder durch Zubereitung und Warmhalten in Großküchen auftreten. Bei der Erstellung von Speiseplänen in der Gemeinschaftsverpflegung oder bei der Beurteilung der Nährstoffversorgung im Rahmen von Ernährungserhebungen sind solche Verluste (Teil B: Erläuterungen) in die Berechnungen mit einzubeziehen.

Obwohl als täglich ausgewiesen, müssen die Referenzwerte nicht an jedem einzelnen Tag erfüllt werden. Es reicht aus, wenn die Vorgaben im Mittel über einen angemessenen Zeitraum, z.B. im Wochendurchschnitt, realisiert werden.

Berechnungseinheiten

Die Zahlen in den Tabellen geben Gewichtseinheiten der Nährstoffe an (bei Wasser: Volumeneinheiten). Sie sind für den Median der Altersgruppen berechnet und beziehen sich auf die tägliche Zufuhr pro Person (Männer/Frauen). Bei Energie, Wasser und Protein erfolgt die Angabe zusätzlich als tägliche Zufuhr pro kg Körpergewicht, wobei das Sollgewicht entsprechend der Körpergröße und nicht die tatsächliche Körpermasse gemeint ist.

Die Referenzwerte für Kohlenhydrate, Fette und essenzielle Fettsäuren sind in Prozent der Energiezufuhr angegeben. Gemeint ist die Energiezufuhr, die den alters- und geschlechtsspezifischen Richtwerten entspricht.

Bei den Vitaminen A, E, Niacin und Folat werden als Hilfsgrößen für die Erfassung stoffwechselwirksamer Vorstufen, Derivate oder Folgeprodukte Äquivalente verwendet.

Dem wünschenswerten Verhältnis von essenziellen Nährstoffen zu Energie in der Nahrung wird bei der Angabe der Menge des Nährstoffs pro 1 MJ – der Nährstoffdichte (s.u.) – Rechnung getragen. Die angegebenen Zahlen berücksichtigen den unterschiedlichen Energiebedarf der verschiedenen Bevölkerungsgruppen und die abnehmende Nahrungsaufnahme im Alter. Sie sind als Richtwerte zu verstehen. Nährstoffdichten sind angegeben für Protein, Vitamin A, Vitamin D, Pyridoxin, Folat, Cobalamin, Vitamin C, Calcium, Magnesium, Eisen, Jod und Zink.

Anwendungsbereiche

Die Referenzwerte können vielfältig eingesetzt werden:
- Entwicklung lebensmittelbasierter Empfehlungen (z.B. Ernährungskreis),
- Ernährungsinformation und -bildung,
- Entwicklung und Bewertung von Lebensmitteln und Ernährungsprogrammen,
- Lebensmittelkennzeichnung,
- Planung einer adäquaten Ernährung von definierten Gruppen oder – orientierend – von Einzelpersonen,
- Beurteilung der Nährstoffzufuhr von definierten Gruppen oder – orientierend – von Einzelpersonen.

Auf Einzelpersonen angewandt, sind die Empfehlungen für die Nährstoffzufuhr Zielgrößen, um eine ausreichende Aufnahme der jeweiligen Nährstoffe angenähert sicher zu stellen. Bei einer Nährstoffzufuhr in Höhe der Empfehlung ist die betreffende Person mit hoher Wahrscheinlichkeit adäquat versorgt. Eine Unterschreitung der Empfehlung bedeutet jedoch nicht zwangsläufig einen tatsächlich vorliegenden Mangel, sondern erhöht nur die Wahrscheinlichkeit einer Unterversorgung. Dies gilt ebenso für das Unterschreiten der Schätzwerte.

Parameter zur Beurteilung der Kost

Kein Lebensmittel ist allein in der Lage, den Bedarf an allen Nährstoffen in ausreichendem Maße zu decken; die Kombination verschiedener Nahrungssubstanzen ist also unabdingbar.

Nährstoffdichte Das Doppelproblem der Ernährung in Industrienationen – häufig nicht befriedigende Bedarfsdeckung mit einzelnen Nährstoffen bei gleichzeitig überhöhter Aufnahme von Nahrungsenergie – führte zur Entwicklung des Begriffs der Nährstoffdichte, in dem der Gehalt an einem Nährstoff X in einem Lebensmittel Y in Beziehung zum physiologischen Brennwert dieses Lebensmittels gesetzt wird. Das Ergebnis kann anschließend mit dem analogen Quotienten der Empfehlung für den entsprechenden Nährstoff verglichen werden.

Die Nährstoffdichte ist demnach umso höher, je nährstoffreicher und/oder energieärmer die verzehrten Produkte sind, bzw. umso geringer, je nährstoffärmer und/oder energiereicher die Nahrung ist.

Der wachsende Organismus benötigt eine gesteigerte Zufuhr verschiedener essenzieller Nährstoffe, die bei vorgegebenem Energiebedarf nur über eine Erhöhung der Nährstoffdichte realisierbar ist. Auch im Alter muss auf eine hohe Nährstoffdichte geachtet werden, weil der Bedarf an essenziellen Nährstoffen im Gegensatz zum Energiebedarf (sinkender Ruheumsatz, verminderte körperliche Aktivität) nicht abnimmt. Dieselbe Forderung gilt auch für Schwangere und Stillende, weil durch die zusätzliche Versorgung des wachsenden Embryos bzw. Feten in erster Linie ein höherer Bedarf an Nährstoffen entsteht.

Eine hohe Nährstoffdichte ist jedoch nicht immer wünschenswert. Im Fall von Natrium beispielsweise soll sie eher gering sein.

Für die Praxis kennzeichnet die Nährstoffdichte klarer als alle üblichen gewichtsbezogenen Angaben des Nährstoffgehalts Lebensmittel, die geeignet sind, die Bedarfsdeckung mit einzelnen kritischen Nährstoffen zu verbessern. Die Nährstoffdichte kann also als ein Maß für die Qualität der Nahrung angesehen werden: Alle Lebensmittel, deren Nährstoffdichte der in den Referenzwerten festgelegten Nährstoffdichte der Gesamternährung (bezogen auf denselben essenziellen Nährstoff) entspricht oder sie übersteigt, sind als ernährungsphysiologisch hochwertig einzustufen. Weil es dem Verbraucher lästige Rechenoperationen ersparen würde, wäre es günstig, wenn Lebensmitteltabellen verfügbar wären, in denen die Nährstoffdichten für kritische Nährstoffe nachgeschlagen werden könnten. *(Rechenbeispiel im Anhang.)*

Energiedichte Dieser Begriff bezeichnet die Energiemenge, die in 100 g einer Nahrungssubstanz enthalten ist. Bei den heute üblicherweise verzehrten Lebensmitteln, die reich sind an Fett, Zucker oder Alkohol, liegt sie weit höher als in der traditionellen Kost, die wesentlich weniger konzentriert und raffiniert war und statt dessen mehr nicht abgetrennte Nähr- und Ballaststoffe enthielt.

$$\text{Nährstoffdichte} = \frac{\text{Menge eines Nährstoffs in einem Lebensmittel bzw. in der Nahrung [mg]}}{\text{Brennwert desselben Lebensmittels bzw. Energiegehalt der Nahrung [MJ]}}$$

Methoden zur Erhebung von Verzehrsdaten

Ernährungserhebungen werden von Staat und Industrie in Auftrag gegeben, um den Lebensmittelverzehr und damit die Nährstoffzufuhr zu erfassen, die Zusammenhänge zwischen Nahrungsaufnahme und Zivilisationskrankheiten aufzuklären oder Nahrungsmittelpräferenzen zu ermitteln. Die Wahl der Methode richtet sich nach der Zielsetzung, den verfügbaren Mitteln und der Anzahl der zu untersuchenden Personen.

Indirekte Methoden

Die indirekten Methoden stützen sich auf allgemeinstatistisches Zahlenmaterial aus Massenerhebungen, die zu einem anderen Zweck als zur Bestimmung des Lebensmittelverzehrs durchgeführt wurden. Da keine eigenen Daten erfasst werden, lassen die Auswertungen lediglich Verzehrsschätzungen zu. Sie dienen im Wesentlichen der Einordnung von Lebensmittel-Trends.

Nahrungsbilanz (Agrarstatistik) Die für jedes Wirtschaftsjahr neu erstellte Nahrungsbilanz gibt die für den menschlichen Verzehr *verfügbare Nahrungsmenge* pro Kopf der Bevölkerung wieder. Die Grundlage der Versorgung mit Lebensmitteln stellen die inländische Produktion (IP) sowie die Importe (I) dar. Um die zum Verbrauch zur Verfügung stehende Nahrung zu bestimmen, müssen die Änderungen in der staatlichen Vorratshaltung (V), die Erfahrungswerte von Schwund und Verderb (SV) und die nicht für den menschlichen Verzehr bestimmten Lebensmittel – Saat-/Pflanzgut (S), Futtermittel (F), Exporte (E), industrielle Umwandlung in andere Produkte (P) – berücksichtigt werden. Wird die Nettoversorgung auf die Bevölkerungszahl bezogen, ergibt sich der (mögliche) Pro-Kopf-Verbrauch an Nahrung (NV). Die Berechnungsformel lautet:

$$NV = \frac{IP + I \pm V - SV - S - F - E - P}{\text{Bevölkerungszahl}}$$

Die Ergebnisse werden nach Lebensmittelgruppen aufgeführt, die aus dem gewogenen Durchschnittswert der einzelnen Lebensmittel erarbeitet sind. Anhand des (möglichen) Lebensmittelverbrauchs wird dann unter Zuhilfenahme von Nährwerttabellen die Energie- und Nährstoffversorgung pro Person und Tag berechnet.

Vorteile: Die Nahrungsbilanz liefert ein gutes Bild von der Gesamtversorgung eines Landes und gibt Hinweise auf die Art der Grundnahrungsmittel. Im Zeitvergleich zeigt sie Trends in den Ernährungsgewohnheiten auf, und im internationalen Vergleich macht sie Schwachstellen in der Nahrungsverteilung deutlich.

Nachteile: Die Agrarstatistik gibt nicht die tatsächlich verzehrte Nahrungsmenge (essfertige Lebensmittel) wieder, sondern liefert Daten, die auf der Erzeugerstufe (unbearbeitete Lebensmittel) erfasst wurden, d.h., Verluste durch Transport, Lagerung und Zubereitung sowie Abfälle sind nicht berücksichtigt. Diese Angaben zur verfügbaren Nahrung dienen als Grundlage für die Berechnung der Energie- und Nährstoffzufuhr, die jedoch mit Hilfe von Tabellen erfolgt, die sich auf die käufliche Rohware (Lebensmittel im Handel) beziehen. Aussagen über die Versorgung bestimmter Gruppen innerhalb der Population können nicht gemacht werden. Generell liegen die Werte der Nahrungsbilanz trotz einiger Korrekturfaktoren höher als die aller anderen Methoden.

Ernährungsökonomische Rahmendaten Die amtlichen Statistiken, insbesondere die **Einkommens- und Verbrauchsstichprobe** (EVS, repräsentativ) und die **Laufenden Wirtschaftsrechnungen** (LWR, nicht repräsentativ), liefern Daten zur *verbrauchten Nahrungsmenge*, basierend auf den Ausgaben privater Haushalte für Lebensmittel. Die **Ernährungsberichte** der DGE weisen den aus den Daten der EVS mit Hilfe eines Nährstoffschlüssels (Lebensmitteldatenbank, LEBDAT) berechneten mittleren täglichen Verbrauch von Energie und Nahrungsinhaltsstoffen aus, bezogen auf 24 Lebensmittelgruppen bzw. das Total, pro Person, gegliedert nach Geschlecht und Alter.

Vorteile: Das Erhebungskollektiv repräsentiert die Gesamtbevölkerung, und die Anschreibungen erstrecken sich über alle Jahreszeiten. Die Daten der alle vier Jahre erscheinenden Ernährungsberichte sind vergleichbar, weil bislang auf eine Änderung des Nährstoffschlüssels verzichtet wurde. Risikogruppen im Sinn einer unzureichenden Nährstoffaufnahme können ausfindig gemacht werden.

Nachteile: Die Zahlen geben den Verbrauch und nicht den Verzehr wieder, d. h., die Berechnungen der Energie- und Nährstoffzufuhr stützen sich auf Angaben über die eingekaufte Rohware bzw. berücksichtigen die im Haushalt entstehenden Verluste (Zubereitungsverluste sowie Speisereste an Töpfen und Tellern, Küchenabfall, Verderb, Abgabe an Dritte, Verfütterung an Haustiere) nicht. Außerdem wird der Außer-Haus-Verzehr nur monetär erfasst. Prinzipiell liegen die Daten im Ernährungsbericht höher als der tatsächliche Verzehr und sind daher als Schätzungen zu betrachten.

Direkte Methoden

Die direkten Methoden liefern primäre Daten über die **zurückliegende (retrospektive)** oder **gegenwärtige (prospektive)** Nahrungsaufnahme. Sie geben Aufschluss über die *verzehrten Nahrungsmengen* und nach Umrechnung mit Hilfe eines Nährstoffschlüssels, z.B. dem Bundeslebensmittelschlüssel (BLS), über die Energie- und Nährstoffaufnahme. Die Zahlen geben Hinweise auf die Versorgung einer Gruppe bzw. der gesamten Bevölkerung mit Nahrungsinhaltsstoffen bzw. auf den Ernährungsstatus (Vergleich der errechneten Nährstoffzufuhr z.B. mit dem geschätzten Bedarf, EAR), bedürfen aber im Fall der Feststellung einer Unterversorgung einer Bestätigung durch anthropometrische, klinische und/oder biochemische Messmethoden (Vergleich der individuellen Indikatorgrößen mit Standardwerten).

(In den folgenden Kapiteln werden überwiegend die Verzehrsdaten aus der Nationalen Verzehrsstudie [NVS] II zitiert.)

I. Retrospektive Erhebungen (recall-Methoden)

24-Stunden-Befragung *(24 hour recall)* Sie erfasst die Nahrungsaufnahme von Einzelpersonen über einen Zeitraum von 24 Stunden. Geschulte Interviewer befragen die Probanden ohne vorherige Ankündigung zu Art und Menge der verzehrten Lebensmittel, Mahlzeitenhäufigkeit und -dauer. Die Quantifizierung des Lebensmittelverzehrs erfolgt mit Hilfe eines Fotobuchs, mit Schablonen, Stückangaben, Haushaltsmaßen oder Gewichtseinheiten. Aus den Mengenangaben wird anschließend unter Zuhilfenahme einer Nährstoffdatenbank (z.B. Bundeslebensmittelschlüssel [BLS]) die Energie-/Nährstoffzufuhr bestimmt.

Vorteile: Der Proband kann seinen Verzehr nicht auf die Befragung einstellen und wird kaum belastet. Der Aufwand ist gering, was diese Methode für größere Kollektive einsetzbar macht. Es besteht die Möglichkeit, das Interview telefonisch durchzuführen, Verständnisprobleme im Gespräch zu klären und die Daten PC-gestützt zu erfassen.

Nachteile: Die Nahrungsaufnahme eines einzelnen Tages kann atypisch sein. Die Genauigkeit ist abhängig von der Aufmerksamkeit des Interviewers und dem Erinnerungsvermögen des Probanden. Zwischenmahlzeiten können vergessen, Mengen falsch abgeschätzt und Angaben unkorrekt gemacht werden (sog. *under-/overreporting*).

Ernährungsgeschichte *(dietary history interview)* Hier werden Ernährungsmuster über einen länger zurückliegenden Zeitraum (bis zu 3 Monate) ermittelt. In einem Interview werden Fragen nach üblichen Lebensmittelverzehrshäufigkeiten einschließlich Mengenangaben, Nahrungsmittelpräferenzen und Mahlzeitenfrequenzen gestellt. Rahmendaten der Probanden (Alter, Beruf, Wohnort usw.) und saisonale Schwankungen werden berücksichtigt.

Vorteile: Die Verzehrsgewohnheiten werden nicht beeinflusst. Der Kostenaufwand ist gering, und die Methode daher bei einem großen Kollektiv anwendbar. Die Ergebnisse sind bei geeigneter Wahl der Probanden repräsentativ. Sowohl der Gesamtverzehr als auch spezielle Lebensmittel können erfasst werden. Aussagen über Verzehrsgewohnheiten innerhalb verschiedener Bevölkerungsgruppen sind möglich. Zusammenhänge zwischen Krankheit und Ernährung werden deutlich.

Nachteile: Gutes Erinnerungsvermögen der Probanden ist wichtig, was die Anwendung der Methode einschränkt. Mit *under-/overreporting* ist zu rechnen. Die Interviewer müssen über sehr gute Fachkenntnisse verfügen. Die Auswertung der Protokolle ist zeitaufwändig.

Fragebogenmethode *(food frequency questionnaire)* Sie liefert Daten bezüglich der Häufigkeit, mit der eine bestimmte Menge eines Lebensmittels über einen gewählten Zeitraum (1 Woche, 1 Monat, 3 Monate oder 1 Jahr) verzehrt wird. Weitere Fragen beziehen sich auf die Ernährungsgewohnheiten, die Mahlzeitengestaltung, die Person sowie ihren Gesundheitszustand. Die Fragebögen können aus geschlossenen Fragen, deren Antworten im Multiple-choice-Verfahren angekreuzt werden, oder aus offenen Fragen, bei denen die Probanden mit selbstgewählten Formulierungen antworten, bestehen. Die erstere Form ist für ein großes Kollektiv geeignet und Voraussetzung für die EDV-Auswertung. Sie ist die wichtigste Methode zur Bestimmung des Lebensmittelverzehrs in epidemiologischen Studien und wurde neben anderen in den Nationalen Verzehrsstudien (NVS I + II) benutzt.

Vorteile: Eine schriftliche Befragung kann im gleichen Zeitraum mehr Menschen erreichen als ein Interviewer, wobei die Rücklaufquote der ausgefüllten Fragebögen erfahrungsgemäß höher liegt, wenn ein erklärendes Schreiben beiliegt. Das Ankreuzen bzw. die Beantwortung der Fragen ist einfach und geht schnell. Das Ernährungsverhalten des Befragten wird nicht beeinflusst.

Nachteile: Das Erinnerungs- und Schätzvermögen der Probanden muss groß sein, und falsche Angaben, die auch auf Missverständnissen beruhen können, sind nicht ausgeschlossen (Problem der Reliabilität, d.h. der Zuverlässigkeit/Genauigkeit der Daten in Abhängigkeit von den befragten Personen). Die Erhebungszeiträume sind lang und weit zurückliegend, und die Erfassung des tatsächlichen Lebensmittelverzehrs eingeschränkt (Problem der Validität, d.h. der Gültigkeit der Daten in Abhängigkeit von der angewandten Methode). Die Ermittlung spezieller Informationen über die Ernährung ist stark eingeschränkt.

Einkaufslisten ermöglichen Angaben über den Lebensmittelverzehr in einem Haushalt für die vergangene Woche. Die für den Einkauf zuständige Person schätzt in handelsüblichen Maßen die Menge der verzehrten Lebensmittel ab, woraus unter Einbeziehung der Strukturdaten des Haushalts der Verzehr pro Person geschätzt werden kann. Die weitere Auswertung der Daten erfolgt mit Hilfe von Nährwerttabellen.

Vorteil: Typische Ernährungsmuster können gut aufgezeigt werden.

Nachteile: Die Genauigkeit der Ergebnisse ist vom Erinnerungsvermögen und der Kooperationsbereitschaft der Erhebungsteilnehmer abhängig. Der rechnerisch ermittelte Pro-Kopf-Verzehr ist sehr ungenau.

II. Prospektive Erhebungen

Wiegemethode *(total diet study)* Während einer Erhebungsphase von etwa vier aufeinanderfolgenden Tagen (inkl. einem Wochenend-Tag) werden alle verzehrten Lebensmittel durch exaktes Abwiegen erfasst (nach Einweisung der Probanden durch das Erhebungspersonal). Die Auswertung erfolgt entweder mit Hilfe von Nährwertdatenbanken oder durch chemische Analyse von speziell zu diesem Zweck gesammelten Nahrungsteilen (Duplikat-Methode). Die Vorgehensweise ist sehr aufwändig und wird deshalb meist nur in kleinem Umfang zur Ermittlung des „Goldstandards" durchgeführt, welcher eine Validierung der eigentlich angewandten Methode ermöglicht. Um saisonale Schwankungen zu erfassen, ist es sinnvoll, die Erhebung zu verschiedenen Jahreszeiten einzusetzen. In der NVS II kam das Wiegeprotokoll an einer Unterstichprobe zur Anwendung.

Vorteile: Die Ermittlung des Lebensmittelverzehrs einzelner Personen oder -gruppen ist sehr genau, was relativ exakte Nährstoffzufuhrberechnungen ermöglicht. Die Methode ist nicht auf das Erinnerungsvermögen der Befragten angewiesen.

Nachteile: Der Außer-Haus-Verzehr macht Schätzungen nötig. Es können *under-/overreporting* ebenso wie *under-/overeating* vorkommen. Zur Mitarbeit bereite Personen sind oft an Ernährungsfragen interessiert, was die Repräsentativität der Ergebnisse einschränkt. Der finanzielle und zeitliche Aufwand ist groß, die Stichprobe dementsprechend klein. Mit fortschreitender Erhebungsdauer lässt die Motivation der Probanden und damit die Datenqualität nach.

Ernährungsprotokoll *(diary)* Es ermittelt den laufenden Verzehr durch Protokollieren in haushaltsüblichen Maßen. Die Umrechnung in Gewichtsmengen erfolgt mit Hilfe von Normtabellen. Die Berechnung der Nährstoffaufnahme schließt sich an. Eine Einweisung der Probanden und die Verwendung von einheitlichem Messgeschirr erhöhen die Genauigkeit der Resultate. Für die Ermittlung des individuellen Verzehrs wird eine Woche empfohlen. Diese Methode wurde im Rahmen der NVS I in einer Teilstichprobe angewandt.

Vorteile: Der durchschnittliche Verzehr kann relativ genau erfasst werden und ist unabhängig von der Erinnerung. Die Belastung der Erhebungsteilnehmer ist gering. Werden viele Fertigprodukte verzehrt, ist das Ernährungsprotokoll der Wiegemethode nicht unterlegen. Der Aufwand ist gering.

Nachteile: Die Außer-Haus-Verpflegung wird nur unpräzise erfasst. Es kann falsch protokolliert werden (*under-/overreporting*) und der Erhebungsablauf kann die üblichen Ernährungsgewohnheiten beeinflussen (*under-/overeating*).

Buchhaltungsmethode Sie registriert alle während der Erhebungsperiode verbrauchten Lebensmittel sowie deren Herkunft. Die Menge der gekauften Waren wird in haushaltsüblichen Maßen notiert. An die Einweisung schließen sich regelmäßige Besuche der Erhebungspersonen zur Hilfe und Kontrolle an. Die Dauer der Erhebung beträgt in der Regel einen Monat. Dies ist die Methode der Wahl im Rahmen der Verbrauchsstatistik der BRD, die ihre Daten regelmäßig in Haushalten mit bestimmten Strukturdaten erhebt.

Vorteile: Die Methode ist auch für Großhaushalte wie Krankenhäuser und Altenheime anwendbar. Sie ermöglicht den Vergleich mehrerer Haushaltstypen.

Nachteil: Der individuelle Verzehr kann zwar aus den erhobenen Daten mit Hilfe der Strukturdaten des Haushalts und unter Berücksichtigung der geschätzten Verluste berechnet werden, aber die Werte sind ungenau.

Beobachtungsmethode Eine neue Möglichkeit, den Lebensmittelverzehr zu ermitteln, besteht in der Bilderfassung der Speisen und Getränke per Fotohandy (oder Videokamera). Die Bilder können umgehend an die Studienzentrale weitergeleitet und dort mit Hilfe spezieller Software verarbeitet werden. Zur Abschätzung der Portionsgrößen muss allerdings ein Maßstab mitabgebildet oder besonderes Geschirr verwendet werden. Auch die Übermittlung zusätzlicher Angaben zu den verzehrten Lebensmitteln ist möglich. Die Methode eignet sich besonders für jüngere Personen, bei denen durch die geringe Belastung und die technische Komponente ein stärkerer Anreiz zur Studienteilnahme geschaffen wird.

Vorteil: Die Methode ist unabhängig vom Erinnerungsvermögen der Probanden. Die Daten können unmittelbar übermittelt und bearbeitet werden. Die Teilnahmebereitschaft von Bevölkerungsgruppen, die ansonsten eine geringe Compliance zeigen, kann verbessert werden.

Nachteile: Die Teilnahmebereitschaft anderer Bevölkerungsgruppen (z.B. alte Menschen) kann u.U. schlechter sein. Bei der Erfassung/Auswertung der Portionsgrößen können Probleme auftreten. Die Datenverarbeitung ist zeitintensiv, erfordert eine hohe technische Ausstattung und entsprechend geschultes Personal.

Übungsfragen finden Sie im Anhang

Kapitel 2

Energie

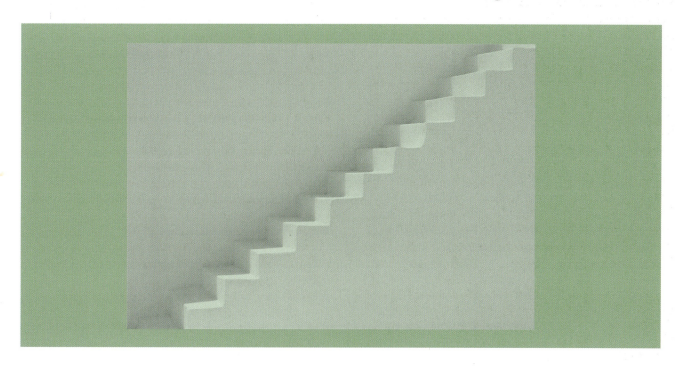

2 Energie

Definition, Einheiten, Bilanz

Mechanische Energie ist die Fähigkeit eines Körpers, Arbeit zu verrichten. Muskelkontraktionen erfordern ATP (chemische Energie), welches neben Wärme (thermische Energie) bei der Oxidation von Nährstoffen (Änderung der GIBBS Freien Energie, ΔG) entsteht.

1 Joule [J] ist gleich der Arbeit, die verrichtet wird, wenn die Kraft 1 Newton [N] um 1 Meter [m] bewegt wird (SI-Einheit).

1 Calorie/Kalorie [cal] entspricht der Wärmemenge, die nötig ist, um die Temperatur von 1 g Wasser bei Normaldruck von 14,5 °C auf 15,5 °C zu erhöhen (gebräuchlichere Einheit).

$$1 \text{ cal} = 4{,}1855 \text{ J}$$
$$1 \text{ kJ} = 0{,}2389 \text{ kcal}$$

Energiebilanz Die Energiebilanz im offenen System (es kann im Gegensatz zum geschlossenen System neben Energie auch Materie mit der Umgebung austauschen) beschreibt folgende Formel:

$$\Delta EB = I - (V + R + A + H)$$

Dabei sind ΔEB die Änderung der Energiebilanz, I der Input (an Nahrung), V die Verluste (durch Ausscheidungen), R die Reproduktionsleistungen (Fetus, Milch), A die (mechanische) Arbeit und H die Wärmeabgabe (Heat).

Kalorimetrie

Direkte Kalorimetrie

Bei der direkten Kalorimetrie wird die thermische Energie durch spezielle Messeinrichtungen direkt bestimmt.

Bombenkalorimeter, BERTHELOTsche Bombe Diese Apparatur besteht aus einem dickwandigen Stahlgefäß, das im Innern eine feststehende Platinschale zur Aufnahme der zu verbrennenden Substanz in einer Menge von 1 g enthält und das in einem zweiten Gefäß von einem Wassermantel umgeben ist. Der Nährstoff wird in der Bombe bei Sauerstoffüberdruck nach elektrischer Zündung vollständig verbrannt und die dabei entwickelte Wärme durch Ablesen der Temperatursteigerung des Wassermantels mittels Thermometer bestimmt.

Prinzip: Messung der Verbrennungswärme bzw. des physikalischen Brennwerts von Nährstoffen, Nährstoffgemischen und Lebensmitteln
Nachteil: keine Messungen an Lebewesen möglich

ATWATER-Respirationskalorimeter Eine Respirationskammer nach dem geschlossenen System.

Das ATWATER-Respirationskalorimeter ist eine Kammer mit isolierten Wänden, in deren Innern sich eine Versuchsperson aufhalten kann. Durch ein Innenrohr fließt Wasser, das die von der Versuchsperson produzierte Wärme absorbiert. Die Wassertemperatur wird bei Eintritt in und Austritt aus der Kammer mittels Thermometern registriert, das Volumen des durchströmenden Wassers wird in einem Auffanggefäß ermittelt. Die durch ein Rohr die Kammer verlassende Luft wird zur Absorption von Wasser und CO_2 durch ein Gebläse über Schwefelsäure, Sodakalk und wieder Schwefelsäure geleitet und nach Durchlaufen einer Vorrichtung zum Druckausgleich der Kammer wieder zugeführt. Der Einlass dieser Leitung ist mit einer Sauerstoffgasflasche und einem Gasmessgerät verbunden, an welchem die zur Ergänzung des Verbrauchs kontinuierlich hinzuströmende Sauerstoffmenge abgelesen werden kann. Die Versuchsperson kann durch ein Fenster überwacht werden; ferner können Nahrung sowie Exkremente über eine Klappe hinein- bzw. herausgereicht werden.

Prinzip: Messung der Wärmeabgabe sowie des Gaswechsels eines Menschen
Nachteil: hoher Anschaffungspreis

Indirekte Kalorimetrie

Bei der indirekten Kalorimetrie wird die Energiebereitstellung (60 % Wärme, 40 % ATP) indirekt über Messung des Gaswechsels bestimmt.

BENEDICT-ROTH-Spirometer Ein Respirationsapparat nach dem geschlossenen System. Die Versuchsperson trägt hierbei eine Nasenklammer und atmet durch ein Mundstück mit Sauerstoff angereicherte Luft aus dem Gerät. Das abgeatmete Kohlendioxid wird im CO_2-Absorber fixiert und die erneut O_2-angereicherte Luft wieder zugeführt. Die verbrauchte O_2-Menge wird von einem mit einem Zähler verbundenen Schreiber auf einer sich drehenden Walze (Kymograph) registriert.

Prinzip: Messung des Sauerstoff-Verbrauchs (O_2-Aufnahme)
Nachteil: nur Ruhemessungen (im Liegen) möglich

Respirationskammer nach dem offenen System
Im Gegensatz zu geschlossenen Systemen wird hierbei stets frische Luft mit konstanter Zusammensetzung in die

isolierte Kammer eingeleitet. Aus dem gesamten Luftvolumen, das während der Versuchsdauer die Kammer passiert hat, sowie dem Sauerstoff- und Kohlendioxid-Gehalt der Zu- und Abluft können unter Berücksichtigung von Druck, Feuchtigkeit und Temperatur der Sauerstoffverbrauch und die Kohlendioxidbildung berechnet werden.

Prinzip: Messung des Atemgas-Austauschs (O_2-Aufnahme, CO_2-Abgabe)
Nachteil: hoher Anschaffungspreis

Douglas-Sack Ein Respirationsapparat nach dem offenen System. Die Versuchsperson atmet nach Einatmen von Umgebungsluft durch ein mit Einwegventil versehenes Mundstück in einen luftdichten Sack aus. Am Ende der Messdauer (3–10 Minuten) wird die gesammelte, ausgeatmete Luft zur Bestimmung der Menge durch ein Gasometer geleitet. An einem aliquoten Teil der Probe wird der Gehalt an Kohlendioxid und Sauerstoff bestimmt.

Prinzip: Messung des Atemgas-Austauschs (O_2-Verbrauch, CO_2-Produktion)
Nachteil: für Feldversuche ungeeignet, da sperrige Ausmaße

MAX-PLANCK-Respirometer Dieses Gerät arbeitet ebenfalls nach dem Prinzip des offenen Systems. Das Volumen der Ausatmungsluft wird kontinuierlich mit Hilfe einer Gasuhr gemessen, gleichzeitig wird eine aliquote Probe für spätere Analysen zurückbehalten. Weil das Gerät nur 2,5 kg wiegt und wie ein Rucksack getragen werden kann, leistet es wertvolle Dienste für Energieumsatz-Ermittlungen während diverser Tätigkeiten.

Prinzip: Messung des Atemgas-Austauschs (O_2-Verbrauch; CO_2-Produktion)

Indirekte Bestimmung der Energieausbeute

Die Messung des O_2-Verbrauchs bei der indirekten Kalorimetrie geht von der Erkenntnis aus, dass die Menge des zur Oxidation von organischer Substanz benötigten Sauerstoffs direkt proportional ist zu der Energie, die bei „Verbrennungsreaktionen" im Kalorimeter freigesetzt wird und als Wärme messbar ist.

Der Einfachheit halber kann man davon ausgehen, dass die vollständige Oxidation aller Nährstoffe im Körper dieselben Endprodukte liefert wie die Verbrennung außerhalb des Organismus. Weil die Proteine infolge ihres unvollständigen Abbaus im Körper Harnstoff (also eine nicht total oxidierte Stickstoff-Verbindung) anstelle von Stickoxiden liefern, werden sie im Folgenden teilweise nicht berücksichtigt.

Energetisches Äquivalent (EÄ) Unter dem energetischen Äquivalent eines Nährstoffs versteht man den Quotienten aus seinem Energiegehalt, der im Bombenkalorimeter (direkt) als Wärmefreisetzung gemessen werden kann, und dem Sauerstoffvolumen, das für die vollständige Oxidation benötigt wird.

$$EÄ = \frac{\text{Energiefreisetzung [kJ]}}{O_2\text{-Verbrauch [l]}}$$

Aus dieser Gleichung lässt sich (indirekt) die aus der Nahrung oder aus den Nährstoffreserven des Körpers freigesetzte Energiemenge ermitteln. Voraussetzungen sind:

- Die Messung des eingeatmeten O_2- oder des ausgeatmeten CO_2-Volumens (das EÄ, bezogen auf die O_2-Aufnahme, und das EÄ, bezogen auf die CO_2-Abgabe, lassen sich ineinander umrechnen durch Division des O_2-bezogenen EÄ durch den respiratorischen Quotienten),
- die Kenntnis der experimentell ermittelten EÄ der Hauptnährstoffe (◆ Tabelle 2-1) sowie
- die Kenntnis der Anteile der einzelnen Nährstoffe an der Energiebereitstellung; diese lassen sich aus dem respiratorischen Quotienten (s. u.) ableiten.

	Energetische Äquivalente		
	Fett	**KH**	**Protein**
[kJ/l O_2]	19,62	21,13	18,79
[kcal/l O_2]	4,69	5,05	4,49
[kJ/l CO_2]	27,74	21,13	23,35
[kcal/l CO_2]	6,63	5,05	5,58

Tab. 2-1: Energetische Äquivalente der Hauptnährstoffe

Respiratorischer Quotient (RQ) Dieser Wert ist definiert als das Verhältnis der ausgeatmeten Menge an im Organismus gebildetem Kohlendioxid zu der im gleichen Zeitraum aus der eingeatmeten Luft verbrauchten Menge an Sauerstoff.

$$RQ = \frac{\text{von Blut an Lunge abgegebenes } CO_2\text{-Volumen}}{\text{von Lunge in Blut aufgenommenes } O_2\text{-Volumen}}$$

Mit anderen Worten: Der RQ ist das molare Verhältnis des produzierten CO_2 zum verbrauchten O_2. Unter der Annahme, dass die abgeatmete Menge an CO_2 aus der „Verbrennung" der Nährstoffe stammt, und die verbrauchte Menge an O_2 für diese Oxidationsprozesse benötigt wurde, ergibt sich, je nach Zusammensetzung der abgebauten Nahrungs- bzw. Körpersubstanz, der in ◆ Tabelle 2-2 gezeigte RQ.

	Fett	KH	Protein
CO_2-Abgabe [ml/g]	1427	829	814
O_2-Aufnahme [ml/g]	2019	829	996
RQ	0,7	1,0	(0,8)

Tab. 2-2: Respiratorische Quotienten der Hauptnährstoffe

Unter Vernachlässigung der Proteine kann aus einem ermittelten Wert für den RQ auf das Fett-Kohlenhydrat-Verhältnis geschlossen werden, und zwar über die Änderungen der Anteile dieser beiden Nährstoffe an der Energiebereitstellung (◆ Tabelle 2-3).

RQ*	Anteil an der Energiebereitstellung		Energetisches Äquivalent	
	Fett [%]	KH [%]	[kJ/l O_2]	[kcal/l O_2]
0,70	100	0	19,62	4,69
0,76	80	20	19,92	4,76
0,82	60	40	20,22	4,83
0,88	40	60	20,53	4,90
0,94	20	80	20,83	4,98
1,00	0	100	21,13	5,05

* „nonprotein"-RQ = (% Fett × 0,70) + ([100 % – % Fett] × 100)

Tab. 2-3: Zusammenhang zwischen Respiratorischem Quotienten (RQ), Fett-Kohlenhydrat-Verhältnis in der Nahrung und Energetischem Äquivalent
Der Proteinanteil der Nahrung ist nicht berücksichtigt.

Praktischen Berechnungen wird unter Annahme einer gemischten Kost und einer mäßigen körperlichen Aktivität ein „Nichtprotein"-RQ von 0,82 zu Grunde gelegt, was einer Wärme- und ATP-Bildung im Körper aus einer Mischung von 60 % Fett und 40 % Kohlenhydraten gleichkommt. Pro eingeatmetem Liter O_2 kann dementsprechend von einem mittleren Energieumsatz von 4,83 kcal (EÄ) ausgegangen werden. *(Rechenbeispiele im Anhang des Buchs.)*

Brennwerte

Physikalischer Brennwert Der physikalische Brennwert gibt die Wärmemenge an, die bei der vollständigen Verbrennung einer Substanz zu CO_2, H_2O und Stickoxiden im Bombenkalorimeter frei wird.

Physiologischer Brennwert Der physiologische Brennwert bezieht sich auf den Energiegewinn aus der Oxidation der zugeführten Nahrung im Intermediärstoffwechsel des Körpers und wird mit Hilfe der direkten oder indirekten Kalorimetrie bestimmt. Er unterscheidet sich dadurch vom physikalischen Brennwert, dass er zum einen um die Energieverluste über die Fäzes aufgrund der unvollständigen Absorption der Nährstoffe (Protein: 8 %, Fett: 5 %, Kohlenhydrate: 3 %) und zum anderen um die Energieverluste über den Urin aufgrund des unvollständigen Protein- und Purinabbaus (nur bis zur Stufe von Harnstoff, Kreatinin und Harnsäure) vermindert ist.

ATWATER-Faktoren Die ATWATER-Faktoren geben die gerundeten physiologischen Brennwerte wieder; sie werden häufig in der Praxis verwendet. ◆ Tabelle 2-4 gibt einen Überblick. Die Beziehungen der Verwertungsstufen von Nahrungsenergie zeigt ◆ Abbildung 2-1.

	Fett	KH	Protein	Ethanol
physikal. Brennwert [kJ/g]	39,35	17,37	23,65	29,72
[kcal/g]	9,40	4,15	5,65	7,10
Bioverfügbarkeit [%]	95	97	92	100
absorb. Energie [kJ/g]	37,38	16,85	21,76	29,72
[kcal/g]	8,93	4,03	5,20	7,10
Harnverluste [kJ/g]	–	–	4,81	0,42
[kcal/g]	–	–	1,15	0,10
physiolog. Brennwert [kJ/g]	37,38	16,85	16,95	29,30
[kcal/g]	8,93	4,03	4,05	7,00
ATWATER-Faktoren [kJ/g]	38	17	17	29
[kcal/g]	9	4	4	7

Tab. 2-4: Physikalischer und physiologischer Brennwert sowie ATWATER-Faktoren im Überblick

Verwertung von Nahrungsenergie

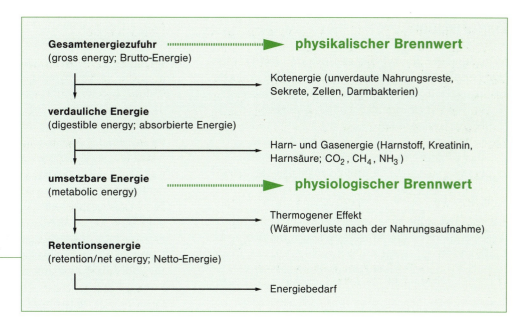

Abb. 2-1: Schema der Verwertungsstufen von Nahrungsenergie

Isodynamiegesetz und ATP-Bildungsvermögen

Das **Isodynamiegesetz** nach RUBNER besagt, dass die Quelle der Energie, ob Eiweiß, Fett oder Kohlenhydrate, gleichgültig ist, entscheidend sei die Befriedigung des Energiebedarfs.

Entsprechend ihrer Energiegehalte können sich die Nährstoffe demnach gegenseitig vertreten, wobei als **isodyname Mengen** angesehen werden können:

   1 g Eiweiß   0,44 g Fett   1 g Kohlenhydrate

Dieser zwecks Energiegewinnung vorgenommene Ersatz eines Nährstoffs durch einen anderen ist allerdings nicht effizient, wenn es dem Organismus an essenziellen Nahrungsbestandteilen mangelt. Außerdem hat der Vergleich der verschiedenen Nährstoffe als Energielieferanten weniger auf der Basis ihrer Brennwerte zu erfolgen als auf der Basis des energetischen Inputs in die Knüpfung energiereicher Phosphatbindungen (das Gruppenübertragungspotenzial der terminalen Phosphatgruppe im ATP-Molekül ist die „Universalwährung" aller Energieumwandlungen im Intermediärstoffwechsel).

Entscheidend für die Beurteilung der Effizienz eines Nährstoffs ist diejenige Energiemenge, die dem Organismus in Form von Nährstoffen zugeführt werden muss, um die Synthese von 1 Mol energiereichem Phosphat zu ermöglichen. Die Menge der zum Aufbau von 1 Mol ATP erforderlichen substratgebundenen Energie hängt ab von der allgemeinen Stoffwechsellage und den Stoffwechselwegen, die zur Energiebereitstellung beschritten werden, im Wesentlichen also von Menge und Nährstoffzusammensetzung der zugeführten Nahrung (◆ Tabelle 2-5; *Rechenbeispiel im Anhang des Buchs*).

	Tristearat	Glucose	Myosin	Ethanol
Molekulargewicht				
[Da]	891	180	274 000	46
physikal. Brennwert				
[kJ/g]	3900	1570	1785	2975
[kcal/g]	930	374	425	710
ATP-Bildungsvermögen				
[mol ATP/mol Substrat]	485	38	54 526	18
[mol ATP/100 g Substr.]	51,4	21,1	19,9	39,1
Brennwert/ATP-Bildung				
[kJ/mol ATP]	76,0	74,2	89,7	76,0
[kcal/mol ATP]	18,1	17,7	21,3	18,1

Tab. 2-5: ATP-Bildungsvermögen und energetischer Input in die ATP-Synthese verschiedener Nahrungsbestandteile im Vergleich

Bedarfsbegriffe

Grundumsatz *(basal metabolic rate, BMR)*, Minimalbedarf Dies ist der unter folgenden definierten Bedingungen kalorimetrisch bestimmte Energiebedarf:
1. im postabsorptiven Stadium (12–24 h nach Nahrungsaufnahme),
2. bei vollständiger physischer und emotioneller Inaktivität (keine Körperbewegung),
3. bei Thermoneutralität (Indifferenztemperatur von 20 °C).

Dieser Minimalbedarf entspricht der zur Erhaltung aller lebensnotwendigen Körperfunktionen mindestens benötigten Energiemenge unter den vorgenannten Bedingungen. Es handelt sich um den Basisenergiebedarf für bei Umbaureaktionen im Intermediärstoffwechsel auftretende Wärmeverluste, Drüsenaktivität und Organtätigkeit (z.B. Herzschlag, Atmung, Darmperistaltik, Nierenfunktion, Muskeltonus). Die einzelnen Organe haben unterschiedlichen Anteil am Grundenergieumsatz, für welchen der Sauerstoffverbrauch ein Maß darstellt (◆ Tabelle 2-6).

	Anteil am Grundumsatz [%]	O_2-Verbrauch [mol/d]
Leber	25	4
Gehirn	25	4
Muskeln	18	2,8
Nieren	10	1,6
Herz	6	1
übrige Organe	16	2,6

Tab. 2-6: Anteil einzelner Organe am Grundenergieumsatz

Die Höhe des Grundumsatzes ist abhängig von Alter, Geschlecht, Rasse, Körperoberfläche, Körpermasse, Körperzusammensetzung, Hormonstatus, Ernährungsstatus, Klima und Höhenlage. ◆ Tabelle 2-7 zeigt einige Beispielwerte.

Alter [Jahre]	BMR Männer [kJ (kcal)/1,75 m²/d]	BMR Frauen [kJ (kcal)/1,75 m²/d]
18	7500 (1800)	6700 (1600)
24	7100 (1700)	6300 (1500)
42	6700 (1600)	6300 (1500)
66	6300 (1500)	5900 (1400)
75	5900 (1400)	5400 (1300)

Tab. 2-7: Mittlerer Grundumsatz von Männern und Frauen

Mit steigender Körperoberfläche und zunehmender Magermasse *(lean body mass, LBM)* erhöht sich der Grundumsatz. Eine Steigerung des Muskelanteils an der Gesamtkörpermasse erhöht daher den Energiebedarf. Nach KLEIBER ist der Grundumsatz beim ausgewachsenen Organismus annähernd proportional zum metabolischen Körpergewicht $W^{3/4}$, wobei W für die Körpermasse in kg steht. Als Faustregel gilt:

$$\text{Grundumsatz} = 4{,}2 \text{ kJ } (1 \text{ kcal})/\text{h}/\text{kg KG}$$

$$\text{BMR [kJ/d]} = 300 \times W^{3/4} \text{ bzw.}$$

$$\text{BMR [kcal/d]} = 72 \times W^{3/4}$$

Ruheumsatz *(resting metabolic rate, RMR)* Dieser spiegelt den Mindestenergiebedarf unter Bedingungen wider, die geringfügig von denen des Grundumsatzes abweichen. Erfolgt die Bestimmung z.B. im Schlaf, liegt der Ruheumsatz niedriger als der Grundumsatz. Wird die Messung dagegen unter Verhältnissen durchgeführt, die ein Minimum an Bewegung zulassen und von der Neutraltemperatur abweichen, übersteigt der RMR den BMR (maximal um 10%). Geht zudem noch der residuale thermogene Effekt einer weniger als 12 Stunden zurückliegenden Mahlzeit in die Messung ein, nähert sich der ermittelte Wert immer mehr dem Erhaltungsumsatz.

Erhaltungsumsatz (-bedarf) Als Erhaltungsumsatz wird diejenige Energiemenge bezeichnet, die dem Körper mit der Nahrung zugeführt werden muss, um sowohl den durch den Grundumsatz bedingten Energieverbrauch zu kompensieren als auch den sich zum BMR hinzuaddierenden, zusätzlichen Energiebedarf für die Konstanthaltung der Körpertemperatur (Thermoregulation, s.u.), Nahrungsverwertung (induzierte Thermogenese, s.u.) und basale körperliche Aktivität zu decken.

Leistungsumsatz (-bedarf) Der Leistungsumsatz des Menschen reflektiert den Energiebedarf für körperliche Betätigung (◆ Tabelle 2-8), aber auch für Sonderleistungen wie Wachstum, Gravidität und Laktation.

Die **Thermoregulation** dient dem Ausgleich von Wärmebildung und Wärmeabgabe; zu diesem Zweck stehen dem Organismus mehrere Mechanismen zu Verfügung:

- Physikalische Mechanismen ermöglichen die Wärmeabgabe (z.B. beim Sport) durch Wärmetransport vom Körperkern zur Körperoberfläche durch Konvektion (mit dem Blutstrom) und Konduktion (von Molekül zu Molekül) sowie durch Wärmetransfer von der Körperoberfläche an die Umgebung durch Konduktion, Radiation (Strahlung) und Evaporation (Verdunstung).

- Chemische Mechanismen dienen der Wärmebildung (z.B. bei tiefen Temperaturen). Die zitterfreie Thermogenese wird durch beschleunigten Stoffumsatz und Atmungsketten-Entkopplung bewirkt (Wärmebildung auf Kosten der ATP-Synthese insbesondere im braunen Fettgewebe unter dem Einfluss von Thermogenin, dem so genannten *uncoupling protein* (UCP) der inneren Mitochondrienmembran, in der Protonenkanäle

Gesamtumsatz, Energiebedarf Der Gesamtumsatz entspricht der Summe aus dem (vom Grundumsatz abhängigen) Erhaltungsumsatz und dem Leistungsumsatz. Durch entsprechende Energiezufuhr in Form von Nährstoffen, d.h. durch bedarfsgerechte Ernährung, wird die Energiebilanz des Organismus aufrechterhalten.

Tätigkeit	Energieaufwand Männer [kJ (kcal)/min/kg KG]
Schlafen	0,00 (0,000)
Liegen	0,05 (0,012)
Sitzen	0,09 (0,021)
Stehen	0,10 (0,025)
Schreiben	0,12 (0,029)
Nähen	0,13 (0,032)
Klavierspielen	0,17 (0,040)
Kochen	0,20 (0,047)
Putzen	0,25 (0,060)
Bügeln	0,27 (0,064)
Gehen	0,33 (0,080)
Radfahren (15 km/h)	0,42 (0,100)
Skiabfahren	0,44 (0,105)
Tennisspielen	0,46 (0,109)
Bergsteigen	0,51 (0,121)
Fußballspielen	0,55 (0,132)
Reiten (Galopp)	0,57 (0,137)
Skilanglauf	0,59 (0,142)
Schwimmen	0,68 (0,162)
Tanzen (Twist)	0,70 (0,168)
Laufen (5'/km)	0,87 (0,208)
Laufen (3'30"/km)	1,21 (0,289)

Tab. 2-8: Energieaufwand für verschiedene körperliche Aktivitäten

geöffnet werden können, die einen Abbau des Protonengradienten und damit eine Drosselung der Aktivität der ATP-Synthase bewirken). Beim Kältezittern wird Wärme durch unwillkürliche Muskelarbeit frei.

Induzierte Thermogenese Jede Nahrungsaufnahme erhöht die Wärme- und ATP-Bildung für ca. 3 h, und zwar im Fall von Eiweiß um 14–20 %, von Kohlenhydraten um 4–10 % und von Fett um 2–4 % des Brennwerts dieses jeweilig zugeführten Nährstoffes.

Als Gründe hierfür müssen sowohl die energieverbrauchenden Prozesse des Intermediärstoffwechsels (Substratumbau, Speicherung, *futile cycles*) als auch die des „Außen"-Stoffwechsels (Verdauung, Absorption) angesehen werden. Wegen der postprandial erhöhten Wärmeabgabe spricht man auch vom **thermogenen bzw. kalorigenen Effekt** der Nährstoffe. Dasselbe bedeutet die ältere Umschreibung **spezifisch-dynamische Wirkung** der Nährstoffe.

Richtwerte für die Energiezufuhr

Die Richtwerte für die Deckung des Energiebedarfs Erwachsener ergeben sich aus dem Gesamtumsatz während 24 Stunden einschließlich der Erhöhung der Stoffwechselaktivität durch die Thermogenese nach Nahrungsaufnahme. Zur Berechnung der nach Geschlecht und Lebensalter gegliederten Grundumsatzwerte (◆ Tabelle 2-9) werden die Referenzmaße von Körpergröße und -gewicht herangezogen (s. Anhang des Buchs).

Alter [Jahre]	Männer [MJ (kcal)/d]	Frauen [MJ (kcal)/d]
19–24	7,6 (1820)	5,8 (1390)
25–50	7,3 (1740)	5,6 (1340)
51–64	6,6 (1580)	5,3 (1270)
≥65	5,9 (1410)	4,9 (1170)

Tab. 2-9: Grundumsatz in Abhängigkeit von Alter und Geschlecht

Der tägliche Energiebedarf ist definiert als ein Mehrfaches des Grundumsatzes. Der Faktor, mit dem der Grundumsatz multipliziert wird, wird als **PAL** *(physical activity level)* bezeichnet. Der PAL hängt ab von der Arbeitsschwere bei unterschiedlichen Berufs- und Freizeittätigkeiten (◆ Tabelle 2-10).

Für sportliche Betätigungen oder andere anstrengende Freizeitaktivitäten (4–5 Mal pro Woche je 30–60 Minuten) können zusätzlich zum beruflichen Arbeitsumsatz pro Tag 0,3 PAL-Einheiten einbezogen werden.

Arbeitsschwere	PAL	Beispiele
ausschließlich sitzende oder liegende Lebensweise	1,2	alte, gebrechliche Menschen
ausschließlich sitzende Tätigkeit mit wenig oder keiner anstrengenden Freizeitaktivität	1,4–1,5	Büroangestellte, Feinmechaniker
sitzende Tätigkeit, zeitweilig auch zusätzlicher Energieaufwand für gehende und stehende Tätigkeiten	1,6–1,7	Studierende, Fließbandarbeiter, Laboranten, Kraftfahrer
überwiegend gehende und stehende Arbeit	1,8–1,9	Hausfrauen, Kellner, Verkäufer, Handwerker, Mechaniker
körperlich anstrengende berufliche Arbeit	2,0–2,4	Bau-, Wald-, Bergarbeiter, Landwirte, Sportler

Tab. 2-10: PAL-Werte bei unterschiedlichen Berufs- und Freizeitaktivitäten von Erwachsenen

Aus den bisherigen Ausführungen ergeben sich für normalgewichtige Erwachsene mit ausschließlich sitzender Berufstätigkeit und kaum anstrengender Freizeitaktivität (PAL 1,4) die in ◆ Tabelle 2-11 aufgeführten Richtwerte für die Energiezufuhr.

2 Energie

Alter [Jahre]	Männer [MJ (kcal)/d]	Frauen [MJ (kcal)/d]
19–24	10,6 (2500)	8,1 (1900)
25–50	10,2 (2400)	7,8 (1900)
51–64	9,2 (2200)	7,4 (1800)
≥ 65	8,3 (2000)	6,9 (1600)

Tab. 2-11: Richtwerte für die Energiezufuhr normalgewichtiger Erwachsener mit sitzender Lebensweise (PAL 1,4)

Während der gesamten Schwangerschaft werden durchschnittlich 1,1 MJ (255 kcal)/d zusätzlich benötigt. Stillende Mütter brauchen in den ersten 4 Monaten eine Zulage von ungefähr 2,7 MJ (635 kcal)/d, später 2,2 MJ (525 kcal)/d falls sie voll, 1,2 MJ (285 kcal)/d falls sie partiell stillen. Im Wachstumsalter ist bei der Ermittlung der Richtwerte für die Energiezufuhr neben dem gegenüber Erwachsenen höheren Grundumsatz noch der Energiebedarf für das Wachstum zu berücksichtigen.

Alle Angaben sind Durchschnittswerte, die erfahrungsgemäß den Energiebedarf bezogen auf die Gesamtbevölkerung decken. Im Einzelfall zeigt Gewichtskonstanz eine ausgeglichene Energiebilanz an.

Energieaufnahme und Übergewicht

In der Bundesrepublik Deutschland ist die Energiezufuhr seit etwa einem Jahrhundert wesentlich geringfügiger gesunken als der berufsbedingte Energieverbrauch (Arbeitsschwere), sodass Überernährung respektive Bewegungsmangel aus epidemiologischer Sicht die wichtigsten Ursachen des weitverbreiteten Übergewichts (positive Energiebilanz) darstellen.

Gemäß NVS II beträgt die tägliche mediane Energiezufuhr 10,1 MJ (2413 kcal) für Männer und 7,7 MJ (1833 kcal) für Frauen. 36 % der Männer und 31 % der Frauen überschreiten die Richtwerte für die Energiezufuhr. Übergewichtig sind zwei Drittel aller Männer (46 % präadipös, 21 % adipös) und die Hälfte aller Frauen (29 % präadipös, 20 % adipös).

Nach Angaben des Robert-Koch-Instituts sind aktuell 15 % aller Kinder und Jugendlichen zwischen 3 und 17 Jahren übergewichtig, 6,3 % davon adipös. Des Weiteren besteht bei 22 % aller Jugendlichen zwischen 11 und 17 Jahren der Verdacht auf eine Essstörung (Mädchen 29 %, Jungen 15 %).

Bestimmung von Übergewicht und Adipositas bei Kindern und Jugendlichen:
Anders als bei Erwachsenen können für Kinder und Jugendliche wegen der alters- und geschlechtsabhängigen Veränderungen der Körpermasse keine starren BMI-Grenzwerte festgelegt werden. Daher wurde auf der Basis verschiedener BMI-Referenzpopulationen formal definiert:

- Kinder und Jugendliche gelten dann als übergewichtig, wenn ihr BMI oberhalb des 90. alters- und geschlechtsspezifischen Perzentils der Referenzpopulation liegt.
- Sie werden als adipös klassifiziert, wenn der BMI oberhalb des 97. Perzentils liegt.

Im Prinzip handelt es sich um rein statistisch ermittelte Festlegungen, die den Ist-Zustand in einer Population zu einem bestimmten Zeitpunkt beschreiben.

Übungsfragen finden Sie im Anhang

Kapitel 3
Nucleotide und Polynucleotide

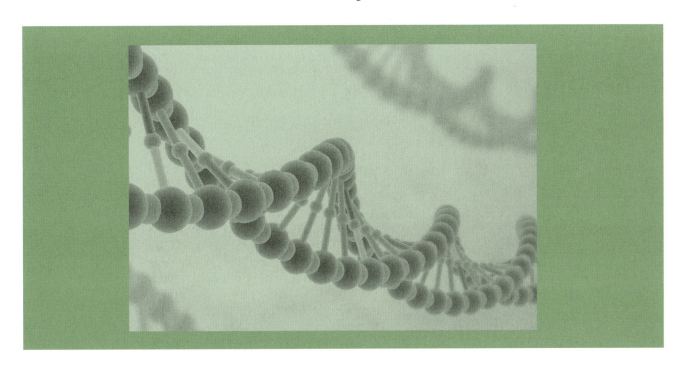

3 Nucleotide und Polynucleotide

Strukturelemente und Bauprinzip

Alle Polynucleotide, d. h. sowohl die Desoxyribonucleinsäure (*deoxyribonucleic acid*, DNA) als auch die verschiedenen Typen der Ribonucleinsäure (*ribonucleic acid*, RNA) setzen sich aus Pentosen (Zuckern mit 5 C-Atomen), organischen Stickstoffbasen und Phosphorsäure zusammen.

Die Zuckerkomponente der RNA (sowie der Coenzyme ATP und GTP) ist die Ribose, die der DNA die desoxy-Ribose, an deren 2'-C-Atom die Hydroxy-Gruppe der Ribose durch Wasserstoff ersetzt ist.

In der DNA liegen folgende Stickstoff-Basen vor:

- **Adenin** und **Guanin**, welche sich vom bizyklischen, 4 N-Atome enthaltenden Purin ableiten, sowie
- **Cytosin** und **Thymin**, Derivate des Pyrimidins, eines Sechserrings mit 2 N-Atomen. In der RNA tritt an die Stelle des Thymins die Base **Uracil**.

Durch eine formale Kondensationsreaktion kann es zwischen dem 1'-C-Atom der Pentose und einem N-Atom einer Base zur Ausbildung einer N-glycosidischen Bindung kommen; die entstandene Einheit wird (Mono-)Nucleosid genannt. Ist der Zucker zusätzlich am 5'-C-Atom mit Phosphorsäure verestert, spricht man von (Mono-)Nucleotid. Im Fall der Coenzyme ATP und GTP liegen die Nucleotide „frei" vor; ansonsten bilden sie Nucleinsäure-Makromoleküle (RNA, DNA) mit Molekulargewichten von bis zu 10^{10} Da aus, und zwar durch Verknüpfung der einzelnen Nucleotide über Phosphodiesterbindungen: das 3'-OH-Atom einer Pentose reagiert – formal unter H_2O-Abspaltung – mit der OH-Gruppe des an das 5'-C-Atom des Zuckers gekoppelten Phosphatrests des benachbarten Nucleotids.

◆ Abbildung 3-1 zeigt die Bausteine und den schematischen Aufbau der Nucleinsäuren.

Genetischer Code

Die genetische Information, also auch die Information zur Synthese der Proteine, ist auf der DNA in der Basensequenz – der Abfolge verschiedener Nucleotide – gespeichert. Die aufeinanderfolgenden N-Basen der DNA bzw. nach erfolgter Transkription die komplementäre Basensequenz der m-RNA bestimmen im Verlauf der Proteinbiosynthese (Translation), welche Aminosäuren eingebaut werden muss. Dabei werden jeweils drei aufeinanderfolgende Basen als Codon erkannt (Basen-Tripletts). Die Trinucleotidabschnitte reihen sich lückenlos aneinander, **jeder Aminosäure entspricht ein bestimmtes Codon** (teilweise auch mehrere). Diese Entsprechung bezeichnet man als den genetischen Code. Er ist universell, d. h. gilt für alle Organismen gleichermaßen. (Scheinbare Ausnahmen vom universellen genetischen Code konnten durch die Entdeckung des RNA-Editing-Phänomens geklärt werden.)

Funktion, Vorkommen, Struktur und Replikation der DNA

Die DNA trägt alle genetischen Informationen, d. h., sie ist verantwortlich für das gesamte Stoffwechselgeschehen. Sie kommt in jedem Zellkern vor; DNA-Moleküle mit geringerem Molekulargewicht findet man aber auch in den Mitochondrien und in den Chloroplasten der Pflanzen.

Gemäß dem WATSON-CRICK-Modell muss man sich die DNA als schraubig gedrehten Doppelstrang = **Doppelhelix** vorstellen, wobei auf eine Windung zehn Nucleotide kommen. Die beiden Polynucleotidfäden sind antiparallel angeordnet; das äußere Gerüst bilden die Zucker-Phosphat-Ketten, die Basen ragen nach innen (vgl. ◆ Abbildung 3-2). Zwischen den Basen Adenin und Thymin bilden sich zwei Wasserstoff-Brücken aus, zwischen Guanin und Cytosin drei. Das molare Verhältnis von Purinen zu Pyrimidinen ist also 1:1.

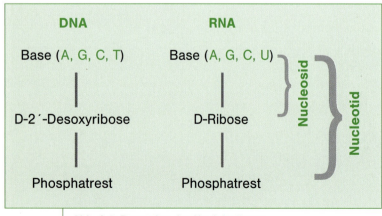

Abb. 3-1: Bausteine der Nucleinsäuren

Die **Replikation** der DNA-Doppelhelix verläuft nach einem semikonservativen Mechanismus, d. h., die beiden Doppelhelices der ersten Filialgeneration setzen sich je aus einem elterlichen und einem neusynthetisierten, komplementären Strang zusammen (◆ Abbildung 3-2). Wichtige Teilschritte hierbei sind:

- Eine Nuclease spaltet hydrolytisch die Esterbindungen zwischen Zucker und Phosphat beider Stränge.
- Das Enzym Helicase drillt den Doppelstrang auf, sodass eine Replikationsblase entsteht, deren Teilstränge als Matrize für die neu zu synthetisierenden Polynucleotidfäden dienen.
- Das Enzym RNA-Polymerase synthetisiert kurze RNA-Stücke, die als Startmoleküle (Primer) gebraucht werden.
- Das Enzym DNA-Polymerase ermöglicht an diesen Primern die Synthese der komplementären Stränge, wobei jeweils das Proton der 3'-C-OH-Gruppe der Ribose durch das Acyl eines desoxy-Nucleotids substituiert wird (Anlagerung eines d'-Nucleotidtriphosphats mit anschließender Abspaltung von Pyrophosphat).

Da die Synthese der beiden Teilstränge immer in Richtung 5'-C → 3'-C erfolgt, wächst die eine der beiden antiparallelen Ketten kontinuierlich mit der Entschraubung der Doppelhelix, wogegen die andere in Teilabschnitten von ungefähr 100 Nucleotiden (OKAZAKI-Stücke) in entgegengesetzter Richtung zum Vorrücken der Verzweigungsgabel entsteht.

- Das Enzym DNA-Ligase verknüpft die Teilstücke zu einem durchgehenden Tochterstrang, sobald eine Nuclease die Start-RNA abgebaut hat.

Die DNA-Replikation erfolgt in mehreren Abschnitten gleichzeitig, sodass die zwei aus der Elterngeneration neusynthetisierten Moleküle der 1. Filialgeneration aus der Verschmelzung zahlreicher Replikationsblasen hervorgehen. (Die Regulation der DNA-Replikation, ihre Abstimmung mit den übrigen Vorgängen der Zellteilung sowie die Korrektur von Replikationsfehlern sind hochkomplexe Prozesse, auf die hier nicht weiter eingegangen werden kann.)

Funktion, Vorkommen und Struktur von RNA

Bei den Ribonucleinsäuren handelt es sich um einsträngige Moleküle, die innerhalb des Polynucleotidfadens allerdings auch Doppelstrangbereiche aufweisen können. Ihre Synthese wird von einer RNA-Polymerase katalysiert und erfolgt komplementär zu DNA-Sequenzen. Dieser Vorgang wird als Transkription bezeichnet. In jeder Zelle gibt es drei **RNA-Grundtypen**:

- Die m-RNA *(messenger RNA)* transportiert die genetische Information der DNA zu den Proteinbiosynthese-Zentren der Zelle (den Ribosomen). Sie kommt im Kern sowie im Cytoplasma vor; ihr Anteil an allen RNA-Formen in der Zelle beträgt etwa 5 %.
- Die r-RNA *(ribosomal RNA)* aggregiert mit Proteinmolekülen zu Ribosomen, den Organellen der Proteinsynthese; vereinzelt liegt sie auch frei im Cytoplasma vor. Ihr Anteil an allen RNA-Typen beläuft sich auf etwa 80 %. Neben den vier typischen N-Basen enthält sie noch weitere, meist methylierte Basen (sog. seltene Basen).
- Die t-RNA *(transfer RNA)* transportiert Aminosäuren zu den Ribosomen. Sie liegt ausschließlich im Cytoplasma vor und ihr Anteil an allen RNA-Arten macht etwa 15 % aus. Die t-RNA ist in weiten Bereichen selbst-komplementär und bildet daher im Molekül Doppelstränge aus. Aufgrund vermehrten Auftretens verschiedener methylierter Basen in anderen Bereichen ist eine vollständige Basenpaarung aber nicht möglich, was die charakteristische dreidimensionale Struktur dieser Moleküle bedingt.

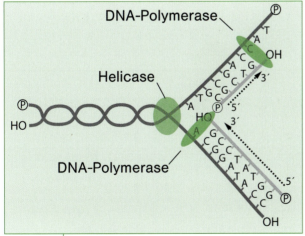

Abb. 3-2: Schematische Darstellung der DNA-Replikation
[Nach K. Mengel: Einführung in die Biochemie, S. 373; Verlag der Ferberschen Universitätsbuchhandlung, Gießen, 1988]

Verdauung und Absorption der Nucleinsäuren

Im Dünndarm werden die Nucleinsäuren aus der Nahrung durch **Nucleasen** in einem mehrstufigen Prozess abgebaut (◆ Abbildung 3-3).

Zur Beachtung:

- Phosphatasen vermögen die Pentose-1-phosphate in Pentosen und anorganische Phosphate zu spalten.
- Absorbierbar sind die Nucleoside sowie in geringen Mengen die freien N-Basen (aktive Prozesse).
- Die N-Basen werden verstoffwechselt.

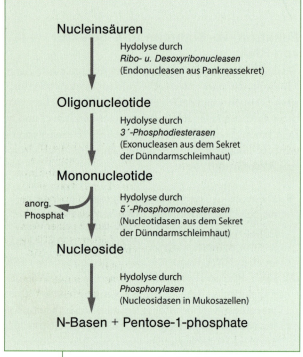

Abb. 3-3: Abbau der Nucleinsäuren während der Verdauung

Abbau der Stickstoff-Basen

Pyrimidine Der Abbau von Uracil beginnt mit einer NADH + H$^+$-vermittelten Reduktion der Doppelbindung im Ring, woran sich eine hydrolytische Ringspaltung anschließt. Von dem Produkt dieser Reaktion, dem Ureidopropionat, werden unter H$_2$O-Anlagerung CO$_2$ und NH$_3$ abgespalten, sodass es in β-Alanin übergeht, welches weiter in CO$_2$, NH$_3$ und Acetat zerlegt werden kann. Der Abbau der anderen Pyrimidinbasen erfolgt in analoger Weise ebenfalls vollständig.

Purine Durch Desaminierung und Ribose-Abspaltung entsteht aus Adenosin das Hypoxanthin, durch Ribose-Abspaltung und Aminierung aus Guanosin das Xanthin. Im Gegensatz zu den Verhältnissen bei den meisten Säugetieren, die Hypoxanthin und Xanthin zu Allantoin verstoffwechseln, sind bei Menschen, Primaten, Vögeln und einigen Reptilien beide Verbindungen Substrate der in der Leber lokalisierten Xanthinoxidase, welche sie in das Endprodukt Harnsäure überführt. Dabei entsteht als Nebenprodukt das Superoxidradikal O$_2^{-\bullet}$, welches mit Hilfe der Superoxiddismutase in H$_2$O$_2$ umgewandelt wird. Harnsäure wird (wie Allantoin) im Urin ausgeschieden (◆ Abbildung 3-4).

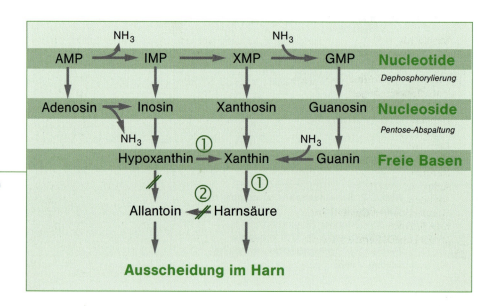

Abb. 3-4: Abbau von Adenosin und Guanosin zu Harnsäure
Beteiligte Enzyme:
① Xanthinoxidase in der Leber,
② Uricase in der Leber (nicht beim Menschen)

Purinstoffwechsel

Kommt es unter pathologischen Stoffwechselbedingungen infolge überdurchschnittlichen Innereien- und Fleischkonsums sowie Übergewichts zu einer Erhöhung der Harnsäurekonzentration im Blut, kann sowohl der Transport dieser schwer wasserlöslichen Substanz als auch deren Ausscheidung über die Nieren den Organismus überfordern, sodass die Gefahr der **Hyperurikämie** mit Ablagerung von Harnsäurekristallen in Gelenken und Nieren besteht.

Das kann zur sog. Gicht (s. S. 220) bzw. zu Nierensteinen führen. Bei beiden Krankheitsbildern ist eine „streng purinarme Kost" mit < 300 mg Harnsäure-Äquivalenten/d bzw. eine „purinarme Kost" mit maximal 500 mg Harnsäure-Äquivalenten/d indiziert (◆ Tabelle 3-1).

Übungsfragen finden Sie im Anhang

Lebensmittel	Puringehalt [mg Harnsäure-Äquivalente] pro 100 g	Puringehalt [mg Harnsäure-Äquivalente] pro Portion (Portionsgröße in g)
Lebensmittel mit hohem Puringehalt (> 150 mg Harnsäure-Äquivalente/100 g)		
Schweineniere	390	488 (125)
Forelle	345	518 (150)
Sardellen	300	150 (50)
Kalbsleber	287	359 (125)
Hering	237	356 (150)
Schweineschnitzel	211	264 (125)
Kalbslende	198	248 (125)
Salami	191	57 (30)
Erbsen (grün), gegart	171	257 (150)
Schellfisch	163	245 (150)
Brathähnchen, mit Haut	157	236 (150)
Rinderfilet	154	193 (125)
Lebensmittel mit mittlerem Puringehalt (50–150 mg Harnsäure-Äquivalente/100 g)		
Seehecht	140	210 (150)
Schinken, gekocht	131	39 (30)
Kabeljau/Zander	128	192 (150)
Bockwurst	93	107 (115)
Cornflakes	80	24 (30)
Linsen, gegart	75	113 (150)
Spinat, gegart	71	107 (150)
Erdnüsse, geröstet, gesalzen	70	70 (100)
Champignons, gegart	67	67 (100)
Mettwurst	62	19 (30)
Vollmilchschokolade	60	12 (20)
Roggenvollkornbrot	57	29 (50)
Rosenkohl, gegart	56	84 (150)
Lebensmittel mit niedrigem Puringehalt (< 50 mg Harnsäure-Äquivalente/100 g)		
Mischbrot	49	25 (50)
Blumenkohl, gegart	45	68 (150)
Reis, gegart	32	58 (180)
Nudeln (Hartweizengries), gegart	26	33 (125)
Haferflocken, gegart	26	10 (40)
Zartbitterschokolade	26	5 (20)
Banane	25	31 (125)
Orangensaft	21	42 (200)
Bier, hell	15	50 (330)
Kartoffeln, geschält, gegart	15	30 (200)
Karotten	15	23 (150)
Apfel	15	19 (125)
Tomaten	10	15 (150)
Gouda/Edamer/Camembert	10	3 (30)
Eier (Vollei)	5	3 (60)
Trinkmilch/Buttermilch/Jogurt	0	0 (150)

Tab. 3-1: Puringehalt diverser Lebensmittel in mg gebildete Harnsäure pro 100 g Lebensmittel und pro übliche Portion. Eine Purinzufuhr von 100 mg entspricht einer Harnsäurebildung von 300 mg, d.h. der Umrechnungsfaktor beträgt 3,0.
[Quelle: Bundeslebensmittelschlüssel (BLS) II.3.1]

Kapitel 4
Aminosäuren, Peptide und Proteine

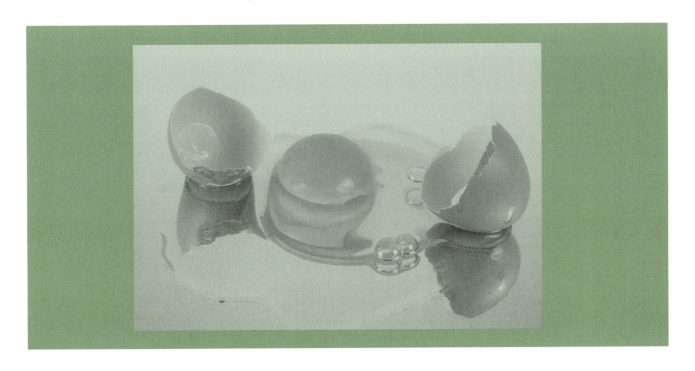

4 Aminosäuren, Peptide und Proteine

Aminosäuren

Struktur und Einteilung

Aminosäuren sind amphotere α-Amino-Carbonsäuren (Zwitterionen) mit in der Regel asymmetrischem (*) α-C-Atom (Ausnahmen: Glycin, β-Alanin); sie gehören zu den leicht löslichen Stickstoffverbindungen. Den allgemeinen Aufbau einer L-α-Aminosäure zeigt ◆ Abbildung 4-1.

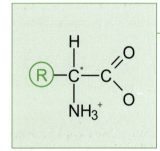

Abb. 4-1: Allgemeiner Aufbau einer Aminosäure
R steht für den an das zentrale Kohlenstoffatom gebundenen Rest. Er ist für jede Aminosäure unterschiedlich.

20 verschiedene L-Aminosäuren kommen in der Natur als Bausteine von Proteinen vor (◆ Tabelle 4-1). Im Gegensatz zu den D-Enantiomeren sind sie vom Monogaster (Lebewesen mit nur einem Magen, im Gegensatz z. B. zu den Wiederkäuern) vollständig verwertbar. Sie unterscheiden sich durch ihre Reste (R) und können folgenden chemischen Kategorien angehören:
- Monocarbon-Monoamin (unpolar oder polar)
- Dicarbon-Monoamin
- Diamin-Monocarbon

Die Einteilung der Aminosäuren nach chemischen und ernährungsphysiologischen Prinzipien zeigt ◆ Tabelle 4-1.

Essenzielle Aminosäuren sind im Intermediärstoffwechsel des Körpers nicht bzw. nicht in ausreichenden Mengen (C-Gerüste) synthetisierbar, d.h., sie müssen mit der Nahrung zugeführt werden, um das Eintreten einer negativen Stickstoffbilanz zu verhindern.

Semi-essenzielle Aminosäuren sind dadurch charakterisiert, dass sie der Zufuhr mit der Nahrung bedürfen, sobald die endogene Synthese den metabolischen Bedarf nicht deckt.

Eine **limitierende Aminosäure** ist diejenige essenzielle Aminosäure eines zugeführten Proteins, die im Minimum vorliegt (z.B. Lysin in Getreide, Methionin in Leguminosen, Tryptophan in Mais); sie wirkt begrenzend auf die Retentionsmenge der anderen essenziellen Aminosäuren.

Nach den entstehenden Stoffwechselprodukten (◆ Abbildung 6-12) unterscheidet man:

- **Glucogene Aminosäuren**, die zu einer C4-Carbonsäure des Citratzyklus oder zu Pyruvat abgebaut werden. Dieser Gruppe gehören Valin, Arginin, Histidin, Glycin, Alanin, Serin, Asparagin, Asparaginsäure, Glutamin, Glutaminsäure, Prolin, Methionin und Cystein an.
- **Ketogene Aminosäuren**, deren Kohlenstoffgerüste zu Acetyl-CoA oder Acetoacetat abgebaut werden: Leucin und Lysin.
- **Gluco- und ketogene Aminosäuren**, die Vorstufen von Kohlenhydraten und Fetten/Ketonkörpern sein können: Isoleucin, Phenylalanin, Threonin, Tryptophan und Tyrosin.

Struktur	*Azidität*	essenziell (unentbehrlich)[1]	nicht essenziell (entbehrlich)	semi-essenziell (konditionell unentbehrlich)
aliphatisch	neutral	Valin (Val) Leucin (Leu) Isoleucin (Ile)	Alanin (Ala)	Glycin (Gly)
	(-OH)	Threonin (Thr)	Serin* (Ser)	
	(-S-)	Methionin* (Met)		Cystein (Cys)
	(-CONH$_2$)			Asparagin (Asn) Glutamin (Gln)
	sauer		Asparaginsäure* (Asp) Glutaminsäure* (Glu)	
	basisch	Lysin (Lys)		Arginin (Arg)
aromatisch	neutral	Phenylalanin* (Phe)		Tyrosin (Tyr)
heterozyklisch	neutral	Tryptophan (Trp)		Prolin (Pro)
	basisch			Histidin (His)

Tab. 4-1: Aminosäuren, gruppiert nach chemischen und ernährungsphysiologischen Gesichtspunkten [1] In den DRI von 2005 sind erstmals RDA für essenzielle Aminosäuren aufgeführt worden.
* Vorläufer von semi-essenziellen Aminosäuren.

Biosynthese

Voraussetzung für die Aminosäure-Synthese ist, dass C-Gerüste aus Metaboliten des Intermediärstoffwechsels (insbesondere des Kohlenhydratabbaus) und NH_2-Gruppen aus dem Katabolismus anderer Aminosäuren (hier vor allem von Asparaginsäure und Glycin) zur Verfügung stehen. Ein wichtiger Schritt ist die **Transaminierung**, d.h. die Übertragung von NH_2-Gruppen auf Ketosäuren. Allerdings können nicht alle in der Natur vorkommenden nicht-essenziellen L-Aminosäuren auf diese Weise synthetisiert werden.

Aminosäure-Familien Sie umfassen diejenigen Aminosäuren, die aufgrund ihres (komplexen) Syntheseweges zusammengehören. Erwähnt seien die

- Serin-Familie: Serin, Glycin, Cystein, und die
- Glutaminsäure-Familie: Glutaminsäure, Ornithin, Arginin, Prolin, (Hydroxyprolin: nicht proteinogen).

Aminosäure-Derivate Dies können Amide und Amine sein. (Säure-)Amide sind aminierte Amino- bzw. Carbonsäuren. Durch Aminierung wird z.B. aus Glutaminsäure Glutamin und aus Asparaginsäure Asparagin. (Biogene) Amine sind decarboxylierte Aminosäuren (NH_3-Derivate). ◆ Tabelle 4-2 zeigt Beispiele hierfür.

Aminosäure	biogenes Amin
Asparaginsäure	β-Alanin
Glutaminsäure	γ-Amino-Buttersäure (GABA)[1]
Serin	Ethanolamin
Histidin	Histamin[2]
5-OH-Tryptophan	Serotonin[1]
Lysin	Cadaverin[3]
Tyrosin	Tyramin[4]

Tab. 4-2: Aminosäuren als Ausgangssubstanz biogener Amine
[1] Neurotransmitter im Gehirn
[2] Gewebshormon zur Regulation der lokalen Durchblutung und der Magensaftsekretion
[3] Baustein in Ribosomen
[4] Blutdruck-Erhöhung und Uterus-Kontraktion

Aminosäure	Endprodukte
Asparaginsäure, Glutaminsäure, Glycin	Purine (Nucleotidbausteine)
Asparaginsäure	Pyrimidine (Nucleotidbausteine)
Glycin	Häm (Porphyrin: prosthetische Gruppe von Hämoproteinen) Glycochol- und Hippursäure (sekundäre Gallensäuren)
Glycin, Arginin, Methionin	Kreatin (Kurzzeitenergiereserve im Muskel)
Serin	Sphingo- und Phospholipide (Membranbestandteile)
Tryptophan	Niacin (B-Vitamin)
Tyrosin	Adrenalin und Noradrenalin (Neurotransmitter)
Phenylalanin	Trijodthyronin und Thyroxin (Schilddrüsenhormone)

Aminosäuren sind nicht nur Bausteine der Peptide und Proteine, sondern auch am Aufbau vieler Nichtproteine beteiligt (◆ Tabelle 4-3).

Abbau

Reaktionen, welche die **Abspaltung einer** (oder mehrerer) **NH_2-Gruppe**(n) und damit das Anfallen von C-Gerüsten zur Folge haben, sind nachstehend zusammengestellt.

Transaminierung Bei dieser Reaktion katalysiert eine Transaminase die Übertragung einer NH_2-Gruppe von einer Aminosäure – insbesondere Asparaginsäure und Glutaminsäure – auf eine α-Ketosäure. Coenzym ist Pyridoxalphosphat (PLP).

$$\text{Aminosäure}_1 + \alpha\text{-Ketosäure}_1 \rightarrow \alpha\text{-Ketosäure}_2 + \text{Aminosäure}_2$$

Nichtoxidative Desaminierung Eine Dehydratase katalysiert die Abspaltung einer NH_2-Gruppe – insbesondere von Serin, Threonin, Cystein und Histidin – unter Ausbildung einer Doppelbindung. Coenzym ist PLP.

$$\text{Aminosäure} \rightarrow \alpha\text{-Ketosäure} + NH_4^+ + H_2O$$

Oxidative Desaminierung Eine Oxidase katalysiert die Spaltung von Aminosäuren in Ketosäuren, formal unter Freisetzung von Ammoniak und Wasserstoff. Von Bedeutung ist die Dehydrierung für den Abbau von Glycin und Glutaminsäure bzw. D-Aminosäuren. Coenzyme sind NAD^+ bzw. FAD.

$$\text{Aminosäure} \rightarrow \alpha\text{-Ketosäure} + NH_4^+ + H_2$$

Decarboxylierung mit anschließender Oxidation Enzyme dieser Reaktionen sind Decarboxylase (Coenzym: PLP) und Aminoxidase (Coenzym: FAD).

$$\text{Aminosäure} \rightarrow \text{Amin} (+ CO_2) \rightarrow \text{Aldehyd} (+ NH_4^+ + H_2O_2)$$

Tab. 4-3: Aminosäuren als Bausteine von Nichtproteinen

4 Aminosäuren, Peptide und Proteine

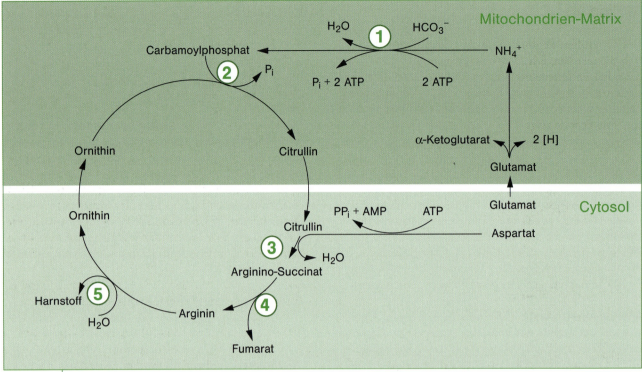

Abb. 4-2: Harnstoffsynthese im Ornithinzyklus [Nach P. Karlson: Kurzes Lehrbuch der Biochemie, S. 169; Georg Thieme Verlag, Stuttgart, 1988, 13. Aufl.]. Beteiligte Enzyme: ① Carbamoylphosphat-Synthase, ② Ornithin-Carbamoyl-Transferase, ③ Arginino-Succinat-Synthase, ④ Arginino-Succinat-Lyase, ⑤ Arginase.

Verbleib der Produkte

Das **C-Gerüst** der Aminosäuren dient der ATP-Bereitstellung via Citratzyklus und Atmungskette, geht in Synthesen ein oder wird über die Nieren ausgeschieden. Als Synthesewege stehen zur Verfügung:

- Gluconeogenese (Glucosebildung aus glucogenen Aminosäuren)
- Ketogenese (Ketosäuresynthese aus ketogenen Aminosäuren)
- Lipogenese (Fettsäureaufbau aus ketogenen Aminosäuren).

Die als NH_4^+ anfallende **NH_2-Gruppe** muss beseitigt werden, weil Ammonium-Ionen in Konzentrationen über 4–14 µg/100 ml Blut neurotoxisch wirken. Die erforderliche „Entgiftung" erfolgt durch Ammoniak-Fixierung, d. h. durch Bildung von

- Harnstoff im Ornithinzyklus (◆ Abbildung 4-2) mit anschließender Harnstoff-Ausscheidung im Urin, sowie durch Umwandlung von
- α-Ketoglutarat in L-Glutamat (Glutamatdehydrogenase) und/oder L-Glutamat in Glutamin (Glutaminsynthetase). In den Tubuluszellen der Nieren kommt es zur Umkehrung dieser Reaktion(en): NH_3 wird frei, in den Urin abgegeben, protoniert und ausgeschieden.

Harnstoffsynthese im Ornithinzyklus Eingeleitet wird die Harnstoffsynthese, die nur in den Leberzellen abläuft (◆ Abbildung 4-2), durch die Bildung von Carbamoylphosphat in der mitochondrialen Matrix. Das Enzym, das diese Reaktion, bei der ein Wassermolekül freigesetzt wird, katalysiert, ist die Carbamoylphosphat-Synthase (1). Sie bindet NH_4^+ noch bei sehr geringen Konzentrationen und benötigt N-Acetyl-Glutaminsäure sowie Mg^{2+} als Aktivatoren. Zuerst reagiert ein ATP mit HCO_3^- zu ADP und einem enzymgebundenen Carboxyphosphat, dessen Phosphatrest anschließend gegen eine NH_2-Gruppe ausgetauscht wird. Die so entstandene, enzymgebundene Carbaminsäure H_2N-COOH reagiert dann mit einem zweiten ATP weiter zu der energiereichen Verbindung Carbamoylphosphat, ADP und dem (freien) Enzym.

Der eigentliche Zyklus beginnt mit der Kondensation von Carbamoylphosphat und Ornithin zu Citrullin. Katalysiert wird diese Reaktion, in der ein anorganisches Phosphat freigesetzt wird, von der Ornithin-Carbamoyl-Transferase (2). Das Citrullin wird anschließend ins Cytosol geschleust und dort mit Hilfe der Arginino-Succinat-Synthetase (3) unter Spaltung von ATP in AMP und Pyrophosphat und unter Freisetzung eines Wassermoleküls an Aspartat (NH_2) gekoppelt. Von dem so entstandenen Arginino-Succinat wird dann durch die Arginino-Succinat-Lyase (4) Fumarat abgespalten. Das verbleibende Arginin ist die unmittelbare Vorstufe des Harnstoffs.

Das Enzym Arginase (5) hydrolysiert die Amidin-Gruppe C-NH des Moleküls (H_2O-Anlagerung), sodass einerseits Isoharnstoff freigesetzt wird, welcher sich spontan in seine tautomere Form Harnstoff umlagert, und andererseits Ornithin zurückgebildet wird, welches wieder ins Mitochondrium hineintransportiert wird, um dort erneut in den Zyklus einzugehen.

Peptide

Peptide (früher: Peptone) sind ihrer chemischen Natur nach Säureamide, d.h., Aminosäurereste sind über Peptidbindungen miteinander verknüpft (◆ Abbildung 4-3). Nach der Zahl der Aminosäurereste unterscheidet man Oligo- und Polypeptide. Beispiele für physiologisch bedeutsame Peptide zeigt ◆ Tabelle 4-4.

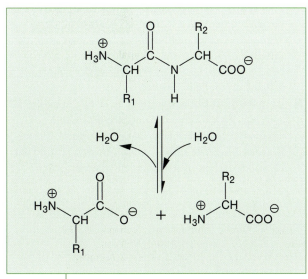

Abb. 4-3: Kovalente Verknüpfung von Aminosäuren (Peptidbindung)

Bezeichnung	Anzahl AS	Beispiele
Oligopeptide	2–10	
Dipeptid	2	Carnosin[1] (β-Ala-His)
Tripeptid	3	Glutathion[2] (γ-Glu-Cys-Gly)
Tetrapeptid	4	β-Casomorphin[3] (Tyr-Pro-Phe-Pro)
Oktapeptid	8	Angiotensin II[4]
Polypetide	10–100	Glucagon, Insulin u.a. Peptid-/Proteohormone
		Penicillin u.a. Antibiotika
		Amanitin, Phalloidin u.a. Gifte

Tab. 4-4: Einteilung von Peptiden nach der Anzahl der Aminosäuren und Beispiele
AS = Aminosäuren
[1] Neurotransmitter des olfaktorischen Systems; [2] Coenzym/Cofaktor mit reduzierender Wirkung; [3] Casein-Abkömmling mit opioidartiger Wirkung; [4] Stimulans der Aldosteron-Sekretion (blutdrucksteigernd)

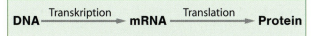

Abb. 4-4: Die ursprünglich als unumkehrbar betrachtete Hierarchie der biologischen Makromoleküle
DNA dient als Matrize für die RNA-Synthese, die – als m-RNA – ihrerseits Vorlage für die Proteinsynthese ist.

Proteine

Proteine (Eiweiße) sind Makro- bzw. Polypeptide, bestehend aus mehr als 100 Aminosäuren und mit einem Molekulargewicht von über 1×10^4 Da.

Protein-Biosynthese bei Eukaryoten

In höheren Organismen verläuft die Protein-Biosynthese nach dem zentralen Dogma der Molekularbiologie, wie in ◆ Abbildung 4-4 schematisch gezeigt. Demnach muss die Basensequenz der genetischen Information (DNA) zunächst in die komplementäre Basensequenz eines Boten (m-RNA) überschrieben werden (Transkription), bevor sie mit Hilfe von Überträgern (tRNA) in die Aminosäurensequenz des Proteins (Enzyms) übersetzt werden kann (Translation).

Transkription Der komplexe Prozess der Transkription lässt sich in mehrere Schritte untergliedern.

- Während der **Einleitung** (Introduktion) lagert sich eine RNA-Polymerase unspezifisch an die DNA, löst vorübergehend H-Brücken zwischen den Basenpaaren, um die Doppelhelix lokal zu öffnen, und bindet an eine definierte Startregion, welche sich auf dem Pyrimidin-reicheren Strang befindet.
- Zum **Start** (Initiation) lagert sich ein der Starter-Base auf dem codogenen Strang komplementäres Ribonucleotid an diese an, woraufhin ein zweites Nucleotid hinzutritt und mit dem ersten eine Phosphodiesterbindung ausbildet.
- Zur **Kettenverlängerung** (Elongation) wandert die RNA-Polymerase die Doppelhelix in 3'→5'-Richtung entlang, weitere komplementäre Nucleotide werden in 5'→3'-Richtung unter Energieverbrauch angeknüpft, und der Doppelstrang hinter der Polymerase wieder geschlossen.
- Der **Kettenabbruch** (Termination) wird durch eine spezifische Stopp-Basensequenz auf der abzulesenden DNA-Helix bewirkt. Die Stoppsequenz signalisiert der RNA-Polymerase das Ende der Transkription. Die diesem Mechanismus entsprechend synthetisierten, großen RNA-Moleküle werden hn-RNA *(heterogeneous nuclear RNA)* genannt. In Eukaryoten enthalten sie im Gegensatz zur reifen mRNA unterschiedlich große, nicht-kodierende Bereiche (Introns).
- Durch **Reifung** *(processing)* entsteht in einer Folge von enzymatischen Reaktionen aus dieser hn-RNA die translatierbare mRNA. Nach Anknüpfung eines Poly-Adenosin-Rests (poly-A-tail) in 3'-Stellung werden die Introns, die im Gegensatz zu den Exons keine Informationen für die Proteinsynthese enthalten, herausgeschnitten *(splicing)*, und die entstehenden Sequenzen aneinandergekoppelt. Daraufhin verlässt die m-RNA den Zellkern durch Poren in der Kernmembran und gelangt ins Cytosol.

Translation Auch dieser Prozess verläuft in mehreren Schritten (vgl. ◆ Abbildung 4-5):

- Beim **Start** erkennt ein Initiationskomplex – bestehend aus der kleinen 40S-Ribosomen-Untereinheit, einer spezifischen Start-Aminoacyl(Methionyl)-tRNA, GTP und anderen Startfaktoren – die RNA an den Start-Codons AUG oder GUG und bindet sie an der Cap-Sequenz, dem unmittelbaren 5'-Ende der mRNA. Anschließend erfolgt die Anlagerung der großen 60S-Ribosomen-Untereinheit, wobei GTP energieliefernd hydrolysiert wird und die weiteren Startfaktoren freigesetzt werden.
- Die **Kettenverlängerung** ist in Abbildung 4-5 dargestellt. Neben der Methionyl-tRNA, die die P-Stelle (Peptidyl-Bindungsstelle, „Ausgang") des Ribosoms besetzt, wird an die A-Stelle (Aminoacyl-Bindungsstelle, „Eingang") eine zweite, dem vorliegenden Basentriplett (Codon) der m-RNA entsprechende Aminoacyl-tRNA gebunden, und zwar unter Spaltung von GTP in GDP + P_i. Daraufhin löst sich die Start-Aminosäure (Met) von ihrer tRNA und wird mit Hilfe einer Peptidyl-Transferase an die zweite Aminosäure angeknüpft. Die entladene Start-tRNA verlässt das Ribosom, und die den Peptidrest tragende Peptidyl-tRNA rückt von der A- zur P-Bindungsstelle (diese Transaktion erfolgt durch die GTP-unabhängige Verschiebung des Ribosoms um ein Triplett in 3'-Richtung auf der m-RNA). Die weitere Verlängerung der Kette wird durch Wiederholung der geschilderten Teilschritte bewirkt. Translation ist an mehreren Ribosomen gleichzeitig möglich, was eine mehrfache, phasenweise verschobene Synthese desselben Proteins an der gleichen mRNA ermöglicht.
- Zum **Kettenabbruch** kommt es, sobald ein Ribosom auf der mRNA eines der Stopp-Codons UAA, UAG oder UGA erreicht. Das synthetisierte Protein sowie die letzte tRNA werden freigesetzt und das Ribosom zerfällt in seine beiden Untereinheiten.

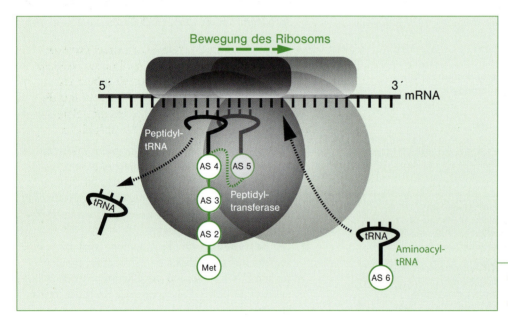

Abb. 4-5: Kettenverlängerung bei der Translation
AS = Aminosäurerest

Bezeichnung	Eigenschaften	Beispiele
Skleroproteine	fibrilläre Struktur, unlöslich in Wasser- und Salzlösungen	Stützproteine: • Keratine (Haut, Haare) • Myosin (Muskeln) • Fibrinogen (Blut) Gerüstproteine: • Kollagene (Bindegewebe) • Elastine (Sehnen)
Sphäroproteine	globuläre Struktur, (unterschiedlich gut) löslich in Wasser- und Salzlösungen	Proteine in Körperflüssigkeiten: • Albumine (Blutserum, Milch) • Globuline (Blutserum, Milch) Kleberproteine in Getreide: • Prolamine (z.B. Gliadin, Zein) • Gluteline (z.B. Glutenin)

Tab. 4-5: Klassifizierung von Proteinen anhand ihrer räumlichen Struktur

Proteine

Konformationen und Klassifizierung

Proteine können sehr komplexe räumliche Strukturen bilden. Man unterscheidet (◆ Abbildung 4-6):

- **Primärstruktur** Sie ensteht durch die Ausbildung von Peptidbindungen zwischen einzelnen Aminosäuren während der Translation und entspricht der Aminosäuren-Sequenz (Reihenfolge).
- **Sekundärstruktur** Durch Ausbildung von Wasserstoffbrücken zwischen benachbarten Aminosäuren können Proteine als α-Helix (spiralförmig gewundener Strang) oder β-Faltblatt (antiparallele Peptidstränge) vorliegen.
- **Tertiärstruktur** Durch Disulfid-Brücken, elektrostatische Kräfte und/oder hydrophobe Bindungen zwischen den Strängen bildet sich ein intramolekular geknäueltes Protein mit Abschnitten aus Helix- und Faltblattstrukturen sowie Bereichen geringer Strukturierung.
- **Quartärstruktur** Durch Ausbildung von Wasserstoffbrücken und hydrophoben Bindungen zwischen ganzen Proteinmolekülen entsteht ein supramolekulares Gebilde, bestehend aus mehreren gleichartigen oder verschiedenen Untereinheiten.

Anhand ihrer Strukturmerkmale kann man Proteine weiter klassifizieren (◆ Tabelle 4-5). Proteine können auch einen Nicht-Proteinanteil enthalten bzw. mit einem Nicht-Proteinanteil assoziiert sein. Es handelt sich dann um sog. **Proteide** (konjugierte Poteine). Einige Proteide sind in ◆ Tabelle 4-6 aufgelistet.

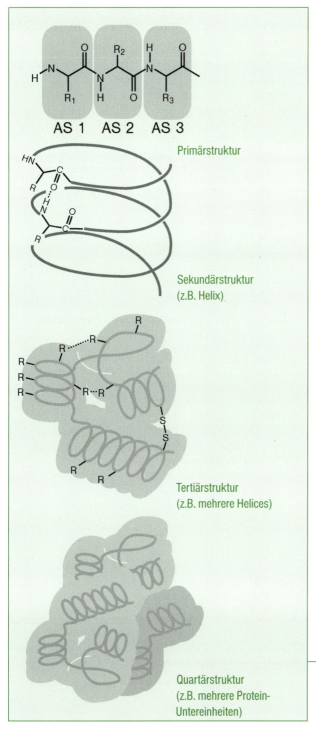

Abb. 4-6: Primär, Sekundär-, Tertiär- und Quartärstruktur von Proteinen
AS = Aminosäurerest

Bezeichnung	Nicht-Proteinanteil	Beispiele
Chromoproteine Hämoproteine Metalloproteine Flavinenzyme	Farbstoffkomponente • Häm • Metallion • Riboflavinderivat	 Hämo-/Myoglobin, Cytochrome, Katalase Ferritin, Transferrin, Coeruloplasmin Succinat-/Acyl-CoA-Dehydrogenase
Lipoproteine	Lipide	Chylomikronen, VLDL, LDL, HDL
Glycoproteine	Oligosaccharide	Mucin, Blutgruppenfaktoren
Nucleoproteine	Nucleinsäuren	Histone, Ribosomen, Viren
Phosphoproteine	Phosphorsäure	Casein

Tab. 4-6: Zusammenstellung verschiedener Proteine mit Nicht-Proteinanteil (Proteide)

4 Aminosäuren, Peptide und Proteine

Verteilung, Funktionen, Umsatz

Relative Verteilung der Körperproteine Im erwachsenen Organismus entfallen 50 % der Proteine auf das Muskelgewebe (Myofibrillen > Sarkoplasma > Stroma), 25 % liegen im Bindegewebe vor (Kollagen > Elastin), und 25 % finden sich in den inneren Organen und im Blut (Gastrointestinaltrakt > Leber > Plasma).

Funktionen Aufgrund ihrer Strukturvielfalt können Proteine unterschiedliche Aufgaben erfüllen. Sie

- sind Bestandteil von Zellen, Geweben, Organen: Erhaltung oder Wachstum;
- werden für Bewegungsvorgänge gebraucht: Kontraktions-Elemente;
- transportieren andere Moleküle durch Membranen und in Blut/Lymphe: Carrier;
- wirken als Biokatalysatoren im Intermediärstoffwechsel: Enzyme;
- übermitteln Signale zur Regulation von Intermediärprozessen: Hormone;
- tragen zur Infektionsabwehr des Organismus bei: Antikörper;
- beeinflussen den Säure-Basen-Haushalt: Puffer;
- dienen der unspezifischen Speicherung von Aminosäuren: begrenzte, labile Reserve;
- haben einen physiologischen Brennwert von 17 kJ (4 kcal)/g: Energiequelle.

Biologische Halbwertszeiten und tägliche Abbauraten einiger Proteine zeigt ◆ Tabelle 4-7.

Täglicher Protein-Umsatz Erwachsene setzen im Durchschnitt 250 g Protein pro Tag um (◆ Abbildung 4-7). Ausgehend von einer zugeführen Eiweißmenge von 100 g, lässt sich der tägliche Protein-Umsatz nach ◆ Tabelle 4-8 berechnen.

Beispiel	biolog. HWZ	tägliche Abbaurate [%]
Retinol-Bindeprotein (RBP)	12 h	120
Präalbumin	2 d	27
Fibrinogen	4 d	21
IgM; glatte Muskulatur	5 d	8
Transferrin	8 d	8
Albumin	19 d	4
Herzmuskulatur	11 d	–*
Skelettmuskulatur	50–60 d	–*

Tab. 4-7: Biologische Halbwertszeiten (HWZ) und tägliche Abbauraten einiger Proteine
*Hierfür stehen keine Werte zur Verfügung

Mit der Nahrung zugeführte Proteinmenge (exogen)	100 g
In den Darm sezernierte Proteinmenge (endogen)	+70 g
	=170 g
Die Darmbakterien nährende Proteinmenge (exo-/endogen)	–10 g
Im Organismus für Synthesen zur Verfügung stehendes Protein	**=160 g** (1,6 × Zufuhr)
Im Organismus katabolen Prozessen unterliegendes Protein	+90 g
Im Organismus umgesetztes (= auf- und abgebautes) Protein	**=250 g**

Tab. 4-8: Rechenbeispiele zum täglichen Proteinumsatz

Verdauung und Absorption

Proteasen Die mit den Verdauungssekreten in den Gastrointestinaltrakt (GIT) des Menschen sezernierten eiweißspaltenden Enzyme werden Proteasen genannt. Man unterscheidet zwischen Endopeptidasen (Proteinasen) und Exopeptidasen (Peptidasen).

- **Endopeptidasen** spalten Peptidbindungen inmitten des Eiweißmoleküls dergestalt, dass essenzielle Aminosäuren an den Kettenenden der verbleibenden Poly-/Oligopeptide stehen.
- **Exopeptidasen** entfernen einzelne Aminosäuren von den Kettenenden, wobei ihr Angriff bevorzugt an unmittelbar zuvor von Endopeptidasen freigelegten, essenziellen Aminosäuren erfolgt. Dipeptidasen spalten jeweils zwei, Tripeptidasen drei Aminosäuren gleichzeitig vom Kettenende ab. Eine Übersicht über die Proteasen gibt ◆ Tabelle 4-9.

Syntheseort	Typ	Spezifität
Magen	**Endopeptidasen**	
	Pepsin	-Phe-, -Tyr-, -Leu-
	Gastricin	-Phe-, -Tyr-, -Leu-
Pankreas	**Endopeptidasen**	
	Trypsin	Arg-, Lys-
	Chymotrypsin A	Phe-, Tyr-, Trp-
	Chymotrypsin B	Phe-, Tyr-, Trp-, Leu-
	Chymotrypsin C	Phe-, Tyr-, Trp-, Glu-, Met-
	Elastase	Ala-, Gly-, Ser-
	Exopeptidasen	
	Carboxypeptidase A	Phe-, Tyr-, Trp-, Leu-, Val-, Ile-
	Carboxypeptidase B	Lys-, Arg-
Dünndarm (Mukosa)	**Endopeptidasen**	
	Enteropeptidase	Trypsinogen (Aktivierung)
	Exopeptidasen	
	Carboxy-, Amino-, Di- u. Tripeptidasen	relativ unspezifisch

Tab. 4-9: Übersicht über die verschiedenen Proteasen
Die Trennstriche kennzeichnen die Spaltungsstellen: links = NH-Seite, rechts = CO-Seite

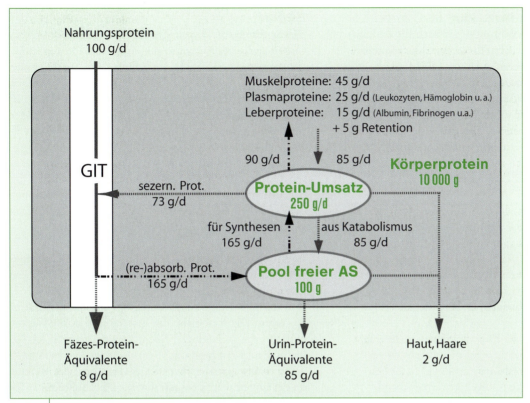

Abb. 4-7: Täglicher Proteinumsatz im erwachsenen Organismus bei anaboler Stoffwechsellage GIT = Gastrointestinaltrakt
Nahrungsproteine werden dem Körper (symbolisiert durch den äußeren Kasten) zugeführt, durch Fäzes und Urin werden Proteinäquivalente aus dem System entfernt, in Form von Hautabschilferungen und Haaren geht Körperprotein verloren. Maximal 5 % des zugeführten Proteins werden retiniert (z. B. bei Krafttraining).
⋯⋯⋯ kataboler Stoffwechsel, – – anaboler Stoffwechsel

Bei ausgeglichener Bilanz ist die verzehrte Eiweißmenge gleich der ausgeschiedenen Menge (in Proteinäquivalenten). Bei anaboler Stoffwechsellage entspricht die Differenz von Zufuhr und Exkretion über Darm, Nieren und Haut der Retention.

Aktivierung der Proteasen Da die meisten Proteasen als Zymogene (Proenzyme) vorliegen, müssen sie zunächst aktiviert werden, um ihre Wirkung entfalten zu können.

Im Magen erfolgt dies durch autokatalytische Aktivierung von Pepsinogen (◆Abbildung 4-8). Die initiierende Säure, HCl, wird in den Belegzellen der Magenwand gebildet. Das Pepsinogen, das in Pepsin umgewandelt wird und dann autokatalytisch weitere Pepsinogenspaltung bewirkt, stammt aus den Hauptzellen des Fundus- und Corpusbereiches sowie aus den Nebenzellen der Antrum- und Pylorusregion.

Im Dünndarm werden die Pankreas-Proenzyme in ihre aktiven Formen überführt. Nach Initiierung der Umwandlung von Trypsinogen in Trypsin erfolgt die weitere Aktivierung autokatalytisch (dasselbe gilt für die Chymotrypsine). Trypsin wirkt zudem noch aktivierend auf alle anderen Zymogene des Pankreassekrets (◆Abbildung 4-9).

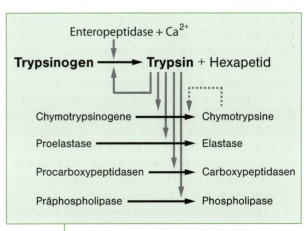

Abb. 4-9: Trypsinvermittelte Aktivierung der Pankreas-Proenzyme im Dünndarm

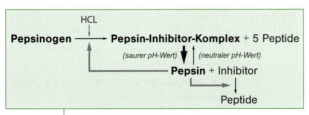

Abb. 4-8: Autokatalytische Aktivierung von Pepsinogen im Magen

Proteinverdauung im Dickdarm Im Colonbereich unterliegen sowohl die Nahrungs- als auch die endogenen Proteine einer bakteriellen Proteolyse. Die entstehenden Peptide werden entweder in Bakterienbiomasse fixiert und verlassen den Körper über die Fäzes, oder sie werden weiter zerlegt zu Aminosäuren, welche ihrerseits desaminiert oder decarboxyliert werden (Fäulnisprozesse). Die Produkte dieser Zersetzungsreaktionen – α-Ketosäuren, NH_3, Amine und CO_2 – treten vom Darmlumen ins Gewebe über, wo sie entweder verwertet werden oder „entgiftet" mit anschließender Ausscheidung im Urin.

Proteinverdaulichkeit Faktoren, die die Proteinverdaulichkeit beeinflussen sind

- Höhe der Proteinzufuhr: oberhalb eines bestimmten Niveaus erhöht sich nur noch die scheinbare Stickstoffverdaulichkeit (Steigerung der endogenen Quote, s. S. 183).
- Räumliche Struktur der Proteine: Quervernetzungen der Seitenketten von Stütz- und Gerüstproteinen behindern die Hydrolyse.
- Zubereitung von Lebensmitteln (Wärmebehandlung): schonende Hitzedenaturierung, z.B. Toasten, verbessert die Proteinverdaulichkeit, wogegen Hitzeschädigung, z.B. Fritieren, sie verschlechtert.
- Haltbarmachen von Lebensmitteln (Milchsterilisation, Gemüsetrocknung): die Maillard-Reaktion – nicht-enzymatische Bräunungsreaktion – reduziert die Menge an verfügbarem Lysin.
- Alter (Entwicklungsstand der Verdauungsfunktionen): post partum sind Muttermilch und Milchersatz physiologisch vorteilhafter als milchfremde Proteine.
- Gesundheit: genetische Defekte können Malabsorptionssyndrome hervorrufen; Zottenatrophie reduziert die Absorptionskapazität.

Absorption von Aminosäuren Die L-Aminosäuren gelangen transzellulär, d.h. durch die Mukosazellen hindurch, vom Darmlumen in die Blutbahn, Di-, Tri- und einige Oligo-Peptide dagegen parazellulär, d.h. sie werden entlang der Basalmembranen der Enterozyten weiter geleitet. Über die Pfortader werden Aminosäuren und Peptide zur Leber geführt. Dort werden diese zu 75 % verstoffwechselt. Die verbleibenden 25 % erreichen über den systemischen Kreislauf die anderen Gewebe.
Die Aufnahme der Aminosäuren vom Darmlumen in die Mukosazelle erfolgt als Symport, gekoppelt an Na^+ (aus Speichel oder Pankreassekret). Spezifische Transportsysteme ermöglichen diesen sekundär-aktiven Transport auch gegen einen Konzentrationsgradienten. Vom Enterozyten ins Blut gelangen die Aminosäuren via Na^+-abhängige Diffusion.

In der Regel werden basische sowie die D-Aminosäuren (z.B. D-Methionin) langsamer absorbiert als neutrale oder saure.

Bedarf
Zur Synthese von körpereigenem Protein bedient sich der Organismus überwiegend der mit der Nahrung aufgenommenen Aminosäuren. Im Rahmen des Ausgleichs der Stickstoffbilanz müssen die acht essenziellen Aminosäuren, die zu synthetisieren der Mensch nicht in der Lage ist, zugeführt werden, und zwar in bedarfsdeckenden Mengen, um die Erhaltung von Körpersubstanz und -funktionen zu gewährleisten.

Die Zufuhr der einzelnen nicht-essenziellen Aminosäuren kann mengenmäßig unabhängig vom jeweiligen Bedarf erfolgen, weil sie aus anderen nicht-essenziellen und/oder aus essenziellen Aminosäuren gebildet werden können, wenn diese ausreichend zur Verfügung stehen.

Aminosäuren-Muster Jeder Organismus bedarf eines spezifischen Aminosäuren-Musters zum Aufbau bzw. zur Erhaltung der Körperproteinstrukturen, und jedes Nahrungsprotein enthält eine Mischung verschiedener Aminosäuren. Die Retention der essenziellen Aminosäuren wird auf das individuelle Bedarfsmuster abgebildet, wobei diejenige Aminosäure, die im geringsten Umfang absorbiert bzw. retiniert wird, begrenzend auf die Retention der anderen Aminosäuren wirkt (◆Abbildung 4-10). Liegt also eine so genannte **limitierende Aminosäure** vor, ist die retinierte Menge jeder oral zugeführten essenziellen Aminosäure proportional zum Bedarf verringert. (Vgl. Minimum-Gesetz von VON LIEBIG: die im Minimum aufgenommene essenzielle Aminosäure begrenzt die Verwendung der übrigen Aminosäuren zur Synthese von Proteinen, welche die limitierende Aminosäure enthalten.)

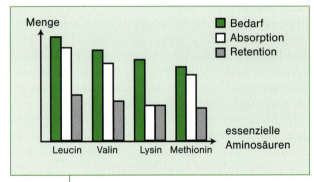

Abb. 4-10: Bedarfs- und Verwertungsmuster unterschiedlicher essenzieller Aminosäuren

Wenn dem Körper keine nicht-essenziellen Aminosäuren zugeführt würden, müssten entsprechend größere Mengen essenzieller Aminosäuren aufgenommen werden, damit – wiederum dem Bedarfsmuster des Organismus angepasst – genügend „verwandte" nicht-essenzielle Aminosäuren daraus gebildet werden könnten. Stehen dagegen auch nicht-essenzielle Aminosäuren zur Verfügung, können die entsprechenden Enzymsysteme für andere Vorgänge eingesetzt werden. In diesem Zusammenhang spricht man von einer Aufwertung der biologischen Wertigkeit eines

Aminosäuren-Gemisches durch „Verdünnen" der essenziellen Bestandteile mit nicht-essenziellen.

Obligater Stickstoffverlust Im Organismus laufen ständig Reparaturvorgänge ab. Diese sind vor allem wegen der Zellalterung erforderlich, bei welcher Stickstoff in kleinen Mengen verloren geht. Der sog. obligate Stickstoffverlust setzt sich zusammen aus Verlusten über:

- Urin (37 mg/kg KG/d) in Form von Harnstoff, Kreatinin, Ammoniak und einzelnen Aminosäuren
- Fäzes (12 mg/kg KG/d) durch abgeschilferte Mukosazellen, Darmbakterien und in den Darm sezernierte, nicht reabsorbierte Proteine (Enzyme, Mucus etc.)
- Haut (3 mg/kg KG/d), Haare und Nägel
- andere Faktoren (2 mg/kg KG/d), z.B. Regelblutung, Sperma

Der obligate Stickstoffverlust wird bei proteinfreier Ernährung gemessen (faktorielle Stickstoffbilanz) und liefert einen Anhaltspunkt für die Festlegung des Tagesbedarfs an Eiweiß (54 mg N/kg KG/d = 0,34 g Protein/kg KG/d).

Der in Proteinäquivalenten ausgedrückte obligate Stickstoffverlust wird gelegentlich als Mindestbedarf an Protein bezeichnet. Diese kleinste zum Bilanzausgleich zuzuführende Proteinmenge ist allerdings eine theoretische Größe, denn es existiert kein Protein in der Nahrung, das zu 100% absorbiert und gleichzeitig zu 100% retiniert wird. Der eigentliche Bedarf hängt damit von der Verfügbarkeit und biologischen Wertigkeit des Nahrungsproteins ab (s. dort).

Stickstoffbilanz Hierunter versteht man die Differenz zwischen Stickstoffaufnahme über die Nahrung und Stickstoffausscheidung über Urin, Fäzes, Schweiß und andere Wege. Ist die Stickstoffbilanz positiv, übersteigt die Aufnahme die Ausscheidung und die Stoffwechsellage ist dementsprechend anabol. Fällt sie dagegen negativ aus, ist die Exkretion größer als die Zufuhr und die Stoffwechsellage katabol. Bei einem Wert von Null entspricht der Zufluss genau dem Abfluss und man spricht von einer ausgeglichenen Bilanz.

Die Stickstoffbilanz lässt also Rückschlüsse auf die Proteinversorgung zu. Dabei ist zu beachten, dass bei fehlender oder eingeschränkter Proteinzufuhr die ausgeschiedene Stickstoffmenge täglich abnimmt, bis nach zwei Wochen ein konstanter Minimalwert von 2,0–3,5 g erreicht ist. Im umgekehrten Fall, wenn die Zufuhr den Bedarf übersteigt, werden so lange Reserveproteine und die entsprechenden Enzymsysteme (die in einer Karenzzeit leicht mobilisierbar sind) gebildet, bis eine obere Grenze im Körper erreicht ist. Bleibt die Stickstoffzufuhr darüber hinaus höher als die obligaten Verluste, pendelt sich nach einiger Zeit ein neues Fließgleichgewicht (N-Zufluss = N-Abfluss) auf einem höheren Niveau ein; mit anderen Worten, der Stickstoffüberschuss wird ausgeschieden.

Zur Bedarfsbestimmung mittels Stickstoffbilanz werden Proteine mit definiertem Aminosäuren-Muster in Mengen verabreicht, von denen angenommen wird, dass sie nahe bzw. knapp unter der Nullgrenze (N-Aufnahme = N-Ausscheidung) liegen, und auf jedem Niveau Stickstoffbilanz-Messungen durchgeführt (direkte Methode). Durch Inter- oder Extrapolation der erhaltenen Daten auf den niedrigsten Punkt, bei dem das Stickstoffgleichgewicht erreicht war – das Bilanzminimum –, kann der (Erhaltungs-)Bedarf an diesem Aminosäuren-Muster für Erwachsene vorausgesagt werden. Der (Wachstums-)Bedarf für Kinder kann mit Hilfe dieser Methode geschätzt werden, indem den Berechnungen ein bestimmter positiver Bilanzwert zugrunde gelegt wird.

Zu Stickstoffbilanz-Versuchen in der Praxis ist Folgendes anzumerken:

- Die Stickstoffbestimmung nach KJELDAHL ist umständlich und langwierig.
- Verluste über Haut, Haare etc. sind vernachlässigbar.
- Die Probanden dürfen sich nicht in einem Energiedefizit befinden, weil sonst auch Stickstoffträger zur Energiebereitstellung abgebaut würden. Das würde die Stickstoffverluste erhöhen und damit scheinbar auch den Stickstoffbedarf.
- Nur Langzeitversuche liefern reproduzierbare Werte, wobei die minimale Dauer nur experimentell ermittelt werden kann, weil sie von der Versuchsanordnung abhängig ist.
- Während der ersten 10–14 Tage der Verabreichung einer definierten Kost ist die Bilanz in jedem Fall negativ, weil die Enzymsysteme sich erst an das zugeführte Aminosäuren-Muster adaptieren müssen.
  Es dauert also einige Zeit, bis ein Gleichgewicht zwischen Stickstoffzufuhr und -verlust realisiert ist, weil je nach Zusammensetzung eines Proteins verschiedene Stoffwechselwege beschritten werden (z.B. mehr oder weniger Synthese einer bestimmten nicht-essenziellen Aminosäure). Die jeweils benötigten Enzyme müssen erst vermehrt gebildet werden.

Bioverfügbarkeit

Die Bioverfügbarkeit der Proteine, d.h. der Anteil der mit der Nahrung zugeführten Proteinmenge, der in Form von Aminosäuren ins Blut übertritt (**Absorbierbarkeit**), ist einerseits abhängig von ihrer Primär-, Sekundär- und Tertiärstruktur – also von ihrer räumlichen Struktur und damit auch vom Grad ihrer Denaturierung oder Zerstörung, die die Angriffsmöglichkeiten der proteolytischen Enzyme wesentlich bestimmen –, sowie andererseits vom Umfang der Sezernierung proteolytischer Enzyme, welcher vom jeweiligen Protein selbst beeinflusst wird. Die Proteine gekochter Eier sind wegen der Hitzedenaturierung besser bioverfügbar als die roher Eier, die tierischer Lebensmittel wegen ihrer Struktur besser als die pflanzlicher Lebensmittel.

◆ Tabelle 4-10 zeigt für verschiedene Lebensmittel den jeweiligen Anteil ihres Proteingehaltes, der dem Körper verfügbar gemacht werden kann. Ermittelt wird der nicht absorbierte Proteinanteil: Die in den Fäzes ausgeschiedene Stickstoffmenge wird – bereinigt um den obligaten Verlust – auf die mit dem Lebensmittel zugeführte Stickstoffmenge bezogen.

Lebensmittel	Bioverfügbarkeit [%]
tierische Herkunft	
Fleischprotein	85–100
Fischprotein	98–99
Eiprotein	97
Kuhmilchprotein	81
pflanzliche Herkunft	
Getreideprotein	91–95
Mais-/Sojaprotein	90
Gemüseprotein	73–87

Tab. 4-10: Bioverfügbarkeit von Proteinen aus verschiedenen Lebensmitteln

Die **Bestimmung** der Bioverfügbarkeit einzelner Aminosäuren erfolgt mit Hilfe biokinetischer Methoden. Dazu wird zunächst die Leerphase der zu untersuchenden Aminosäure gemessen, d.h. der zirkadiane Verlauf ihrer Blutserumkonzentration bei proteinfreier, aber energetisch adäquater Ernährung (über 1–2 Tage). In den beiden folgenden Versuchen wird beim ersten Mal ein bestimmtes Protein, das die betreffende Aminosäure in bekannter Menge enthält, und beim zweiten Mal eine analoge Aminosäuren-Mischung (Hydrolysat) oral verabreicht, und nach 2–3 Stunden (Magenentleerung) jeweils die Absorptionskurve aufgenommen (Blutentnahmen).

Die Bioverfügbarkeit der Aminosäure aus dem verabfolgten Protein errechnet sich als das Verhältnis von deren Flächen-Mengen-Index zu dem derselben Aminosäure aus dem Aminosäuren-Gemisch, wobei der Flächen-Mengen-Index jeweils dem Quotienten aus der Fläche unter der von der Leerphase begrenzten Absorptionskurve und der verabfolgten Dosis entspricht (◆Abbildung 4-11, Bioverfügbarkeit in absoluten Zahlen). Natürlich können auch die Flächen unter den Absorptionskurven einer bestimmten Aminosäure verschiedenen Ursprungs miteinander verglichen werden, was darüber Aufschluss gibt, aus welcher Proteinquelle diese Aminosäure am besten für den Organismus verfügbar gemacht werden kann (Bioverfügbarkeit in relativen Zahlen).

Biologische Wertigkeit der Proteine

Die zum Ausgleich der Stickstoffbilanz erforderliche Menge Nahrungseiweiß hängt eng mit der **Qualität der Proteine**, d.h. mit ihrer biologischen Wertigkeit (BW) zusammen. Je hochwertiger ein Protein ist, d.h. je näher das Aminosäuren-Muster des absorbierten Proteins dem des Körpers kommt, desto weniger muss davon verzehrt werden, um eine ausgeglichene Bilanz zu erreichen, bzw. desto niedriger liegt das Bilanzminimum.

Durch das Mischungsverhältnis verschiedener Aminosäuren kann die BW wesentlich beeinflusst werden. In der Praxis erreicht man eine Verbesserung der BW beispielsweise durch die Kombination von Eiweiß pflanzlichen Ursprungs mit solchem tierischen Ursprungs, z.B. von Kartoffel- mit Volleiprotein (64 : 36) oder Weizen- mit Milchprotein (25 : 75), weil auf diese Weise einerseits das an essenziellen Aminosäuren weniger gehaltvolle Pflanzenprotein aufgewertet wird, und andererseits durch „Verdünnen" mit nicht-essenziellen Aminosäuren essenzielle Aminosäuren tierischer Herkunft „eingespart" werden. Aber auch eine Ergänzung von Getreide mit Leguminosen, z.B. von Mais mit Bohnen, ist empfehlenswert, um die limitierende Wirkung des Lysins im ersten Fall und die des Methionins im zweiten Fall aufzuheben.

Die BW wird **experimentell ermittelt**. Eine in der Tierernährung gebräuchliche Formel lautet:

$$BW = \frac{D - (F - F_0) - (U - U_0)}{D - (F - F_0)} \times 100$$

Dabei ist D der Stickstoffgehalt der Testnahrung, F der Fäzes-Stickstoffgehalt bei Testnahrung, F_0 der Fäzes-Stickstoffgehalt bei N-freier Nahrung, U der Urin-Stickstoffgehalt bei Testnahrung und U_0 der Urin-Stickstoffgehalt bei N-freier Nahrung.

Nachteile: Die Stickstoffmenge in Fäzes und Urin unterliegt bei proteinfreier Diät erheblichen Schwankungen. Außerdem ist die Sezernierung proteolytischer Enzyme bei proteinfreier Kost stark vermindert, d.h. der Fäzes-Stickstoffgehalt geringer als bei üblicher Ernährung.

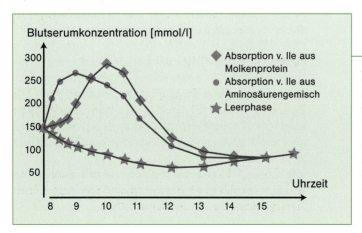

Abb. 4-11: Beispiel für die grafische Ermittlung der Bioverfügbarkeit einer Aminosäure
(Mit freundl. Genehm. von Dr. K.-J. Moch, Gießen). Gemessen wurde die enterale Absorption von Isoleucin. Die Flächen unter den Kurven besagen, dass Isoleucin aus einem Molkenprotein (Lactalbumin) im gleichen Umfang (nur verzögert) absorbiert wird wie aus einer analogen Aminosäuren-Mischung (Lactalbumin-Hydrolysat). Die Bioverfügbarkeit von Isoleucin aus dem Molkenprotein ist also ebenso gut wie die aus dem Hydrolysat, dessen Aminosäuren hinsichtlich ihrer Bioverfügbarkeit gleich 100% gesetzt werden können.

Die biologische Wertigkeit nach THOMAS wird berechnet mit Hilfe der Formel:

$$BW = \frac{\text{retinierte N-Menge}}{\text{absorbierte N-Menge}} \times 100$$

Bei dieser sog. **theoretischen BW** sind Zahlen > 100 nicht möglich. Die Gleichung sagt aus, wie viele g Körpereiweiß durch 100 g absorbiertes Nahrungsprotein ersetzt (vertreten) werden können.

Nachteil: Die tatsächlich absorbierte Proteinmenge lässt sich nur schwer erfassen.

Die biologische Wertigkeit nach SUMMER/KOFRÁNYI beschreibt die Formel:

$$BW = \frac{\text{N-Bilanzminimum bei Volleiprotein}}{\text{N-Bilanzminimum bei Testprotein}} \times 100$$

die BW nach KOFRÁNYI/JEKAT die Formel:

$$BW = \frac{0{,}5}{\text{N-Bilanzminimum}} \times 100$$

Beide Gleichungen ergeben die sog. **praktische BW**, wobei Zahlen > 100 möglich sind. Die biologische Wertigkeit entspricht dem reziproken Wert der für eine gerade noch ausgeglichene Stickstoffbilanz erforderlichen Menge an einem bestimmten Protein in g/kg KG (Bilanzminimum), bezogen auf Volleiprotein, dessen Bilanzminimum 0,5 g/kg KG beträgt, entsprechend einer BW für Volleiprotein von 100.

Nachteil: Die Werte stimmen relativ zueinander gut und sind vergleichbar, sagen aber nicht aus, wo die tatsächliche BW des Testproteins liegt, weil der Wert für Volleiprotein, zu dem es ins Verhältnis gesetzt wird, willkürlich gleich 100 gesetzt wurde.

Einige Bilanzminima und biologische Wertigkeiten sind in ◆ Tabelle 4-11 zusammengestellt.

Lebensmittel	Bilanzminimum [g/kg KG]	Biologische Wertigkeit
Hühnereiprotein (Vollei)	0,50	100
Kartoffelprotein	0,51	99
Thunfisch-/Rindfleischprotein	0,54	92
Kuhmilchprotein	0,57	88
Käse-/Sojaprotein	0,59	85
Reisprotein	0,62	81
Roggenmehlprotein	0,63	79
Bohnenprotein	0,69	72
Maisprotein	0,70	71
Weizenmehlprotein	0,86	59

Tab. 4-11: Bilanzminima und BW für einige tierische und pflanzliche Proteine

Lebensmittelkombination	Bilanzmininimum [g/kg KG]	Biol. Wertigkeit
36 % Vollei- + 64 % Kartoffelprotein	0,37	136
75 % Milch- + 25 % Weizenmehlprotein	0,40	125
60 % Vollei- + 40 % Sojaprotein	0,40	124
68 % Vollei- + 32 % Weizenmehlprotein	0,41	123
76 % Vollei- + 24 % Milchprotein	0,42	119
51 % Milch- + 49 % Kartoffelprotein	0,44	114
88 % Vollei- + 12 % Maisprotein	0,44	114
78 % Rindfl. + 22 % Kartoffelprotein	0,44	114
35 % Vollei- + 65 % Bohnenprotein	0,46	109
52 % Bohnen- + 48 % Maisprotein	0,51	99

Tab. 4-12: Bilanzminima und BW für Proteine aus Lebensmittel-Kombinationen

◆ Tabelle 4-12 gibt Beispiele für günstige Lebensmittel-Kombinationen. Die biologische Wertigkeit der Mischung ist höher als die der Einzelkomponenten. Die angeführten Werte lassen sich jedoch nicht durch Addition der getrennt ermittelten BW der Komponenten ermitteln.

Die Definitionen bzw. Zahlenwerte von THOMAS sind nicht mit denen von SUMMER/KOFRÁNYI vergleichbar. Daher wurde 1957 von der FAO das so genannte Referenzprotein eingeführt, das als neue Skalierungsbasis die nach den verschiedenen Methoden ermittelten BW miteinander vergleichbar machen sollte. Seit 1965 wird Volleiprotein jedoch wieder offiziell als Standard herangezogen.

Andere Parameter zur Protein- bzw. Aminosäurenbewertung

Net protein utilization (NPU)

$$NPU = \frac{D - (F - F_0) - (U - U_0)}{D} \times 100$$

Die NPU trifft wie die BW eine Aussage über den Anteil des mit der Nahrung zugeführten Stickstoffs (Proteins), der für den Aufbau von Körperprotein verwendet wird. Sie bezieht sich jedoch auf die gesamte Stickstoffmenge, die BW auf die absorbierte Menge.

Chemical score (CS)

$$CS = \frac{\text{\%-Gehalt einer essenziellen AS im Testprotein}}{\text{\%-Gehalt derselben AS im Referenzprotein}}$$

Der CS berücksichtigt nur eine essenzielle Aminosäure und lässt die Absorptionsquote unberücksichtigt. Als Referenzprotein dient in der Regel Vollei.

Essential amino acid index (EAAI)

$$EAAI = \sqrt[n]{\prod_{i=1}^{n} \frac{\text{essenzielle AS}_i \text{ im Testprotein}}{\text{essenzielle AS}_i \text{ im Referenzprotein}}} \times 100$$

Beim EAAS gehen alle essenziellen Aminosäuren in die Gleichung ein, die Bioverfügbarkeit bleibt jedoch wie beim CS unberücksichtigt.

Protein digestibility corrected amino acid score (PDCAAS)

$$PDCAAS = AAS \times \frac{D - (F - F_0)}{D} \times 100$$

Hierbei steht AAS für den *amino acid score*, der definiert ist als der Quotient aus mg limitierender Aminosäure in 1 g Testprotein und mg derselben Aminosäure in 1 g Referenzprotein. Er wird mit der Proteinverdaulichkeit multipliziert, wobei D für die gesamte Stickstoffaufnahme steht, F für die fäkale Stickstoffausscheidung nach Verzehr der zu beurteilenden Proteinquelle und F_0 für die fäkale Stickstoffausscheidung nach proteinfreier Kost.

◆ Tabelle 4-13 zeigt Werte zu einigen der beschriebenen Parameter zur Proteinbewertung exemplarisch für mehrere ausgewählte Lebensmittel.

Proteinquelle	BW nach THOMAS	BW nach SUMMER	BW nach KOFRÁNYI	NPU	CS	PDCAAS
Vollei	94	100	100	94	100	–
Milch	85	92	88	82	60–74	–
Fleisch	74–76	75	79–92	57–80	66–70	–
Soja	71	–	85	61	47	92 (Methionin)
Weizen	52–65	54–65	59	40	28–53	44 (Lysin)
Gemüse	55	50	–	48	28–68	–

Tab. 4-13: Zahlenübersicht zur Proteinbewertung

Zufuhrempfehlungen

Die empfohlene Proteinzufuhr kann auf zweierlei Weise ermittelt werden: ausgehend vom obligaten Stickstoffverlust (DGE, bis 1991) oder vom Bedarf an hochwertigem Protein (DGE, seit 1991).

Vom obligaten Stickstoffverlust (faktorielle Bilanzmethode) wird die Empfehlung für die Proteinzufuhr folgendermaßen abgeleitet:

- ausgehend von der dem Stickstoffverlust äquivalenten Proteinmenge (so genannter Mindestbedarf an Protein) bei Normalverteilung
  → 0,34 g/kg KG/d
- zuzüglich der zweifachen Standardabweichung (sog. Durchschnittsbedarf)
  → 0,45 g/kg KG/d
- zuzüglich 30 % davon für unterschiedliche Bioverfügbarkeit (Absorptionsquote in der Regel <100 %)
  → 0,60 g/kg KG/d
- bei einer durchschnittlichen BW von 70 (der Mindestbedarf bezieht sich auf Körperprotein, dem eine BW nach Thomas von 100 zuzuordnen wäre)
  → **0,80 g/kg KG/d**

Derselbe Wert ergibt sich durch Ableitung vom Proteinbedarf (direkte Bilanzmethode; verzehrt wurden Fleisch, Milch, Eier und Fisch) wie folgt:

- experimentell ermittelter, durchschnittlicher Bedarf an Protein hoher Qualität und guter Verdaulichkeit
  → 0,60 g/kg KG/d
- Berücksichtigung individueller Schwankungen (97,5 Perzentile)
  → 0,75 g/kg KG/d
- Zulage wegen der geringeren Bioverfügbarkeit anderer als der Bezugsproteine (z.B. pflanzlicher Proteine)
  → **0,80 g/kg KG/d**

Empfohlene Zulagen und Verzehr Schwangere und Stillende benötigen eine tägliche Zulage von etwa 10 bzw. 15 g Protein. Eine Erhöhung der Nährstoffdichte ist für Schwangere empfehlenswert. Die Zufuhrempfehlungen für Säuglinge und Kinder liegen bei 2 bzw. 1 g/kg KG/d.

Kraftsport erhöht den täglichen Proteinumsatz um 17 %. Dieser Wert wurde mittels biokinetischer Methoden an Bodybuildern im Steady-state-Trainingszustand (trotz intensivem Training kein Muskelzuwachs) ermittelt. Unter der Annahme, dass der Stickstoffbedarf vom Turnover determiniert wird, kann der Proteinbedarf von Kraftsportlern, bezogen auf die Angabe der DGE von 1991, höchstens 0,70 g/kg KG/d (0,60 g/kg KG/d × 117 %) betragen. Nach Addition von zwei Standardabweichungen ergibt sich daraus eine empfohlene Zufuhr von 0,95 g/kg KG/d. Der Sicherheitszuschlag reicht aus, um einen durch Muskelaufbau bedingten Zusatzbedarf abzudecken. (Die physiologische Grenze des Aufbaus von Muskelmasse liegt bei 5 kg/Jahr, was einer Nettozunahme an Körperprotein von 1 kg/Jahr entspricht, weil Muskeln zu 20 % aus Protein bestehen. Umgerechnet auf 365 Tage, resultiert ein Zusatzbedarf von 2,80 g Eiweiß/d bzw. < 0,04 g Eiweiß/kg KG/d für eine 70 kg schwere Person.)

Zieht man in Betracht, dass ein Bundesbürger mit durchschnittlichen Verzehrsgewohnheiten mehr Eiweiß mit der Nahrung zuführt, als die DGE empfiehlt, wird deutlich, dass selbst Weltklasse-Bodybuilder keine Supplementierung mit Proteinen oder Aminosäure-Gemischen benötigen.

Bei Ausdauersportlern kann der Proteinbedarf in Abhängigkeit von Umfang und Intensität der Leistung infolge der Gluconeogenese aus Körperprotein bis auf das Eineinhalbfache des Normalbedarfs erhöht sein. Bei einem Marathonlauf beispielsweise können bis zu 20 g Körpereiweiß abgebaut werden. Die empfohlene Zufuhr liegt bei 1,20 g/kg KG/d. Die im Vergleich zu nicht aktiven Personen höheren Mengen stehen (wie bei Kraftsportlern) in einem engen Verhältnis zum Energieverbrauch während der Belastung. Bei einem Eiweißanteil der Nahrung von 10–15 % des Brennwerts wird der Zusatzbedarf an Protein durch die im Zuge des Ausgleichs des Energiedefizits verzehrte Eiweißmenge gedeckt. Es besteht kein überproportionaler Proteinbedarf, bezogen auf den zusätzlichen Energieaufwand für die sportliche Betätigung.

Gemäß D-A-CH beträgt die tägliche Proteinzufuhr Erwachsener 9–11 Energie-%. Bei Sportlern liegt sie im Bereich von 14 Energie-%. Eine Ausnahme bilden Bodybuilder: sie verzehren bis zu 27 Energie-% Eiweiß. (Eine stark überhöhte Proteinzufuhr von 3–4 g/kg KG/d soll mit einer gesteigerten Flüssigkeitsaufnahme einhergehen. Nahrungseiweiß, das nicht für Biosynthesen genutzt wird, wird vom Organismus energetisch verwertet. Hierbei entsteht Harnstoff. Zur Ausscheidung von 1 g Harnstoff benötigen die Nieren 15 ml Wasser.)

Nach Daten der NVS II beträgt die mediane Proteinzufuhr 85 g/d für Männer und 64 g/d für Frauen. Weil sie mit 1,0 bzw. 0,9 g/kg KG/d über der empfohlenen Menge liegt, brauchen gesunde Erwachsene auf die biologische Wertigkeit der verschiedenen Proteine kaum Rücksicht zu nehmen.

Stoffwechselstörungen und Mangelerscheinungen

Experimentell durch Karenz oder exzessive Zufuhr an einer oder mehreren Aminosäuren erzeugte Stoffwechselstörungen treten auf als Folge von

- Aminosäuren-Imbalanzen, d.h. der mengenmäßig übergroßen Zufuhr derjenigen Aminosäuren, welche der limitierenden Aminosäure nachgeordnet sind (zur Bekämpfung dieses Ungleichgewichts muss die limitierende Aminosäure verstärkt aufgenommen werden),
- Aminosäure-Antagonismen, d.h. der Konkurrenz verschiedener Aminosäuren, z.B. der verzweigtkettigen (Valin, Leucin und Isoleucin), um gemeinsame Transportsysteme,
- Aminosäure-Toxizitäten, d.h. der Überdosierung von Methionin, Phenylalanin oder Tyrosin, was zu An-

ämie, Wachstumsverzögerung, Fertilitätsstörungen und degenerativen Organveränderungen führen kann. Diese Symptome lassen sich nicht durch gesteigerte Zufuhr anderer Aminosäuren aufheben.

Eine **negative Stickstoffbilanz**, hervorgerufen beispielsweise durch eine Abmagerungskur (insbesondere Nulldiät), zeigt eine Abnahme des Pools freier Aminosäuren in Leber und Blutplasma sowie des Eiweißbestandes in Leber und Muskeln an. Als Index für den Abbau von Muskelprotein wird die Ausscheidung von 3-Methyl-Histidin im Urin verwendet. Durch Störungen der Proteinsynthese kommt es zu Hypoproteinämie (Albumine), Gewichtsabnahme, Immunschwäche, Anämie, Apathie und Fertilitätsstörungen.

In Entwicklungsländern ist **Proteinmangel** ein Problem erster Ordnung, das auf folgende Faktoren zurückgeführt werden kann:
- Die verzehrte Eiweißmenge ist unzureichend.
- Die Haupteiweißlieferanten sind pflanzliche Nahrungsmittel (geringere biologische Wertigkeit).
- Die Versorgung mit Nahrungsenergie ist mangelhaft.

Als **Kwashiorkor** bezeichnet man die Form der *protein energy malnutrition* (PEM), die bei Säuglingen auftritt, die von Baby- auf Erwachsenenkost umgestellt werden, oder aber bei Kindern zwischen 2 und 4 Jahren, die vegetarisch ernährt werden oder laktoseintolerant sind, insbesondere wenn sie aus sozial niederen Schichten stammen.

Während ein kurzfristiges Protein- und/oder Energiedefizit mit einem reversiblen Abbau von Muskelprotein einhergeht, führt eine langfristige Unterernährung zu einer irreversiblen Beeinträchtigung der körperlichen und geistigen Entwicklung.

Ein untrügliches Symptom ist die Ausbildung von Ödemen (aufgedunsener Bauch), die zunächst über den Muskelschwund hinwegtäuschen. Sie entstehen, weil infolge der Hypoproteinämie der kolloidosmotische Druck des Blutplasmas absinkt. Das hat eine Wasserdiffusion ins Interstitium zur Folge. Dadurch wird das Plasmavolumen reduziert, was wiederum die ADH- und Aldosteron-Wirkung in der Weise beeinflusst, dass die tubuläre Reabsorption von Na^+ und H_2O erhöht wird.

Wird der Mangelzustand durch Zufuhr von Eiweiß und Energie behoben, zieht durch Anstieg der Proteinate im Blut als Erstes das Wasser wieder aus dem Gewebe ab, und die Kinder sehen mager aus.

Marasmus Hierunter versteht man die schwerste Form von Protein-Energie-Mangelernährung. Sie kann beim Erwachsenen im ausgeprägten Hungerzustand, hervorgerufen durch Nahrungsmangel oder erschwerte Nahrungsaufnahme, auftreten. Die Krankheit geht einher mit erheblicher Gewichtsreduktion, Schwäche, Lethargie, Haarausfall sowie trockener, glanzloser Haut und führt langfristig zum Versagen aller Körperfunktionen.

Übungsfragen finden Sie im Anhang

Kapitel 5

Lipide

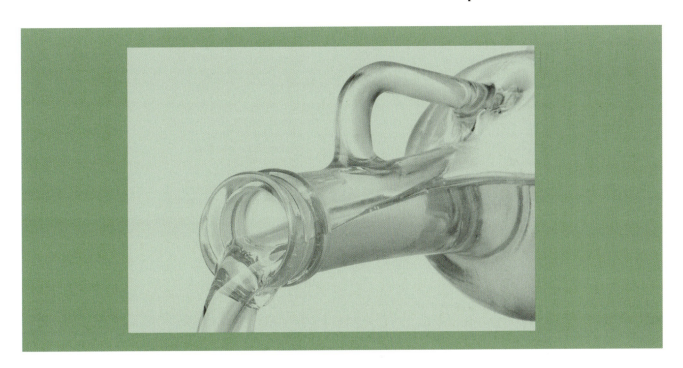

5 Lipide

Fettsäuren

Struktur und Einteilung

Fettsäuren sind meist geradzahlige und unverzweigte, aliphatische Monocarbonsäuren, die charakterisiert sind durch

- die Kettenlänge (also die Zahl der Kohlenstoffatome) → kurz-, mittel- oder langkettige Fettsäuren;
- die Art der Bindungen (Einfach- oder Doppelbindungen zwischen benachbarten C-Atomen) → gesättigte oder ungesättigte Fettsäuren;
- die Notwendigkeit der Aufnahme mit der Nahrung → essenziell oder nicht-essenziell.

Während bei den gesättigten Fettsäuren ausschließlich Einfachbindungen vorkommen, findet man bei den ungesättigten sowohl Einfach- als auch Doppelbindungen. Ungesättigte Fettsäuren unterscheiden sich hinsichtlich

- der Anzahl der Doppelbindungen → 1 bis 6;
- der Position der Doppelbindungen im Molekül → n3, n6 oder n9;
- der Konfiguration der Doppelbindungen → cis oder trans.

Die Doppelbindungen liegen in den Fettsäuremolekülen isoliert vor (Divinylmethan-Rhythmus).

Zur Beschreibung der chemischen Struktur der (ungesättigten) Fettsäuren gibt es **Kurzbezeichnungen**, die Auskunft geben über die Länge der Kohlenstoffkette sowie über Zahl und Lage der Doppelbindungen im Molekül. So bedeutet 20:5n3, dass es sich um eine Fettsäure mit 20 C-Atomen handelt, die 5 Doppelbindungen aufweist, wobei die erste – vom Methylende aus betrachtet – zwischen C-Atom 3 und 4 liegt. 20:5n3 steht vereinfachend für $C_{20:5\omega 3,6,9,12,15}$ bzw. $\Delta 5,8,11,14,17$-Eicosapentaensäure. Bei der ungekürzten Schreibweise bezeichnen die Zahlen nach dem ω die C-Atome, von denen eine Doppelbindung ausgeht, wenn vom Methylende an gezählt wird, die Zahlen nach dem Δ die C-Atome vom Carboxylende an (◆ Abbildung 5-1). Ernährungsphysiologisch wichtige Fettsäuren sind in ◆ Tabelle 5-1 aufgelistet.

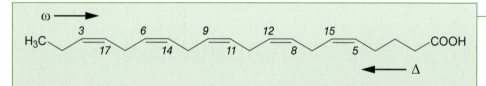

Abb. 5-1: Chemische Struktur der ungesättigten Fettsäure $C_{20:5\omega 3,6,9,12,15}$ (kurz 20:5n3), auch $\Delta 5,8,11,14,17$-Eicosapentaensäure genannt

Struktur	Bezeichnung	Kürzel	Hauptquellen
kurzkettig	Essigsäure	2:0	Essig
	Propionsäure	3:0	Emmentaler Käse
	Buttersäure	4:0	Milchfett
mittelkettig	Capronsäure	6:0	Milchfett, Kokosöl
	Caprylsäure	8:0	Milch-, Kokos-, Palmkernfett
	Caprinsäure	10:0	Milch-, Kokos-, Palmkernfett
	Laurinsäure	12:0	Milch-, Kokos-, Palmkernfett
langkettig, gesättigt	Myristinsäure	14:0	Milch-, Kokos-, Palmkernfett
	Palmitinsäure	16:0	Butter, Schmalz, Talg
	Stearinsäure	18:0	Kakaobutter, Schmalz, Talg
	Arachinsäure	20:0	Erdnuss-, Rüb-, Kakaoöl
	Behensäure	22:0	Erdnuss-, Rüböl
	Lignozerinsäure	24:0	Erdnussöl
langkettig, ungesättigt (cis)	Ölsäure	18:1n9	Oliven-, Raps- u. a. Pflanzenöle
	Linolsäure	18:2n6	Saflor-, Sonnenblumen- u. a. Pflanzenöle
	γ-Linolensäure	18:3n6	Nachtkerzenöl
	Arachidonsäure	20:4n6	Tierische Fette
	α-Linolensäure (ALA)	18:3n3	Perilla-, Lein-, Raps-, Soja-, Walnussöl
	Stearidonsäure	18:4n3	Gehirn, Fischöl, Erdnussöl
	Timnodonsäure = Eicosapentaensäure (EPA)	20:5n3	Fischöle (z. B. Hering, Makrele, Lachs)
	Clupanodonsäure = Docosahexaensäure (DHA)	20:6n3	Fischöle (z. B. Hering, Makrele, Lachs)

Tab. 5-1: Ernährungsphysiologisch wichtige Fettsäuren

Fettsäurereihen (-familien) Fettsäuren, bei denen die vom höchst oxidierten C-Atom (Carboxyl-C) am weitesten entfernten Doppelbindungen gleich weit vom Methylende entfernt sind, gehören einer Familie an. So bezeichnet man Fettsäuren mit

- n9-Doppelbindungen als zugehörig zur Ölsäurereihe,
- n6-Doppelbindungen als zugehörig zur Linolsäurereihe,
- n3-Doppelbindungen als zugehörig zur Linolensäurereihe *(mit Linolensäure ist im Folgenden die α-Linolensäure gemeint)*

Den Stoffwechsel dieser drei Fettsäurefamilien zeigt ◆ Abbildung 5-2. Bei den einzelnen Desaturase-Reaktionen konkurrieren die Substrate der verschiedenen Fettsäurereihen miteinander um das jeweilige Enzym. Beispielsweise nehmen die Affinitäten zur Δ6-Desaturase in der Reihenfolge Linolensäure > Linolsäure > Ölsäure ab.

Die Relation dieser Fettsäuren in der Nahrung hat also Einfluss auf die Bildung der Folgeprodukte. Sowohl bei Linolsäuremangel als auch bei übermäßiger Linolensäurezufuhr ist die Synthese der Arachidonsäure gehemmt. Deshalb ist auf ein ausgewogenes Verhältnis von n6- zu n3-Fettsäuren (<5:1, s. S. 60 f.) zu achten.

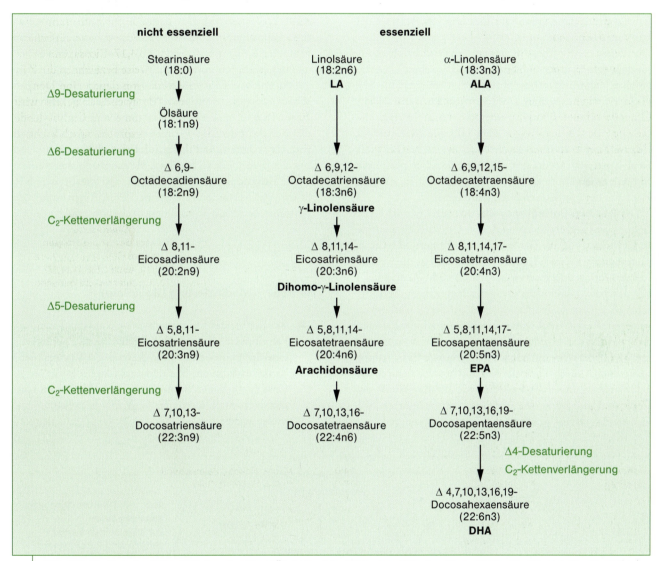

Abb. 5-2: Stoffwechsel der Fettsäurefamilien (Ölsäure-, Linolsäure- und Linolensäurereihe) Die dargestellten Reaktionen laufen eigentlich an den Acyl-CoA-Derivaten ab und nicht, wie hier vereinfacht gezeigt, an den freien Säuren.

Essenzielle Fettsäuren Da Doppelbindungen nicht zwischen der n9-Doppelbindung und dem Methylende der Fettsäure eingeführt werden können, sind **Linol- und Linolensäure** essenzielle Nahrungsbestandteile, die, vorausgesetzt sie werden in Mengen zugeführt, die über dem Bedarf liegen, durch weitere Kettenverlängerung und Desaturierung carboxylwärts in Folgeprodukte umgewandelt werden können. Diese müssen dann nicht mehr mit der Nahrung aufgenommen werden. Dies gilt z.B. für die Arachidonsäure bzw. die Δ5,8,11,14,17-Eicosapentaensäure (EPA), welche durch zweimaliges Einführen einer Doppelbindung sowie Verlängerung der Kette um zwei C-Atome aus Linol- bzw. Linolensäure (ALA) gebildet werden können. Die Umwandlungsrate von ALA in EPA liegt zwischen 20:1 (Nicht-Vegetarier) und 10:1 (Vegetarier).

5 Lipide

Biosynthese

Der Fettsäuren-Anabolismus vollzieht sich im Cytosol insbesondere der Leber-, Fettgewebe- und Darmmukosa-Zellen. Das Ausgangsmaterial liefert der Acetyl-CoA-Pool der Mitochondrienmatrix. Da Acetyl-CoA die innere Mitochondrienmembran nicht durchqueren kann, wird es unter Abspaltung von Coenzym A an Oxalacetat gebunden und als Citrat im Austausch gegen Malat ins Cytosol transportiert. Dort wird das Citrat unter Bindung von Coenzym A wieder in Acetyl-CoA und Oxalacetat gespalten. Das Oxalacetat wird zu Malat reduziert und als solches im Antiport mit Citrat in die Mitochondrienmatrix transferiert. Dort wird das Malat zu Oxalacetat reoxidiert, welches dann erneut zur Bindung von Acetyl-CoA zur Verfügung steht.

Der Fettsäure-Synthase-Komplex, ein Multienzymkomplex, an dem in unterschiedlichen Reaktionsbereichen die gesamte Fettsäuresynthese abläuft, trägt eine zentrale SH-Gruppe und eine periphere SH-Gruppe. Die zentrale SH-Gruppe ist über 4-Phosphopantethein – eine prosthetische Gruppe, die wie der Zeiger einer Uhr alle Bereiche des Enzymkomplexes überstreicht – an den Serin-Rest des Acyl-Carrier-Proteins (ACP) gebunden. Die periphere SH-Gruppe gehört zu einem Cysteinylrest im aktiven Zentrum der kondensierenden Untereinheit.

Die **De-novo-Fettsäuresynthese** startet mit der Übertragung eines Acetylrests von Acetyl-CoA auf die zentrale SH-Gruppe, von wo aus er auf die periphere SH-Gruppe transferiert wird (Acetyl-Transferase). Für die weitere Kondensation von Acetylresten wird nicht Acetyl-CoA (C_2-Körper), sondern das energetisch günstigere Malonyl-CoA (C_3-Körper) genutzt. Es entsteht durch Carboxylierung von Acetyl-CoA unter Katalyse der Biotin-haltigen Acetyl-CoA-Carboxylase. Im nächsten Schritt wird also ein Malonylrest an die wieder freie zentrale SH-Gruppe gebunden (Malonyl-Transferase) und anschließend decarboxyliert, sodass an die freiwerdende Bindungsstelle der C-Kette gleichzeitig der Acetylrest der peripheren SH-Gruppe angelagert werden kann (*condensing enzyme*).

Im Verlauf der **Kettenverlängerung** (◆ Abbildung 5-3), welche wie eine Umkehrung der β-Oxidation (s.u.) abläuft, werden diese parallel verlaufenden Reaktionen der Decarboxylierung des Malonyl-ACPs und der Ankopplung des Acylrests von der β-Keto-Acyl-ACP-Synthase (1) katalysiert. Der durch die Einwirkung dieses Enzyms gebildete Ketosäurerest β-Keto-Acyl-ACP am zentralen S-Atom wird unter Katalyse der β-Keto-Acyl-ACP-Reduktase (2) mit Hilfe von $NADPH+H^+$, welches vorwiegend aus dem Pentosephosphatzyklus stammt, zu dem Hydroxysäurerest β-Hydroxy-Acyl-ACP reduziert, von dem dann unter Ausbildung einer Doppelbindung Wasser abgespalten wird. Katalysiert wird diese Reaktion von der β-Hydroxy-Acyl-ACP-Hydratase (3). Der dadurch entstandene ungesättigte Fettsäurerest Δ^2-Enoyl-ACP wird anschließend mit Hilfe der Δ^2-Enoyl-Reduktase (4) und $NADPH+H^+$ zu einem gesättigten Fettsäurerest reduziert. Das nun vorliegende, um zwei C-Atome verlängerte Acyl-ACP wird abschließend vom zentralen auf das periphere S-Atom übertragen (Acyl-Transferase), sodass ein Malonyl-CoA erneut mit der zentralen SH-Gruppe reagieren kann. Dadurch wird ein weiterer Durchgang durch den Zyklus, beginnend mit der β-Keto-Acyl-Synthase-Reaktion, eingeleitet.

Die Reaktionsfolge setzt sich so lange fort, bis eine Kette von 16 C-Atomen erreicht ist, deren Abspaltung vom Fettsäure-Synthase-Komplex hydrolytisch erfolgt.

Fettsäure-Modifizierung (Beispiele)

- Aus der bei der De-novo-Synthese entstandenen Palmitinsäure kann nach Aktivierung zu Palmityl-CoA in Anwesenheit von Malonyl-CoA gemäß der Reaktionsfolge am Multienzymkomplex Stearyl-CoA synthetisiert werden, d.h., neue Fettsäuren können auch durch Kettenverlängerung bestehender gebildet werden.

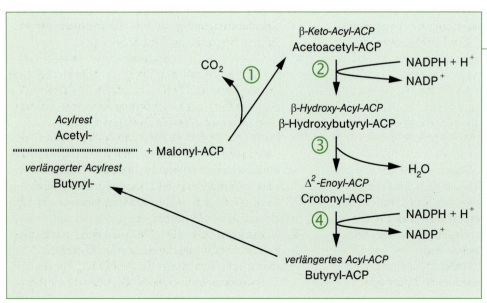

Abb. 5-3: De-novo-Synthese von Fettsäuren
Die allgemeinen Bezeichnungen sind kursiv gesetzt. Die Zahlen bezeichnen die an den Reaktionen beteiligten Enzyme. Dabei katalysiert Schritt ① die β-Keto-Acyl-ACP-Synthase, ② die β-Keto-Acyl-ACP-Reduktase, ③ die β-Hydroxy-Acyl-ACP-Hydratase und ④ die Δ^2-Enoyl-Reduktase.

- Das Stearyl-CoA wiederum kann durch Einführung einer Doppelbindung zwischen den C-Atomen 9 und 10 (Cu-haltige Δ9-Desaturase) unter Freisetzung von Wasser in die aktivierte Monoensäure Oleyl-CoA umgewandelt werden. Bei dieser Desaturierung handelt es sich um eine so genannte *mixed-function-reaction* (Oxidoreduktion), da die H-Atome, die zur Reduktion des O_2 zu zwei H_2O-Molekülen benötigt werden, zur einen Hälfte von der Fettsäure und zur anderen von NADPH + H⁺ stammen. Durch weitere Kettenverlängerung in C_2-Schritten sowie Einführung weiterer isolierter Doppelbindungen carboxylwärts kann eine ganze Reihe von Polyenfettsäuren entstehen (vgl. Ölsäure-Familie, ◆ Abbildung 5-2).
- Auch Kettenverkürzung und Saturierung sind möglich.

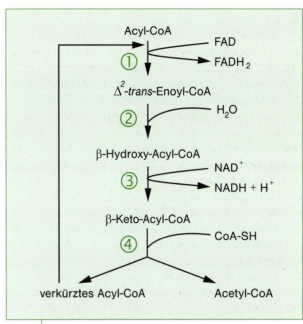

Abb. 5-4: β-Oxidation von Fettsäuren
Folgende Enzyme katalysieren die einzelnen Schritte: ① Acyl-CoA-Dehydrogenase, ② Δ^2-*trans*-Enoyl-CoA-Hydratase, ③ β-Hydroxy-Acyl-CoA-Dehydrogenase und ④ β-Keto-Thiolase.

Abbau

Die Fettsäureoxidation (β-Oxidation) erfolgt in der Mitochondrienmatrix aller Körperzellen mit Ausnahme derjenigen des ZNS und der Erythrozyten. Da das Substrat, Acyl-CoA, im Zytosol vorliegt und die innere Mitochondrienmembran nicht durchqueren kann, wird es mit Hilfe der Carnitin-Acyl-Transferase I, welche auf der Innenseite der äußeren Mitochondrienmembran lokalisiert ist, unter Freisetzung von Coenzym A auf L-Carnitin übertragen. Daraufhin katalysiert die in der inneren Membran verankerte Acylcarnitin-Carnitin-Translokase – auch als Carnitin-Carrier bezeichnet – den Transport des so gebildeten Carnitin-Acyl-Esters in die Mitochondrienmatrix im Austausch gegen freies L-Carnitin.

Auf der Innenseite der inneren Mitochondrienmembran befindet sich die Carnitin-Acyl-Transferase II, welche die Übertragung des Acylrests auf Coenzym A katalysiert. Dabei entsteht wieder Acyl-CoA, während freies L-Carnitin regeneriert wird (Umkehr der Transferase-I-Reaktion). Die katabolen Prozesse der **β-Oxidation** (◆ Abbildung 5-4) beginnen beim Acyl-CoA (gesättigter Fettsäurerest), das im ersten Schritt zu Δ^2-*trans*-Enoyl-CoA (ungesättigter Fettsäurerest) oxidiert wird. Das hierfür notwendige Enzym, die Acyl-CoA-Dehydrogenase (1), enthält FAD als wasserstoffübertragende Gruppe und greift die Bindung zwischen dem α- und dem β-C-Atom an. Als nächstes erfolgt eine Wasseranlagerung mittels Δ^2-*trans*-Enoyl-CoA-Hydratase (2), und es entsteht β-Hydroxy-Acyl-CoA. Dieses wird unter Katalyse der β-Hydroxy-Acyl-CoA-Dehydrogenase (3) in einer zweiten, diesmal NAD⁺-abhängigen Oxidation dehydriert, sodass β-Keto-Acyl-CoA gebildet wird. Von diesem Molekül wird schließlich, katalysiert von der β-Keto-Thiolase (4) und in Anwesenheit von Coenzym A, thiolytisch Acetyl-CoA abgespalten.

Das verbleibende, um zwei C-Atome verkürzte Acyl-CoA kann erneut den Zyklus durchlaufen.
Die vollständige Oxidation von 1 Mol Palmitinsäure zu 16 Mol CO_2 liefert 129 Mol energiereiche Bindungen.

Funktionen

Fettsäuren haben im Körper verschiedene Wirkungen und sind Ausgangssubstanzen für die Synthese weiterer Verbindungen. Nachstehend sind die Funktionen der essenziellen Fettsäuren und ihrer Abkömmlinge aufgeführt.

- Linolsäure bzw. Ethyllinolat dient der Regulation der Wasserpermeabilität der Haut.
- Arachidonsäure und andere Linolsäure-Folgeprodukte sind die Hauptbestandteile von Phospholipiden in biologischen Membranen.
- Linolensäure, Docosahexaensäure und andere Folgeprodukte der Linolensäure (man beachte die limitierte Konversion) sind Bestandteile von Strukturlipiden des Nervensystems, insbesondere von solchen, die bei der Signalübertragung mitwirken, z.B. Synapsen oder die äußeren Segmente der Retina-Stäbchen.
- Fettsäuren der Linolensäurereihe, aber auch (nicht essenzielle) einfach ungesättigte Fettsäuren begünstigen die Herz-Kreislauf-Gesundheit. ◆ Tabelle 5-2 zeigt die Wirkung von Nahrungsfettsäuren auf Parameter des Fettstoffwechsels vergleichend.
- Fettsäuren der Linolensäurereihe mildern Entzündungsreaktionen, indem sie Fettsäuren der Linolsäurereihe von Enzymbindungsstellen verdrängen. Denn aus ω6-Fettsäuren gebildete Prostaglandine und Leukotriene (s.u.) wirken stärker proinflammorisch als solche aus ω3-Fettsäuren.
- Eicosapentaensäure und Docosahexaensäure sind Vorläufer antiinflammatorischer Mediatoren – Protectine und Resolvine –, die die Bildung entzündungsfördernder Botenstoffe (Zytokine) hemmen.

- C_{20}-Polyenfettsäuren sind die Muttersubstanzen der Eicosanoide: Aus Dihomo-γ-Linolensäure werden Prostaglandine und Thromboxane der 1er-Reihe sowie Leukotriene der 3er-Reihe gebildet (die tiefgestellte Zahl bezeichnet die Anzahl der Doppelbindungen im Molekül). Arachidonsäure ist Ausgangssubstanz für Prostaglandine und Thromboxane der 2er-Reihe – insbesondere PGE_2, $PGF_{2α}$, PGI_2 (Prostacyclin) und TXA_2 – sowie Leukotriene der 4er-Reihe – insbesondere LTB_4 (◆ Abbildung 5-5). Eicosapentaensäure ist Vorläufer der Prostaglandine und Thromboxane der 3er-Reihe sowie der Leukotriene der 5er-Reihe. Weil Eicosapentaensäure im Vergleich zu Arachidonsäure und Dihomo-γ-Linolensäure eine geringere Affinität zur Cyclooxygenase (und eine höhere zur 5-Lipoxigenase) hat, entstehen aus ihr mengenmäßig weniger Prostaglandine und Thromboxane (und mehr Leukotriene).

Eicosanoide wirken als zelluläre Botenstoffe:
- Prostaglandine wie PGE und PGF wirken proinflammatorisch, die der 3er-Reihe am wenigsten stark. Als Gewebshormone sind sie an Abwehrreaktionen des Körpers (Entzündungen, Schmerzen, Fieber) und an der Neurotransmission beteiligt. Sie beeinflussen die Nierendurchblutung und wirken (z.T. antagonistisch) auf die Muskulatur von Gefäßen, Bronchien, Uterus und GIT.
- Prostacyclin (PGI_2) erhöht Gefäßpermeabilität und Durchblutung, verstärkt Schmerzreize und hemmt die Thrombenbildung.
- Thromboxane (TXA) wirken thrombozytenaggregatorisch und vasokonstriktorisch, die der 3er-Reihe sind jedoch nahezu inaktiv.
- Leukotriene wie LTB sind Mediatorstoffe der IgE-vermittelten Anaphylaxie. Leukotriene der 4er-Reihe wirken stark entzündungsfördernd, die der 5er-Reihe schwach entzündungshemmend.

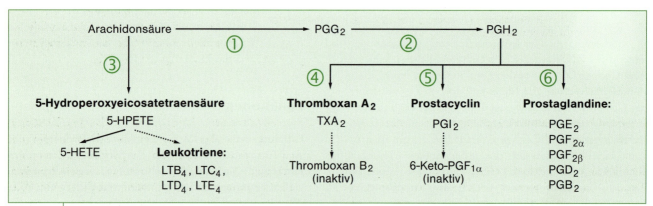

Abb. 5-5: Arachidonsäure als Ausgangssubstanz für zelluläre Botenstoffe (Leukotriene, Thromboxan, Prostacyclin, Prostaglandine)
Die einzelnen Reaktionen werden von folgenden Enzymen katalysiert: ① von der Cyclooxygenase, ② von der Peroxidase, ③ in Lunge und Leukozyten von der 5-Lipoxigenase, ④ in Thrombozyten von der Thromboxan-Synthetase, ⑤ im Gefäßendothel von der Prostacyclin-Synthetase und ⑥ von der ubiquitär vorkommenden Prostaglandin-Synthetase. PGG_2 und PGH_2 sind Cycloendoperoxide.

	ω3-Fettsäuren	ω6-Fettsäuren	Monoen-Fettsäuren[4]	Gesättigte Fettsäuren[5]
Triglyceride[1]	↓	–	(↓)	–
LDL-Chol.[2]	–	↓	↓	↑ (außer durch Stearat)
HDL-Chol.[3]	–	(↓)	(↑)	(↑)
Oxidiertes LDL	–	↑	↓	–
Anderes	Insulinsensitivität ↑, Entzündungen ↓, Endothelfunktion ↑, Plaqueruptur ↓, Thrombenbildung ↓, Arrhythmien ↓, Bluthochdruck ↓ ⇒ Mortalität durch KHK, ischämischen Schlaganfall und plötzlichen Herztod ↓	Entzündungen ↑, Thromben ↑ (über Bildung entsprechender Eicosanoide)	Dislipidämie ↓	Dislipidämie ↑ KHK-Risiko ↑

Tab. 5-2: Vergleichender Einfluss von Fettsäuren aus der Nahrung auf Parameter des Fettstoffwechsels
↑ Erhöhung, ↓ Senkung, ( ) geringer Einfluss, – kein Einfluss, KHK = koronare Herzkrankheit. [1] Die Triglycerid-Konzentration wird außerdem durch Ballaststoffe reduziert. Dagegen wird sie durch Alkohol, eine hohe glykämische Last, hyperkalorische Ernährung und Adipositas erhöht. [2] Die LDL-Fraktion wird gleichermaßen durch Ballaststoffe, Sojaprotein, Phytosterine und -stanole vermindert, dagegen durch hyperkalorische Ernährung und bei Hyperrespondern durch Cholesterin erhöht. [3] Die HDL-Fraktion erhöht sich durch Sport und mäßigen Alkoholgenuss, während sie bei hyperkalorischer Ernährung und Adipositas vermindert ist. [4] Einfach ungesättigte Fettsäuren beeinflussen den LDL-Spiegel, wenn sie an Stelle von gesättigten Fettsäuren verzehrt werden, aber die HDL- und Triglycerid-Konzentration, wenn sie Stärke ersetzen. [5] Trans-Fettsäuren reduzieren darüber hinaus das HDL-Cholesterin.

Besondere Fettsäuren

	Gew.% Fettsäuren				
	ω6/ω3-Verhältnis	ω6: v.a. Linolsäure	ω3: v.a. Linolensäure	ω9: v.a. Ölsäure	gesättigt: v.a. Palmitinsäure
Fischöl*	<1	1–7	**20–36**	20–45	20–30
Perillaöl	<1	15	**64**	10	–
Leinöl	<1	14	**54**	18	6
Rapsöl	2	22	9	53	5
Olivenöl	10	10	1	69	16
Margarine	10	34	3	40	22
Walnussöl	5	**55**	13	18	7
Sojaöl	6	**54**	9	21	15
Weizenkeimöl	6	**56**	9	15	8
Maiskeimöl	>50	**60**	1	30	9
Traubenkernöl	>50	**69**	1	16	9
Sonnenblumenöl	>50	**75**	1	15	9
Distelöl	>50	**75**	1	12	9
Butter	6	3	0,5	28	**57**
Schweineschmalz	9	9	1	43	**45**
Palmöl	20	10	0,5	37	**51**
Cocosfett	>50	2	<0,1	7	**78**

Tab. 5-3: Fettsäurenzusammensetzung einiger Nahrungsfette
* v.a. Eicosapentaensäure

Vorkommen, Zufuhr, Mangel

Die **Fettsäurezusammensetzung** einiger Nahrungsfette zeigt ◆ Tabelle 5-3.

Bedarf, Zufuhrempfehlungen, Verzehr Der Bedarf an Linolsäure wird in der Regel mit 100 mg/kg Sollgewicht/d gedeckt. Unter Berücksichtigung eines Sicherheitszuschlags ergibt sich für den Erwachsenen eine Zufuhrempfehlung von 2,5 % des Richtwertes für die Energieaufnahme. Diese Menge wird in Deutschland verzehrt. Die Empfehlung für Linolensäure beträgt 0,5 % der Energiezufuhr. Auch hier ist eine ausreichende Versorgung im Durchschnitt gewährleistet. Der Bedarf an diesen essenziellen Fettsäuren wird durch *trans*-Fettsäuren (s.u.) erhöht. Aufgrund der Konkurrenz um gleiche Enzymsysteme (s.o.) soll das Verhältnis von aufgenommenen ω6- zu ω3-Fettsäuren <5 zu 1 betragen (◆Tabelle 5-3).

Gemäß den D-A-CH-Referenzwerten sollen die gesättigten Fettsäuren ≤ 10 % des Brennwerts der Nahrung ausmachen, die einfach ungesättigten Fettsäuren > 10 % und die mehrfach ungesättigten Fettsäuren 7–10 %. Diese Empfehlung trägt der cholesterinspiegelsenkenden Wirkung der Monoenfettsäuren Rechnung.

Für die Zufuhr der langkettigen ω3-Fettsäuren EPA und DHA wurde ein Schätzwert von 250 mg/d zur primären Prävention der koronaren Herzkrankheit festgelegt. Schwangere und Stillende sollen täglich mindestens 200 mg DHA aufnehmen. Wegen der präventiven Wirkung der Eicosapentaensäure auf die Entstehung von Gefäßendothelschädigungen ist insbesondere auf eine Erhöhung des Fischverzehrs zu achten.

Diagnose und Symptome von Fettsäuremangel

Als biochemische Parameter zur Feststellung eines Linolsäuremangels dient der Trien-/Tetraen-Quotient, d.h. der Anstieg des Verhältnisses von Δ5,8,11-Eicosatriensäure zu Arachidonsäure im Plasma.

Ein Mangel an essenziellen (und mehrfach ungesättigten) Fettsäuren tritt sehr selten auf, weil im Fettgewebe Speicher angelegt sind (500 g Linol-, 25 g Linolensäure). Als Folge eines Defizits kommt es im Wesentlichen zu Änderungen in der Zusammensetzung und der Eigenschaften von Membranen. Ein Mangel an Linolsäure ist gekennzeichnet durch Hautekzeme, Wundheilungsstörungen, Infektanfälligkeit, Anämie, Fettleber und Wachstumsverzögerungen. Ein Mangel an Linolensäure geht einher mit Sehstörungen, Muskelschwäche, Zittern, Störungen der Oberflächen- und Tiefensensibilität sowie Depressionen. Eine ausreichende Linolensäurezufuhr ist vor allem während der Entwicklungsphase des Nervensystems wichtig.

Besondere Fettsäuren

Trans-Fettsäuren (*trans fatty acids*, TFA) sind Fettsäuren mit einer oder mehreren isolierten trans-Doppelbindungen, die in verschiedenen tierischen und pflanzlichen Fetten vorkommen. TFA natürlicher Herkunft (z.B. *trans*-Vaccensäure, *t*11C18:1) finden sich im Milchfett und Fleisch von Wiederkäuern sowie daraus hergestellten Produkten. Sie werden im Pansen der Tiere durch bakterielle Biohydrogenierung mehrfach ungesättigter Fettsäuren gebildet. TFA industriellen Ursprungs entstehen größtenteils bei der Härtung (partielle Hydrogenierung) und Raffination (thermische Behandlung zur Desodorierung) pflanzlicher Öle. Im menschlichen Organismus entstehen *trans*-isomere Fettsäuren lediglich als kurzlebige Intermediate im Zuge der β-Oxidation. Die in humanen Geweben (v.a. Leber, Fettgewebe, Herz, Aorta) nachweisbaren TFA stammen daher aus der Nahrung. Verdauung, Absorption und Stoffwechsel der *trans*-Isomere verlaufen weitgehend analog zu den *cis*-Isomeren.

TFA wirken sich ungünstig auf mehrere Risikofaktoren für die koronare Herzkrankheit aus. Hierzu gehören: Senkung des HDL-Cholesterins, Erhöhung des LDL-Cholesterins und der Nüchtern-Triglyceride, proinflammatorische Effekte, Förderung endothelialer Dysfunktion sowie verminderte Insulinsensitivität bei prädisponierten Personen (z.B. Adipösen). Aus diesem Grund sollte der Verzehr 1 % der Energiezufuhr nicht überschreiten. In Deutschland liegt die tägliche Zufuhr an TFA bei 2,4 g/d (Männer) bzw. 1,9 g/d (Frauen), was in etwa 0,9 % der Richtwerte für die Energiezufuhr entspricht. Problematische Lebensmittelgruppen sind Backwaren, Süßigkeiten und Fast Food (frittiert). Demgegenüber sind die TFA-Gehalte in Margarinen in den letzten Jahren deutlich rückläufig.

Konjugierte Linolsäuren (*conjugated linoleic acids*, CLA) sind die *cis-cis-*, *cis-trans-*, *trans-cis-* und *trans-trans-*Stereoisomere der Δ8,10-, Δ9,11-, Δ10,12- und Δ11,13-Octadecadiensäure. Bei diesen Fettsäuren liegen die Doppelbindungen in konjugierter Form vor (sie sind also nur durch eine einzige Einfachbindung getrennt) anstatt in isolierter Form (hier sind die Doppelbindungen durch zwei Einfachbindungen getrennt, vgl. ◆ Abbildung 5-1) wie bei der Linolsäure (all-*cis*-Δ9,12-Octadecadiensäure).

Die am häufigsten vorkommende CLA ist die Δc9,t11-Octadecadiensäure. Sie wird primär im Pansen von Wiederkäuern durch bakterielle Isomerisierung aus Linolsäure gebildet und findet sich in Muskel- und Milchfett (ca. 1%). In Spuren entsteht sie außerdem bei der Härtung und Erhitzung von Fett. Die tägliche Zufuhr mit der Nahrung liegt im Bereich von 0,3 g (Erwachsene).

Absorbierte CLA werden anstelle anderer Polyenfettsäuren in Zellmembranen eingebaut und konkurrieren mit ihnen um die Enzyme der Eicosanoidsynthese. Den CLA werden tumorpräventive Effekte zugesprochen, die im Tierversuch bestätigt wurden (antioxidative Wirkung der Furanderivate). Eine weitere günstige Wirkung, die in vivo zu beobachten ist, ist eine Hemmung der Atherogenese (durch Modulation der Freisetzung gefäßaktiver Substanzen aus Gefäßendothelzellen, durch Abschwächung inflammatorischer und fibrotischer Prozesse in Gefäßmuskelzellen und durch Reduzierung der Cholesterinakkumulation in Makrophagen-Schaumzellen. Für Sportler werden CLA-Präparate angeboten, die zu Gunsten der fettfreien Körpermasse Körperfett abbauen sollen. Diese Wirkung konnte jedoch nicht zweifelsfrei nachgewiesen werden.

Minorfettsäuren sind ungeradzahlige (z.B. Propionsäure) und verzweigtkettige Fettsäuren, die aus absorbierten Stoffwechselprodukten von Pansenbakterien stammen und ins Fett übergehen. Sie haben weder eine positive noch eine negative ernährungsphysiologische Bedeutung.

Erucasäure (systematisch: Δ13-Docosensäure) stellte vor ihrer fast vollständigen Herauszüchtung aus der Rapspflanze bis zu 50% der Fettsäuren im Rapsöl. Sie verursacht Wachstumshemmung, Fettinfiltrationen (in Leber, Herz, Nebennieren) sowie Herzmuskelnekrosen (durch Einbau anstelle von Linolsäure in Cardiolipide der inneren Membran der Herzmuskelmitochondrien).

Fette

Unter Fetten versteht man eine Reihe chemisch heterogener Stoffgruppen, denen ihre Unlöslichkeit in Wasser (und anderen polaren Lösungsmitteln) und ihre Löslichkeit in organischen Lösungsmitteln (apolar) wie Ether, Benzol, Chloroform u.a. gemeinsam sind. Fette sind also hydrophob bzw. lipophil.

Natürliche Fette und Öle sind stets Gemische verschiedener **Neutralfette** (Triglyceride). Zudem enthalten diese Triacylglycerine in der Regel zwei oder drei Fettsäuren unterschiedlicher Kettenlänge (und unterschiedlichen Sättigungsgrades).

Struktur und Einteilung

Bei der Hydrolyse ergeben einfache Fette (◆ Tabelle 5-4) lediglich ein oder zwei Produkte, komplexe Fette (Lipoide, ◆ Tabelle 5-5) dagegen mehr als zwei Produkte.

Verdauung und Absorption

Folgende Faktoren beeinflussen die Verdauung von Fetten:

- das Verdauungsvermögen, d.h. die Lipaseaktivität, welche von Verzehrsmenge, Alter (Neugeborene) und Gesundheitszustand (Maldigestion) abhängt;
- die Fettsäurenzusammensetzung, d.h. Kettenlänge, Sättigungsgrad (Schmelzpunkt) und sterische Anordnung der Fettsäuren (Triglyceridstruktur);
- die Fetttröpfchenverteilung, also der Emulgierungs- und der Homogenisierungsgrad;
- die Nahrungszusammensetzung, etwa Ca^{2+}-Überschuss (Ausscheidung unlöslicher Seifen) oder MCT-Fette (Verwendung bei Malabsorption).

Verdauungs-Mechanismus Den Hauptanteil der Nahrungsfette (90%) machen die Triglyceride aus, hinzu kommen Cholesterinester und Phospholipide. Da alle genannten Verbindungen nur in vernachlässigbar kleinen Mengen unverändert absorbiert werden können, müssen ihre Esterbindungen im Verlauf der Passage des Gastrointestinaltrakts hydrolytisch gespalten werden. Das geschieht unter Katalyse der fettspaltenden Enzyme (**Lipasen**), und zwar zu 10–30% im Magen und zu 70–90% im Duodenum und oberen Jejunum.

Im Magen wirken Zungengrund- und Magenlipase, im proximalen Dünndarm die Lipasen des Bauchspeichels. Im proximalen Dünndarm lösen Magensäure, freie Fettsäuren und essenzielle Aminosäuren außerdem die Freisetzung von Cholezystokinin (Pankreozymin, CCK) aus, welches sowohl die Galleausscheidung als auch die exokrine Pankreassekretion stimuliert.

Im Dünndarmlumen entfalten die Lipasen vor allem an der Grenze zwischen Ölphase und wässriger Umgebung ihre Aktivität. Sie sind umso effizienter lipolytisch wirksam, je besser die Fette emulgiert sind. (Unter Emulsion versteht man die feine Verteilung zweier nicht mischbarer Flüssigkeiten ineinander.) Erreicht wird die Emulgierung einerseits mechanisch, andererseits tensidisch. Mechanische Emulgierung entsteht durch die Motorik des distalen Magens, die viele kleine Fetttropfen (1–2 μm Durchmesser) erzeugt, welche eine große Angriffsfläche für Enzyme bieten. Tensidische Emulgierung kommt zustande durch die Anlagerung amphiphiler Gallensäuren und Phospholipide (Lecithine, Kephaline) an die Fetttröpfchen, wodurch die Grenzfläche zwischen Öl- und Wasserphase vergrößert und die Oberflächenspannung herabgesetzt wird.

		Hydrolyseprodukte
Nicht-verseifbare Lipide (Fettbegleitstoffe)	Fettsäuren und ihre Derivate (z.B. Prostaglandine)	
	Isoprenlipide (Isopentenylpyrophosphat-Derivate) – Terpene (z.B. Vitamine A, E und K, Dolichol) – Steroide (z.B. Vitamin D, Cholesterin, Gallensäuren) – Carotinoide (z.B. β-Carotin)	
Einfache Ester	Acylglycerine*	Glycerol + 1 bis 3 fFS
	Wachse	langkettiger Alkohol + 1 fFS
	Cholesterinester	Cholesterin + 1 fFS

Tab. 5-4: Systematische Einteilung der einfachen Fette
* Triacylglycerine (Glycerol + 3 fFS) werden auch Triglyceride oder Neutralfette genannt.
fFS = freie Fettsäure(n)

		Hydrolyseprodukte
Phospholipide	Phosphatidsäuren	Glycerin + 2 fFS + Phosphat
	Phosphatide[1] – Lecithine – Kephaline – Acetalphosphatide – Cardiolipine – Phosphoinositide	Glycerin + 2 fFS + Phosphat Rest ist Cholin Rest ist Ethanolamin oder Serin Rest ist Cholin, Ethanolamin oder Serin[3] Rest ist Diacylglycerylphosphoglycerin Rest ist meso-Inositol, evtl. mit weiteren Phosphaten verestert
Sphingolipide	Ceramid	Sphingosin + 1 fFS
	Sphingomyeline	Sphingosin + 1 fFS + Phosphorylcholin
	Sphingoglycolipide[2] – Cerebroside – Sulfatide – Ganglioside	Sphingosin + 1 fFS + Rest Rest ist Galactose Rest ist Galactose-3-sulfat Rest ist Oligosaccharid aus Glucose oder Galactose + Sialinsäure
Lipoproteine	Chylomikronen, VLDL, IDL, LDL und HDL	Triglyceride + Phospholipide + Cholesterin(ester) + Proteine

Tab. 5-5: Systematische Einteilung der komplexen Fette (Lipoide)
[1] Andere Bezeichnung: Phosphoglyceride oder Glycerinphosphatide. [2] Andere Bezeichnung: Glycosphingolipide. [3] Eine Fettsäure ist durch den entsprechenden Aldehyd ersetzt. fFS = freie Fettsäure(n)

Die Pankreaslipase entfaltet ihre Aktivität in Anwesenheit von Ca^{2+} und einer Colipase, die durch Trypsineinwirkung aus der Pro-Colipase des Pankreassekrets entsteht. Die Colipase lagert sich an fein emulgierte Lipidtröpfchen an, wobei die damit assoziierten Gallensäuren als Liganden dienen. An den so gebildeten Gallensäuren-Colipase-Komplex kann die Pankreaslipase binden. Dadurch entsteht der lipolytisch aktive, ternäre Komplex, der für die hydrolytische Spaltung von Triglyceriden, bevorzugt solchen mit C_4- bis C_{12}-Fettsäuren, verantwortlich ist.

Da sich die Pankreaslipase durch eine besonders hohe Affinität zu Esterbindungen der C-Atome 1 und 3 der Triglyceride auszeichnet, entstehen als Hauptabbauprodukte β-Monoglyceride und freie Fettsäuren. Die sich von den Fettpartikeln lösenden Monoglyceride bilden mit Gallensäuren spontan Micellen (3–6 nm Durchmesser), d.h., die Monoglyceride werden eingeschlossen von den Gallensäuren, deren apolare Anteile dem Micelleninneren und deren polare Anteile der wässrigen Umgebung zugewandt sind. In den Kern der Micellen werden langkettige Fettsäuren, Cholesterin, Phospholipide, fettlösliche Vitamine und lipophile Xenobiotika eingebettet.

Die Micellen stellen im Wesentlichen eine wässrige Suspension der wasserunlöslichen Produkte der enzymatischen Fetthydrolyse dar. Durch den innigen Kontakt ihrer äußeren hydrophilen Phase mit dem *unstirred water layer* („unbewegte Wasserschicht"), der Diffusionsbarriere des Darmepithels, wird ermöglicht, dass sowohl die Fettspaltprodukte als auch die Begleitfette in die Mukosazellen aufgenommen werden. Die langkettigen Fettsäuren dissoziieren von den Gallensäuren in die „unbewegte Wasserschicht", von wo aus sie in die Lipoidmembranen des Enterozyten eindringen können (Mechanismus s.u.).

Katalysiert von der Cholesterinesterase, werden hauptsächlich die Fettsäurereste der Cholesterinester, in geringem Umfang aber auch die der Monoglyceride abgespalten, welche dann gemeinsam mit dem freigesetzten Cholesterin in die Micellarphase eingehen. Unter Einwirkung der Phospholipase A_2, die durch Trypsin aus der Pro-Phospholipase A_2 aktiviert wird, werden im Beisein von Ca^{2+}

und Gallensäuren die Fettsäurereste sowohl der aus der Nahrung als auch der aus der Galle stammenden Phospholipide abgespalten. Von den verbleibenden Verbindungen, Glycerol-3-phosphat-Cholin, Glycerol-3-phosphat-Ethanolamin und Glycerol-3-phosphat-Serin, wird mit Hilfe der Phosphodiesterasen des Darmsekrets der Aminoalkohol abgespalten, sodass Glycerol-3-phosphat entsteht. Dieses wird mittels alkalischer Phosphatase des Bürstensaums in Glycerol und anorganisches Phosphat zerlegt.

Absorption der Bestandteile der Wasserphase
Über den molekularen Mechanismus der Aufnahme der kurz- und mittelkettigen Fettsäuren (C_2 bis C_{12}) in den Enterozyten ist noch wenig bekannt. Es wird angenommen, dass sie ebenso wie das anorganische Phosphat die Mukosazelle direkt durchqueren (passive Diffusion) und in die Pfortader gelangen. Von dort werden sie Albumin-gebunden ihren drei Bestimmungsorten Leber, Muskulatur und Fettgewebe zur Energiegewinnung oder -speicherung zugeführt. Glycerol und Aminoalkohole können ebenfalls auf direktem Weg ins Blut gelangen, werden aber größtenteils in der Mukosazelle zur Reveresterung in ihre Ausgangsprodukte verwendet.

Absorption der Bestandteile der Micellarphase
Die Gallensäuren und nicht abgebautes Lecithin werden im Ileum fast vollständig (re-)absorbiert und über die Pfortader zur Leber transportiert.

Die langkettigen Fettsäuren werden im proximalen und mittleren Dünndarm vom *intestinal fatty acid binding protein* (I-FABP), das in der Bürstensaummembran lokalisiert ist, an die mikrovillöse Membran gebunden und in die Mukosazelle geschleust. Das Nahrungscholesterin wird zu 30–80 % im Dünndarm mit Hilfe eines Transporters (NPC1L1) in die Enterozyten aufgenommen.

Nach der Passage durch die Cytoplasmamembran werden die langkettigen Fettsäuren zum glatten endoplasmatischen Reticulum transportiert. Hier findet eine Resynthese von Triglyceriden (aus Glycerol-3-phosphat bzw. Monoglyceriden und aktivierten Fettsäuren), Phopholipiden (aus Glycerol-3-phosphat, Aminoalkoholen und Acyl-CoA) und Cholesterinestern (aus Cholesterin und Acyl-CoA) statt. Diese Verbindungen werden schließlich in Form von Chylomikronen über die Lymphe (Ductus thoracicus) abtransportiert.

Transport und Verwertung der Fette

Lipoprotein-vermittelter Transport Im wässrigen Milieu ist der Transport der apolaren Fette nur in Form polarer Verbindungen, der Lipoproteine, möglich (◆ Ta-

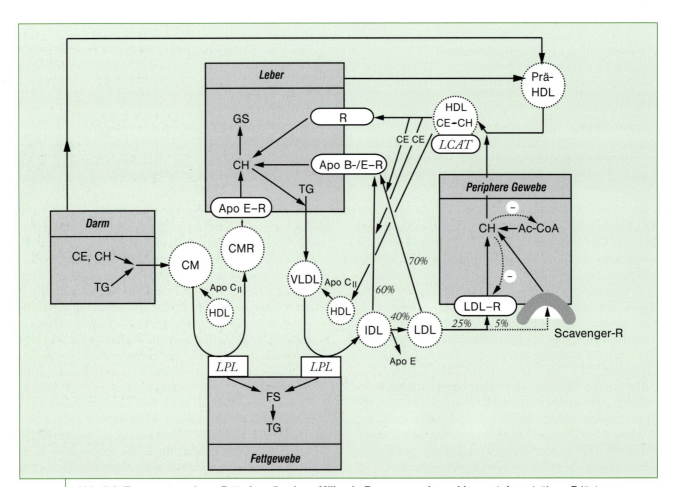

Abb. 5-6: Transport apolarer Fette im wässrigen Milieu in Form von polaren Lipoproteinen (nähere Erläuterung s. Text). **Ac-** (Acetyl-), **Apo** (Apoproteine), **CE** (Cholesterinester), **CH** (Cholesterin), **CM** (Chylomikronen), **CMR** (Chylomikronen-Remnants), **FS** (Fettsäuren), **GS** (Gallensäuren), **HDL** (*high density lipoproteins*), **IDL** (*intermediate density lipoproteins*), **LCAT** (Lecithin-Cholesterin-Acyltransferasen), **LDL** (*low density lipoproteins*), **LPL** (Lipoproteinlipasen), **R** (Rezeptoren), **TG** (Triglyceride), **VLDL** (*very low density lipoproteins*).

belle 5-6, ◆ Abbildung 5-6). Man unterscheidet mehrere Klassen von Lipoproteinen, nämlich Chylomikronen (CM), *very low density lipoproteins* (VLDL), *low density lipoproteins* (LDL) und *high density lipoproteins* (HDL).

Chylomikronen In den Golgi-Apparaten der Mukosazelle werden größtenteils Triglyceride, daneben Cholesterinester und fettlösliche Vitamine in den apolaren „Kern" dieser Lipoproteine (0,1–1,0 μm Durchmesser) eingebaut. Die hydrophile „Schale" bilden polare Lipide (Cholesterin und Phospholipide) sowie Apolipoproteine, welche im endoplasmatischen Reticulum der Zelle synthetisiert werden. Die Chylomikronen werden in die Darmlymphe abgegeben, von wo aus sie – unter Umgehung der Leber – ins Blut (Vena cava) gelangen und schließlich zum Fettgewebe transportiert werden.

Nachdem sie von zirkulierenden HDL das Apoprotein C_{II} aufgenommen haben, welches die Lipoproteinlipase an der Außenseite der Fettzelle aktiviert, werden die Esterbindungen ihrer Triglyceride schnell hydrolytisch gespalten. Die freigesetzten Fettsäuren werden entweder vom Fettgewebe aufgenommen oder Albumin-gebunden im Blut weitertransportiert. Die verbleibenden Chylomikronen-Remnants übertragen das Apoprotein C_{II} zurück auf HDL. Sobald sie die Leber erreichen, binden sie an die Apo-E-Rezeptoren. In die Leberzellen aufgenommen, werden die Remnants vollständig abgebaut und das freigesetzte Cholesterin entweder in Gallensäuren umgewandelt oder, größtenteils in veresterter Form, zusammen mit Triglyceriden in VLDL eingebaut.

***Very low density lipoproteins* (VLDL)** Diese Lipoproteine, die mehr als doppelt so viel Triglyceride wie Cholesterinester enthalten, werden in der Leber gebildet und von dort an das Blutplasma abgegeben. Nach demselben Mechanismus wie bei den Chylomikronen – Apo-C_{II}-Übertragung von HDL auf VLDL – liefern sie dem Fettgewebe den größten Teil der Fettsäuren ihrer Triglyceridfraktion und gehen dadurch in eine Intermediärstufe, die ***intermediate density lipoproteins* (IDL)** über. Nach Apo-C_{II}-Übertragung von IDL zurück auf HDL gelangen 50% der IDL wieder zur Leber, wo sie über Apo-B- und Apo-E-Rezeptoren aufgenommen und in der Zelle vollständig abgebaut werden. Der Rest (50%) geht durch Abspaltung von Apo E in die LDL-Fraktion über.

***Low density lipoproteins* (LDL)** Ein Teil der aus den IDL hervorgegangenen, cholesterinreichen Lipoproteine dieser Klasse erreicht ebenfalls die Leber. Die LDL binden an die Apo-B- und Apo-E-Rezeptoren, werden ein-

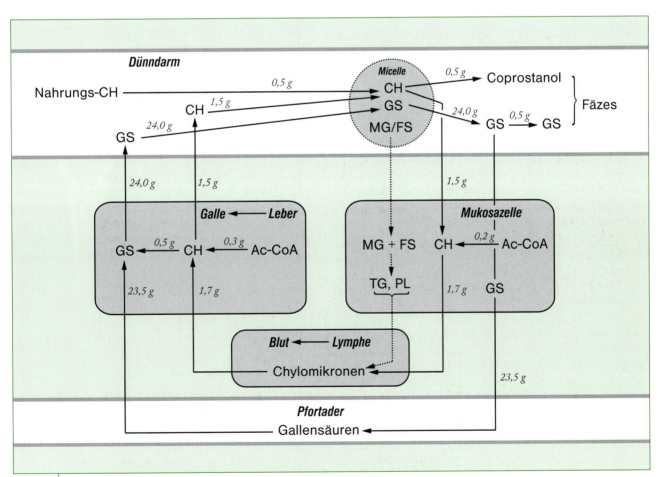

Abb. 5-7: Enterohepatischer Kreislauf von Cholesterin und Gallensäuren
Ac- (Acetyl-), **CH** (Cholesterin), **FS** (Fettsäuren), **GS** (Gallensäuren), **MG** (Monoglyceride), **PL** (Phospholipide), **TG** (Triglyceride)

	CM	VLDL	LDL	HDL
Dichte [g/ml]	0,940	0,940–1,006	1,006–1,063	1,063–1,210
Haupt-Apoproteine	C und B	C und B	B	A
Neben-Apoproteine	A und E	E	–	B,C u. E
Proteine [%]	1–2	8–10	20–25	40–55
Phospholipide [%]	2–7	15–20	18–24	26–32
Freies Cholesterin [%]	1–3	4–8	6–8	3–5
Cholesterinester [%]	2–4	16–22	45–50	15–25
Triglyceride [%]	86–95	45–65	4–8	2–7

Tab. 5-6: Zusammensetzung der verschiedenen Lipoproteinklassen

geschleust und abgebaut. Der größere Teil jedoch wird zu den peripheren Organen transportiert. Dort binden die LDL zu 80 % an LDL-Rezeptoren, die spezifisch für das Apoprotein B sind. Sie gelangen ins Zellinnere, wo sie in den Lysosomen abgebaut werden.

Das durch diesen Vorgang freigesetzte Cholesterin dient der Versorgung der Zelle. Gleichzeitig wirkt es als Repressor der Cholesterinbiosynthese aus Acetyl-CoA und der LDL-Bindung an die Rezeptoren.

Neben den LDL-Rezeptoren gibt es die so genannten **Scavenger-Rezeptoren**, durch die normalerweise 20 % der LDL-Fraktion in die Zelle aufgenommen werden. Da dieser Weg nicht durch eine Feedback-Hemmung reguliert wird, kann es bei erhöhtem LDL-Spiegel im Blut zu verstärkter Einlagerung von Cholesterin in die Gewebe kommen. Oxidierte, glykierte und „abnormale" Lipoproteine (z. B. LPa) werden bevorzugt über den Scavenger-Rezeptor in die Zelle eingeschleust.

High density lipoproteins (HDL) Die Vorstufen dieser Lipoproteine, die Prä-HDL, werden zum einen von der Darm-Mukosa und zum anderen von der Leber gebildet. Diese Prä-HDL können Cholesterin aus den Membranen peripherer Gewebe binden. An die so entstehenden HDL_3 lagert sich die Lecithin-Cholesterin-Acyl-Transferase an, unter deren Einwirkung das Cholesterin im Zuge der Umwandlung von Lecithin in Lysolecithin verestert wird. Die Cholesterinester wandern daraufhin entweder in den apolaren Kern der dann $HDL_{2,1}$ genannten Lipoproteine oder werden freigesetzt und an IDL resp. LDL gebunden, um so in die Leber zu gelangen. Die $HDL_{2,1}$ selbst können ebenfalls über einen Rezeptor in die Leber eingeschleust werden, wo sie vollständig abgebaut werden. Eine weitere Aufgabe der $HDL_{2,1}$ ist, LDL kompetitiv von ihren Rezeptoren zu verdrängen, wodurch die Aufnahme von Cholesterin in die peripheren Gewebe gedrosselt wird.

Die gefäßschützende Wirkung der HDL beruht nicht nur auf dem Rücktransport von überschüssigem Cholesterin zur Leber, sondern auch auf der Hemmung der Blutplättchenaggregation und der Aktivierung der Stickstoffmonoxid-(NO-)Bildung in den Endothelzellen der Blutgefäße. Das freigesetzte NO lässt die Muskelzellen in den tieferen Schichten der Gefäßwand erschlaffen, wodurch das Gefäßlumen weiter wird.

Verwertung von Cholesterin und Cholesterinestern
Täglich werden 1,5 g micellär in Lösung gehaltenes Cholesterin in 3 Zyklen zu je 0,5 g von der Leber mit der Galle in den Dünndarm sezerniert, gemeinsam mit konjugierten (Taurin, Glycin), primären und sekundären Gallensäuren, von denen pro Tag 24 g in 6 Zyklen zu je 4 g für die Fettabsorption benötigt werden. Die tägliche Ausscheidung mit den Fäzes beträgt je 0,5 g für Coprostanol und sekundäre Gallensäuren, beides Abbauprodukte des mikrobiellen Cholesterinstoffwechsels. Die verbleibenden 95 % Cholesterin und Gallensäuren werden wieder verwertet, indem sie über die Lymphe (Chylomikronen) bzw. die Pfortader zur Leber zurückgeführt werden, welche die beiden Verbindungen wiederum in die Galle sezerniert (enterohepatischer Kreislauf, ◆ Abbildung 5-7).

Der Ausgleich der Verluste mit den Fäzes erfolgt teils über das Nahrungscholesterin, teils über die De-novo-Cholesterinsynthese aus Acetyl-CoA in Leber und Darm-Mukosa, wobei die Syntheseleistung in einem individuell unterschiedlich stark ausgeprägten Bereich variiert. Ca. jeder Zweite (sog. Hyporesponder) reagiert auf eine Erhöhung der exogenen Cholesterinzufuhr mit einer Verminderung der intestinalen Absorption, einer Steigerung der biliären Exkretion und einer Einschränkung der endogenen Synthese, sodass die (LDL-)Cholesterinkonzentration im Serum nur geringfügig oder gar nicht ansteigt. Bei sog. Hyperrespondern dagegen erhöht Nahrungscholesterin den (LDL-)Cholesterinspiegel stark, weshalb in solchen Fällen diätetische Maßnahmen angezeigt sind.

Die Speicherform des Cholesterins sind die Cholesterinester. Sie können im Intermediärstoffwechsel erst nach Umwandlung in die polareren Spaltprodukte (Cholesterin und freie Fettsäuren) verwertet werden.

Verwertung von Fettsäuren und Triglyceriden Neben der β-Oxidation in Leber und Muskulatur sowie der Synthese von Triglyceriden in der Leber zwecks Einbau in VLDL werden Fettsäuren im Falle eines Überangebots im Fettgewebe zu Triglyceriden aufgebaut (s.u.) und als solche gespeichert. Bei erhöhtem Energiebedarf oder verminderter Nahrungsaufnahme werden in den Adipozyten die Fettsäuren wieder von den Triglyceriden abgespalten (s.u.). Auf dem Blutweg gelangen diese Fettsäuren zum Ort des Bedarfs, wie z.B. Muskulatur oder Leber. Da die Erythrozyten sowie die Zellen des ZNS und des Nierenmarks Fettsäuren nicht verwerten können, sind sie zur Deckung des Energiebedarfs auf die Glycolyse angewiesen.

Triacylglycerinsynthese und Lipolyse

Triacylglycerinsynthese Die Biosynthese der Triacylglycerine (Triglyceride) findet im Cytosol statt. Benötigt werden Glycerol und Fettsäuren, die der Nahrung oder dem Kohlenhydratstoffwechsel entstammen können. Beide Edukte müssen zunächst aktiviert werden.

Für Glycerol stehen zwei Stoffwechselwege zur Verfügung. Zum einen kann Dihydroxyacetonphosphat

(Zwischenprodukt der Glycolyse) unter Katalyse der NAD$^+$+H$^+$-abhängigen Glycerol-3-phosphat-Dehydrogenase zu Glycerol-3-phosphat reduziert werden, zum anderen kann Glycerol unter Einwirkung der Glycerokinase, die nur in Leber, Niere, Darm-Mukosa sowie laktierender Milchdrüse vorkommt, in einer ATP-abhängigen Reaktion zu Glycerol-3-phosphat phosphoryliert werden.

Für die Umwandlung der Fettsäuren in ihre aktivierten Formen bedarf es einer Thiokinase, welche einen zweistufigen Mechanismus katalysiert. Zunächst reagiert ATP mit der Carboxylgruppe der Fettsäure unter Freisetzung von anorganischem Pyrophosphat zu einem Acyladenylat. Dieses reagiert anschließend unter Abgabe von AMP und Einführung eines Coenzym A zu Acyl-CoA weiter.

Die eigentliche Triglyceridsynthese läuft ab wie folgt: Das Enzym Acyl-CoA-Glycerol-3-phosphat-Acyl-Transferase katalysiert die Verknüpfung von zwei Molekülen Acyl-CoA mit Glycerol-3-phosphat unter Freisetzung zweier Moleküle Coenzym A zu einem an den C-Atomen 1 und 2 acylierten Glycerophosphat, einer Phosphatidsäure. Aus dieser wird mit Hilfe einer Phosphatase (Phosphatidat-Phospho-Hydrolase) durch Abspaltung von anorganischem Phosphat ein 1',2'-Diacylglycerin gebildet. Katalysiert von der Diacylglycerin-Transferase, entsteht schließlich durch Anknüpfung eines weiteren Acyl-CoA in 3'-Stellung unter Freisetzung von Coenzym A das Triglycerid. Die Dünndarm-Mukosa besitzt zusätzlich die Fähigkeit, Diacylglycerin durch Reaktion von Monoacylglycerin mit Acyl-CoA zu bilden.

Lipolyse Der Triglyceridabbau erfolgt ebenfalls im Cytosol. Die Spaltung der Neutralfette in Glycerol und freie Fettsäuren erfolgt stufenweise mit Hilfe von Lipasen. Entsprechend ihrer Substratspezifität unterscheidet man zwischen Tri-, Di- und Monoacylglycerinlipasen. Allen gemeinsam ist, dass sie je eine Fettsäure vom Acylglycerin abspalten.

Die hormonsensitive Triglycerid-Lipase (geschwindigkeitsbestimmend) katalysiert die Spaltung von Triglyceriden in Diglyceride und freie Fettsäuren. Aktiviert wird das Enzym von (Nor-)Adrenalin, STH, ACTH und Glucagon, gehemmt von Insulin. Unter Einwirkung einer hormonempfindlichen Diglyceridlipase werden Diglyceride in Monoglyceride und freie Fettsäuren gespalten, die Monoglyceride wiederum werden mit Hilfe einer hormonunempfindlichen Monoglyceridlipase in Glycerol und freie Fettsäuren zerlegt.

Glycerol wird in Leber- und intestinalen Mukosazellen unter Katalyse der ATP-abhängigen Glycerokinase in Glycerol-3-phosphat umgewandelt und nach Oxidation zu Dihydroxyacetonphosphat in die Glycolyse eingeschleust.

Funktionen

Fette haben im Körper folgende Aufgaben:
- Körperzusammensetzung: Depotfett macht durchschnittlich 12–24 % der Körpermasse aus.
- Energiespeicherung und ATP-Bildung: weißes Fettgewebe zeichnet sich durch seine hohe Energiedichte von 38 kJ (9 kcal)/g aus.
- Wärmeproduktion: braunes Fettgewebe ermöglicht die zitterfreie Thermogenese und damit insbesondere bei Säuglingen die Erhaltung der Körpertemperatur bei niedrigen Umgebungstemperaturen (Atmungsketten-Entkopplung mit Hilfe von *Uncoupling Protein 1* [UCP1; Thermogenin]).
- Wärmeisolierung: Unterhautfettgewebe reduziert die Wärmeverluste, die bei tiefen Außentemperaturen auftreten.
- Polsterung: Fettkapseln schützen einige Organe vor mechanischen Einwirkungen (Druck).
- Bestandteile von Gehirnsubstanz, Myelinscheiden und Synapsen: in Strukturlipide (Triglyceride) eingebaute Fettsäuren sind erforderlich für die Funktionstüchtigkeit des ZNS.
- Bestandteile der Lipoproteine: Triglycerid-Fettsäuren und Cholesterin gelangen auf dem Blutweg zu ihrem Bestimmungsort.
- Bestandteile der Biomembranen: Cholesterin, Phosphoglyceride und Sphingolipide beeinflussen die Bilayer-Fluidität sowie die Permeabilität von Membranen.
- Vorstufen anderer Verbindungen: Cholesterin ist Ausgangssubstanz für die Synthese von Gallensäuren, Vitamin D_3 und Steroidhormonen.
- Emulgierung: Phospholipide (z.B. Lecithin) vergrößern die Grenzfläche zwischen Fetttröpfchen und Wasserphase – im Dünndarm (effizienterer Angriff der Lipasen) und in Lebensmitteln (bessere Mischung von Fett mit Wasser).
- Schmackhaftigkeit: Fett vermag vielfältige Aromen zu konservieren und ermöglicht daher viele Geschmacksvariationen.
- Sättigung: Nahrungsfett setzt aufgrund seiner langen Verweildauer im Magen dessen Motilität herab.
- Träger lipophiler Stoffe: Nahrungsfett ist vergesellschaftet mit essenziellen Fettsäuren und fettlöslichen Vitaminen, aber auch mit unerwünschten lipophilen Substanzen wie toxischen Organochlorverbindungen.

Vorkommen, Zufuhrempfehlungen, Verzehr

Das Gesamtnahrungsfett kann in Form von Speisefetten (Fette und Öle) und in Form von „verborgenen" Fetten (in Fleischwaren, Käse, Eiern, Gebäck usw.) aufgenommen werden. Die genannten „versteckten" Fette tierischen Ursprungs enthalten meist reichlich Cholesterin und in hohem Maße gesättigte Fettsäuren, deren Anteil an der fettbedingten Energiezufuhr ein Drittel aber möglichst unterschreiten soll.

Für Personen mit leichter bis mittelschwerer körperlicher Arbeit werden ≤30 % der Energiezufuhr in Form von Fett empfohlen. Das entspricht unter Annahme einer täglichen Energieaufnahme von 8–10 MJ (1900–2400 kcal) einem maximalen wünschenswerten Verzehr von 60–80 g Gesamtnahrungsfett pro Tag, welches etwa zu gleichen Teilen aus Speise- und „unsichtbarem" Fett stammen soll.

Laut NVS II beträgt die mediane Fettzufuhr bei Männern 92 g/d (36 Energie-%) und bei Frauen 68 g/d (35 Energie-%).

Mehr als 30 Energie-% Fett sind für Säuglinge, Kinder, Schwangere, Stillende und Personen mit erheblicher Muskelarbeit zulässig. Sobald die Zufuhr an gesättigten Fettsäuren 10 Energie-% übersteigt, ist es ratsam, den Verzehr von ungesättigten Fettsäuren entsprechend (im Verhältnis 1 zu 2) zu erhöhen.

Von einem überhöhten Fett- bzw. Energie-Konsum ist dringend abzuraten, ist Überernährung doch eine der Hauptursachen für Übergewicht und erhöhte Neutralfettwerte (Triglyceride > 200 mg/dl Serum), zwei Risikofaktoren für eine frühzeitige Entwicklung kardiovaskulärer Erkrankungen. Hyperkalorische Ernährung und ein hoher Anteil an gesättigten und *trans*-Fettsäuren wirken sich ungünstig auf den Cholesterinspiegel aus (Gesamtcholesterin > 240 mg/dl, LDL-Cholesterin > 180 mg/dl), ein weiteres Risiko für Herz-Kreislauf-Erkrankungen. Ihr Einfluss auf den (LDL-)Cholesterinspiegel ist sogar stärker als der eines hohen Cholesterinverzehrs, weil die endogene Synthese kompensatorisch gedrosselt werden kann. Allerdings ist das Ausmaß der möglichen Reduktion der De-novo-Cholesterinsynthese beschränkt und individuell verschieden (Hyporesponder mehr, Hyperresponder weniger), sodass gefährdete Personen, die auf exogenes Cholesterin mit einem deutlichen Anstieg der Serumkonzentration reagieren, eine Zufuhr-Obergrenze von 300 mg/d einhalten sollen.

Die NVS II hat ergeben, dass Männer täglich 352 mg, Frauen 254 mg Cholesterin verzehren.

Verderb

Der Verderb von Fetten wird durch biologische, chemische und physikalische Faktoren ausgelöst bzw. beschleunigt.
- Zum biologischen Verderb tragen Mikroorganismen und Enzyme bei.
- Chemische Faktoren sind die Anzahl an Doppelbindungen im Molekül und die Anwesenheit von Metallkatalysatoren (Fe, Cu, Mn, Ni, Co, Zn).
- Physikalische Faktoren sind Licht (elektromagnetische Strahlen) und Wärme (Hitze).

Erforderliche Nebenbedingungen sind darüber hinaus
- für die primären Zersetzungsprozesse Feuchtigkeit (H_2O; ⇒ hydrolytische Vorgänge) und Luft (O_2; ⇒ oxidative und autoxidative Vorgänge),
- für die sekundären Zersetzungsprozesse warme Luft (O_2 und Hitze; ⇒ desmolytische Vorgänge und Polymerisationsreaktionen).

Kriterien für den Grad des Verderbs von Fett bzw. fetthaltigen Lebensmitteln sind die organoleptische und die chemische Qualität.

Organoleptische Qualität Aufgrund der Bildung von fettfremden Geruchs- und Geschmacksstoffen wie mittel- und kurzkettigen Fettsäuren, Peroxiden, Aldehyden, Ketonen und organischen Säuren kommt es zu sinnesphysiologisch wahrnehmbaren, organoleptischen Veränderungen, die als ranzig, sauer, seifig, talgig, firnig usw. beschrieben werden können. Sie rufen Aversionen hervor. Zum Nachweis von Produkten aus der hydrolytischen und oxidativen Zersetzung eignen sich die Geschmacksschwellenwerte für Buttersäure in Fett (0,60 mg/kg) und Butanol in Fett (0,02 mg/kg).

Chemische Qualität Im Zuge der Fettzersetzung laufen verschiedene Reaktionen neben- und nacheinander ab. So können beispielsweise die zu Beginn der Fettautoxidation entstehenden Hydroperoxide bei stärker verdorbenem Fett von später gebildeten Zersetzungsprodukten (z. B. Aldehyden) zu Säuren reduziert werden. Daher ist die chemische Prüfung auf Fettverderb nicht auf eine einzige Analyse beschränkbar.

Verhinderung bzw. Verzögerung des Fettverderbs wird erreicht durch die Schaffung optimaler Verarbeitungs- und Lagerbedingungen. Zu den Zielen technologischer Maßnahmen gehören:
- Ausschluss von Mikroorganismen (z. B. durch Desinfektion, aseptisches Verpacken)
- Enzyminaktivierung (z. B. durch Anwendung hoher Temperaturen)
- Verminderung der Anzahl an Doppelbindungen (z. B. Fetthärtung durch Hydrierung)
- Ausschluss von Licht (z. B. durch lichtundurchlässige Verpackung)
- Verzögerung wärmebegünstigter Prozesse wie Vermehrung von Bakterien, Austrocknung oder Zersetzung (z. B. durch Ausstattung der Lagerräume mit Kühlaggregaten)
- Einhaltung kritischer Feuchtigkeitsgehalte (z. B. durch Wasserentzug)
- Eliminierung von Sauerstoff (z. B. durch Vakuumverpackung)
- Ausschluss von Prooxidanzien (z. B. durch Verarbeitung in Abwesenheit von Metallen)

Eine weitere Möglichkeit ist der Zusatz von Antioxidanzien wie Vitamin C und Vitamin E. Diese fangen Substrat(peroxid-)radikale ab, sodass es nicht oder in geringerem Ausmaß zur Bildung von Hydroperoxiden kommt, aus denen wiederum ranzig riechende/schmeckende Säuren und Polymerisationsprodukte entstehen können.

Übungsfragen finden Sie im Anhang

Kapitel 6

Kohlenhydrate

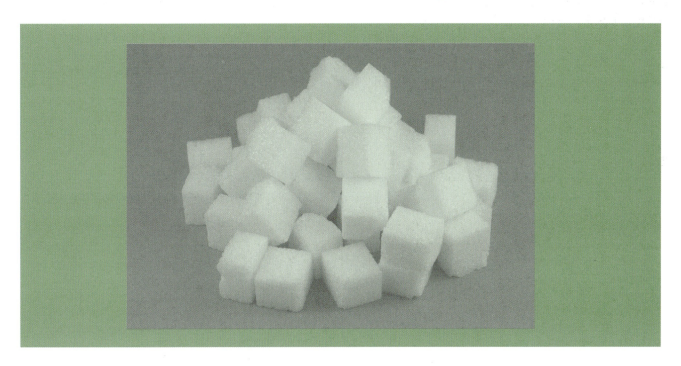

6 Kohlenhydrate

Definition und Klassifikation

Struktur, Einteilung, Vorkommen

Monosaccharide Die Monosaccharide sind die kleinsten, durch Hydrolyse nicht mehr spaltbaren Kohlenhydrate.

Man kann sie unterscheiden aufgrund der Anzahl ihrer Kohlenstoffatome (3–7) und der Art ihrer reduzierenden Carbonylgruppe (Aldehyd oder Ketogruppe). Durch Vergleich der Konfiguration des von der Carbonylgruppe am weitesten entfernten, asymmetrischen Kohlenstoff-Atoms irgendeines Monosaccharids mit dem des D-Glycerinaldehyds erfolgt die Zuordnung zur D- oder L-Reihe.

In wässriger Lösung bilden Monosaccharide zyklische Halbacetale mit meist fünfgliedrigen (Furanose-Typ) oder sechsgliedrigen Ringen (Pyranose-Typ). Dadurch entsteht am ursprünglichen Carbonyl-C-Atom ein neues Asymmetriezentrum. Die beiden sich daraus ergebenden Isomeren werden je nach Stellung der Hydroxy-Gruppe zur Ringebene (unter- oder oberhalb) als α- oder β-Form bezeichnet. Mit OH-, NH- oder SH-haltigen Verbindungen bildet diese Hydroxylgruppe Glycoside. Alle Monosaccharide sind optisch aktiv, d.h., sie drehen polarisiertes Licht entweder nach rechts (+) oder nach links (–).

Die wichtigsten, vom Menschen verwertbaren Monosaccharide zeigt ◆ Tabelle 6-1.

Disaccharide Hierunter versteht man Kohlenhydrate, die aus zwei α- oder β-glycosidisch verbundenen Monosacchariden aufgebaut sind. Disaccharide vom Trehalose-Typ (Trehalose, Saccharose) zeigen weder Reduktionswirkung noch Mutarotation, da die glycosidischen OH-Gruppen beider Monosaccharideinheiten miteinander reagiert haben. Disaccharide vom Maltose-Typ (Maltose, Lactose) dagegen weisen Reduktionswirkung und Mutarotation auf, da sie noch über eine freie glycosidische OH-Gruppe verfügen. Wichtige, in der Nahrung vorkommende und vom Organismus verwertbare Disaccharide sind in ◆ Tabelle 6-2 zusammengestellt.

Oligosaccharide Bei den Oligosacchariden handelt es sich um Kohlenhydrate, die aus 3 bis 9 α- oder β-glycosidisch verbundenen Monosacchariden aufgebaut sind. Ausgewählte Beispiele zeigt ◆ Tabelle 6-3.

Polysaccharide Dies sind aus 10 und mehr (bis zu Tausenden) α- oder β-glycosidisch verbundenen Monosacchariden (oder deren Derivaten) aufgebaute, verzweigte oder unverzweigte Moleküle. Man unterscheidet Homoglycane, die aus gleichartigen Einzelzuckern aufgebaut sind, und Heteroglycane, die sich aus verschiedenen Monosacchariden zusammensetzen. In Pflanzen kommen sie sowohl als Gerüstsubstanzen (Cellulose, Pektin) als auch als Energiespeicher (Stärke, Inulin) vor, in Säugetieren nur als Energiereserve (Glycogen).

Ernährungsphysiologisch wichtige Homoglycane sind in ◆ Tabelle 6-4 aufgeführt.

Zuckerderivate In ◆ Tabelle 6-5 sind Zucker-Derivate aufgelistet, in ◆ Tabelle 6-6 im Körper vorkommende Kohlenhydrat-Derivate (kovalent mit Nicht-Kohlenhydraten verknüpfte Heteroglycane).

	Aldosen	Ketosen
Triosen	D(+)-Glycerinaldehyd	Dihydroxyaceton
Tetrosen	D(–)-Erythrose	
Pentosen	D(–)-Ribose D(+)-Xylose L(+)-Arabinose	D(+)-Ribulose D(–)-Xylulose
Hexosen	D(+)-Glucose D(+)-Galactose D(–)-Mannose	D(–)-Fructose

Tab. 6-1: Vom Menschen verwertbare Monosaccharide
(kleinste Bausteine von Di-, Oligo- und Polysacchariden)

Bezeichnung	Struktur	Vorkommen
Trehalose	Glc(α1→1)Glc	Hefen, Pilze, Algen
Saccharose (Rohrzucker)	Glc(α1→β2)Frc	Zuckerrohr, -rübe u.a. Pflanzen
Maltose (Malzzucker)	Glc(α1→4)Glc	keimendes Getreide
Lactose (Milchzucker)	Gal(β1→4)Glc	Milch(produkte)

Tab. 6-2: In der Nahrung vorkommende Disaccharide
Glc (Glucose), Frc (Fructose), Gal (Galactose). Die Ziffern bezeichnen die an der Bindung beteiligten Kohlenstoffatome, α und β die Konfiguration des anomeren Zentrums. (α1→4 bedeutet eine α-glycosidische Bindung zwischen C_1 des ersten und C_4 des zweiten Zuckers.)

Bezeichnung	Struktur	Vorkommen
Raffinose	Gal(α1→6)Glc(α1→β2)Frc	Zuckerrüben u.a. Pflanzen; Honig
Stachyose	Gal(α1→6)Raffinose	Hülsenfrüchte, Artischocken
Verbascose	Gal(α1→6)Stachyose	Hülsenfrüchte, Verbascum (Königskerze)

Tab. 6-3: Beispiele für Oligosaccharide, die zu den Ballaststoffen zählen

Einteilung der Kohlenhydrate

Bezeichnung	MG [Da]	Struktur	Vorkommen
Stärke:			
Amylose (30%)	1 bis 5 × 10^4	Glc($\alpha 1 \rightarrow 4$)	Getreide, Hülsenfrüchte, Kartoffeln,
Amylopectin (70%)	1 bis 5 × 10^6	Glc($\alpha 1 \rightarrow 4$), nach ca. 25 Monomeren Glc($\alpha 1 \rightarrow 6$)	Gemüse, Obst, Teigwaren, Brot
Glycogen	1 bis 5 × 10^6	Glc($\alpha 1 \rightarrow 4$), nach 6 bis 10 Monomeren Glc($\alpha 1 \rightarrow 6$)	Leber (10–20%), Muskeln (0,5–1,0%)
Inulin	6 × 10^3	Frc($\beta 2 \rightarrow 1$)	Topinambur, Zichorien, Artischocken
Cellulose	1 × 10^6	Glc($\beta 1 \rightarrow 4$)	Pflanzenzellwände
Pektin	2 bis 4 × 10^4	Galacturonsäure($\alpha 1 \rightarrow 4$)	Obst, Rüben
Chitin	~ 4 × 10^5	N-Acetyl-Glucosamin($\beta 1 \rightarrow 4$)	Crustaceen, Pilze, Insekten, Bakterien

Tab. 6-4: Ernährungsphysiologisch wichtige Homoglycane
MG = Molekulargewicht in Dalton

Bezeichnung	Chemische Veränderung (formal)	Beispiele
Desoxyzucker	eine OH-(Hydroxy-)Gruppe ist durch ein H-Atom ersetzt	D-desoxy-Ribose (α-Ribose) L-Rhamnose (6-Desoxy-L-Mannose) L-Fucose (6-Desoxy-L-Galactose)
Aminozucker	die OH-Gruppe am C_2-Atom ist durch eine NH_2-(Amino-)Gruppe ersetzt	Glucosamin (Chitosamin) Galactosamin (Chondrosamin) Neuraminsäure (Mannosamin + Pyruvat)
Zuckeralkohole[1]	die C=O-(Carbonyl-)Gruppe ist durch eine CH-OH-Gruppe ersetzt (Reduktion)	Sorbit (hydrierte Glucose) Xylit (hydrierte Xylose) Mannit (hydrierte Mannose oder Fructose) Dulcit (hydrierte Galactose)
Uronsäuren	die endständige CH_2OH-Gruppe ist durch eine COOH-(Carboxy-)Gruppe ersetzt (Oxidation)	Glucuronsäure, aus Glucose ($\Rightarrow$ Glucuronide) Galacturonsäure, aus Galactose ($\Rightarrow$ Pektine) Gulonsäure, aus Sorbit ($\Rightarrow$ Ascorbinsäure)
Phosporsäureester	eine oder zwei, in der Regel endständige OH-Gruppen sind durch $-OPO_3^{2-}$ ersetzt	Glucose-6-phosphat, Fructose-1,6-bis-phosphat u.a. Mono- und Diphosphate im Intermediärstoffwechsel der Kohlenhydrate
Glycoside	die sog. glycosidische (halbacetalische) OH-Gruppe des Zuckers ist mit einem Aglycon (zuckerfreier Rest) verknüpft durch dessen • Alkohol-Gruppe • Carboxyl-Gruppe • NH-Gruppe • SH-Gruppe	 Etherglycoside (O-Glycoside) Esterglycoside (O-Glycoside) N-Glycoside Thio-Glycoside

Tab. 6-5: Zucker-Derivate
[1] Finden z.T. als Zuckeraustauschstoffe Verwendung

Bezeichnung	Struktur	Beispiele	Funktionen
Glycoproteine	verschiedenste Proteine mit Oligosaccharid-Seitenketten (> 5% Kohlenhydratanteil)	Mucine, Mucoide Blutgruppenspezifische Glycoproteine Membranständige Glycoproteine	Bestandteile der Körperschleime Determinanten der Antigene Wechselwirkung zwischen Zellen
Proteoglycane (Glycosaminoglycane)	einfaches Protein-Gerüst mit Seitenketten aus 30–100 Einheiten Uronsäuren und Aminozuckern: • [Glucuronsäure + N-Acetyl-Glucosamin]$_n$ • [Glucuronsäure + N-Acetyl-Galactosamin + Sulfat]$_n$ • [H_2SO_4-Ester der Glucuronsäure + Glucosamin-N-Schwefelsäure]$_n$	 Hyaluronsäure Chondroitinsulfat Heparin	 Bestandteil der Grundsubstanz des Bindegewebes Gerüstsubstanz des Bindegewebes Antikoagulans (Mastzellen)
Glycolipide	Diacylglycerin / Ceramid mit Oligosaccharid-Seitenketten	Glyceringlycolipide Glycerosphingolipide: Cerebroside, Ganglioside, Sulfatide	Bauteile zellulärer Membranen

Tab. 6-6: Kohlenhydrat-Derivate im Körper

Verdauung und Absorption

Die **Verdaulichkeit** der Kohlenhydrate beeinflussen:
- Alter: die Synthese der Verdauungsenzyme ist altersabhängig, insbesondere postnatal.
- Kost: die mikrobielle Besiedelung des Colons (insbesondere Art und Dichte der Darmbakterien) passt sich den Ernährungsgewohnheiten an.
- Menge und Frequenz der Nahrungsaufnahme: das enzymatische Verdauungsvermögen für Zucker und Stärke ist begrenzt (teilweise bakterieller Abbau).
- Art und Herkunft der Kohlenhydrate: die chemische und physikalische Beschaffenheit kann Unterschiede aufweisen (z. B. Stärkekörner in rohen Kartoffeln).
- Technologische Behandlung: Feuchte, Wärme und/oder Chemikalien verändern die chemisch-physikalische Beschaffenheit (z. B. durch Quellung, Verkleisterung, Hydrolyse von Stärke nativer Struktur).
- Krankheit: Maldigestion (z. B. Lactoseintoleranz) und Malabsorption (z. B. Fructosemalabsorption) vermindern die Monosaccharid-Verfügbarkeit.

Verdauung Die Verdauung der Stärke beginnt im Mund mit Hilfe der α-Amylase des Speichels. Dieses Endoenzym, das auch mit dem Pankreassaft ins Jejunum sezerniert wird, entfaltet seine Wirkung dort sowohl im Lumen als auch an der Außenseite des Bürstensaums der Mukosazellen. Es katalysiert nur die Spaltung (α1→4)-glycosidischer Bindungen der Glucose. Unter seiner Einwirkung entstehen aus der Amylosefraktion der Stärke zunächst Dextrine, welche weiter zu Maltotriose und diese wiederum zu Maltose und Glucose gespalten werden. Aus der Amylopectinfraktion (ebenso wie aus Glycogen) entstehen verzweigte α-Dextrine. Hiervon werden mit Hilfe der Oligo-1,6-α-Glucosidase (Isomaltase) im Bürstensaum die in 1,6-Bindung an den Verzweigungen stehenden Glucose-Reste abgespalten. Die verbleibenden Hexa-, Penta- und Tetrasaccharide werden über Maltotriose zu Maltose und Glucose hydrolysiert.

Katalysiert von der α-Glucosidase (Maltase), wird im Bürstensaum vorliegende Maltose hydrolytisch in zwei Moleküle Glucose zerlegt. Mit der Nahrung zugeführte Saccharose und Lactose werden ebenfalls im Bürstensaum gespalten; erstere mittels β-Fructosidase (Saccharase, Sucrase, Invertase) in Fructose und Glucose, letztere mittels β-Galactosidase (Lactase) in Galactose und Glucose.

Oligosaccharide vom Raffinose-Typ können aufgrund ihrer α-galactosidischen Bindungen im Dünndarm nicht hydrolysiert werden. Auch Cellulose ist unverdaulich, da der Mensch keine β-Glucosidase besitzt.

Die Kohlenhydrate exogener (v. a. Ballaststoffe), endogener (v. a. Schleimstoffe) und bakterieller Herkunft, die in den Dickdarm gelangen, können, anstatt sofort mit den Fäzes ausgeschieden zu werden, z. T. durch mikrobielle Tätigkeit zu Pyruvat verstoffwechselt werden. Aus diesem können kurzkettige Fettsäuren sowie D- und L-Lactat entstehen, welche teilweise absorbiert werden. Ferner werden auch Gase (CO_2, CH_4, H_2) produziert, welche über Flatus und Atmung den Körper verlassen.

Absorption Zur Absorption gelangen fast ausschließlich Monosaccharide, und zwar in abnehmendem Umfang vom Duodenum zum Ileum. Bezüglich der pro Zeiteinheit absorbierten Menge lassen sich drei Gruppen unterscheiden: Glucose und Galactose werden mit der höchsten, Fructose mit einer mittleren und Mannose, Pentosen sowie Zuckeralkohole mit der geringsten Geschwindigkeit absorbiert. Der Transport vom Dünndarmlumen in die Mukosazellen erfolgt bei Glucose und Galactose sekundär-aktiv im Cotransport mit Na^+, Pentosen und Zuckeralkohole dagegen diffundieren frei. Fructose wird hauptsächlich mittels erleichterter Diffusion absorbiert. Daneben ist eine passive Diffusion möglich, die dadurch erleichtert wird, dass durch 80–90%-ige intrazelluläre Umwandlung des Moleküls in Glucose (und Lactat) der Konzentrationsgradient günstig gehalten wird. In die Pfortader gelangen hauptsächlich Glucose und geringere Mengen an Fructose. Die Leber gibt in erster Linie Glucose an den systemischen Blutkreislauf ab.

Zucker, die langsam gespalten und absorbiert werden, z. B. Lactose oder die als Zuckeraustauschstoffe verwendeten Disaccharidalkohole Maltit und Palatinit, ebenso wie ungespaltene Disaccharide, gelangen in die tieferen Darmabschnitte, wo sie osmotisch Wasser binden. Daher haben sie eine abführende Wirkung und können bei Überdosierung eine osmotische Diarrhö hervorrufen. Dazu können auch Vergärungsprozesse durch Colonbakterien beitragen.

Glykämische Wirkung

Der Verzehr von Kohlenhydraten hat einen Anstieg des Blutzuckerspiegels zur Folge. Der **glykämische Index (GI)** ist ein Maß für die glykämische Wirkung kohlenhydratreicher Lebensmittel. Er gibt den Konzentrationsverlauf der Blutzuckerkurve über zwei Stunden (Fläche unter der Kurve, AUC) nach dem Verzehr von 50 g Kohlenhydraten aus einem Lebensmittel in Relation zur AUC nach der Aufnahme von 50 g Glucose an. Während der GI von Glucose 100 ist, beträgt der von Maltose 105, der von Saccharose 65 und der von Fructose 20. ◆ Tabelle 6-7 zeigt glykämische Indizes für diverse Lebensmittel. Als niedrig gilt ein GI von < 55, als hoch einer von ≥ 70.

Als Faustregel gilt, dass der GI eines Lebensmittels bzw. einer Mahlzeit umso höher ist, je schneller und vollständiger die Kohlenhydrate aufschließbar sind. Da manche stärkereiche Lebensmittel einen höheren GI haben als z. B. Haushaltszucker, ist das physiologische Konzept der Blutzuckerwirksamkeit nicht kompatibel mit der chemischen Klassifikation der Kohlenhydrate in einfache und komplexe. Die Einflussgrößen auf die postprandiale Glucosekonzentration sind mannigfaltig. Eine wesentliche Rolle spielt der Gehalt an wasserunlöslichen Ballaststoffen und Uronsäuren; nicht zu unterschätzen ist aber auch der Einfluss der Fette und Proteine in einer gemischten Kost. Außerdem gibt es individuelle Unterschiede.

Während es sich bei den GI-Werten um Verhältniszahlen zur Beschreibung der Kohlenhydratqualität handelt (◆ Abbildung 6-1), berücksichtigt das Konzept der

Lebensmittel	Energiedichte [kcal/g]	KH-Dichte [g/100 g]	Portionsgröße [g bzw. ml]	KH-Gehalt [g/Portion]	GI	GL[1]
Kartoffelpüree	0,6	12	180 (1 Beilage)	22	85	*18,4*
Sportlergetränke	0,3	8	180 (1 Glas)	15	78	*11,7*
Weizenbrot	2,3	50	60 (1 Scheibe)	30	70	*21,0*
Salzkartoffeln	0,7	15	180 (2 Stück)	27	66	*17,8*
Haushaltszucker	4,0	100	10 (2 TL)	10	65	6,5
Roggenbrot	2,2	50	60 (1 Scheibe)	30	59	*20,7*
Polierter Reis	3,4	78 (trocken)	60 (1 Beilage)	47	56	*26,3*
Müsliflocken	4,0	63 (trocken)	60 (1 Portion)	38	55	*20,9*
Banane, reif	0,9	18	120 (1 Stück)	22	53	*11,7*
Orangensaft	0,5	9	180 (1 Glas)	15	50	7,5
Milchschokolade	5,4	54	50 (½ Tafel)	27	49	13,2
Karotten, gekocht	0,3	5	180 (3 Stück)	9	47	4,2
Pumpernickel	1,9	41	60 (2 Scheiben)	25	41	10,1
Jogurt	0,7	4	180 (1 Becher)	7	36	2,6
Birne	0,6	12	160 (1 Stück)	20	33	6,6
Magermilch	0,7	5	180 (1 Glas)	9	32	2,9
Aprikosen, getr.	2,4	48	50 (¼ Tüte)	24	29	7,0
Kidneybohnen	2,6	40 (trocken)	60 (1 Beilage)	24	27	6,5
Karotten, roh	0,3	5	180 (3 Stück)	9	16	1,4
Erdnüsse	6,0	17	30 (1 Snack)	5	14	0,7
Kohlgemüse	0,3	3	200 (1 Beilage)	5	nicht messbar	<0,1

Tab. 6-7: GI und GL verschiedener Lebensmittel
mit hohem (≥ 70) ▮, mittlerem ▮ und niedrigem GI (< 55) ▯
[1] Bei ausschließlichem Verzehr der Lebensmittel mit *kursiv* gedruckten GL-Werten wäre der Grenzwert von ≥ 95 g Kohlenhydraten/1000 kcal für eine Kost mit erhöhtem metabolischen Krankheitsrisiko überschritten.

glykämischen Last (GL) auch quantitative Aspekte des Kohlenhydratverzehrs. Der GL ist definiert als das Produkt aus dem GI der jeweiligen verzehrten Lebensmittel und deren Gehalt an verfügbaren Kohlenhydraten in Gramm, dividiert durch 100 g (vgl. ◆ Tabelle 6-7 und *Rechensbeispiel unter Klausurfragen im Anhang*).

Als gesundheitsprotektiv gilt ein Kohlenhydratgehalt in der Kost von ≤ 75 g/1000 kcal, als Risikofaktor für die Entwicklung von Fettstoffwechselstörungen und Glucoseintoleranz ein Gehalt von ≥ 95 g/1000 kcal (s. S. 199).

Funktionen

Glucose dient als Energie- und Kohlenstoffquelle. Beim oxidativen Abbau liefert Glucose 17 kJ (4 kcal)/g. Davon werden rund 60 % als Wärme frei (thermische Effizienz). Die übrigen 40 % gehen in die Phosphorylierung von ADP ein (Wirkungsgrad).

■ Das Gehirn, welches täglich etwa 140 g Glucose benötigt, die Erythrozyten, das Nierenmark, die Netzhaut und die Augenlinse decken ihren Energiebedarf

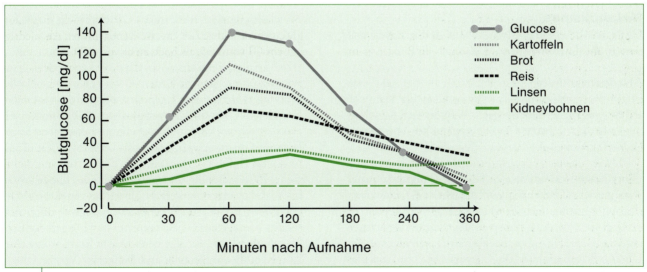

Abb. 6-1: Verlauf des Blutglucosespiegels nach Aufnahme von 50 g verwertbaren Kohlenhydraten mit verschiedenen Lebensmitteln
[Mod. nach: Krezowski, P. A., Nuttal, F. Q., Gannon, M. C., et al. (1987), Insulin and glucose responses to various starch-containing foods in type 2 diabetic subjects. Diabetes Care. HighWire Press, Palo Alto, CA, USA.]

fast ausschließlich via Glycolyse. Sportliche Betätigung erhöht den Glucoseverbrauch in den aktiven Skelettmuskeln. Glucose, die nicht zur Energiebereitstellung herangezogen wird, wird in Form von Glycogen (max. 300–400 g) oder Fett gespeichert.
- Glucose ist Bestandteil zahlreicher Verbindungen, z.B. Glycogen, Glycoproteine, Proteoglycane und Glycolipide. Ihr Kohlenstoffgerüst ist überdies Vorläufer einiger nicht-essenzieller Aminosäuren.

Lactose wirkt hauptsächlich im Darm.
- Lactose fördert die Calciumabsorption und trägt zur Aufrechterhaltung einer gesunden Darmflora bei. In größeren Mengen dient sie als natürliches Abführmittel.
- Lactulose (β-Galactopyranosyl-Fructose), die synthetisch hergestellt wird, aber auch beim Erhitzen von Milch und durch Lagerung bei erhöhter Umgebungstemperatur (30 °C) aus Lactose entsteht, wirkt als „Bifidus-Faktor" mit diätetischer Bedeutung zur Bekämpfung von Obstipation und Hyperammonämie.

Zufuhrempfehlungen und Verzehr

Zur Vermeidung der Gluconeogenese aus Aminosäuren soll das tägliche Kohlenhydratangebot für Erwachsene 25 % des Energiebedarfs nicht unterschreiten bzw. sollen mindestens 140–180 g verwertbare Glucose mit der Nahrung zugeführt werden. Die empfohlene Höhe der Zufuhr liegt bei 50 Energie-% und darüber, was bei einer Energiezufuhr von 1800–2400 kcal mindestens 225–300 g Kohlenhydraten entspricht. Die Angaben zur Aufnahme von (zugesetztem) Zucker sind uneinheitlich: ≤ 10 Energie-% (WHO), „moderat" (DGE), ≤ 25 Energie-% (Food and Nutrition Board). Laut EFSA (2010) liegen nicht genügend Belege vor, um eine Obergrenze für die Zuckeraufnahme festzusetzen.

Die NVS II hat ergeben, dass die mediane Zufuhr an Kohlenhydraten bei Männern 270 g/d, bei Frauen 220 g/d beträgt, was 45 bzw. 49 Energie-% entspricht. Rund die Hälfte davon wird durch Mono- und Disaccharide geliefert.

Der Anteil an Lebensmitteln mit hohem glykämischen Index (GI), z.B. Limonaden, Süßigkeiten, raffinierte Getreideprodukte und Pommes frites, nimmt seit Jahren stetig zu. Diese Tendenz ist aus mehreren Gründen nicht wünschenswert:
- Lebensmittel mit hohem GI sind in der Regel ärmer an lebensnotwendigen Nährstoffen als solche mit niedrigem GI.
- Mahlzeiten mit hohem GI führen zu einer stärkeren Insulinausschüttung, wodurch der Blutzuckerspiegel bis in den Bereich der Unterzuckerung absinken kann (hyperinsulinämische Hypoglykämie), was wiederum zu Hungergefühlen und vermehrtem Verzehr von Lebensmitteln mit hohem GI führt. Außerdem bewirkt eine höhere Insulinausschüttung eine raschere Fettneubildung aus Glucose.
- Lebensmittel mit hohem GI werden wegen ihrer Schmackhaftigkeit oft über den Energiebedarf hinaus genossen und tragen zur Entwicklung von Übergewicht und metabolischem Syndrom (s. S. 195) bei.
- Es besteht eine positive Korrelation zwischen Zuckerverzehr und Karieshäufigkeit.

Glycogen

Metabolismus

Glycogensynthese und Glycogenolyse sind zusammenfassend in ◆ Abbildung 6-2 dargestellt.

Glycogensynthese Prinzipiell sind die meisten Gewebe zur Biosynthese von Glycogen befähigt, der Hauptanteil des gespeicherten Glycogens befindet sich jedoch in der Leber (10 g/100 g Gewebe) und in der Muskulatur (1 g/100 g Gewebe).

Die Glycogensynthese wird eingeleitet durch die Phosphorylierung von Glucose zu Glucose-6-phosphat unter Katalyse der ATP-abhängigen Hexokinase (1). Durch die Phosphoglucomutase (2) wird Glucose-6-phosphat reversibel in Glucose-1-phosphat überführt. Als nächstes wird das Glucose-1-phosphat aktiviert: katalysiert von der UDPG-Pyrophosphorylase (3), reagiert es mit Uridintriphosphat (UTP) unter Bildung von Uridindiphosphatglucose (UDPG). Weil das freiwerdende Pyrophosphat mittels Pyrophosphatase in zwei anorganische Phosphat-Moleküle gespalten wird, ist das Gleichgewicht dieser Reaktion auf die Seite der Synthese verlagert.

Unter Einwirkung der geschwindigkeitsbestimmenden UDPG-Glycogentransglucosylase (4) (auch Glycogensynthase oder Glucosyltransferase) wird eine glycosidische Bindung zwischen dem C-Atom 1 der aktivierten Glucose und dem C-Atom 4 des terminalen Glucosylrests eines *primer glycogens*, einer Polypeptidkette mit einigen angelagerten Glucoseresten, geknüpft. Dabei wird Uridindiphosphat (UDP) freigesetzt. Hat die Kette nach mehrfacher Wiederholung dieser Reaktion eine Länge von 6 bis 11 Glucoseresten erreicht, überträgt die Amylo-1,4-1,6-Transglucosylase (5) (*branching enzyme*) einen Abschnitt (wenigstens 6 Glucosereste) der 1,4-glycosidisch verknüpften Kette auf eine benachbarte Kette, wobei eine 1,6-glycosidische Bindung und damit eine Verzweigungsstelle des Glycogenmoleküls entsteht. Die Reaktionen (4) und (5) setzen sich dann fort, bis das Speicherglycogen ein Molekulargewicht von 1–5 Mio. Da erreicht hat.

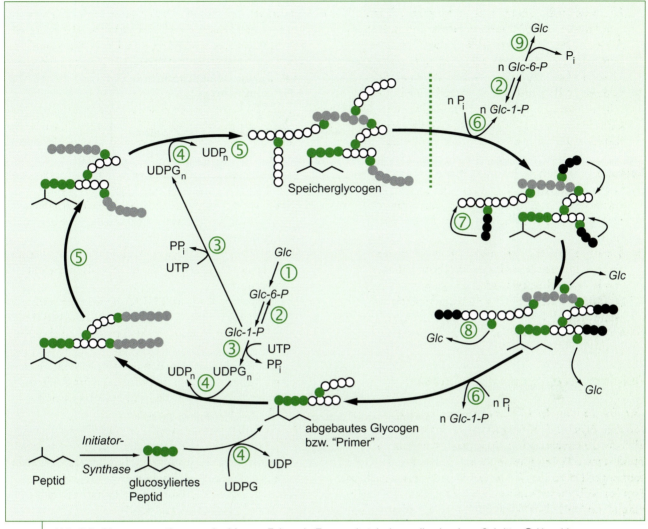

Abb. 6-2: Glycogensynthese und -abbau   Folgende Enzyme katalysieren die einzelnen Schritte: ① Hexokinase, ② Phosphoglucomutase, ③ UDPG-Pyrophosphorylase, ④ UDPG-Glycogentransglucosylase, ⑤ Amylo-1,4-1,6-Transglucosylase; ⑥ Glycogenphosphorylase, ⑦ 1,4-1,6-Glucotransferase, ⑧ Amylo-1,6-Glucosidase und ⑨ Glucose-6-Phosphatase. [Nach P. Karlson: Kurzes Lehrbuch der Biochemie, S. 248; Georg Thieme Verlag, Stuttgart, 1988]

Glycogenolyse   Der Glycogenabbau beginnt mit der phosphorolytischen Abspaltung der 1,4-glycosidischen Bindungen durch das die Reaktionsgeschwindigkeit bestimmende Enzym Glycogenphosphorylase (6). Dabei wird Glucose-1-phosphat freigesetzt.

Haben die äußeren Ketten des Glycogenmoleküls, gerechnet von einer 1,6-glycosidischen Verzweigungsstelle, noch eine Länge von 4 Glucoseeinheiten, werden unter Einwirkung der 1,4-1,6-Glucotransferase (7) Trisaccharidreste so auf andere Ketten übertragen, dass die Verzweigungspunkte freigelegt werden. Die Amylo-1,6-Glucosidase (8) (*debranching enzyme*) spaltet im Anschluss daran hydrolytisch die 1,6-glycosidischen Bindungen, wobei freie Glucose anfällt. Das bis zum vollständigen Abbau des Speicherglycogens zu 90% in der Reaktion (6) gebildete Glucose-1-phosphat wird mit Hilfe der Phosphoglucomutase (2) in Glucose-6-phosphat umgewandelt, wovon in Leber und Nieren unter Katalyse der Glucose-6-Phosphatase (9) der Phosphatrest abgespalten wird. So entsteht freie Glucose, welche ins Blut abgegeben wird. Das Muskelgewebe ist hierzu nicht befähigt, weil ihm die Glucose-6-Phosphatase fehlt.

Glucose

Metabolismus

Gluconeogenese   Die Biosynthese von Glucose stellt die Versorgung des Organismus mit Glucose auch dann sicher, wenn Kohlenhydrate nicht in ausreichenden Mengen mit der Nahrung zugeführt werden. Leber und Nieren besitzen die enzymatische Ausstattung zur Glucoseneubildung aus Stoffwechselprodukten anderer Gewebe. Als Substrate dienen Lactat aus Muskulatur und Erythrozyten, Glycerol aus dem Fettgewebe sowie die glucogenen Aminosäuren.

6 Kohlenhydrate

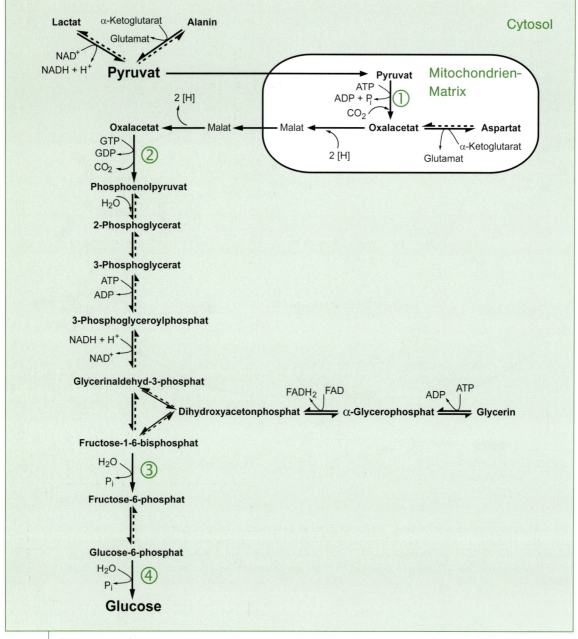

Abb. 6-3: Die Gluconeogenese stellt biochemisch im Wesentlichen die Umkehrung der Glycolyse dar (vgl. ◆Abbildung 6-4) Nur für vier Reaktionsschritte werden spezielle Enzyme benötigt: ① Pyruvatcarboxylase, ② Phosphoenolpyruvatcarboxykinase, ③ Fructose-1,6-Bisphosphatase und ④ Glucose-6-Phosphatase.

Die Reaktionen der Gluconeogenese (◆Abbildung 6-3) stellen prinzipiell eine Umkehr des glycolytischen Abbauweges der Glucose dar. Es gibt in der Glycolysekette jedoch drei ATP-verbrauchende Reaktionen, die aus thermodynamischen Gründen irreversibel sind und daher umgangen werden müssen. Es sind dies die Reaktionen, die von der Pyruvatkinase, der Phosphofructokinase und der Hexo-(Gluco-)kinase katalysiert werden. Die bei der Gluconeogenese benötigten, spezifischen enzymatischen Schritte (Schlüsselreaktionen) sind daher die Bildung von:

- Phosphoenolpyruvat aus Pyruvat,
- Fructose-6-phosphat aus Fructose-1,6-bisphosphat und
- Glucose aus Glucose-6-phosphat.

Für die Umwandlung von Pyruvat in Phosphoenolpyruvat werden zwei Reaktionen benötigt: Zunächst wird Pyruvat mit Hilfe der mitochondrialen, biotinabhängigen Pyruvatcarboxylase (1) zu Oxalacetat carboxyliert. Anschließend katalysiert die cytosolische Phosphoenolpyruvatcarboxykinase (2) die Bildung von Phosphoenolpyruvat aus Oxalacetat durch Decarboxylierung und gleichzeitige Phosphorylierung. Da Oxalacetat die mitochondriale Membran nicht durchqueren kann, ist der Umweg über Malat erforderlich.

Vom Phosphoenolpyruvat aus werden die Reaktionen der Glycolyse rückwärts durchlaufen bis zu Fructose-1,6-bisphosphat. Dieses wird, katalysiert von der Fructose-1,6-Bisphosphatase (3), unter hydrolytischer Abspaltung

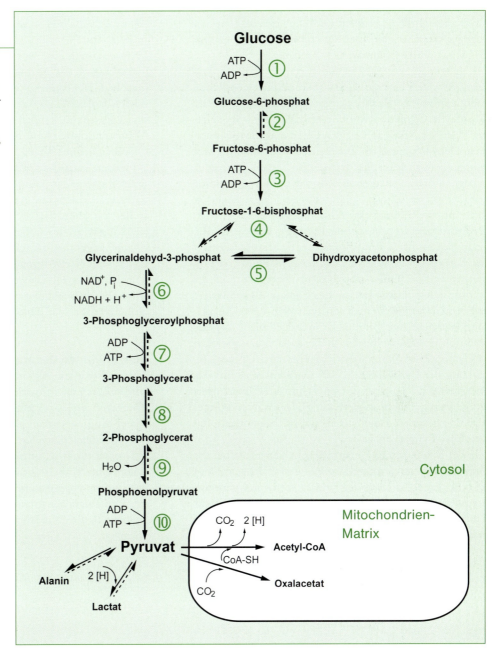

Abb. 6-4: Glycolyse
Beteiligte Enzyme:
① Hexokinase, ② Phosphohexoisomerase, ③ Phosphofructokinase, ④ Fructose-1,6-bisphosphat-Aldolase, ⑤ Triosephosphatisomerase, ⑥ Gylcerinaldehyd-3-phosphat-Dehydrogenase, ⑦ Phosphoglyceratkinase, ⑧ Phosphoglyceratmutase, ⑨ Enolase und ⑩ Pyruvatkinase.

eines Phosphatrests in Fructose-6-phosphat umgewandelt. Fructose-6-phosphat steht im Gleichgewicht mit Glucose-6-phosphat, welches mit Hilfe der Glucose-6-Phosphatase (4) ebenfalls unter hydrolytischer Abspaltung von anorganischem Phosphat in Glucose überführt wird.

In der Bilanz benötigt die Glucosesynthese aus Pyruvat 6 mol ATP/mol Glucose.

Glucoseabbau Zum vollständigen Abbau von Glucose sind mehrere Reaktionsfolgen notwendig. Er erfolgt über Glycolyse, dehydrierende Decarboxylierung, Citratzyklus und Atmungskettenphosphorylierung.

Glycolyse Die Enzyme der Glycolyse sind im Cytosol lokalisiert (◆Abbildung 6-4). Die erste Phase der Glycolyse dient dem Umbau des Glucosemoleküls, sodass es in zwei gleichartige Verbindungen mit je drei C-Atomen gespalten werden kann.

Der glycolytische Abbau beginnt mit der Phosphorylierung von Glucose zu Glucose-6-phosphat mit Hilfe der Hexokinase (1) bzw. in der Leber zusätzlich mit Hilfe der Glucokinase. Beide Enzyme benötigen ATP in Form eines Mg-Komplexes als Phosphat-Donator. Im weiteren Verlauf der Glycolyse wird Glucose-6-phosphat unter Einwirkung der Phosphohexoisomerase (2) in Fructose-6-phosphat umgewandelt. Durch eine zweite ATP-abhängige Phosphorylierung entsteht Fructose-1,6-bisphosphat. Das hierfür erforderliche Enzym, die Phosphofructokinase (3), bestimmt maßgeblich die Geschwindigkeit des Substratdurchsatzes (*flux*) durch die glycolytische Kette. Unter Katalyse der Fructose-1,6-bisphosphat-Aldolase (4) wird Fructose-1,6-bisphosphat in die isomeren Triosephosphate

Glycerinaldehyd-3-phosphat und Dihydroxyacetonphosphat gespalten, welche durch die Triosephosphatisomerase (5) ineinander überführt werden können.

An die zweite Phase der Glycolyse sind die eigentlichen energieliefernden Reaktionen gekoppelt: Die Startreaktion ist die Oxidation von Glycerinaldehyd-3-phosphat mit Hilfe der NAD-abhängigen Glycerinaldehyd-3-phosphat-Dehydrogenase (6). Bei gleichzeitiger Bindung von anorganischem Phosphat entsteht 3-Phosphoglyceroylphosphat, dessen energiereiche Bindung in der darauffolgenden, von der Phosphoglyceratkinase (7) katalysierten Reaktion zur Bildung von ATP aus ADP genutzt wird (1. Substratkettenphosphorylierung), wobei als Reaktionsprodukt 3-Phosphoglycerat entsteht. Durch das Enzym Phosphoglyceratmutase (8) wird 3-Phosphoglycerat in 2-Phosphoglycerat überführt. Der darauffolgende Schritt wird von der Enolase (9) katalysiert und umfasst eine Dehydratation sowie eine Umlagerung energiereicher Bindungen innerhalb des Moleküls, wodurch der Phosphatrest in Position 2 energiereich wird und Phosphoenolpyruvat entsteht. Unter Einwirkung der Pyruvatkinase (10) wird anschließend das energiereiche Phosphat des Enols auf ADP übertragen (2. Substratkettenphosphorylierung). Das während dieser Reaktion gebildete Enolpyruvat lagert sich spontan in die Ketoform Pyruvat um.

In der Bilanz beträgt der direkte Energiegewinn bei der Umwandlung von 1 mol Glucose in 2 mol Pyruvat 2 mol ATP (je 2 mol ATP aus der Substratkettenphosphorylierung der beiden C_3-Körper, abzüglich der 2 mol ATP für die Phosphorylierung des C_6-Körpers). Weitere 6 bzw. 4 mol ATP können entstehen, wenn die in dieser Reaktionssequenz ebenfalls gebildeten 2 mol Reduktionsäquivalente in Form von $NADH + H^+$ bzw. $FADH_2$ in die Atmungskette eingeschleust werden, sodass die gesamte Energieausbeute 8 bzw. 6 mol ATP pro mol Glucose beträgt (**aerobe Glycolyse**). Cytosolisches $NADH + H^+$ gelangt mit Hilfe des Malat-Aspartat-Shuttles, welcher in Leber und langsam zuckenden Skelettmuskeln vorkommt, ins Mitochondrium. Der Glycerophosphatzyklus in anderen Geweben liefert $FADH_2$.

Pyruvat, das nicht oxidativ verwertet werden kann, wird unter Katalyse der NADH-abhängigen Lactatdehydrogenase zu L-Milchsäure reduziert und ans Blut abgegeben. In den extrahepatischen Geweben wird die Milchsäure (re)oxidiert, in der Leber der Glucoseresynthese (Cori-Zyklus) zugeführt. Durch die Reduktion von Pyruvat zu Lactat wird NAD^+ regeneriert, welches für die Glycerinaldehyd-3-phosphat-Dehydrogenase-Reaktion (6) benötigt wird. Die Umwandlung von 1 mol Glucose in 2 mol Lactat liefert daher nur 2 mol ATP (**anaerobe Glycolyse**).

Dehydrierende Decarboxylierung Der oxidative Abbau von Pyruvat erfolgt in den Mitochondrien. Eingeleitet wird er durch die dehydrierende Decarboxylierung des Pyruvats zu Acetyl-CoA mit Hilfe der Pyruvatdehydrogenase, einem Multienzymkomplex.

Bei der dehydrierenden Decarboxylierung (◆Abbildung 6-5) wird zunächst unter Katalyse der Pyruvatdecarboxylase-Untereinheit des Multienzymkomplexes (1) CO_2 von Pyruvat abgespalten. Da hierzu die Addition von Pyruvat an Thiaminpyrophosphat (TPP) Voraussetzung ist, entsteht als Reaktionsprodukt Hydroxyethylthiaminpyrophosphat.

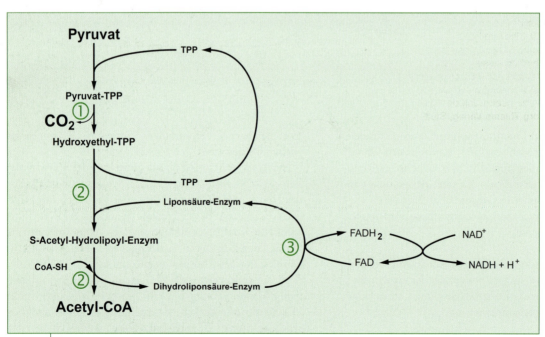

Abb. 6-5: Dehydrierende Decarboxylierung
① wird katalysiert von der Pyruvatdecarboxylase-Untereinheit der Pyruvatdehydrogenase, ② von der Lipoattransacetylase-Untereinheit und ③ von der Dihydrolipoatdehydrogenase-Untereinheit.

Nach einer intramolekularen Elektronenverschiebung wird dieser aktive Acetaldehyd unter Einwirkung der Lipoattransacetylase-Untereinheit des Pyruvatdehydrogenase-Komplexes (2) zum Acetylrest oxidiert und im Austausch gegen Thiaminpyrophosphat auf enzymgebundene Liponsäure übertragen. Die dabei gewonnene Energie bleibt in der Thioesterbindung des enzymgebundenen S-Acetylhydrolipoats fixiert. Dieselbe Enzymuntereinheit (2) katalysiert auch die darauffolgende Transacetylierung von Acetyllipoat auf Coenzym A, wodurch Acetyl-CoA und reduzierte enzymgebundene Liponsäure entstehen.

Die Reoxidation dieses Lipoats erfolgt mit Hilfe der Dihydrolipoatdehydrogenase-Untereinheit der Pyruvatdehydrogenase (3), die im Gegensatz zu anderen FAD-haltigen Enzymen die Reduktionsäquivalente auf NAD$^+$ übertragen kann.

Pro mol Glucose werden 2 mol NADH + H$^+$ gebildet. Nach Durchlaufen der Elektronentransportkette liefern diese Reduktionsäquivalente 6 mol ATP. Aufgrund der Thioesterkonfiguration des Acetyl-CoA liegt eine energiereiche Verbindung vor. Der bei der Oxidation des Acetaldehyds zum Acetylrest freiwerdende Energiebetrag ist jedoch so groß, dass die Pyruvatdehydrogenase-Reaktion trotz der Bildung eines Thioesters stark exergonisch und damit unter physiologischen Bedingungen irreversibel ist. **Aus diesem Grund kann aus dem bei der β-Oxidation der Fettsäuren anfallenden Acetyl-CoA keine Glucose gewonnen werden.**

Tricarbonsäurezyklus (Citratzyklus, Krebszyklus) In der ersten Teilsequenz des Tricarbonsäurezyklus (◆ Abbildung 6-6), dessen Enzyme in den Mitochondrien lokalisiert sind, reagiert Oxalacetat (α-Ketosuccinat) mit Acetyl-CoA unter Bildung von Citrat, welches je zweimal oxidiert und decarboxyliert wird, sodass – über α-Ketoglutarat (2-Oxoglutarat) – Succinat entsteht. Der Reaktionszyklus beginnt mit der von der Citratsynthase (1) katalysierten Kondensation von Oxalacetat mit Acetyl-CoA unter Bildung von Citrat bei gleichzeitiger Freisetzung von Coenzym A. Unter Einwirkung des Enzyms Aconitase (2) wird das Citrat in Isocitrat umgewandelt, indem die OH-Gruppe auf den vom Oxalacetat stammenden CH$_2$-COOH-Rest übertragen wird. Mit Hilfe der Isocitratdehydrogenase (3) wird anschließend das Isocitrat zu α-Ketoglutarat decarboxyliert. Hierbei entsteht NADH + H$^+$ aus NAD$^+$. Bei der darauf folgenden dehydrierenden Decarboxylierung, die nach demselben Mechanismus abläuft wie die Umwandlung von Pyruvat in Acetyl-CoA (vgl. ◆ Abbildung 6-5), katalysiert der α-Ketoglutaratdehydrogenase-Komplex (4) die Umwandlung von α-Ketoglutarat in Succinyl-CoA. Dabei werden zwei Reduktionsäquivalente auf NAD$^+$ übertragen.

In der nächsten, durch die Succinyl-CoA-Synthetase (5) katalysierten Reaktion wird die Thioesterbindung unter Freisetzung von Coenzym A gespalten und die freiwerdende Energie zur Bildung von GTP aus GDP genutzt

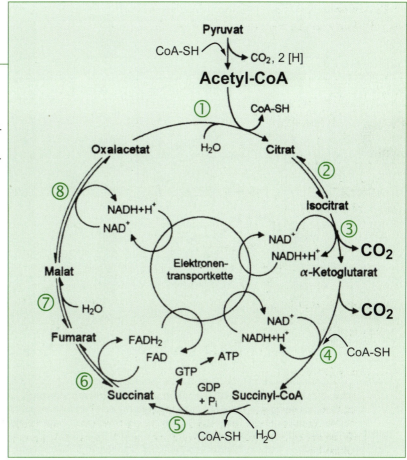

Abb. 6-6: Tricarbonsäurezyklus (Citratzyklus, Krebszyklus)
Beteiligte Enzyme: ① Citratsynthase, ② Aconitase, ③ Isocitratdehydrogenase, ④ α-Ketoglutaratdehydrogenase, ⑤ Succinyl-CoA-Synthetase, ⑥ Succinatdehydrogenase, ⑦ Fumarase und ⑧ Malatdehydrogenase. [Nach P. Karlson: Kurzes Lehrbuch der Biochemie, S. 196; Georg Thieme Verlag, Stuttgart, 1988]

(3. Substratkettenphosphorylierung). Durch eine Phosphatgruppentransfer-Reaktion kann aus GTP leicht ATP erzeugt werden, was einem Energiegewinn von 2 mol ATP pro mol Glucose entspricht.

In der zweiten Teilsequenz des Tricarbonsäurezyklus wird das aus α-Ketoglutarat gebildete Succinat in einer Reaktionsfolge, die formal Ähnlichkeit mit den ersten drei Reaktionen der Fettsäure-Oxidation hat (vgl. ◆ Abbildung 5-4), zu Oxalacetat umgebaut, welches auf diese Weise regeneriert wird und damit einer erneuten Reaktion mit Acetyl-CoA zur Verfügung steht.

Zunächst wird Succinat mit Hilfe der FAD-abhängigen Succinatdehydrogenase (6) zu Fumarat dehydriert. Daraus entsteht unter Einwirkung der Fumarase (7) durch Wasseranlagerung Malat, welches unter Katalyse der NAD-abhängigen Malatdehydrogenase (8) in Oxalacetat umgewandelt wird. Formal dient der Citratzyklus dem vollständigen Abbau von an ein Trägermolekül (Oxalacetat) gebundenem Acetat zu 2 CO_2 und 8 H.

Erst durch Einschleusung der Reduktionsäquivalente in die Atmungskette, d.h. durch Kopplung des Zyklus mit der sog. biologischen Oxidation und anschließende Phosphorylierung von ADP, kann in der Bilanz eine Energieausbeute von 24 mol ATP pro mol Glucose erreicht werden (aus 2 mol $FADH_2$ entstehen 4 mol ATP, aus 6 mol $NADH + H^+$ weitere 18; hinzu kommen die 2 bereits genannten aus den 2 mol GTP).

Atmungsketten-(Elektronentransport-)Phosphorylierung Das Prinzip der oxidativen Phoshorylierung besteht in einer Kopplung von Elektronentransfer auf molekularen Sauerstoff mit ATP-Bildung aus ADP und anorganischem Phosphat in der inneren Mitochondrienmembran (◆Abbildung 6-7).

Als Atmungskette wird die Sequenz von Proteinkomplexen (Komplexe I, [II], III, IV) und redoxaktiven Übertragermolekülen (Ubichinon, Cytochrom c) bezeichnet, die für den Transport der Reduktionsäquivalente bzw. Elektronen von den Adenindinucleotiden zum molekularen Sauerstoff verantwortlich sind. Cofaktoren der respiratorischen Komplexe sind verschiedene redoxaktive Zentren (Flavine, Eisen-Schwefel-Cluster, Cytochrome, Kupfer).

Aufgrund ihrer kovalenten Bindung mit der Enzymkomponente des Komplexes zählen sie zu den prosthetischen Gruppen, während die Übertragermoleküle (Carrier) wegen ihrer freien Beweglichkeit zu den Coenzymen gehören. Im Gegensatz zur Knallgasreaktion läuft die mitochondriale H_2O-Bildung über ein Kaskadensystem von Redoxpartnern steigenden Redoxpotenzials ab. Die Reaktionen sind stark exergon.

Komplex I (NADH-Ubichinon-Reduktase) katalysiert die Oxidation von $NADH + H^+$, welches unter Einwirkung NAD-abhängiger Dehydrogenasen (z.B. Pyruvat-, Iso-

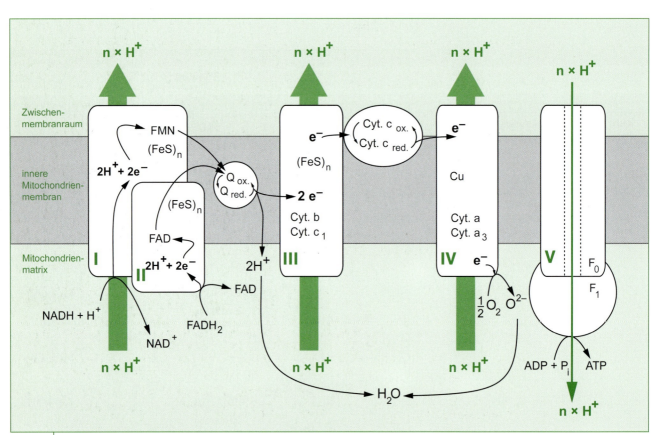

Abb. 6-7: Atmungsketten-(Elektronentransport-)Phosphorylierung
(I) steht für Komplex I, die NADH-Ubichinon-Reduktase, (II) für Komplex II, die Succinat-Ubichinon-Reduktase, (III) für Komplex III, die Ubichinol-Cytochrom-c-Reduktase, (IV) für Komplex IV, die Cytochrom-c-Oxidase. (V) ist der ATP-Synthase-Komplex.
[Mod. nach P. Karlson: Kurzes Lehrbuch der Biochemie, S. 325; Georg Thieme Verlag, Stuttgart, 1988]

citrat-, α-Ketoglutarat-, Malat-Dehydrogenase) gebildet wurde, und leitet die Reduktionsäquivalente an Ubichinon (Coenzym Q) weiter. Daran beteiligt sind ein Flavinmononucleotid sowie sechs bis sieben Eisen-Schwefel-Cluster. Es handelt sich um Nichthämeisen.

Komplex II (Succinat-Ubichinon-Reduktase) enthält die Succinat-Dehydrogenase des Tricarbonsäurezyklus und hat eine ähnliche Funktion wie Komplex I. Reduktionsäquivalente aus Reaktionen FAD-abhängiger Dehydrogenasen (z. B. Dihydrolipoat-, Succinat-, Acyl-CoA-Dehydrogenase) werden auf Ubichinon transferiert. Beteiligt sind ein Flavinadenindinucleotid sowie drei Eisen-Schwefel-Cluster.

Komplex III (Ubichinol-Cytochrom-c-Reduktase) leitet die Elektronen von reduziertem Ubichinon (Ubichinol) an Cytochrom c weiter, welches als Elektronen-Shuttle fungiert. Der Komplex enthält zwei b-Typ-Cytochrome, ein Cytochrom c_1 sowie einen Eisen-Schwefel-Cluster. Bei den Cytochromen handelt es sich um Hämoproteine.

Komplex IV (Cytochrom-c-Oxidase) katalysiert die Oxidation der reduzierten Cytochrom-c-Moleküle unter gleichzeitiger Reduktion des molekularen Sauerstoffs. Die redoxaktiven Zentren sind zwei a-Typ-Cytochrome sowie zwei geladene Cu-Atome.

Der molekulare Mechanismus der oxidativen Phosphorylierung wird durch die Hypothese der chemiosmotischen Kopplung von Elektronentransport und Phosphatbindung an ADP erklärt: Unter der Voraussetzung, dass Ionen, insbesondere Protonen (H^+), die innere Mitochondrienmembran nicht frei passieren können, ist das entscheidende Ereignis die Translokation von Protonen auf die Außenseite der als Kopplungsmembran bezeichneten inneren Mitochondrienmembran.

Als Protonenpumpen fungieren die Komplexe I, III und IV. Die Energie für diesen Prozess stammt aus den Redoxreaktionen innerhalb der Atmungskette. Durch die sich an der Außenseite der Membran anhäufenden Protonen entsteht ein elektrochemischer Gradient. Die in der Potenzialdifferenz verborgene Enthalpie, die als protonenmoto-

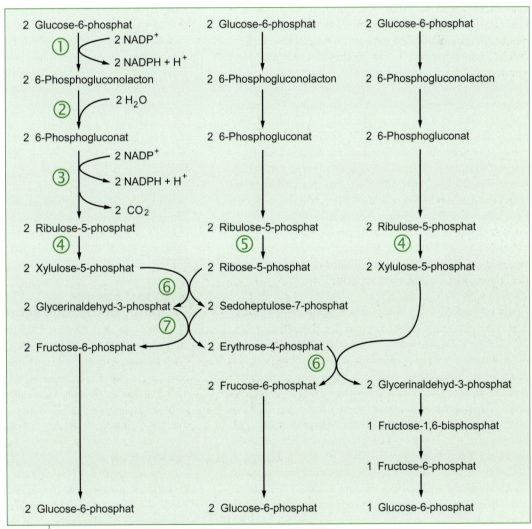

Abb. 6-8: Hexosemonophosphatweg (Pentosephosphatzyklus, PP-shunt)
Beteiligte Enzyme: ① Glucose-6-phosphat-Dehydrogenase,
② Gluconolactonhydrolase, ③ 6-Phosphogluconatdehydrogenase,
④ Ribulose-5-Epimerase, ⑤ Ribulose-5-phosphat-Ketoisomerase,
⑥ Transketolase und ⑦ Transaldolase.

rische Kraft bezeichnet wird, treibt die in die Membran eingebettete ATP-Synthase (Komplex V) an, welche die Bildung von ATP aus ADP und anorganischem Phosphat katalysiert. Der F_0-Teil dieses Komplexes dient als Kanal, der die Protonen an das aktive Zentrum des F_1-Teils führt und dadurch die ATP-Synthese ermöglicht.

Die Oxidation von NADH + H$^+$ (bzw. die Reduktion von ½ O_2) ist mit der Synthese von 3, die Oxidation von $FADH_2$ mit der Synthese von 2 ATP verbunden. Diese Stöchiometrie wird als P/O-Verhältnis bezeichnet.

> Aus 1 mol Glucose, das vollständig oxidiert wird, können auf dem beschriebenen Weg maximal 38 mol ATP gebildet werden, was einem Wirkungsgrad von 40 % entspricht.

Umformung und Abbau der Glucose über den Hexosemonophosphatweg (Pentosephosphatzyklus, PP-*shunt*) Im Verlauf des Hexosephosphatweges (◆Abbildung 6-8), der anaerob im Cytosol abläuft, werden aus Glucose-6-phosphaten (Phosphorylierung der Glucose mit Hilfe von Hexo- bzw. Glucokinase wie bei der Glycolyse) durch Dehydrierung und Decarboxylierung an den C_1-Atomen Pentosephosphate gebildet. Diese finden entweder als Bausteine für die Nucleotidbiosynthese Verwendung, oder sie werden in einem zyklischen Prozess in Fructose-6-phosphate und Glycerinaldehyd-3-phosphate umgewandelt. Formal wird durch sechsmalige Wiederholung des Glucosedurchsatzes durch diesen Zyklus 1 Molekül Glucose vollständig zu 6 CO_2 oxidiert.

Im Gegensatz zur Glycolyse wird der bei den Dehydrierungsreaktionen entstehende Wasserstoff nicht auf NAD$^+$ sondern auf NADP$^+$ überführt, welches dann als H-übertragendes Coenzym für reduktive Biosynthesen, z.B. die Fettsäure- oder Steroidbiosynthese, zur Verfügung steht.

Quantitativ spielt der Hexosemonophosphatweg im Stoffwechsel der Leber, der Erythrozyten, der Nebennierenrinde, des Fettgewebes, der Schilddrüse, des Testes und der laktierenden Brustdrüse eine Rolle.

In der ersten Phase des Hexosemonophosphatweges wird Glucose-6-phosphat dehydriert und decarboxyliert, wobei die Pentose Ribulose-5-phosphat entsteht. Die Reaktionsfolge startet mit der Dehydrierung des Glucose-6-phosphats zu 6-Phosphogluconolacton unter Einwirkung der NADP-abhängigen Glucose-6-phosphatdehydrogenase (1). Anschließend wird das innere Lacton der 6-Phosphogluconsäure mit Hilfe der Gluconolactonhydrolase (2) hydrolysiert, es entsteht 6-Phosphogluconat. Ein weiterer oxidativer Schritt, der ebenfalls NADP$^+$ als H-Akzeptor benötigt, wird von der 6-Phosphogluconatdehydrogenase (3) katalysiert. Das hierbei gebildete, instabile 3-Keto-6-phosphogluconat decarboxyliert spontan, wodurch Ribulose-5-phosphat entsteht.

In der zweiten Phase des Pentosephosphatzyklus wird aus Xylulose-5-phosphat und Ribose-5-phosphat Fructose-6-phosphat gebildet, welches in Glucose-6-phosphat umgewandelt und als solches wieder in den Kreislauf eingeschleust wird.

Zunächst katalysiert die Ribulose-5-Epimerase (4) die Veränderung der Konfiguration am C_3-Atom der Ketopentose Ribulose-5-phosphat, sodass die epimere Ketopentose Xylulose-5-phosphat entsteht. Mit Hilfe der Ribulose-5-phosphat-Ketoisomerase (5) kann das Ribulose-5-phosphat außerdem in die entsprechende Aldopentose Ribose-5-phosphat überführt werden. Im Folgenden katalysiert die Transketolase (6) die Übertragung des Glycolaldehydrests (C_1 und C_2) der Ketose Xylulose-5-phosphat auf den Carbonylkohlenstoff der Aldose Ribose-5-phosphat.

Als Co-Faktoren dieser Reaktion fungieren Thiaminpyrophosphat (TTP) und Magnesium, Produkte sind die um 2 C-Atome verkürzte Aldotriose Glycerinaldehyd-3-phosphat und die um 2 C-Atome verlängerte Ketoheptose Sedoheptulose-7-phosphat. Diese beiden Verbindungen reagieren nun an der Transaldolase (7). Das Enzym ermöglicht die Übertragung des Dihydroxyacetonrests (C_1 bis C_3) der Ketose Sedoheptulose-7-phosphat auf die Aldose Glycerinaldehyd-3-phosphat. Dabei entstehen die um 3 C-Atome verlängerte Ketohexose Fructose-6-phosphat sowie die um 3 C-Atome verkürzte Aldotetrose Erythrose-4-phosphat.

Nun dient Xylulose-5-phosphat erneut als Donator eines Glycolaldehydrests. Dieser wird mit Hilfe der TPP-abhängigen Transketolase (6) auf Erythrose-4-phosphat übertragen. Als Reaktionsprodukte entstehen Fructose-6-phosphat und Glycerinaldehyd-3-phosphat. Letzteres kann ebenso wie Fructose-6-phosphat in Glucose-6-phosphat umgewandelt werden, indem die entsprechenden Schritte der Gluconeogenese durchlaufen werden (vgl. ◆Abbildung 6-3).

> Stellt man sich den PP-*shunt* als zyklisch ablaufenden Prozess vor, so werden aus 6 mol Glucose-6-phosphat 5 mol Glucose-6-phosphat zurückgebildet, womit in der Bilanz 1 mol Glucose 12 mol NADPH + H$^+$ liefert.

Homöostase der Blutglucosekonzentration

Der Glucose-Umsatz innerhalb des Organismus erfolgt außerordentlich rasch. Dabei entsteht ein dynamisches Gleichgewicht zwischen der Glucoseaufnahme mit der Nahrung und der Glucoseneusynthese aus Nicht-Kohlenhydratvorstufen (Lactat, Glycerin, glucogene Aminosäuren) einerseits und der Oxidation von Glucose zur ATP-Synthese, ihrer Speicherung in Form von Glycogen sowie ihrer Verwendung zur Synthese von Lipiden und Proteinen andererseits.

In Anbetracht der Vielfalt der Stoffwechselmöglichkeiten der Glucose sowie der Tatsache, dass die alimentäre Kohlenhydratzufuhr nicht gleichmäßig über den Tag verteilt, sondern schubweise im Verlauf einiger weniger Mahlzeiten erfolgt, ist die Konstanz der Glucose-Konzentration in der extrazellulären Flüssigkeit erstaunlich. Bei vollwertiger Ernährung schwankt sie lediglich zwischen 5,0 und 6,0 mmol/l (80 und 120 mg/dl).

Der **Blutzuckerspiegel steigt an**, wenn die Geschwindigkeit der Glucose-Absorption bzw. der Glucose-Abgabe an den peripheren Blutkreislauf die der Glucose-Aufnahme in die extrahepatischen Gewebe überschreitet. Beim unkontrollierten Diabetes mellitus treten erhöhte Blutglucosewerte auf, weil die Insulinproduktion in den β-Zellen der Langerhans-Inseln des Pankreas eingeschränkt ist bzw. fehlt oder die Zellen der peripheren Gewebe insulinresistent geworden sind.

Einer **Hyperglykämie**, d.h. einem Anstieg der Blutglucosekonzentration über 6,0–6,5 mmol/l (120–140 mg/dl), wirkt eine Stimulierung der Insulinsekretion entgegen. Insulin bewirkt eine vermehrte Aufnahme von Glucose in die Adipozyten (und Myozyten) mit anschließender Synthese von Triglyceriden (und Glycogen). Außerdem inhibiert es das Adenylatcyclasesystem der Leber, wodurch die Stoffwechseleffekte der insulinantagonistischen Hormone, insbesondere die des Glucagons (s.u.), blockiert werden: hepatische Gluconeogenese und Glycogenolyse sind gehemmt, Glycolyse und Glycogenbiosynthese gesteigert.

Der **Blutglucosespiegels sinkt ab**, wenn die Kohlenhydratzufuhr ruht (Nahrungskarenz) und/oder der Glucoseverbrauch in den Skelettmuskeln langfristig gesteigert ist (Ausdauersport). Unter pathologischen Bedingungen kann die Insulinsekretion ohne vorausgehende Erhöhung der Blutglucosekonzentration stimuliert sein, sodass die Glucoseaufnahme ins Fettgewebe ständig gesteigert ist.
Einer **Hypoglykämie**, d.h. einer Abnahme der Blutglucosekonzentration unter 4,5–5,0 mmol/l (60–80 mg/dl), wirkt eine Stimulierung der Sekretion von Glucagon, Catecholaminen (insbesondere Adrenalin) und Glucocorticoiden (insbesondere Cortisol) entgegen. Glucagon, welches in den α-Zellen der Langerhans-Inseln des Pankreas synthetisiert wird, erhöht die cAMP-Konzentration in den Hepatozyten. Infolgedessen kommt es zu gesteigerter Glycogenolyse bei gleichzeitig gehemmter Glycogenbiosynthese. Die hepatische Glycolyse wird inhibiert, die Gluconeogenese stimuliert. Außerdem unterdrückt Glucagon die Insulinsekretion. Das Nebennierenmarkshormon Adrenalin verstärkt, das Nebennierenrindenhormon Cortisol verlängert die Glucagon-Wirkung auf den Kohlenhydrat-Stoffwechsel der Leber. Cortisol drosselt überdies die Glucose-Aufnahme in die Adipozyten. Adrenalin stimuliert die Lipolyse im Fettgewebe und die Glycogenolyse in der Muskulatur.

Hungerstoffwechsel der Glucose

Ein gesunder Erwachsener mit 70 kg Körpergewicht und einem Grundumsatz von 7,5 MJ (1800 kcal) oxidiert im Nüchternzustand 160 g Fettgewebstriglyceride sowie 75 g Muskelprotein. Die Leber gibt 180 g (1 mol) Glucose ab, die zum einen – bis die Speicher entleert sind – aus der Glycogenolyse, zum anderen aus der Gluconeogenese stammen. Von diesen 180 g werden 144 g vom zentralen Nervensystem, hauptsächlich vom Gehirn, vollständig zu CO_2 und H_2O oxidiert; die anderen 36 g werden von Erythrozyten, Leukozyten, Nierenmark, Knochenmark, peripheren Nerven und anderen glycolysierenden Geweben aufgenommen und zu Pyruvat und Lactat abgebaut. Diese beiden Produkte werden auf dem Blutweg zur Leber zurücktransportiert **(Cori-Zyklus)** und dort in die Gluconeogenese eingeschleust, ebenso wie die aus dem Proteinkatabolismus stammenden glucogenen Aminosäuren (insbesondere Alanin und Glutamin) und die aus der Fettgewebslipolyse hervorgehenden 16 g Glycerol. Die Energie zur Synthese der Glucose aus ihren Vorstufen stammt aus der in der Leber ablaufenden Oxidation von 40 g nicht-veresterten Fettsäuren aus dem Fettgewebstriglyceridabbau zu 60 g Ketonkörpern. Diese werden zusätzlich zu den übrigen 120 g nicht-veresterten Fettsäuren (aus der Lipolyse in den Adipozyten) in Herz, Nieren, Skelettmuskulatur usw. vollständig zu CO_2 und H_2O oxidiert.

Da die tägliche Hydrolyse von 75 g Protein in 4–6 Wochen zu einem lebensbedrohlichen Abbau des Körperproteins führen würde, setzt bei prolongiertem Fasten (etwa vom 4.–6. Tag an) eine Drosselung der Proteolyse ein, was zur Folge hat, dass der Leber weniger Aminosäuren zur Gluconeogenese zur Verfügung stehen. Demzufolge müsste das Gehirn „verhungern", hätte es nicht die Möglichkeit der Adaptation an die Verwertung von Ketosäuren. Als weitere Glucose-Sparmaßnahme verbrauchen die anderen Gewebe im Verhältnis weniger Glucose und mehr Fettsäuren.

Insgesamt adaptiert der Organismus an einen geringeren Energieverbrauch, sodass der Grundumsatz bei mehrwöchigem Fasten auf 1500 kcal/d absinkt (und um weitere 10–20 % bei jeder erneuten Langzeitfastenphase). In diesem Zustand werden 150 g Fettgewebstriglyceride und nur noch 20 g Muskelprotein (27 % der Ausgangsmenge) oxidiert. Die Leber gibt noch 80 g Glucose ab (44 % der Ausgangsmenge), wovon 44 g (30 % der Ausgangsmenge) vom Gehirn verbraucht werden, welches 30 g zu CO_2 und H_2O sowie 14 g zu Pyruvat und Lactat abbaut. Die verbleibenden 36 g Glucose werden wie im Nüchternzustand von den Erythrozyten ebenfalls zu Pyruvat und Lactat verstoffwechselt. Die insgesamt gebildeten 50 g dieser beiden Produkte gelangen zurück in die Leber, wo sie der Glucoseneubildung zukommen. Dasselbe gilt für die glucogenen Aminosäuren und die 15 g Glycerol. Die notwendige Energie für die Gluconeogenese stammt wiederum aus der Oxidation von 38 g nicht-veresterten Fettsäuren zu 57 g Ketonkörpern. 47 g davon werden zum Gehirn transportiert, wo sie der Energiebereitstellung dienen, die restlichen 10 g werden im Urin ausgeschieden. Die übrigen Gewebe (z.B. Herz, Nieren, Muskeln) nutzen die verbleibenden 112 g nicht-veresterte Fettsäuren zur Energiegewinnung. (Siehe auch Kap. 12 Diätetik – Totales Fasten.)

Ketonkörpersynthese und -abbau

Unter Ketonkörpern bzw. Ketosäuren versteht man die Verbindungen Aceton, β-Hydroxybuttersäure (β-Hydroxybutyrat) und Acetessigsäure (Acetacetat).

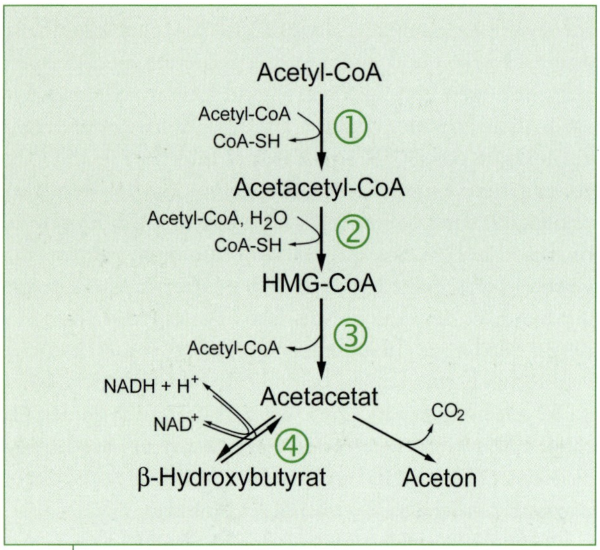

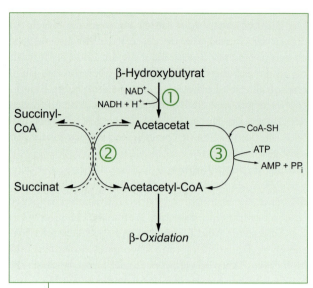

Abb. 6-9: Ketonkörperbiosynthese in der Leber
Enzyme: ① β-Ketothiolase, ② HMG-CoA-Synthase, ③ HMG-Lyase und ④ β-Hydroxybutyrat-Dehydrogenase

Abb. 6-10: Ketonkörperabbau
Enzyme: ① β-Hydroxybutyrat-Dehydrogenase, ② Succinyl-CoA-Acetacetyl-CoA-Transferase und ③ Acetacetat-Thiokinase

Ketonkörpersynthese Die Biosynthese von Ketonkörpern (◆Abbildung 6-9) ist ein unter physiologischen Bedingungen ablaufender Prozess, sodass Ketone in geringen Mengen immer im Blut nachweisbar sind. Im Hungerzustand kann ihre Oxidation zunächst in der Muskulatur und später im Gehirn beträchtliche Ausmaße annehmen.

Die Leber hat als einziges Organ des Körpers die Fähigkeit der Ketonkörperbiosynthese, ohne Ketonkörper in nennenswertem Umfang selbst verwerten zu können. Der mitochondrial lokalisierte Prozess beginnt mit der Kondensation von zwei (aus der β-Oxidation der Fettsäuren stammenden) Molekülen Acetyl-CoA zu Acetacetyl-CoA unter Freisetzung von Coenzym A. Das hierfür erforderliche Enzym ist die β-Ketothiolase (1). In der Folgereaktion wird mit Hilfe der β-Hydroxy-β-Methyl-Glutaryl-CoA-Synthase, kurz HMG-CoA-Synthase (2) genannt, ein weiteres Molekül Acetyl-CoA an das Acetacetyl-CoA gebunden, sodass unter Eintritt von Wasser und Austritt eines Coenzym A HMG-CoA entsteht. Danach katalysiert die HMG-Lyase (3) die Abspaltung eines Acetyl-CoA unter Freisetzung von Acetacetat. Je zwei der C-Atome stammen aus Acetacetyl-CoA bzw. Acetyl-CoA. Acetacetat kann zwei Stoffwechselwege beschreiben: Zum einen wird es unter Einwirkung der NADH-abhängigen β-Hydroxybutyrat-Dehydrogenase (4), die außer in der Leber auch in vielen anderen Geweben vorkommt, reversibel zu β-Hydroxybutyrat reduziert. Zum anderen kann aus Acetacetat durch spontane Decarboxylierung Aceton entstehen (s.u.). β-Hydroxybutyrat macht den Hauptanteil der Ketonkörper in Blut und Urin aus.

Ketonkörperabbau Der wichtigste in den extrahepatischen Geweben vorkommende Stoffwechselweg zum Abbau von Ketonkörpern ist die Umwandlung von β-Hydroxybutyrat in Acetacetyl-CoA (◆Abbildung 6-10).

Zunächst wird β-Hydroxybutyrat mit Hilfe der β-Hydroxybutyrat-Dehydrogenase (1) zu Acetacetat oxidiert. Dabei werden die Reduktionsäquivalente auf NAD$^+$ übertragen. Anschließend erfolgt, katalysiert von der Succinyl-CoA-Acetacetyl-CoA-Transferase (2), eine reversible Transacylierungsreaktion, wobei der Succinylrest eines Succinyl-CoA gegen Acetacetat ausgetauscht wird. Das dabei entstehende Acetacetyl-CoA kann direkt in die β-Oxidation eingeschleust werden.

Von geringerer Bedeutung ist die direkte, ATP-abhängige Aktivierung von Acetacetat mit Coenzym A unter Katalyse der Acetacetat-Thiokinase (3) zu Acetacetyl-CoA, wobei AMP und PP$_i$ freigesetzt werden.

Durch spontane Decarboxylierung von Acetacetat entstehendes Aceton kann nicht in nennenswertem Umfang verwertet werden. Es wird über die Lungen abgeatmet.

Stoffwechsel-Verzahnungen

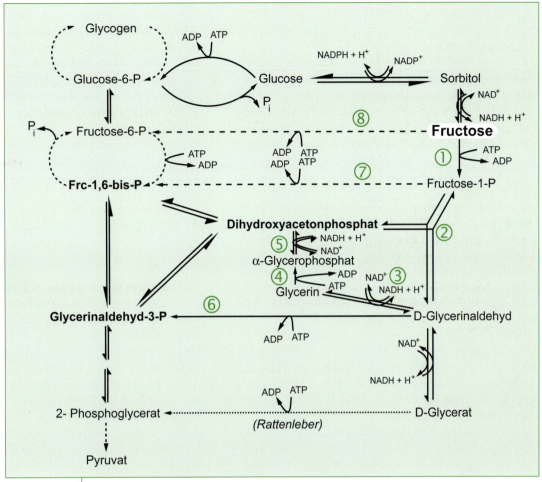

Abb. 6-11: Verwertung von Fructose in der Glycolysekette
Enzyme: ① Fructokinase, ② Aldolase B, ③ Alkoholdehydrogenase, ④ Glycerokinase, ⑤ α-Glycerophosphatdehydrogenase, ⑥ Thiokinase, ⑦ 1-Phosphofructokinase und ⑧ Hexokinase. [Nach G. Löffler, P.E. Petrides: Physiologische Chemie, S. 382; Springer Verlag, Berlin, 1988]

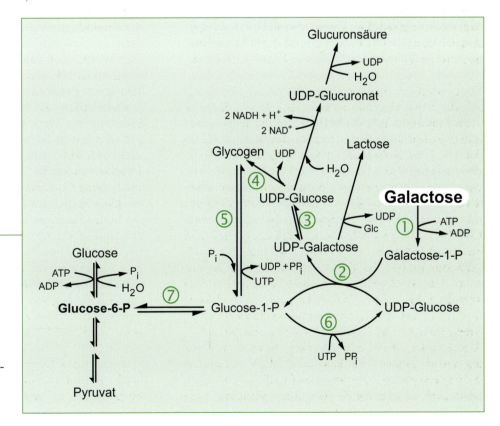

Abb. 6-12: Verwertung von Galactose in der Glycolysekette
Enzyme: ① Galactokinase, ② Galactose-1-phosphat-Uridyltransferase, ③ UDP-Galactose-4-Epimerase, ④ Glycogensynthase, ⑤ Glycogenphosphorylase, ⑥ UDP-Glucose-Pyrophosphorylase und ⑦ Phosphoglucomutase

Stoffwechsel-Verzahnungen

Glycolysekette

Einschleusung von Fructose In Leber und Nieren wird unter Einwirkung der hormonunabhängigen Fructokinase (1) mit hoher Substratspezifität Phosphat von ATP auf Fructose übertragen, wobei Fructose-1-phosphat entsteht (◆Abbildung 6-11). Dieses wird, katalysiert von der Aldolase B (2), in Dihydroxyacetonphosphat und D-Glycerinaldehyd gespalten. Ersteres steht im Gleichgewicht mit Fructose-1,6-bisphosphat und Glycerinaldehyd-3-phosphat, beide Zwischenprodukte der Glycolyse (vgl. ◆Abbildung 6-4). Letzteres kann auf zwei verschiedenen Wegen in die Glycolysekette eingeschleust werden. Zum einen besteht die Möglichkeit der Reduktion von D-Glycerinaldehyd zu Glycerin durch die Alkoholdehydrogenase (3). Mit Hilfe der Glycerokinase (4) wird dann das Glycerin zu α-Glycerophosphat phosphoryliert, welches durch die mitochondriale, FAD-abhängige α-Glycerophosphatdehydrogenase (5) weiter zu Dihydroxyacetonphosphat oxidiert werden kann. Zum anderen kann D-Glycerinaldehyd unter Katalyse des Enzyms Thiokinase (6) zu Glycerinaldehyd-3-phosphat phosphoryliert werden, welches zu Pyruvat abgebaut oder in Fructose-1,6-bisphosphat umgewandelt wird.

Ein Großteil der Fructose geht jedoch in die Triglyceridsynthese (Leber: VLDL) aus α-Glycerophosphat und Acyl-CoA ein, wobei die Acyl-CoA via Acetyl-CoA aus Pyruvat gebildet werden.

In Leber und Muskeln ist das Enzym 1-Phosphofructokinase (7) nachweisbar, welches Fructose-1-phosphat in Position 6 phosphoryliert, sodass Fructose-1,6-bisphosphat entsteht. Dieser Weg spielt im Stoffwechsel offenbar eine untergeordnete Rolle.

In den extrahepatischen Geweben kann Fructose durch Hexokinase (8) zu Fructose-6-phosphat phosphoryliert werden. Die Affinität des Enzyms zu Fructose ist jedoch sehr gering im Verhältnis zu der zu Glucose.

Einschleusung von Galactose In der Leber wird Galactose mit Hilfe der Galactokinase (1) unter ATP-Verbrauch zu Galactose-1-phosphat phosphoryliert (◆Abbildung 6-12). Dieses reagiert, katalysiert von der Galactose-1-phosphat-Uridyltransferase (2), reversibel mit Uridindiphosphatglucose (UDPGlc) unter Bildung von Glucose-1-phosphat und Uridindiphosphatgalactose (UDPGal). In der Folgereaktion kommt es an der aktivierten Galactose unter Einwirkung der UDP-Galactose-4-Epimerase (3), auch Waldenase genannt, zur reversiblen Epimerisierung, wodurch UDP-Glucose entsteht. Diese kann mit Hilfe der Glycogensynthase (4) in Glycogen eingebaut und via Glycogenolyse unter Katalyse der Glycogenphosphorylase (5) in Glucose-1-phosphat überführt werden. Dieses wird entweder, katalysiert von der UDP-Glucose-Pyrophosphorylase (6), zur Regenerierung von UDP-Glucose verwendet oder mit Hilfe der Phosphoglucomutase (7) reversibel in Glucose-6-phosphat umgewandelt, welches ein Zwischenprodukt der Glycolyse (vgl. ◆Abbildung 6-4) ist.

Tricarbonsäurezyklus (Citratzyklus)

Der Tricarbonsäurezyklus ist amphiboler Natur. Das heißt, neben der katabolen Funktion als Endstrecke des oxidativen Abbaus von Substraten hat der Zyklus auch eine anabole Funktion als Ausgangspunkt für eine Vielzahl von biosynthetischen Reaktionssequenzen (◆Abbildung 6-13): Acetyl-CoA ist von Bedeutung für die Fettsäure- und Cholesterinbiosynthese, Succinyl-CoA steht im Zusammenhang mit der Porphyrinbiosynthese, α-Ketoglutarat hat Beziehungen zum Aminosäurenstoffwechsel, und Oxalacetat steht in Verbindung mit dem Aminosäurenstoffwechsel und der Harnstoffsynthese.

Die Konzentrationen der verschiedenen Zwischenprodukte des Citratzyklus sind relativ gering. Da sie jedoch alle mit Ausnahme des Acetyl-CoA eine katalytische Funktion haben, d.h. bei einmaligem Durchlauf des Zyklus regeneriert werden, ist eine optimale Durchsatzgeschwindigkeit dennoch gewährleistet. Dies trifft allerdings nur zu, wenn der ständige Abfluss von Zwischenprodukten durch so genannte anaplerotische (wiederauffüllende) Reaktionen ausgeglichen wird: Oxalacetat kann durch Carboxylierung von Pyruvat mit Hilfe der biotinabhängigen Pyruvatcarboxylase, durch Transaminierungsreaktionen mit Aspartat sowie durch Umkehr der Phosphoenolpyruvatcarboxykinase-Reaktion aus Phosphoenolpyruvat gebildet werden, Malat entsteht durch Carboxylierung von Pyruvat unter Einwirkung des NADPH-abhängigen Malatenzyms und Fumarat, Succinyl-CoA sowie α-Ketoglutarat entstehen größtenteils beim Abbau glucogener Aminosäuren.

Übungsfragen finden Sie im Anhang

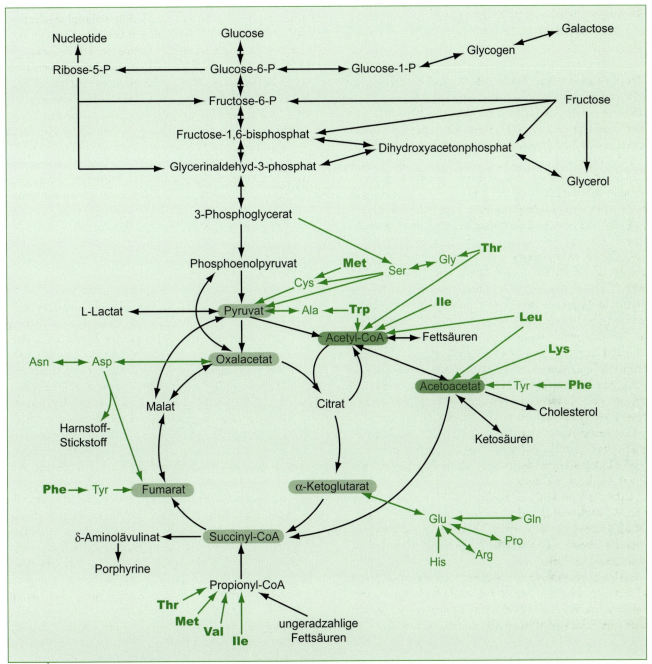

Abb. 6-13: Amphibole Natur des Tricarbonsäurezyklus
Aminosäuren-Stoffwechsel (essenzielle Aminosäuren fettgedruckt)
Produkte des glucogenen Aminosäuren-Abbaus   Produkte des ketogenen Aminosäuren-Abbaus
[Nach G. Löffler, P. E. Petrides: Physiologische Chemie, S. 347; Springer Verlag, Berlin, 1988]

Kapitel 7

Ballaststoffe

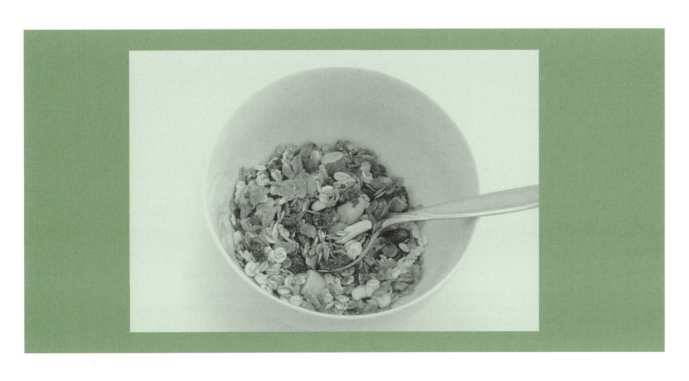

7 Ballaststoffe

Definition und Einteilung

Pflanzenfasern (Plantix, Zellwandbestandteile) nennt man die Gesamtheit aller faserbildenden Bestandteile in pflanzlicher Nahrung. Die chemisch sehr heterogenen Faserstoffe dienen der Pflanze als Struktur-, Stütz- und Reservesubstanzen und stellen die ernährungsphysiologisch wichtigen Ballaststoffe dar. Sie sind hauptsächlich im Gerüstgewebe und in den Randschichten unverarbeiteter pflanzlicher Lebensmittel zu finden.

Ballaststoffe (Nahrungsfasern, *dietary fibre*) definiert die Deutsche Lebensmittelchemische Gesellschaft als natürliche Bestandteile von Pflanzenzellen und/oder natürlicherweise vorkommende oder durch technologische Verfahren gewonnene isolierte Kohlenhydrate (aus mindestens zehn monomeren Bausteinen bestehende Polymere), die durch das menschliche Enzymsystem im Dünndarm nicht oder nur unvollständig zu absorbierbaren Komponenten abgebaut, aber teilweise oder vollständig von der Dickdarmflora fermentiert werden können.

Zu den wichtigsten Ballaststoffen gehören die Nicht-Stärke-Polysaccharide (Cellulose, Hemicellulosen, β-Glucane, Pektine), unverdauliche Oligosaccharide, resistente Stärke und Lignin. Eine detaillierte Auflistung und Unterteilung ist ◆Tabelle 7-1 zu entnehmen.

Im Unterschied zu anderen Nährstoffen haben Ballaststoffe keine spezifischen biochemischen Funktionen. Ihre Wirkungen beruhen auf physikalischen Eigenschaften wie Faserstruktur, Wasserbindungsvermögen und Quellfähigkeit sowie auf Adsorptions- und Ionenaustauschvermögen. Nach ihrer Löslichkeit in Wasser werden Ballaststoffe in zwei Gruppen mit unterschiedlichen Wirkungen eingeteilt:

- Wasserlösliche Ballaststoffe haben eine hohe Wasserbindungsfähigkeit und quellen dadurch im Darm auf. Sie werden von der Darmflora in der Regel nahezu vollständig abgebaut und wirken sich positiv auf den Kohlenhydrat- und Fettstoffwechsel aus. Zu den wasserlöslichen Ballaststoffen zählen Pektine, Pfanzengummen und Schleimstoffe, die sich vor allem in Obst, Gemüse, Kartoffeln und Haferprodukten finden.
- Wasserunlösliche Ballaststoffe binden wenig Wasser und werden bakteriell kaum abgebaut. Sie erhöhen das Stuhlvolumen und beschleunigen die Dünn- und Dickdarmpassage. Zu den wasserlöslichen Ballaststoffen zählen u.a. Lignin und Cellulose. Letztere ist der Hauptbestandteil pflanzlicher Zellwände und kommt besonders in den äußeren Schichten des Getreidekorns (Vollkornprodukte) vor, in nennenswerten Mengen aber auch in Gemüse und Obst.

Kategorie	Herkunft/Eigenschaft	Beispiele
Oligosaccharid-Ballaststoffe	Leguminosen-Oligosaccharide	Raffinose, Stachyose, Verbascose
	Prebiotika	Fructooligosaccharide (FOS)
		Galactooligosaccharide (GOS)
Polysaccharid-Ballaststoffe		
Nicht-Stärke-Polysaccharide (NSP)	Prebiotika	Inulin (Polyfructan)
	Quellstoffe aus:	
	– Meeresalgen	Agar-Agar, Carageen, Alginate
	– Samen	Pflanzenschleime, z.B. Guar, Carubin, Tara
	– Bäumen (Exsudate)	Pflanzengummen, z.B. G. arabicum, Traganth
	– Zellwänden	Hemicellulosen[1], β-Glucane[1], Pektine[2]
	Halbsynthetische Quellstoffe	Methyl-, Carboxymethylcellulose
	Füllstoffe	Cellulose[1]
Stärke-Derivate	Resistente Stärken	native Stärke in Zellwänden (z.B. in Samen)
		native Stärkekörnchen (z.B. in unreifen Bananen)
		modifizierte Stärke (Dextrine)
		retrogradierte Stärke (z.B. in Brotkruste)
Nicht-Kohlenhydrat-Ballaststoffe	Füllstoffe	**Lignin (vernetzte Phenylpropan-Derivate)**
		Cutin, Suberin u.a. Wachse
	Begleitstoffe	**Salze organischer Säuren (z.B. Phytate[3], Oxalate)**
		nicht-verdauliches Protein

Tab. 7-1: Einteilung der Ballaststoffe (lösliche und **wasserunlösliche Ballaststoffe**)
[1] Hemicellulosen (z.B. Gluco-/Galactomannane) und β-Glucane sind teilweise, Cellulosen wenig wasserlöslich.
[2] Pektin aus Äpfeln und Zitrusfrüchten entsteht bei der Reifung aus Protopektin.
[3] Phytinsäure, der Hexaphosphorsäureester des *meso*-Inositols, bildet Chelate mit Ca, Mg, Fe und Zn, aber auch mit Pb und Cd, deren Bioverfügbarkeit aus pflanzlichen Lebensmitteln dadurch verringert wird. Interaktionen mit Nahrungsproteinen beeinflussen die Proteinverdaulichkeit negativ; Komplexierung von Stärkemolekülen verzögert die Glucoseabsorption.

Analysemethoden

Da es sich bei den Ballaststoffen in chemischer Hinsicht um ein heterogenes Gemisch aus verschiedenen Komponenten handelt, gibt es für die quantitative Erfassung keine einheitliche und alles einschließende Methode. Der Anteil der an sich verdaulichen Nahrungsbestandteile, die unter bestimmten Bedingungen zu Ballaststoffen werden (z.B. Lactose), ist nicht messbar.

Rohfaser-Methode (nach WEENDER) Die in Nährwerttabellen angegebenen Daten beruhen größtenteils auf diesem Verfahren, bei dem die organische Substanz mit heißer verdünnter Säure (H_2SO_4) und – nach Filtration – mit heißer Lauge (KOH) aufgeschlossen wird. Der Rückstand wird als Rohfaser bezeichnet.

Nachteil: Nur ein Teil der pflanzlichen Fasersubstanz wird erfasst (Cellulose zu 50–80%, Lignin zu 10–50% und Hemicellulosen zu 20%), d.h., der tatsächliche Ballaststoffgehalt liegt um ein Mehrfaches höher (einen festen Umrechnungsfaktor gibt es nicht).

Detergenzienfaser-Methode (nach VAN SOEST) Dieses Analysensystem ergibt
- als Rückstand nach Kochen der organischen Substanz in neutraler Detergenzienlösung die Summe der unlöslichen Gerüstsubstanzen ⇒ NDF (*neutral detergent fiber*),
- als Rückstand nach Kochen der Substanz in schwefelsaurer Detergenzienlösung im Wesentlichen Cellulose und Lignin ⇒ ADF (*acid detergent fiber*),
- als Rückstand nach Versetzen der ADF-Fraktion mit 72%-iger H_2SO_4 (d.h. durch Hydrolyse der Cellulose) im Wesentlichen Lignin ⇒ ADL (*acid detergent lignin*).

Aus der Differenz von ADF und ADL ergibt sich annäherungsweise die Cellulose, aus der Differenz von NDF und ADF rund 90% der unlöslichen Hemicellulosen.

Nachteil: Rund 10% der unlöslichen Hemicellulosen, die löslichen Hemicellulosen und das Pektin sind in der NDF-Fraktion nicht enthalten.

Enzymatische Methode Gravimetrische Messung der polymeren Verbindungen, die nach Extraktion der Lipide und enzymatischer Behandlung mit Amylasen und Proteinasen im Zentrifugat verbleiben.

Nachteil: Die löslichen Ballaststoffe werden nicht erfasst.

Enzymatisch-chemische Methode Zusätzlich zur gravimetrischen Messung der unlöslichen Ballaststoffe wird der Rückstand, der sich nach der Fällung der löslichen Ballaststoffe aus dem Zentrifugations-Überstand ergibt, gewogen. Dieses Verfahren eignet sich für Routineuntersuchungen zur Erfassung von Lignin, nicht-löslichen und löslichen Nicht-Stärke-Polysacchariden und resistenter – mit anderen Substanzen verbundener, strukturell veränderter oder retrogradierter – Stärke („Gesamtballaststoffe"). Zu Forschungszwecken kann der Rückstand darüber hinaus kolorimetrisch oder gas-chromatografisch untersucht werden. Die Monomerenanalysen geben Aufschluss über die Monosaccharid-Bausteine der Nicht-Stärke-Polysaccharide.

Ein Beispiel für den mit verschiedenen Methoden ermittelten Ballaststoffgehalt zeigt ◆Abbildung 7-1.

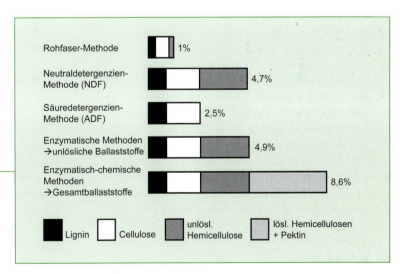

Abb. 7-1: Ballaststoffgehalt eines Roggenvollkornbrotes, ermittelt mit den verschiedenen im Text beschriebenen Methoden (g Ballaststoffe/100 g Brot = % Ballaststoffe)
[Nach W. Feldheim: Ernährungs Umschau 12, 1990, S. 468]

Wirkungen im Verdauungstrakt

Darmpassage Die unverdauten bzw. nicht absorbierten Anteile der Nahrung werden vom Dünndarm zum Dickdarm transportiert. Von dort gelangt ein Teil unverändert zur Exkretion, während der andere Teil mikrobiell metabolisiert wird. Die dabei entstehenden kurzkettigen Fettsäuren werden teils als Bakterienmasse fixiert und ausgeschieden, teils im Chymus gelöst und in gewissem Umfang absorbiert. Letzteres trägt zur energetischen Versorgung, auch der Dünndarmschleimhaut selbst, bei: 15 g Ballaststoffe in Kombination mit 5 g Stärke liefern 230 kJ in Form kurzkettiger Fettsäuren. Demnach beträgt der mittlere physiologische Brennwert der Ballaststoffe 8–13 kJ (2–3 kcal)/g. Der nicht absorbierte Anteil bildet eine weitere Komponente der Fäzes (◆Abbildung 7-2).

Die Größenordnung des mikrobiellen Abbaus zeigt ◆Tabelle 7-2.

	Größenordnung des mikrobiellen Abbaus [%]
Pektine	> 90
Hemicellulosen	60
Cellulose	30–50
Lignin	0

Tab. 7-2: Mikrobieller Abbau unverdauter Nahrungsbestandteile im Dickdarm

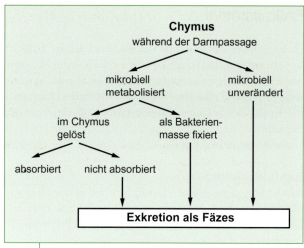

Abb. 7-2: Verstoffwechselung der Ballaststoffe im Dickdarm

Physiologische Wirkungen

Wünschenswerte physiologische Wirkungen
der Ballaststoffe sind

- ein anhaltendes Sättigungsgefühl durch Absorptionsverzögerung infolge retardierter Magenentleerung,
- eine „Verdünnung" der aufgenommenen Nahrungsenergie durch Absorptionsverminderung infolge vergrößerter Diffusionsbarriere an der Dünndarmschleimhaut sowie infolge von Enzymhemmung und Passagebeschleunigung,
- die Verzögerung der Diffusion von Glucose zum Dünndarmepithel, wodurch der Anstieg des Blutzucker- und Insulinspiegels langsamer erfolgt,
- die Bindung von Gallensäuren im Dünndarm, wodurch es zu einer verminderten Reabsorption und, daraus resultierend, zu einer verstärkten Neubildung aus Cholesterin kommt, was eine Senkung des Cholesterinspiegels bewirkt,
- die Proliferation erwünschter Darmkeime wie Milchsäure- und Bifidobakterien (Probiotika), die Stickstoff verwertende Bakterien verdrängen, wodurch die Bildung toxischer Abbauprodukte aus Proteinen (Ammoniak) reduziert wird, und kurzkettige Fettsäuren (Ameisen-, Essig-, Propion-, Buttersäure) synthetisieren, wodurch die Darmpassage beschleunigt und der pH-Wert abgesenkt wird, was wiederum eine Reduktion toxischer Abbauprodukte von aromatischen Aminosäuren durch ungünstige Darmbakterien und eine Überführung von Ammoniak in weniger gut absorbierbare Ammoniumionen zur Folge hat; außerdem drosseln die kurzkettigen Fettsäuren nach teilweiser Absorption die endogene Cholesterinsynthese,
- die Steigerung der Dickdarm-Motilität durch Volumen-Erhöhung (besonders durch Vermehrung der Mikroorganismen und Wasserbindung durch nicht fermentierte Ballaststoffanteile), resultierend in einer Verkürzung der Transitzeit des Chymus, was Fäulnisprozessen und Darmerkrankungen (Obstipation, Divertikulose, Hämorrhoiden) entgegen wirkt sowie die Kontaktzeit unerwünschter Stoffe (z.B. Kanzerogene) mit der Darmschleimhaut verkürzt,
- die Bindung und Ausschleusung von Xenobiotika, Schwermetallen und biogenen Aminen im Stuhl, wodurch das Krebsrisiko vermindert wird.

Nur für die löslichen Ballaststoffe gilt, dass sie im Dünndarm Triglyceride und Cholesterin binden und dadurch deren Absorption vermindern.

Unerwünschte physiologische Wirkungen
der Ballaststoffe sind

- die Bindung mehrwertiger Kationen (Ca, Mg, Fe, Zn) in Magen und Dünndarm, wodurch deren Absorptionsraten vermindert werden,
- eine zusätzliche Kontamination mit Xenobiotika,
- direkte Epithelschädigung,
- Flatulenz, d.h. Blähungen infolge mikrobieller Gasbildung (CO_2, CH_4, H_2, NH_3 u.a.), und
- Volvulus, d.h. Darmverschlingung infolge übermäßiger Dickdarm-Füllung.

Der negative Effekt auf die Absorption mehrwertiger Kationen ist nur bei hoher Zufuhr isolierter Ballaststoffe aus therapeutischen Gründen von praktischer Bedeutung für die Deckung des Mineralstoffbedarfs. Im Fall ballaststoffreicher Verzehrsgewohnheiten wird die Absorptionsverminderung durch den in Relation zu raffinierten Nahrungsmitteln höheren Gehalt an diesen essentiellen Nährstoffen kompensiert.

Ballaststoffverzehr und Gesundheit

Ballaststoffverzehr und Gesundheit

In den 1960er Jahren wurde von BURKITT die Ballaststoffhypothese formuliert, die besagt, dass Zusammenhänge bestehen zwischen der täglich mit der Nahrung zugeführten Menge an Ballaststoffen und der Entstehung bzw. Verhinderung des Auftretens so genannter Zivilisationskrankheiten.

Für derartige auf Ballaststoffmangel zurückzuführende, für Industrieländer typische Krankheitsbilder seien beispielhaft genannt:

- Dünn-/Blind-/Dickdarm-Entzündung und Dickdarmdivertikulose als Folge von Obstipation (Verstopfung),
- Hämorrhoiden, Krampfadern und Hernien als Folge von erhöhtem Bauchinnendruck bei der Defäkation von festen Stühlen,
- Adipositas, Hypertonie, Atherosklerose, Koronarerkrankungen, Gallen-/Nierensteine, Fettstoffwechselstörungen, Diabetes mellitus und Gicht als Folge überhöhter Energiezufuhr.

Es gibt zahlreiche Hinweise auf eine Verbesserung der Glucosetoleranz sowie eine Senkung des Serumcholesterin- und LDL-Spiegels bei ballaststoffsupplementierten Probanden mit pathologischen Ausgangswerten.

Als erwiesen gilt, dass eine hohe Ballaststoffzufuhr mit einem verminderten Auftreten von Obstipation, Divertikulitis, Diabetes mellitus und koronarer Herzkrankheit assoziiert ist.

Richtwert für die Ballaststoffzufuhr, Verzehr, Vorkommen Zur Erhaltung einer normalen Darmfunktion (keine Verstopfung) wurde ein Richtwert für die tägliche Ballaststoffzufuhr von mindestens 30 g bzw. eine Dichte von 3,8 g/MJ (16 g/1000 kcal) für Frauen und 3 g/MJ (12,5 g/1000 kcal) für Männer festgelegt. Da die Effekte der einzelnen Ballaststoffkomponenten in Lebensmitteln unterschiedlich sind, sollen die Ballaststoffe sowohl aus Vollgetreide und Leguminosen als auch aus Gemüse und Obst stammen (◆Tabelle 7-3).

Der tatsächliche Ballaststoffverzehr liegt unter der wünschenswerten Tagesmenge: gemäß NVS II beträgt die mediane Zufuhr bei Männern 25 g/d, bei Frauen 23 g/d. Vegetarisch lebende Erwachsene führen im Vergleich zu Nicht-Vegetariern etwa 20 % mehr Ballaststoffe zu.

◆Tabelle 7-4 zeigt Beispiele, wie durch Austausch von Lebensmitteln die Ballaststoffzufuhr erhöht werden kann.

	Ballaststoffgehalt [g/100 g essbarer Anteil]
Roggen, Vollkorn	13,2
Weizenmehl Type 405	4,0
Reis, poliert, gek.	0,2
Bohnen, weiß	17,0
als Konserve	6,8
Erbsen, reif	16,6
als Konserve	3,8
Linsen	10,6
als Konserve	3,5
Karotten, jung	3,6
Blumenkohl	2,9
Kartoffeln, gek. geschält	1,1
Feigen, getr.	12,0
Äpfel m. Schale	2,0
Pflaumen, frisch	1,6

Tab. 7-3: Durchschnittlicher Ballaststoffgehalt einiger Lebensmittel

Lebensmittel	BS-Gehalt [g/100 g]	alternatives Lebensmittel	BS-Gehalt [g/100 g]
Weizentoastbrot	2,9	Roggentoastbrot	6,1
Weizenmischbrot	3,8	Roggenvollkornbrot	7,8
Cornflakes	4,0	Früchtemüsli	8,5
Nudeln, gegart	2,3	Vollkornnudeln, gegart	5,2
Naturreis, gegart	0,8	Bulgur, gegart	10,3
Eisbergsalat	0,6	Möhren, Mais, Paprika	3,6
Gurke	0,9	Fenchel, Broccoli	3,1
Tomate	1,0	Knollensellerie	4,2
Zucchini	1,1	Rosen-/Grünkohl	4,3
Spargel	1,5	Schwarzwurzeln	16,9
Wassermelone	0,3	Papaya, Nektarine	2,3
Orange, Aprikose	1,5	Birne, Dattel	3,2
Weintrauben	1,6	Kiwi	3,9
Banane	1,8	Heidel-/Himbeeren	4,8
Süßkirsche	1,9	Schwarze Johannisbeeren	6,8
Pudding	0,0	Rote Grütze	4,0
Butterkekse	0,5	Vollkornkekse	2,6
Sahnetorte	0,6	Steinobstkuchen	4,6
Milchschokolade	1,4	Bitterschokolade	7,6
Salzstangen	0,7	Studentenfutter	8,8

Tab. 7-4: Steigerung der Ballaststoff- (BS)-Zufuhr durch den Austausch von Lebensmitteln

Übungsfragen finden Sie im Anhang

Anzeige

ERNÄHRUNGS UMSCHAU

FORSCHUNG & PRAXIS

Das führende Fachmagazin zum Thema Ernährung. Mit den wichtigsten Fakten für Ihre Arbeit.

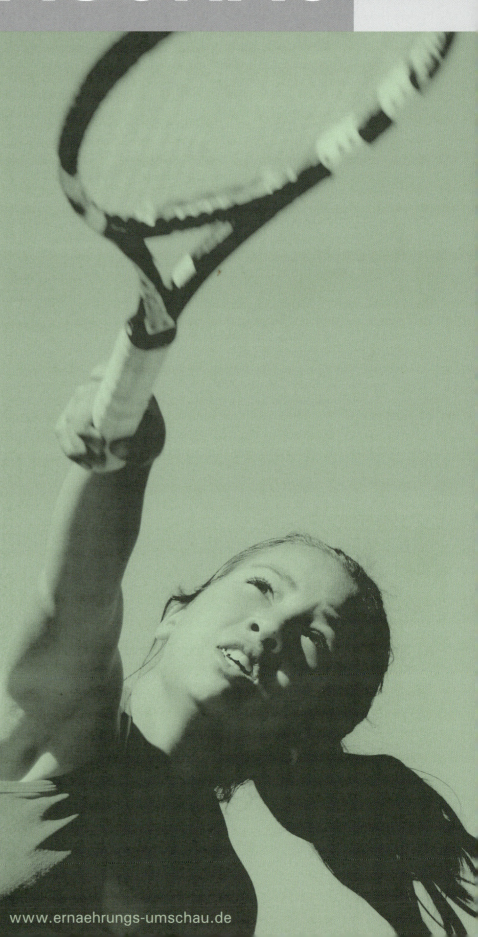

■ **Für wen?**
Ernährungswissenschaftler
Ernährungsmediziner
Ernährungsberater
Oecotrophologen
Diätassistenten
Studenten & Auszubildende

■ **Was?**
Fachinformationen rund um die Themen Ernährung und Lebensmittel

Aktuelle Erkenntnisse aus der Ernährungswissenschaft und -praxis

Online-Fortbildung

Aktuelle Themenschwerpunkte als Special in jeder Ausgabe

Ernährungslehre und -praxis, das Basiswissen zum Sammeln

■ **Wie?**
Mit ganzheitlicher Berichterstattung – von Ernährungswissenschaft bis Ernährungsmedizin

Mit kompetenter Übertragung von Ernährungswissenschaft in die Praxis

Mit umfassendem Archiv zum Thema Ernährung für den schnellen Onlinezugriff

Probeheft anfordern:
Tel. 06196 7667-262

www.ernaehrungs-umschau.de

Kapitel 8

Alkohol

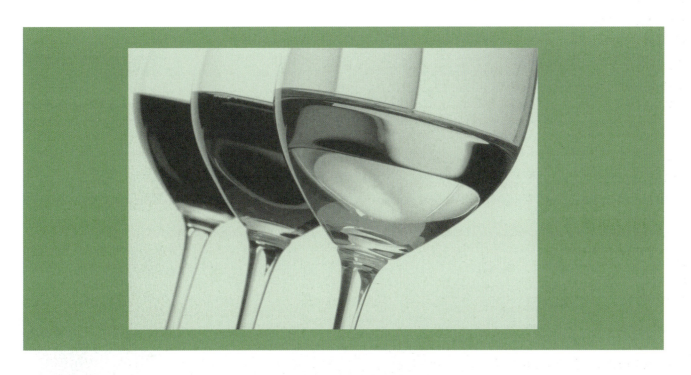

8 Alkohol

Alkohol in der Ernährung

Seit Alters her gehören die alkoholischen Getränke zu den populärsten Genussmitteln, die sich sowohl in gesellschaftlichem Rahmen als auch zur persönlichen „Belohnung" ständig wachsender Beliebtheit erfreuen wegen ihrer aufputschenden und berauschenden Wirkung. Dabei wird häufig übersehen, dass (Ethyl-)Alkohol auch Energie liefert. Die Zahl der Alkoholiker, deren Sucht Nährstoffdefizite, Krankheit und in schweren Fällen sogar den Tod zur Folge hat, steigt.

Energetisch gesehen kann Alkohol zu den Nährstoffen gezählt werden, immerhin liefert 1 g Ethanol 29 kJ (7 kcal). Weil die Dichte von Ethanol 0,79 g/cm^3 beträgt, d.h. 1 ml Ethanol 0,79 g wiegt, liefert 1 ml Ethanol entsprechend 23 kJ (5,6 kcal). Erhöht wird der Energiegehalt alkoholischer Getränke noch durch die Stammwürze (Malz, Stärke, Eiweißstoffe) wie im Fall von Bier oder durch Zusatz von Zucker wie im Fall von Süßwein und Likör.

Angegeben wird der Alkoholgehalt in Vol.% (4 Vol.% entsprechen einem Gehalt von 4 ml Ethanol in 100 ml des Getränks).

◆Tabelle 8-1 gibt eine Übersicht über die Ethanol- und Energiegehalte einiger alkoholischer Getränke.

Getränk	Ethanol [Vol.%]	20 ml Ethanol sind enthalten in x ml Getränk	Energie [kJ/100 ml]	[kcal/100 ml]	Alkoholanteil am Brennwert [%]
Malzbier	1	2000	230	55	13
Pils	4	500	190	45	62
Sekt	9	220	350	85	74
Qualitätswein	10	200	335	80	87
Wermut	17	115	525	125	96
Sherry	22	90	670	160	96
Likör	30	65	1045	250	84
Weinbrand	33	60	1005	240	96
Cognac	40	50	1215	290	96
Gin	45	45	1380	330	96
Rum	65	30	1925	460	99

Tab. 8-1: Übersicht über die Ethanol- und Energiegehalte einiger alkoholischer Getränke

Absorption und Stoffwechsel

Absorption Die Absorption des Ethanols beginnt sofort nach der Aufnahme: 20% der zugeführten Menge treten bereits vom Magen, der Rest vom Dünndarm ins Blut über, wo die Verteilung rasch vor sich geht. Der maximale Blutspiegel ist etwa 1–2 h nach dem Konsum erreicht.

Es gibt keine obere Absorptionsgrenze. Die Absorptionsgeschwindigkeit ist reduziert, wenn gleichzeitig mit dem alkoholischen Getränk auch Lebensmittel (insbesondere protein- und fetthaltige) aufgenommen werden. Kohlensäure, Zucker und eine hohe Temperatur des Getränks haben den umgekehrten Effekt, sie beschleunigen den Absorptionsvorgang.

Die Promillezahl im Blut kann mit Hilfe folgender Formel ermittelt werden:

$$\text{Promille} = \frac{\text{konsumierte Alkoholmenge [g]}}{\text{Reduktionsgewicht [kg]}}$$

$$= \frac{\text{Anzahl Vol.\%} \times (\text{Volumen [ml]} / 100) \times 0{,}79 \text{ [g/ml]}}{\text{Körpergewicht [kg]} \times 0{,}7}$$

Der Reduktionsfaktor von 0,7 berücksichtigt, dass Leber, Gehirn und Muskeln viel Alkohol aufnehmen, wogegen Fettgewebe und Knochen wenig aufnehmen.

Stoffwechsel 2–10% des zugeführten Ethanols werden unverändert über Atem, Speichel, Schweiß, Urin und Muttermilch ausgeschieden. Der übrige Ethylalkohol wird in der Leber oxidiert. Hierzu stehen im Wesentlichen zwei Wege zur Verfügung:

- Bei niedriger Blutalkoholkonzentration (< 0,5 Promille) katalysiert die im Cytoplasma lokalisierte Alkoholdehydrogenase den Alkoholabbau.

$$\text{Ethanol} + \text{NAD}^+ \xrightarrow{\text{Alkoholdehydrogenase}} \text{Acetaldehyd} + \text{NADH} + \text{H}^+$$

- Bei höherer Blutalkoholkonzentration (> 0,5 Promille) wird zusätzlich im endoplasmatischen Reticulum eine mischfunktionale Oxidase (mikrosomales Ethanol-oxidierendes System, MEOS) aktiv. Dieses Enzym ist induzierbar.

$$\text{Ethanol} + \text{NADPH} + \text{H}^+ + \text{O}_2 \xrightarrow{\text{Mischfunktionelle Oxidase}} \text{Acetaldehyd} + \text{NADP}^+ + 2\,\text{H}_2\text{O}$$

Der toxische Acetaldehyd wird in der mitochondrialen Matrix mittels NAD-abhängiger Aldehyddehydrogenase in Acetat (Essigsäure) umgewandelt. Dieses wird entweder in der Leber verstoffwechselt oder ans Blut abgegeben und von den extrahepatischen Geweben aufgenommen. Dort wird das Acetat intramitochondrial mit Coenzym A verestert und dient anschließend der ATP- oder Fettsäure-/Triglycerid-Synthese.

Da die bei hoher Ethanolkonzentration vom MEOS katalysierte Reaktion NADPH + H$^+$ erfordert, ist die Fettsäuresynthese in der Leber unter diesen Umständen eingeschränkt. Gleichzeitig ist die β-Oxidation gedrosselt, denn die Aldehyddehydrogenase-Reaktion verbraucht NAD$^+$. Die erhöhte Konzentration an NADH + H$^+$ fördert die Bildung von α-Glycerophosphat (und Lactat). Aus dem Blut aufgenommene Fettsäuren werden vermehrt in Triglyceride eingebaut, zumal der oxidative Ethanolabbau Energie liefert. Bis zu 70% des Energiebedarfes der Leber können durch Alkohol gedeckt werden.

Die Geschwindigkeit des Ethanolabbaus ist individuell verschieden. Man kann jedoch von durchschnittlich 0,1 g/kg KG/h ausgehen. Demzufolge setzt ein 70 kg schwerer Mann stündlich zwischen 7 und 11 g um. Bei einem Jugendlichen gleichen Gewichts sind es pro Stunde 5–7 g, bei einem Gewohnheitstrinker 14–16 g. Der Serumethanolspiegel nimmt bei hoher Ausgangskonzentration linear, bei niedriger logarithmisch ab.

Die Alkoholtoleranz wird von verschiedenen Faktoren beeinflusst. Beispielhaft seien erwähnt: die Aktivität der „entgiftenden" Enzyme (ethnische Gruppe), individuelle Trinkgewohnheiten, Alter, Gesundheitszustand, Magenfüllung, Geschwindigkeit des Trinkens, psychische Verfassung, Umgebungstemperatur, Tageszeit, Art und Verträglichkeit der Getränke.

Eine Alkoholintoleranz ist durch Akkumulation von Acetaldehyd gekennzeichnet und äußert sich in Fieberanfällen, Kopfschmerzen, Schwindelgefühl, Übelkeit und Brechreiz.

Da in der Muskulatur die zum Ethanolabbau erforderlichen Enzyme nicht vorkommen, hat Bewegung respektive Sport keinen fördernden Einfluss auf die Rückkehr in den Nüchternzustand.

Alkohlkonsum und Gesundheit

Akteptable Zufuhr Für den gesunden Mann liegt die tolerierbare obere Aufnahmemenge an Alkohol bei 20 g pro Tag. Bei dieser Menge sind keine negativen Effekte auf die Gesundheit zu erwarten, sie wird, besonders bei älteren Männern, sogar als kardioprotektiv erachtet, denn Alkohol erhöht das HDL-Cholesterin, steigert die Fibrinolyse und hemmt die Thrombozytenaggregation.

Für die gesunde Frau gelten 10 g Alkohol pro Tag als gesundheitlich verträglich. Diese Menge entspricht ca. ¼ l Bier, 1 dl Wein oder 3 cl Schnaps. Während Schwangerschaft und Stillzeit sollte auf Alkohol jedoch verzichtet werden, um das Kind keinen Risiken (z.B. alkoholbedingte Fetopathie) auszusetzen.

Gemäß NVS II beträgt die mediane Alkoholzufuhr 9 g/d (3 Energie-%) für Männer und 2 g/d (1 Energie-%) für Frauen. Den höchsten Alkoholkonsum weisen Männer im Alter zwischen 19 und 24 sowie zwischen 51 und 64 Jahren mit 17,3 g/d (4,3 Energie-%) auf.

Akuter Alkoholkonsum/-missbrauch Akuter Alkoholgenuss kann einen Gichtanfall auslösen, da vermehrt Lactat aus Pyruvat gebildet wird (metabolische Azidose), das in den Nierentubuli mit Harnsäure um die Ausscheidung konkurriert, wodurch es zur Hyperurikämie kommt.

Bei einer Blutalkoholkonzentration von > 1,5 Promille spricht man von **akuter Alkoholintoxikation**. Diese äußert sich in konzentrationsabhängigen Stimmungs- und Persönlichkeitsveränderungen, gestörter Wahrnehmung und Bewegungskoordination, Sprachstörungen, Übelkeit, Erbrechen und Gedächtnisschwund. Durch vermehrte Wärmeabgabe aufgrund einer Erweiterung der Blutgefäße der Haut kommt es zur Hypothermie. Außerdem wird die Alkoholvergiftung bedingt durch eine Hemmung der Gluconeogenese häufig von schweren Hypoglykämien begleitet.

Ab 4,0 Promille kann die Alkoholintoxikation lebensbedrohlich werden. Dies ist der Fall, wenn 1,5–2,5 g Ethanol/kg KG nüchtern innerhalb von 30 Minuten aufgenommen und ohne Erbrechen absorbiert werden.

Chronischer Alkoholmissbrauch Der Ethanolstoffwechsel erfordert Thiamin, Niacin und Pantothensäure, die in dieser Zeit für andere Prozesse, z.B. für die Glucoseverwertung im Gehirn, in geringerem Ausmaß zur Verfügung stehen. Darüber hinaus beeinträchtigt Ethanol die Absorption von Thiamin, Folsäure, Zink und Selen und erhöht die Ausscheidung von Pyridoxin, Folsäure, Zink und Selen. Alkoholiker sind häufig ungenügend mit Mikronährstoffen versorgt, allerdings nicht zuletzt aufgrund unzureichender Nahrungsaufnahme (Alkohol ersetzt die Nahrung). Ein ausgeprägter Thiamin-Mangel kann zum WERNICKE-KORSAKOW-Syndrom führen.

Kontinuierlicher Alkoholmissbrauch führt je nach Belastbarkeit des Individuums früher oder später zu einer chronischen Alkoholvergiftung, die sowohl mit organischen als auch mit psychischen Schäden einher geht und in schweren Fällen zu Koma und Tod führt.

Typische Folgeschäden eines langfristigen Alkoholabusus sind:

- Leberverfettung, -entzündung und -zirrhose
- Ösophagitis, Magenblutung (Anämie), chronische Pankreatitis
- Bluthochdruck, Herzrhythmusstörungen
- Polyneuropathie
- Abnahme von Intelligenz und Gedächtnisleistung
- Verflachung der Persönlichkeit, Neigung zu Psychosen.

Zusätzlich erhöht langfristiger Alkoholmissbrauch das Krebsrisiko im Bereich der Mundhöhle, des Rachens, der Speiseröhre, des Magens, der Bauchspeicheldrüse, der Leber, des Dick-/Mastdarms und der Brust.

Alkoholsucht Alkohol kann eine psychische und physische Abhängigkeit erzeugen, wobei es sich bei der Entstehung des Alkoholismus um ein multifaktorielles Geschehen mit genetischen, psychosozialen und umweltbedingten Ursachen handelt.

Eine Alkoholabhängigkeit wird diagnostiziert, wenn mindestens drei der folgenden Kriterien erfüllt sind:

- starker Wunsch nach Alkoholkonsum
- verminderte Kontrollfähigkeit des Konsums
- Alkoholkonsum zur Verminderung von Entzugssymptomen
- Toleranzentwicklung mit zunehmend höherer Alkoholaufnahme
- eingeengtes Verhaltensmuster im Umgang mit Alkohol
- Vernachlässigung anderer Interessen zu Gunsten des Alkohols
- anhaltender Konsum trotz nachgewiesener schädlicher Folgen.

Übungsfragen finden Sie im Anhang

Kapitel 9

Wasser

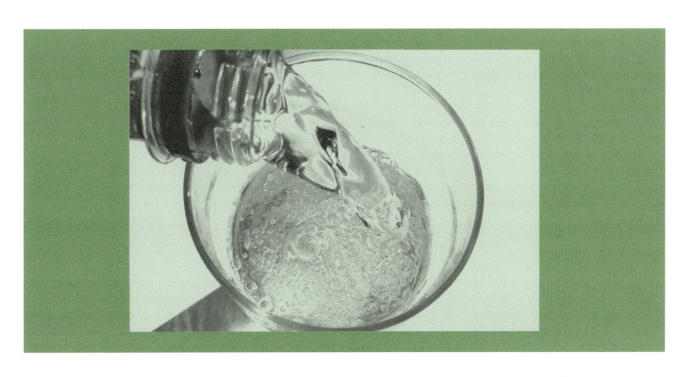

9 Wasser

Funktionen und Verteilung im Körper

Das Leben ist aller Wahrscheinlichkeit nach in einem wässrigen Milieu entstanden und Wasser ist der wichtigste anorganische Bestandteil lebender Organismen. Wasser ist

- Bestandteil vieler zellulärer und subzellulärer Verbindungen (so sind z.B. an 1 g Muskelglycogen 2,7 g Wasser gebunden),
- Cofaktor von Hydrolasen und Hydratasen sowie Reaktionspartner bei vielen Stoffwechselprozessen,
- Lösungs- und Transportmittel für alle wasserlöslichen Substanzen,
- Hauptkomponente der schützenden Schleimstoffe,
- Wärmeleiter zwischen den Geweben zur gleichmäßigen Temperaturverteilung,
- Schutzfaktor gegen Überhitzung des Körpers (vgl. Perspiration, folgende Seite)
- an der Aufrechterhaltung des osmotischen Drucks beteiligt aufgrund der freien Permeation von Zellmembranen.

Wassergehalt von Zellen und Geweben Eine typische Säugetierzelle besteht zu etwa 70 Gew.% aus wässriger Phase, welche weitgehend das intrazelluläre Milieu bestimmt. Je nach Funktion der Zelle kann der Wassergehalt jedoch erheblich schwanken. Bei Adipozyten beispielsweise beträgt er 5 %, bei Erythrozyten 65 %.

Der durchschnittliche Wassergehalt des menschlichen Gewebes liegt zwischen 70 und 85 Gew.%. Er variiert jedoch stark von einem Gewebetyp zum anderen (◆ Tabelle 9-1).

Vom Wassergehalt eines Gewebes kann nicht direkt auf die H_2O-Menge in der einzelnen Zelle geschlossen werden, weil die Gewebe aus verschiedenen Flüssigkeitsräumen (s.u.) bestehen.

Wassergehalt des gesamten Organismus Als Durchschnittswert für den Wassergehalt des Organismus wird angegeben: 60 % des Körpergewichts. Das würde bedeuten, dass ein 70 kg schwerer Mensch ungefähr 42 l Wasser „enthält". Wie die Beispiele in ◆ Tabelle 9-2 zeigen, ist der Gesamtkörperwassergehalt jedoch in erheblichem Maß abhängig von Alter und Geschlecht (◆ Abbildung 9-1). Er ist überdies umgekehrt proportional zum Fettgehalt des Organismus: bei gleicher Körpermasse ist der Wassergehalt eines Adipösen geringer als der eines Normalgewichtigen.

	Wassergehalt [%]
Embryo, 3. Monat	90
Neugeborenes	78
Säugling	
3–6 Monate	70
6–12 Monate	60
Kind, 2–12 Jahre	62
Jugendlicher, 18 Jahre	
männlich	65
weiblich	54
Erwachsener, 65 Jahre	
männlich	53
weiblich	47

Tab. 9-2: Wassergehalt des menschlichen Organismus in Abhängigkeit von Alter und Geschlecht

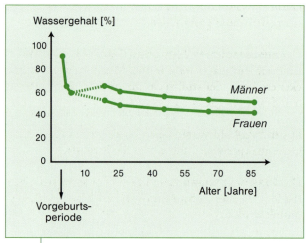

Abb. 9-1: Wassergehalt des Körpers in Prozent als Funktion des Alters für Männer und Frauen

	Wassergehalt [%]
Zahnschmelz	< 1
Skelett	22
Fettgewebe	30
Haut	72
Muskeln	75
Herz (u.a. Organe)	79
Blutplasma	91
Lymphe	96
Glaskörper des Auges	99

Tab. 9-1: Wassergehalt verschiedener Gewebe

Wasserverteilung im Körper Das Gesamtkörperwasser verteilt sich auf zwei Kompartimente, die miteinander im Gleichgewicht stehen. 55 % sind intrazelluläres, 45 % extrazelluläres Wasser. Mit **Intrazellulärraum (IZR)** bezeichnet man die Gesamtheit der Zellen, mit **Extrazellulärraum (EZR)** den Gewebeanteil, der sich aus den nicht-

Wasserbilanz und Wasserbedarf

Wasserbilanz Anzustreben ist eine ausgeglichene Wasserbilanz, d.h., Wasseraufnahme und -abgabe sollen sich die Waage halten (◆ Tabelle 9-4).

Von der täglich aufgenommenen Flüssigkeitsmenge entfällt der größte Teil auf Getränke und das in den Nahrungsmitteln enthaltene Wasser (die Flüssigkeitsabsorption erfolgt zu 65% im Dünndarm und zu 35% im Dickdarm). Eine geringe Menge entsteht bei der Oxidation der Nährstoffe im Organismus: 100 g Fett liefern 107 ml Wasser, 100 g Kohlenhydrate 55 ml und 100 g Protein 41 ml.

Von der täglich ausgeschiedenen Flüssigkeitsmenge entfällt der größte Teil auf den Urin sowie die Perspiration über Lunge und Haut. Als unsichtbaren Verlust (pulmonale Perspiration, *perspiratio insensibilis*) bezeichnet man die ständige, obligate Abgabe von Wasserdampf über den Atem zur Regulation der Körperwärme, als sichtbaren Verlust (dermale Perspiration, *perspiratio sensibilis*) die Wasserabgabe über den Schweiß. Eine geringe Menge Wasser wird mit dem Stuhl ausgeschieden.

In die Bilanz gehen die 6–9 l Verdauungssekrete, die in den Magen-Darm-Trakt sezerniert werden, nicht ein, weil sie größtenteils reabsorbiert werden, und zwar besonders im Jejunum, aber auch im Ileum und Colon.

Bei zusätzlichen Wasserverlusten, hervorgerufen beispielsweise durch starkes Schwitzen, Durchfall oder Blutverlust, müssen die Werte auf beiden Seiten der Gleichung entsprechend geändert werden.

Bedarf, Richtwert für die Höhe der Gesamtzufuhr, Risikogruppen Der tägliche Wasserumsatz eines Erwachsenen, dessen Körpermasse zur Hälfte und mehr auf den Gesamtkörperwasserbestand zurückzuführen ist, beträgt etwa 6% des Körperwassers.

Bei normalem Energieumsatz und durchschnittlichen Klimabedingungen wird er im Wesentlichen von der Menge der anfallenden harnpflichtigen Substanzen, die ausgeschieden werden müssen, bestimmt. Mit einer Erhöhung des Wasserbedarfs auf bis zu 10 l/d ist in Extremsituationen zu rechnen, z.B. bei hohem Energieumsatz (Ausdauersport), feuchter Hitze, reichlichem Kochsalzverzehr, hoher Proteinzufuhr und pathologischen Zuständen wie Fieber, Durchfall und Erbrechen. Außerdem soll umso mehr getrunken werden, je weniger gegessen wird, weil bei geringer Nahrungsaufnahme das in den Lebensmitteln enthaltene Wasser (durchschnittlich 0,33 ml/kcal) und das Oxidationswasser fehlen.

	Wassergehalt [% GKW]
Intrazellulärraum	55,0
Extrazellulärraum	45,0
– Interstitium und Innenraum der Lymphgefäße	20,0
– Intravalsalraum	7,5
– Knochenmatrix	7,5
– Knorpelmatrix und straffes Bindegewebe	7,5
– Transzellulärraum	2,5

Tab. 9-3: Verteilung des Gesamtkörperwassers (GKW) auf IZR und Bestandteile des EZR

zellulären Bestandteilen zusammensetzt (verbindendes Medium). Der **Transzellulärraum** ist Bestandteil des EZR und umfasst Flüssigkeiten (z.B. Verdauungssäfte, Liquor cerebrospinalis), die vom Blutplasma durch Epithelschichten zusätzlich zum Kapillarendothel getrennt sind.
◆ Tabelle 9-3 zeigt die prozentuale Verteilung des Gesamtkörperwassers (GKW).

Bestimmung des Körperwassers

Das **Gesamtkörperwasser** kann durch Verwendung von markiertem Wasser (D_2O, THO, $H_2^{18}O$), Phenazon oder Harnstoff sowie mit Hilfe bioelektrischer Impedanzmessung (BIA) bestimmt werden.

Der **austauschbare Anteil des Extrazellulärwassers** lässt sich mit markiertem Inulin, Mannitol oder Rohrzucker ermitteln, der **stoffwechselträge Anteil** mit markiertem SO_4, S_2O_3, SCN oder Na-24.

Das **Intrazellulärwasser** errechnet sich als Differenz aus Gesamtkörperwasser und Extrazellulärwasser.

Das **Plasmavolumen** kann mit Hilfe von radioaktivem Jod (J-131) oder Farbstoffen wie Evans Blue (T-1824) ermittelt werden.

Die **Interstitialflüssigkeit** entspricht der Differenz aus austauschbarem Extrazellulärwasser und Plasmavolumen.

Tab. 9-4: Ausgeglichene Wasserbilanz
Es besteht ein Gleichgewicht zwischen täglicher Wasseraufnahme und -abgabe

Tägliche Zufuhr durch	Menge [ml]	Täglicher Verlust durch	Menge [ml]
Getränke	1300	Urin	1300
Wasser in fester Nahrung	800	Fäzes	150
		Pulmonale Perspiration	450
Oxidationswasser	300	Dermale Perspiration	500
Insgesamt	2400	Insgesamt	2400

Der Richtwert für die Höhe der Gesamtwasserzufuhr beträgt beim Erwachsenen etwa 240 ml /MJ (1 ml/kcal). Dies entspricht einer Wasseraufnahme von rund 2,4 l/d, wovon ca. 1,3 l aus Getränken stammen. In gemäßigtem Klima gilt die Faustregel, dass das Harnvolumen etwa gleich groß sein soll wie die Getränkezufuhr.

Im Rahmen unserer Ernährungsgewohnheiten erfolgt die Flüssigkeitszufuhr in der Regel bereits einige Zeit vor dem Auftreten des Durstgefühls. Dieses soll auch nur in Ausnahmesituationen der Stimulus zur Flüssigkeitsaufnahme sein. Besonders ältere Menschen müssen auf eine ausreichende (> 1 ml/kcal) und regelmäßige Flüssigkeitszufuhr achten, weil ihr Durstempfinden so abgeschwächt sein kann, dass sie nicht mehr in der Lage sind, ein bestehendes Wasserdefizit adäquat wahrzunehmen.

Veränderungen der Gesamtkörperflüssigkeit

Da die so genannten obligaten Wasserverluste über Haut und Lunge, mit den Fäzes sowie in Form sehr konzentrierten Urins nicht zu vermeiden sind, führt eine Einschränkung der Flüssigkeitszufuhr schon nach relativ kurzer Zeit zu einer Verminderung der Gesamtkörperflüssigkeit (**Dehydratation**). Bei einer Abnahme um 3 % – etwa 1,2 l – kommt es bereits zu einer Einschränkung von Speichelsekretion und Harnproduktion sowie zu einer Beeinträchtigung der Leistungsfähigkeit bei physischer Belastung infolge suboptimaler Schweißproduktion und Hämokonzentrierung.
Bei einer Reduktion um 5 % treten klinische Symptome wie trockene Schleimhäute, reduzierter Hautturgor, erhöhte Körpertemperatur, verminderter Blutdruck, Tachykardie, Mattigkeit und beginnende Bewusstseinseintrübung auf. Eine Abnahme des Gesamtkörperwassers um 20 % stellt aufgrund der gravierenden Stoffwechselstörungen im Bereich des Umbaus bzw. der Energiegewinnung aus Glucose, Fettsäuren und Aminosäuren einen lebensbedrohlichen Zustand dar. Schon nach 2–4 Tagen ist der Organismus nicht mehr in der Lage, die harnpflichtigen Substanzen auszuscheiden. Der Tod tritt ein durch Kreislaufversagen.

Bei gesunden Personen ist mit einer zufuhrbedingten Vermehrung der Gesamtkörperflüssigkeit nicht zu rechnen, da die Fähigkeit zur renalen Wasserausscheidung fast 1 l/h beträgt. Dieser Wert kann jedoch im Fall von Leberzirrhose, diversen Nierenerkrankungen sowie chronischer Diuretikaeinnahme erheblich verringert sein.

Regulation des Wasserhaushalts

Die Regulation der Isotonie und Isovolämie des Blutplasmas erfolgt über hormonale Systeme, die zum Teil aneinander gekoppelt sind, aber auf verschiedene Rezeptoren ansprechen. Die Freisetzung des antidiuretischen Hormons (ADH, Vasopressin) wird über Osmorezeptoren im Gehirn gesteuert und dient hauptsächlich der Konstanthaltung der Osmolalität, indem es auf die renale Wasserreabsorption wirkt. Das Renin-Angiotensin-Aldosteron-System wird über Volumen-, Druck- und Chemorezeptoren in den Nieren reguliert und dient der Aufrechterhaltung des Volumens, indem es die renale Na^+-Reabsorption beeinflusst. In diesen Regelkreis greifen zudem die atrialen natriuretischen Faktoren (ANF) ein, deren Ausschüttung (antagonistisch) über die Dehnung der Herzvorhöfe gesteuert wird.

Weil der Extrazellulärraum mit dem Intrazellulärraum in einem osmotischen Gleichgewicht steht, würden Veränderungen der Wasser- bzw. NaCl-Zufuhr ohne diese Regelmechanismen mit Schwankungen von Osmolalität und Volumen sowohl des Blutplasmas als auch des Zellwassers einhergehen. Der Ausgleich der Tagesschwankungen innerhalb kürzester Zeit dient also dem Schutz der Zellen vor Hypo- respektive Hyperhydratation.

Wassermangel Werden Wasserverluste des Körpers nicht ersetzt, kommt es durch Anstieg der Plasmaosmolalität zur erhöhten Freisetzung des im Hypothalamus gebildeten ADH aus der Neurohypophyse. Das Hormon gelangt auf dem Blutweg zu den Nieren, wo es eine Steigerung der Wasserreabsorption und damit der -retention bewirkt; außerdem löst es das Durstgefühl aus. Auch die durch das gleichzeitig verminderte Blutvolumen hervorgerufene Abnahme der Vorhofdehnung erzeugt Durst, d.h. regt zusätzlich zur Auffüllung der Körperflüssigkeit mittels Getränken an. Osmolalität und Volumen normalisieren sich.

Wasserüberschuss Die Aufnahme größerer Mengen hypotoner Flüssigkeit (Wasser) vermindert die Plasmaosmolalität. Dieses Signal sowie die Steigerung der Vorhofdehnung aufgrund des gleichzeitig erhöhten Blutvolumens hemmen die Ausschüttung von ADH, woraus eine Mehrausscheidung hypotonen Urins resultiert. Osmolalität und Volumen normalisieren sich.

Salzmangel Eine zu geringe Aufnahme von Na^+ bei normaler Flüssigkeitszufuhr vermindert aufgrund der herabgesetzten Blutosmolalität die ADH-Ausschüttung und erhöht dadurch die Wasserausscheidung. Die Osmolalität normalisiert sich, während das Blutvolumen abnimmt. Die daraus resultierende Verminderung der Vorhofdehnung löst Durst aus. Gleichzeitig stimuliert das verminderte Blutvolumen die Freisetzung von Renin aus den Nieren, welches die Umwandlung von Angiotensinogen aus der Leber über Angiotensin I (inaktiv) in Angiotensin II in der Lunge und anderen Geweben einleitet.

Angiotensin II löst Durst aus und stimuliert die Freisetzung von Aldosteron aus der Nebennierenrinde. Aldosteron erhöht die Na^+-Reabsorption und damit die Retention, wodurch sekundär Wasser zurückgehalten wird. Das Volumen normalisiert sich.

Salzüberschuss Eine durch überhöhte Na^+-Zufuhr gesteigerte Plasmaosmolalität hat eine vermehrte ADH-

Ausschüttung zur Folge und damit Durst sowie eine Steigerung der Wasserreabsorption bzw. -retention. Die Osmolalität normalisiert sich, während das Blutvolumen ansteigt. Hieraus resultiert eine Drosselung des Renin-Angiotensin-Aldosteron-Mechanismus, was die Na^+-Ausscheidung und als Folge die Wasserausscheidung fördert. Aufgrund verstärkter Vorhofdehnung werden zudem aus den Zellen der Vorhofwände die ANF abgegeben, welche ebenfalls die Na^+- und damit die Wasser-Ausscheidung steigern. Das Volumen normalisiert sich.

Störungen des Wasserhaushalts

Bilanzstörungen von Wasser und Na^+ führen zu Hypohydratation (Dehydratation) oder Hyperhydratation, d.h. zu einer Abnahme oder Zunahme des interstitiellen Wassergehalts, was mit Flüssigkeitsverschiebungen zwischen Intrazellulärraum (IZR) und Extrazellulärraum (EZR) einhergeht.

Hypertone Hypohydratation Als Folge eines Wasserdefizits, z.B. durch starkes Schwitzen, kommt es zu einer Abnahme des Volumens und einer Erhöhung der Osmolalität des EZR. Aufgrund des osmotischen Gradienten strömt Wasser aus dem IZR in den EZR, wodurch das Volumen in den Zellen ebenfalls absinkt und die Osmolalität ansteigt. Wenn es über eine Aktivierung des Renin-Angiotensin-Aldosteron-Systems zu einer Zunahme der Na^+-Reabsorption kommt, während die Wasserreabsorption nicht gesteigert werden kann, nimmt die zelluläre Dehydratation weiter zu. Das kann bis zum Zelltod führen.

Hypotone Hyperhydratation Durch übermäßige Wasserzufuhr, z.B. bei Infusion isotoner Glucoselösung (die Glucose wird verstoffwechselt, das freie Wasser bleibt übrig), sinkt die Osmolalität und steigt das Volumen im EZR. Osmotisch bedingt strömt ein Teil des Wassers aus dem EZR in den IZR, wodurch das Volumen der Zellen ebenfalls erhöht und die Osmolalität reduziert wird.

Wenn die Hemmung der ADH-Ausschüttung zu spät wirksam wird, kann es zur so genannten Wasserintoxikation kommen, die mit Übelkeit, Erbrechen und Schock einhergeht. Bei großen Sportereignissen wie z.B. Marathonläufen ist es bereits zu Todesfällen durch Wasserintoxikation (Hirnödem) gekommen, weil in Relation zum Schweißverlust zu viel hypotone Flüssigkeit (Wasser) zugeführt wurde.

Hypotone Hypohydratation Durch einen Na^+-Verlust, der den an Wasser übersteigt, z.B. als Folge von gehäuftem Erbrechen oder Durchfällen, wird die Osmolalität des EZR herabgesetzt. Es kommt zu einem Wassereinstrom in den IZR, d.h. zu einer Volumenzunahme und Osmolalitätsabnahme der Zellen.

Hypertone Hyperhydratation Durch eine Na^+-Zufuhr, die die an Wasser übersteigt, z.B. infolge Trinkens von Meerwasser, erhöht sich die Osmolalität im EZR und bedingt das Nachströmen von Wasser aus dem IZR, dessen Volumen abnimmt und Osmolalität ansteigt.

Übungsfragen finden Sie im Anhang

Kapitel 10

Vitamine

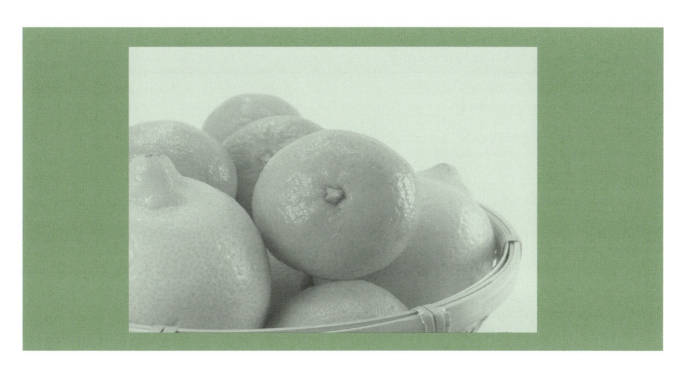

10 Vitamine

Definition und Einteilung

Definition Vitamine sind organische Stoffe, die der Organismus für bestimmte lebenswichtige Funktionen braucht, aber nicht oder nur in unzureichenden Mengen selbst synthetisieren kann. Vitamine sind somit essenziell, d.h., sie müssen regelmäßig mit der Nahrung aufgenommen werden. Der tägliche Bedarf an diesen Mikronährstoffen ist gering im Vergleich zu den benötigten Mengen an energieliefernden Nährstoffen. Im Mangel treten neben den für das jeweilige Vitamin charakteristischen Symptomen im Allgemeinen Wachstums- und Reproduktionsstörungen auf.

Einteilung Nach ihrer Löslichkeit in lipo- oder hydrophilen Medien unterscheidet man

- **Fettlösliche Vitamine** – Vitamine A, D, E und K
  Im Überschuss zugeführte Vitamine dieser Gruppe werden nahezu quantitativ gespeichert. Eine geringe Ausscheidung über den Darm ist nur nach vorheriger Konjugatbildung in der Leber möglich. Ansonsten gehen sie in den enterohepatischen Kreislauf ein. Das Wirkungsspektrum dieser Vitamine ist nicht einheitlich. Man kann von regulatorischen Effekten sprechen. Die fettlöslichen Vitamine sind in der Regel lokal angereichert.
- **Wasserlösliche Vitamine** – Vitamin-B-Komplex und Vitamin C
  Diese Vitamine sind nur in geringen Mengen speicherbar. Überschüsse werden über die Nieren ausgeschieden. Alle acht B-Vitamine fungieren als Coenzyme oder prosthetische Gruppen, Vitamin C als Cofaktor enzymatischer Reaktionen.
  Die wasserlöslichen Vitamine weisen weitgehend konstante Gewebekonzentrationen auf.

In den folgenden Abschnitten dieses Kapitels werden zunächst die fettlöslichen, dann die wasserlöslichen Vitamine besprochen.

Internationale Einheiten Die Aktivität von Vitaminen wird im Arzneimittelbereich in Internationalen Einheiten (I.E.; engl. international units, I.U.) angegeben. Sie bezeichnen die in einer bestimmten Gewichtsmenge enthaltene biologische Aktivität eines Wirkstoffs.
So ist z.B.
1 I.E. Vitamin A = 0,300 µg all-trans-Retinol,
1 I.E. Vitamin D = 0,025 µg reines, kristallines Vitamin D_3 oder Vitamin D_2,
1 I.E. Vitamin E = 0,670 mg RRR-α-Tocopherol bzw. 1,000 mg all-rac-α-Tocopheryl-Acetat.

Allgemeines zu Bedarf, Zufuhrempfehlungen und Vitaminversorgung

Bedarf und Empfehlung Angaben über den Vitaminbedarf sind stets abhängig vom Individuum, seiner physischen und psychischen Verfassung (z.B. Krankheit, Stress) und den angewandten Kriterien bzw. Zielsetzungen (z.B. Wachstum, Lebensdauer). In der Praxis wird mit den Zufuhrempfehlungen der DGE operiert. Diese Werte entsprechen dem experimentell ermittelten Durchschnittsbedarf zuzüglich einer Sicherheitsspanne (20–60%).

Die Angaben für eine angemessene Vitaminzufuhr müssen Folgendes berücksichtigen:

- Alter
- Geschlecht
- Leistungsniveau und Leistungsintensität
- Gesundheitszustand (speziell Medikamenteneinnahme) und Stressbelastung
- Versorgungsstatus
- Verfügbarkeit und Ausnutzung der Vitamine (insbesondere Bindungsform bei der Absorption und eventuelle Eigensynthese)
- Nahrungszusammensetzung (Gehalt an Vitaminantagonisten und mögliche Wechselwirkungen)
- technologische Behandlungsformen (Vitaminzerstörung oder Vitaminierung)

Vitaminversorgungs- bzw. -mangelstadien Nach BRUBACHER lassen sich unterschiedliche Stadien der Vitaminversorgung bzw. des Vitaminmangels unterscheiden (◆ Abbildung 10-1).

Die marginale Bedarfsdeckung (ein latenter Mangel) ist durch einen Verlust an Reserven, d.h. eine Entleerung der Speicher, gekennzeichnet, und führt dazu, dass die Versorgung in Stresssituationen kritisch wird. Liegt ein subklinischer Mangel vor, kann ein Absinken der Ausscheidung im Urin beobachtet werden. Im Frühstadium des klinischen (manifesten) Mangels treten teils unspezifische, teils charakteristische, in jedem Fall reversible Mangelsymptome auf. Im Spätstadium des klinischen Mangels sind alle Mangelsymptome charakteristisch und irreversibel.

Die Körpervorräte an Vitamin B_1 reichen in der Regel 1–2 Wochen, die an Vitamin K, C, B_2, B_6 und Niacin 2–6 Wochen, die an Folat 3–4 Monate, an Vitamin A 1–2 Jahre und an Vitamin B_{12} 5–10 Jahre.

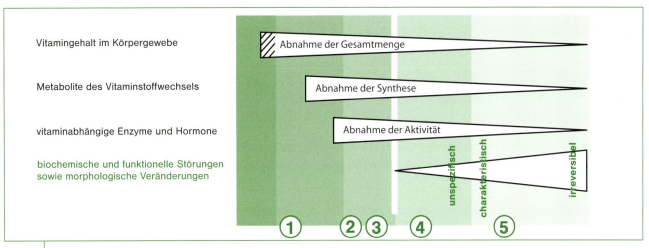

Abb. 10-1: Vitaminversorgungs- bzw. Vitaminmangelstadien
Die schraffierte Fläche kennzeichnet den Vitamingehalt im Körpergewebe bei Bedarfsdeckung. Die Zahlen bezeichnen die Stadien: ① Marginale Bedarfsdeckung (latenter Mangel), ② Subklinischer Mangel, ④ Frühstadium des klinischen (manifesten) Mangels und ⑤ Spätstadium des klinischen Mangels. Der Übergang vom subklinischen zum klinischen Mangel wird als Grenzzustand ③ bezeichnet. [Modifiziert nach Brubacher, zitiert in K.-H. Bässler: Vitamine, S. 8; Steinkopff Verlag, Darmstadt, 1989]

Vitamin A

(Bio)chemie und Vorkommen

Vitamere, chemische Struktur und Stabilität Als Vitamin A im engeren Sinn wird all-*trans*-Retinol verstanden. Im weiteren Sinn versteht man unter Vitamin A Verbindungen, die über alle biologischen Funktionen des all-*trans*-Retinol verfügen. Hierzu gehören Retinylester und Retinal, die in Retinol umwandelbar sind, sowie die Provitamine A, aus denen Retinol gebildet werden kann. Unter Retinoiden werden Vitamin-A-Derivate verstanden, die nicht alle (z.B. Retinsäure, Retinyl-β-Glucuronid) oder keine (z.B. Hydroxy-, Epoxy-, Oxo-Derivate) Vitamin-A-Wirkungen aufweisen.

Vitamin A besteht aus vier Isopreneinheiten, wovon zwei zu einem β-Iononring kondensiert sind (◆ Abbildung 10-2), und einer funktionellen Gruppe am Ende des azyklischen Anteils, die der chemischen Bezeichnung zugrunde liegt (◆ Tabelle 10-1). Innerhalb der offenen Kohlenstoff-Kette liegen vier konjugierte Doppelbindungen mit all-*trans*- oder *cis*-Konformation vor.

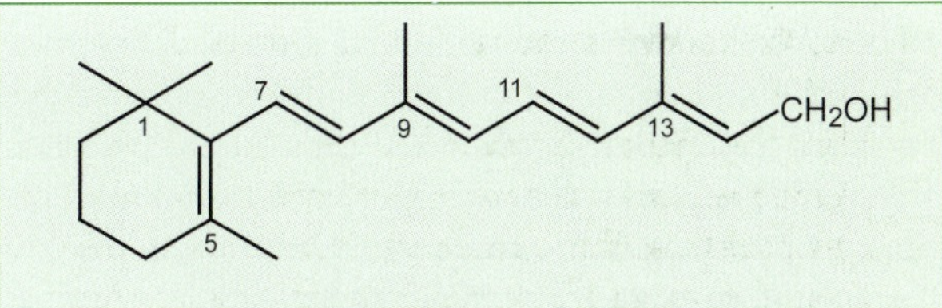

Abb. 10-2: Strukturformel des Vitamins A
(all-*trans*-Retinol)

In Abwesenheit von Sauerstoff führt die Einwirkung von Hitze oder Licht zu einer Verminderung der Vitamin-A-Wirksamkeit (Bildung von *cis*-Isomeren). In Gegenwart von Sauerstoff kommt es durch Licht oder Hitze zum Verlust der biologischen Aktivität (Zerstörung des β-Iononrings). Vitamin E vermag Retinol vor Oxidation zu schützen. Die genannten chemischen Eigenschaften gelten auch für die Provitamine A, die im Körper in biologisch aktives Retinol umgewandelt werden können und somit zur Vitamin-A-Versorgung des Menschen beitragen. Allerdings ist ca. jeder Dritte ein *„poor converter"* (weniger als 10% des verzehrten β-Carotins werden zu Retinol).

Carotinoide und Provitamine A Etwa 700 verschiedene Carotinoide – Carotine und Xanthophylle (s.a. Kapitel 11 „Besondere Nahrungsinhaltsstoffe") – werden von Pflanzen aus 8 Isopreneinheiten synthetisiert. Sie weisen keinen, 1 oder 2 Iononringe sowie verschiedene funktionelle Gruppen auf. Für die gelbe bis rötliche Farbe sind die konjugierten Doppelbindungen in der offenen Kohlenstoff-Kette verantwortlich. Im Gegensatz zu den aus reinen Kohlenstoffgerüsten bestehenden Carotinen sind die Xanthophylle sauerstoffhaltig.

Zahlreiche Carotinoide sind antioxidativ wirksam, d.h. sie fangen Sauerstoffradikale ab. Dies gilt z.B. für die Carotine Lycopin (aus der Tomate), α-, β- und γ-Carotin (aus Tomate, Karotte, Spinat und Himbeere) ebenso wie für die

Bezeichnung	Chemische Struktur
Retinol (Transport- u. Wirkform)	Vitamin-A-Alkohol
Retinal (Wirkform)	Vitamin-A-Aldehyd
Retinsäure (Wirkform)	Vitamin-A-Säure
Retinylester (Speicherform)	Vitamin-A-Fettsäureester
Vitamin A$_2$	3,4-Dihydroretinol

Tab. 10-1: Vitamin A und Derivate.
Retinol und Retinylester sind ineinander umwandelbar, ebenso Retinol und Retinal. Retinsäure entsteht durch Oxidation von Retinal.

Xanthophylle Zeaxanthin (aus Mais), Lutein (aus dem Eidotter), Capsanthin (aus Paprika), Astaxanthin (aus Crustaceen), Luteoxanthin (aus der Orange) und Canthaxanthin (ein Lebensmittelfarbstoff).
Ungefähr 50 Carotinoide mit β-Iononring sind Vitamin-A-wirksam. Die wichtigsten Provitamine A sind α-Carotin, β-Carotin und β-Cryptoxanthin.

Vorkommen und Zubereitungsverluste Retinol bzw. Retinylester sind ausschließlich in tierischen Geweben (höchste Konzentrationen in der Leber) und Produkten wie z.B. Butter, Käse und Eiern enthalten. In Süßwasserfischen findet man insbesondere 3,4-Didehydroretinol. In der Pflanzenwelt, z.B. in Karotten, Grünkohl, Spinat, Feldsalat und orange-gelben Früchten, kommen ausschließlich Carotinoide vor. Bei der Zubereitung der Lebensmittel treten Verluste in Höhe von etwa 20 % auf.

Stoffwechsel und Versorgungsstatus

Absorption, Transport, Speicherung und Ausscheidung Mit der Nahrung aufgenommen werden Retinylester, vor allem Retinylpalmitat und -stearat. Diese werden im Dünndarmlumen in Retinol und freie Fettsäuren gespalten. Unter Beteiligung der Gallensäuren (Micellenbildung) gelangt das Retinol mit einer Absorptionsquote von ca. 80 % via carrier-vermittelter Diffusion in die Mukosazellen, wo es nach Kopplung an ein zelluläres retinolbindendes Protein (CRBP) mit dort vorliegenden freien Fettsäuren reverestert werden kann.

Retinol, Retinylester und Carotinoide werden in Chylomikronen eingelagert und über den Ductus thoracicus (Lymphweg) zum linken Venenwinkel und von dort über die rechte Herzhälfte, den Lungenkreislauf, die linke Herzhälfte und den Körperkreislauf zur Leber transportiert. Dort wird Retinol, z.T. nach Hydrolyse der Retinylester, einerseits in den Parenchymzellen als Kurzzeitspeicher an CRBP gebunden (zu 20 %), andererseits in den perisinusoidalen Stellatumzellen zur langfristigen Speicherung mit Palmitin- und Stearinsäure verestert (zu 80 %).
Bei Bedarf werden die Retinylester wieder in Retinol und freie Fettsäuren gespalten. Dann wird das Retinol an in den Parenchymzellen synthetisiertes apo-RBP gebunden. Das so entstehende holo-RBP wird im peripheren Blutkreislauf nach zusätzlicher Kopplung an Transthyretin transportiert. In Geweben mit Retinol-Rezeptoren wird das Vitamin freigesetzt und entweder an CRBP oder an lipidhaltige Strukturen gebunden.
240–540 mg Vitamin A sind im Körper, überwiegend in der Leber, gespeichert. Die Halbwertszeit beträgt 50–100 Tage. Bei guter Versorgung reichen die Vitamin-A-Reserven für 1–2 Jahre.
Der Abbau erfolgt in der Leber, wo Retinol und Retinsäure durch das Cytochrom-P-450-System zunächst hydroxyliert, anschließend glucuronidiert und über die Galle oder den Urin ausgeschieden werden. Infolge eines enterohepatischen Kreislaufs können Retinyl- und Retinoyl-β-Glucuronid auch reabsorbiert werden, wodurch der Körper sich vor größeren Vitamin-A-Verlusten schützt. Inaktiviert wird Vitamin A durch Hydroxylierung, Epoxidation, Dehydrierung und oxidative C-C-Spaltung.

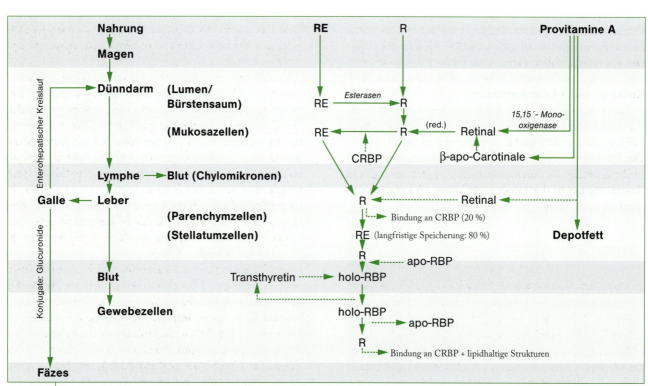

Abb. 10-3: Stoffwechsel von all-*trans*-Retinol und seinen Provitaminen
(R) Retinol, (RE) Retinylester, (RBP) Retinol-bindendes Protein, (CRBP) zelluläres Retinol-bindendes Protein

Der **Stoffwechsel von Vitamin A und seiner Provitamine** ist in ◆ Abbildung 10-3 dargestellt.

β-Carotin gelangt in Gegenwart von Fett, Gallensalzen und Vitamin E, welche zur Micellenbildung erforderlich sind, durch Diffusion in die Mukosazellen. Die Absorptionsquote beträgt dabei maximal, d.h. im Fall des mechanischen Aufschlusses der Pflanzenzellen sowie der gleichzeitigen Zufuhr von Milch oder Fett, 30%. Die Bioverfügbarkeit ist der zugeführten Menge umgekehrt proportional. In den Enterozyten läuft eine der drei folgenden Reaktionen ab:

- Spaltung von β-Carotin in zwei Retinal-Moleküle unter Katalyse der β-Carotin-15,15'-Monooxigenase. Weil aus der oxidativen Spaltungsreaktion selten zwei intakte Retinal-Moleküle hervorgehen, die reduziert werden können, entsteht aus einem β-Carotin-Molekül meist nur ein Molekül Retinol. Dieses wird in Chylomikronen eingebaut (s.o.).
- Sukzessive oxidative Kettenverkürzung von β-Carotin zu β-apo-Carotinal. Aus einem Molekül β-Carotin kann maximal ein Molekül Retinal bzw. Retinol gebildet werden.
- Einlagerung von β-Carotin in Chylomikronen und Transport über Lymphe, venöses und arterielles Blut zum Fettgewebe und zur Leber, wo jeweils die Speicherung erfolgt. Da kein Mechanismus zur Mobilisierung von im Fettgewebe gespeichertem β-Carotin bekannt ist, kommt es dort im Laufe des Lebens zu einer Anreicherung. Eine Akkumulation im Blut ist möglich, weil die Halbwertszeit 4–10 Tage beträgt.

Erfassung des Vitaminstatus und Plasmaspiegel

Die Beurteilung der Versorgung mit Vitamin A über die Plasmakonzentration an Retinol ist schwierig, weil der Blutspiegel erst absinkt, wenn die Reserven in der Leber fast vollständig entleert sind. Besser beurteilen lassen sich Serumanalysen, die neben Retinol auch Retinylester, RBP, Kreatinin und γ-Glutamyltransferase erfassen. Der „*relative dose response test*" zeigt, ob eine Gabe von 25 000 I.E. Vitamin A die Serumkonzentration um mehr als 15% erhöht. In diesem Fall liegt ein marginaler Mangel vor. Der Plasmaretinolspiegel wird homöostatisch geregelt und bleibt konstant bei durchschnittlich 53 µg/dl, solange die Konzentration in der Leber nicht unter 10 µg/g absinkt (normal sind Werte von 20–300 µg/g).

Zufuhr

Bedarf, Empfehlung und Verzehr Der Tagesbedarf Erwachsener an all-*trans*-Retinol liegt bei 0,6 mg bzw. 2 000 I.E. Die in den D-A-CH-Referenzwerten aufgeführte Zufuhrempfehlung beinhaltet einen Zuschlag von 60% zur Abdeckung der physiologischen Schwankungsbreite und beträgt demzufolge 1,0 Retinoläquivalente (RÄ)/d für Männer und 0,8 mg RÄ/d für Frauen (Zulage in Schwangerschaft und Stillzeit). In den DRI ist ein RDA von 0,9 mg RÄ/d für Männer und 0,7 mg RÄ/d für Frauen angegeben. 1 mg RÄ entspricht 1 mg all-*trans*-Retinol, 6 mg all-*trans*-β-Carotin bzw. 12 mg anderen Provitamin-A-Carotinoiden. Gemäß NVS II liegt die mediane Zufuhr bei 1,8 mg RÄ/d für Männer bzw. bei 1,5 mg RÄ/d für Frauen. Als unbedenkliche obere Zufuhrmenge für Erwachsene gelten 3 mg Vitamin A pro Tag.

Die täglich benötigte Menge an **β-Carotin** ist in den D-A-CH-Referenzwerten mit 2–4 mg, in den DRI mit 3–6 mg angegeben. Mit dieser Menge soll die Plasmakonzentration aufrecht erhalten werden, von der angenommen wird, dass sie zur Verminderung des Risikos, an Lungen-, Oesophagus- oder Magenkrebs zu erkranken, beiträgt. Der Verzehr liegt bei 4,4 mg β-Carotin/d. Eine tägliche Aufnahme von 10 mg β-Carotin hat sich als unbedenklich erwiesen.

Wirkungsweise, Unterversorgung und Überversorgung

Funktionen (v. a. Sehvorgang) Vitamin A ist wichtig für den Sehvorgang (Retinol, Retinal), aber auch für Wachstum, Zelldifferenzierung und -proliferation, Immunantwort und Testosteronsynthese (Retinol, Retinsäure) sowie für Reproduktion und Embryonalentwicklung (Retinol). Darüber hinaus wird es von der Schilddrüse und der Nebennierenrinde benötigt und ist an der Bildung von Glycoproteinen und der RNA-Synthese beteiligt.

Für den Sehvorgang ist Retinal als prosthetische Gruppe der in den Sinneszellen der Retina des Auges vorkommenden lichtempfindlichen Pigmente von Bedeutung. Das Pigment der stäbchenförmigen Zellen, die das Sehen bei niedrigen Lichtintensitäten ermöglichen, ist das Rhodopsin, das der zapfenförmigen, die für das Sehen bei hohen Lichtintensitäten und für das Farbensehen verantwortlich sind, das Jodopsin. Opsin ist die Proteinkomponente der Sehpigmente.

Zwischen der Primärstruktur des Stäbchen-Opsins und der des Zapfen-Opsins bestehen nur minimale Unterschiede, die jedoch zu drastischen Veränderungen der jeweiligen Absorptionsmaxima führen. Durch Absorption auftreffender Lichtquanten kommt es zu kurzlebigen Konformationsänderungen des Opsins – die hieraus resultierenden Nervenimpulse werden an das Gehirn weitergeleitet – sowie zur Isomerisierung von 11-*cis*- zu all-*trans*-Retinal. Die daraus resultierende Streckung des Retinal-Moleküls führt zu seiner Abspaltung von der Proteinkomponente. Dieser Reiz bewirkt die Hyperpolarisierung der fotosensiblen Zellen.

Die Regeneration des Rhodopsins bzw. Jodopsins erfolgt in der so genannten Dunkelreaktion durch enzymatische Isomerisierung von all-*trans*- zu 11-*cis*-Retinal mit anschließender Assoziation an die Proteinkomponente.
Bei sehr starker Belichtung kommt es zusätzlich zu der besprochenen fotoinduzierten Stereoisomerisierung von 11-*cis*- zu all-*trans*-Retinal zur Reduktion des all-*trans*-Retinals zu all-*trans*-Retinol, woraus nach enzymatischer Isomerisierung zu 11-*cis*-Retinol oxidativ 11-*cis*-Retinal regeneriert wird.

Mangelerscheinungen (Ursachen, Folgen, Symptome) Ein Vitamin-A-Defizit kann durch suboptimale Aufnahme mit der Nahrung, wie sie in den Entwicklungsländern weit verbreitet ist, verursacht werden. In den industrialisierten Ländern tritt eine Unterversorgung an Retinol sehr selten auf. In diesen Fällen liegt ihr meist Alkoholismus zu Grunde.

Von einer Unterversorgung betroffene Organe sind Augen, Knochen, Haut und Schleimhaut, Nerven und Geschlechtsorgane. Die Mechanismen und Symptome des schweren Retinol-Mangels sind nachstehend aufgelistet:

- Nachtblindheit (Hemeralopie) als Folge einer erhöhten Reizschwelle der Netzhaut für Lichteindrücke und einer verlangsamten Adaptation an das Dämmerungssehen
- Bitôt-Flecken durch Verhornung (Keratinisierung) der Bindehaut
- Erblindung infolge von Austrocknung (Xerose) und Keratinisierung der Hornhaut mit Geschwürbildung und Nekrosen (Keratomalazie)
- Wachstumsstillstand, bedingt durch einen Defekt bei der Bildung der organischen Matrix der Röhrenknochen und durch übermäßiges Längen- an Stelle von Dickenwachstum
- Blind- und Taubheit durch Einklemmung von Seh- und Hörnerv infolge gestörten Wachstums der Schädelknochen
- Beeinträchtigung des Geruchs- und Geschmackssinns durch Zellatrophie
- Entzündung der Haarfollikel (Follikulitis), resultierend aus abnormer Trockenheit und Verhornung der Epidermis
- Bronchitis und Lungenentzündung, bedingt durch Keratinisierung und Zerstörung des Flimmerepithels im Respirationstrakt
- Verdauungs- und Absorptionsstörungen mit Diarrhö wegen nachlassender Speichel- und Magensaftsekretion sowie Atrophie des Darmepithels
- Störungen der Reproduktionsfunktion durch Degeneration der Keimepithelien und Hoden- bzw. Eierstockatrophie
- Missbildungen oder Fötusresorption

Hypervitaminose A Eine durch akute oder chronische (< 15 mg/d) Überdosierung hervorgerufene Überschreitung der Speicherkapazität der Leber führt zur Vitamin-A-Vergiftung. Anzeichen einer akuten Vergiftung (die 36 Stunden nach Absetzen der Vitamingaben wieder nachlassen) sind Übelkeit, Erbrechen, starke Kopfschmerzen, Schwindel, Benommenheit, Schläfrigkeit, Sehstörungen, Juckreiz und Abschälen der Haut. Frühe Symptome einer chronischen Hypervitaminose A sind Rhagaden, Pruritus, trockene und schuppende Haut, Haarausfall, Müdigkeit, Knochen-, Gelenk- und Muskelschmerzen sowie Hämorrhagien. Bei anhaltender Überversorgung können auch Milz- und Leberschwellung, Leberzirrhose und Hirndruck auftreten. In der Frühschwangerschaft besteht die Gefahr der Fruchtschädigung sowie des Spontanaborts.

Vitamin D

(Bio)chemie und Vorkommen

Vitamere, chemische Struktur und Stabilität Unter Vitamin D versteht man sowohl Cholecalciferol (Vitamin D_3) als auch Ergocalciferol (Vitamin D_2). Letzteres wird von Hefen und manchen Pflanzen gebildet. Die beiden Vitamere haben die gleiche biologische Wirksamkeit.

Obwohl Cholecalciferol biosynthetisiert werden kann, zählt es zu den Vitaminen. Denn die Menge an UVB-Strahlen, die auf die Haut des (bekleideten) Menschen auftrifft, reicht in der Regel nicht aus, um so viel vom Körper präformiertes Provitamin in Vitamin D_3 umzuwandeln, dass der Bedarf dadurch gedeckt wird. Je nach Dauer des Aufenthalts in der Sonne muss mehr oder weniger Vitamin D mit der Nahrung zugeführt werden. Calcitriol (aktives Vitamin D_3, s.u.) kann zu den Hormonen gerechnet werden, weil es als Signalüberträger fungiert und über den Blutweg vom Ort der Synthese zum Wirkort transportiert wird.

Die D-Vitamere sind Steroidderivate und werden durch fotochemische Reaktionen aus ihren Provitaminen gebildet. Vorstufe des Cholecalciferols ist das 7-Dehydrocholesterin (◆ Abbildung 10-4), das in Leber und Darmschleimhaut mit Hilfe einer Dehydrogenase aus Cholesterin gebildet und dann zur Haut transportiert wird. UV-Bestrahlung bewirkt dort die Spaltung des B-Rings im Sterangerüst. Das so entstehende Prävitamin D_3 geht durch wärmeabhängige Isomerisierung in Vitamin D_3 (Cholecalciferol) über, welches in dieser Form allerdings noch nicht wirksam ist. In analoger Weise geht Ergosterin in Vitamin D_2 (Ergocalciferol) über (◆ Abbildung 10-4). Sauerstoff, Säure und Licht beeinflussen die biologische Wirksamkeit von Vitamin D negativ.

Vorkommen und Zubereitungsverluste Vitamin D_3 ist in hohen Konzentrationen in Leber (Fischleberöle) und Fettfischen (Hering, Makrele) enthalten. Daneben sind Margarine, Butter, Eigelb und Milch gute Quellen. Vitamin D_2 kommt in nennenswerten Mengen z.B. in Speisepilzen vor.

Bei der Nahrungszubereitung treten Verluste in Höhe von etwa 10 % auf.

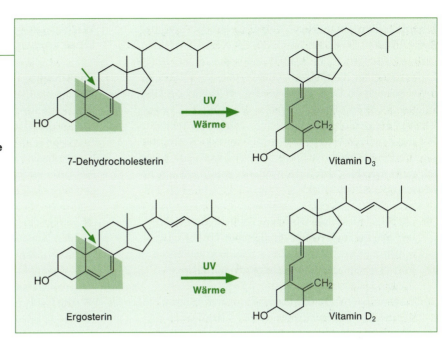

Abb. 10-4: Licht- und Wärme-induzierte Umwandlung der Provitamine 7-Dehydrocholesterin (oben) bzw. Ergosterin (unten) in die Vitamine D_3 bzw. D_2
Der B-Ring der Sterangerüste wird gespalten (s. Pfeil)

Stoffwechsel und Versorgungsstatus

Absorption, Transport, Speicherung und Ausscheidung (inaktives Vitamin D) Die Absorptionsrate von Vitamin D liegt bei etwa 80 %. Störungen der Fettverdauung und -absorption, z. B. bei Gallensäurenmangel, Zöliakie oder exkretorischer Pankreasinsuffizienz, vermindern sie. Im Blut wird Vitamin D an ein α-Globulin gebunden transportiert. Der Körperbestand ist nicht bekannt. Zur Exkretion im Urin gelangt vor allem Calcitinsäure.

Biosynthese und Abbau (aktives Vitamin D) Sowohl das im Organismus durch Photolyse entstandene als auch das mit der Nahrung zugeführte Cholecalciferol (Vitamin-D_3-Prä-Pro-Hormon) wird im endoplasmatischen Reticulum der Leber, in geringen Mengen aber auch im Darm und in den Nieren, mit Hilfe einer Monooxigenase, der Vitamin-D_3-25-Hydroxylase, zu 25-Hydroxycholecalciferol (Vitamin-D_3-Pro-Hormon, Calcidiol) hydroxyliert. In der inneren Mitochondrienmembran der Nieren katalysiert eine weitere Monooxigenase, die 25-(OH)-D_3-1α-Hydroxylase, die Hydroxylierung zu α-1,25-Dihydroxycholecalciferol (Vitamin-D_3-Hormon, Calcitriol), der einzigen wirksamen Form des Vitamins. Dieses α-1,25-$(OH)_2$-D_3 greift hauptsächlich an Dünndarm und Knochen an, um als Bestandteil eines endokrinen Systems den Calcium- und Phosphathaushalt zu regulieren.

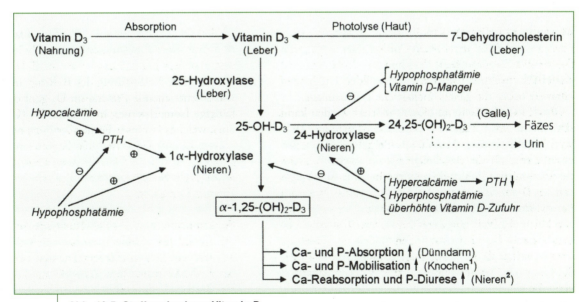

Abb. 10-5: Stoffwechsel von Vitamin D_3
(PTH) Parathormon. Die Pfeile kennzeichnen die Angriffsbereiche von verschiedenen Mangel- oder Überschusszuständen, die den Haushalt dieses Vitamins beeinflussen. [1]P-Mobilisation nur durch direkte PTH-Wirkung, [2]nur durch direkte PTH-Wirkung

In eliminationsfähige Metabolite umgewandelt wird das aktive Vitamin D_3 in den Nieren. $24,25\text{-}(OH)_2\text{-}D_3$ und in geringen Mengen $1,24,25\text{-}(OH)_3\text{-}D_3$ sowie $25,26\text{-}(OH)_2\text{-}D_3$ werden über die Gallenflüssigkeit mit den Fäzes und teilweise auch im Urin ausgeschieden. ◆ Abbildung 10-5 zeigt den Vitamin D_3-Stoffwechsel schematisch. Der von Vitamin D_2 verläuft im Allgemeinen in gleicher Weise. Für die Regulation der Vitamin-D_3-Hormon-Konzentration im Plasma sind zwei in den Nieren lokalisierte Enzyme verantwortlich, deren Aktivität von verschiedenen Effektoren beeinflusst wird:

- die 1α-Hydroxylase wird durch erniedrigten Calcium-Spiegel (und daraus resultierende erhöhte Ausschüttung von Parathormon, s.u.) und erniedrigten Phosphat-Spiegel aktiviert, dagegen durch überhöhten Calcium-Spiegel (und daraus resultierende verminderte Ausschüttung von Parathormon), überhöhten Phosphat-Spiegel und Vitamin-D-Überversorgung gehemmt;
- die 24-Hydroxylase wird durch überhöhten Calcium-Spiegel (und darauf zurückzuführende verringerte Parathormon-Ausschüttung), überhöhten Phosphat-Spiegel und Vitamin-D-Überversorgung aktiviert, dagegen durch erniedrigten Phosphat-Spiegel und Vitamin D-Unterversorgung gehemmt.

Erfassung des Vitaminstatus und Plasmaspiegel
Die Plasmakonzentration an $25\text{-}(OH)\text{-}D_3$ eignet sich besonders gut als Parameter zur Beurteilung der Vitamin-D-Versorgung, weil die 25-Hydroxylase der Leber im Gegensatz zur 1α-Hydroxylase der Nieren nicht homöostatisch reguliert wird und die Bildung von $25\text{-}(OH)\text{-}D_3$ somit das Vitamin-D-Angebot in den Nieren darstellt.

Die Plasmakonzentration an aktivem Vitamin D_3, also an $1,25\text{-}(OH)_2\text{-}D_3$, beträgt im Durchschnitt 3,3 ng/dl. Der Gehalt an Vitamin D_3 beläuft sich ebenso wie der an $25\text{-}(OH)\text{-}D_3$ (dem vorherrschenden Metaboliten) auf 2–3 µg/dl.

Zufuhr

Bedarf, Empfehlung und Verzehr Der Vitamin-D-Bedarf wird mit 2,5 µg/d veranschlagt. Er gilt als gedeckt, wenn die Plasmawerte an Vitamin-D-Metaboliten, Calcium, Phosphat und alkalischer Phosphatase im Normbereich liegen. Zu einer Bedarfserhöhung bis auf 25 µg/d kann es durch die chronische Einnahme von Antiepileptika oder Sedativa (Barbiturate) kommen.
Die Zufuhrempfehlung bzw. der AI für Vitamin D beträgt 5 µg/d für Erwachsene. Gemäß NVS II beträgt die mediane Zufuhr 2,9 µg/d für Männer und 2,2 µg/d für Frauen. 82 % der Männer und 91 % der Frauen erreichen die empfohlene Zufuhrmenge nicht! Eine Zufuhr bis 50 µg/d wird als unbedenklich erachtet. Säuglinge im ersten Lebensjahr sollen zur Rachitisprophylaxe 10 µg Vitamin D/d erhalten.

Wirkungsweise, Unterversorgung und Überversorgung

Funktionen Aktives Vitamin D_3 dient der Aufrechterhaltung der Plasmaspiegel an Calcium (Ca) und Phosphat (P). Beide Mengenelemente beeinflussen die verfügbare Menge an Vitamin-D_3-Hormon über die renalen Hydroxylasen (s.o.). Die Wirkung auf die extrazelluläre Ca-Konzentration muss im Zusammenhang mit dem von den Nebenschilddrüsen synthetisierten Parathormon (PTH) gesehen werden. PTH stimuliert

- direkt die Synthese von aktivem Vitamin D_3 in den Nieren und indirekt über das so gebildete $1,25\text{-}(OH)_2\text{-}D_3$ die aktive Absorption von Ca und P aus dem Dünndarm und die Mobilisierung von Ca aus den Knochen,
- die Ca-Reabsorption in den Nieren und
- die P-Diurese über die Nieren.

Auf ein hypocalcämisches Signal hin steigt der Ca-Spiegel an, während der P-Spiegel unverändert bleibt. Sowohl PTH als auch aktives Vitamin D_3 werden vermehrt zur Verfügung gestellt, letzteres auf indirektem Weg (über die gesteigerte PTH-Sekretion) ebenso wie auf direktem Weg (gesteigerte 1α-Hydroxylase-, verminderte 24-Hydroxylase-Aktivität).

Auf ein hypophosphatämisches Signal hin steigt der P-Spiegel an, während der Ca-Spiegel unverändert bleibt. Der PTH-Spiegel ist niedrig und damit auch die indirekte Förderung der $1,25\text{-}(OH)_2\text{-}D_3$-Bildung. Die direkte Bereitstellung von aktivem Vitamin D_3 ist jedoch erhöht (gesteigerte 1α-Hydroxylase-, verminderte 24-Hydroxylase-Aktivität).

Das Schilddrüsenhormon Calcitonin fördert den Einbau von Ca und P in die Knochen, hemmt die Mobilisierung von Ca und P aus den Knochen und erhöht die renale Ca-Ausscheidung. Es wirkt als PTH-Antagonist.

Die Regelkreise der Ca-Homöostase (◆ Abbildung 10-6) und der P-Homöostase (◆ Abbildung 10-7) sind in ◆ Tabelle 10-2 zusammengefasst.

Mangelerscheinungen Als Ursachen für einen Vitamin-D-Mangel kommen unzureichende Zufuhr mit der Nahrung und/oder ungenügende Sonnenbestrahlung in Frage. Die Symptome entsprechen denjenigen bei erniedrigtem Plasma-Ca-Spiegel. Betroffen sind die Knochenmineralisierung, die Schilddrüsenfunktion und der Muskeltonus. Beobachtet werden

- Rachitis, d.h. ungenügende Knochenmineralisierung bei Kindern im Wachstumsalter, gekennzeichnet durch zurückgebliebenes Knochenwachstum, Osteoid-Bildung, Verbiegungen bei Belastung, Gelenkdegeneration, Verminderung von Muskelkraft und -tonus (die Schäden bleiben lebenslang erkennbar);
- Osteomalazie, d.h. Entmineralisierung der Knochen bei Erwachsenen, charakterisiert durch Knochenver-

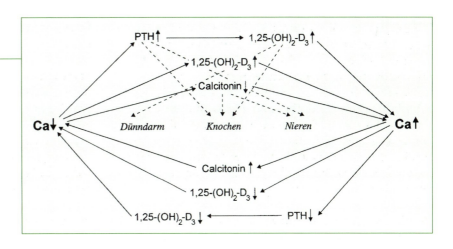

Abb. 10-6: Regelkreis der Ca-Homöostase
Parathormon (PTH) und aktives Vitamin D_3 (α-1,25-$[OH]_2$-D_3) erhöhen die Calciumkonzentration im Plasma, Calcitonin dagegen vermindert sie.

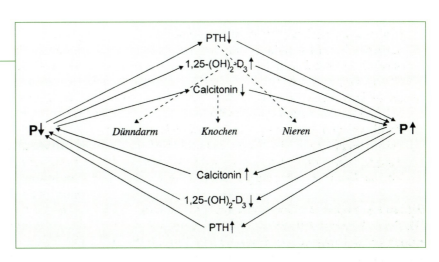

Abb. 10-7: Regelkreis der P-Homöostase
Parathormon (PTH) und Calcitonin vermindern die Phosphatkonzentration im Plasma, aktives Vitamin D_3 (α-1,25-$[OH]_2$-D_3) dagegen erhöht sie.

Tab. 10-2: Übersicht über die Beeinflussung der Ca- und P-Homöostase durch Parathormon, aktives Vitamin D_3 und Calcitonin
(0) keine Wirkung, (+) Erhöhung, (−) Verminderung. Parathormon stimuliert die Synthese von Vitamin-D_3-Hormon.

	Parathormon		aktives Vit D_3		Calcitonin	
	Ca	P	Ca	P	Ca	P
Absorption (Dünndarm)	0	0	+	+	0	0
Reabsorption (Nieren)	+	−	0	0	−	0
Osteoblastentätigkeit	−	−	−	0	+	+
Osteoklastentätigkeit	+	+	+	0	−	−

formungen, gesteigerte Knochenbrüchigkeit (Osteoporose) und erhöhte Elastizität;
- sekundärer Hyperparathyreoidismus (Nebenschilddrüsenüberfunktion), bedingt durch eine chronisch erhöhte PTH-Ausschüttung, die auf die synergistische Wirkung von Vitamin D mit PTH zurückzuführen ist;
- Tetanie (Dauerkontraktionen), insbesondere an Händen und Füßen sowie an der Stimmritze (⇒ Erstickungsgefahr), resultierend aus einer Herabsetzung der Schwelle der muskulären Erregbarkeit.

Hypervitaminose D Akute oder chronische (> 100 µg/d) Überdosierung von Vitamin D führt zu einer gesteigerten Bildung von Metaboliten, welche zwar die Ausschüttung von Calcitonin erhöhen, aber nicht in ausreichendem Maß, um ebenso viel Ca in die Knochensubstanz einzubauen wie ihr durch das Vitamin D entzogen wird. Obwohl Ca auch vermehrt im Urin ausgeschieden wird, bleibt die Plasmakonzentration erhöht, und es kommt zur Einlagerung von Ca in die Intima der Blutgefäße, das Niereninterstitium, das Skelett, das Herz und die Lunge.

Das daraus resultierende so genannte Hypercalcämie-Syndrom geht im Anfangsstadium einher mit Übelkeit, Erbrechen, häufigem Wasserlassen, Durst sowie reduziertem Muskeltonus, insbesondere im Abdominalbereich, was Obstipation zur Folge hat. Im weiter fortschreitenden Stadium kommen Osteosklerose, Nephrocalcinose und Nierensteine bis hin zur Niereninsuffizienz hinzu. Dies kann zum Tod führen.

Vitamin E

(Bio)chemie und Vorkommen

Vitamere, chemische Struktur und Stabilität Im weiteren Sinne bezeichnet man als Vitamin E alle Derivate des Tocols und des Tocotrienols – zweier in der Natur nicht frei vorkommender Moleküle –, die wie das α-Tocopherol biologisch aktiv sind. Acht Vitamere sind bis jetzt identifiziert worden (◆ Tabelle 10-3). Sie unterscheiden sich voneinander in der Anzahl und der Position der Methylgruppen am Ring (◆ Abbildung 10-8). Sie können im menschlichen Körper nicht ineinander umgewandelt werden.

Tocole	Tocotrienole	Position der Methylgruppen am Ring
α-Tocopherol	α-Tocotrienol	5,7,8
β-Tocopherol	β-Tocotrienol	5,8
γ-Tocopherol	γ-Tocotrienol	7,8
δ-Tocopherol	δ-Tocotrienol	8

Tab. 10-3: Vitamere des Vitamins E

Sowohl die Tocole als auch die Tocotrienole haben als Grundgerüst einen Chroman-6-ol-Ring mit Substituenten und eine isoprenoide Seitenkette mit 16 C-Atomen.

Die Seitenkette der Tocole ist gesättigt, die der Tocotrienole dreifach ungesättigt. Im engeren Sinne ist mit Vitamin E das RRR-α-Tocopherol (früher d-α-Tocopherol) gemeint, dessen Wirksamkeit gleich 100 % gesetzt ist:
1 mg RRR-α-Tocopherol-Äquivalente (TÄ) entspricht 1 mg RRR-α-Tocopherol.

Als all-rac-α-Tocopherol (früher d,l-α-Tocopherol) bezeichnet man die bei der synthetischen Herstellung von α-Tocopherol entstehende Mischung aus acht Stereoisomeren, deren biologische Aktivität 0,74 mg TÄ/mg beträgt. Die des handelsüblichen, ebenfalls synthetischen all-rac-α-Tocopherylacetats beträgt 0,67 mg TÄ/mg. Allgemein wird die Vitamin-E-Wirksamkeit mit abnehmender Methylsubstitution geringer.

Die Aktivität von α- : β- : γ- : δ-Tocopherol beträgt 100 : 50 : 25 : 1. Außerdem sind die Tocotrienole wesentlich weniger wirksam als als die Tocole. Die Aktivität von α-Tocopherol im Vergleich zu α-, β- und γ-Tocotrienol liegt bei 100 : 30 : 5 : 1 (Untersuchungen an Ratten). Die des δ-Tocotrienols ist zu vernachlässigen.

Durch Luftsauerstoff wird Vitamin E rasch oxidiert, insbesondere in Gegenwart von Schwermetallen und Peroxiden. In Abwesenheit von O_2 ist es bis 200 °C stabil. Belichtung wirkt sich negativ auf die Wirksamkeit aus.

Vorkommen und Zubereitungsverluste Vitamin E wird nur von Pflanzen synthetisiert, gelangt über die Nahrungskette aber auch in tierische Lebensmittel (Fette). Reich an Tocopherol sind Pflanzenöle wie z.B. Weizenkeimöl (700–2500 mg/l), Sojaöl (900–1800 mg/l), Rapsöl (500–1200 mg/l), Maiskeimöl (200–1000 mg/l) sowie Margarinen. Bei den Ölen korreliert der Gehalt an Vitamin E im Allgemeinen mit dem an Polyenfettsäuren. Weitere gute Tocopherol-Quellen sind Nüsse, Vollkorngetreideerzeugnisse, Leguminosen, Eier und Butter.

Die Zubereitungsverluste liegen bei etwa 10 %.

Stoffwechsel und Versorgungsstatus

Absorption, Transport, Speicherung und Ausscheidung Die Absorption von Vitamin E ist an die der Fette gekoppelt (ausreichende Verfügbarkeit von Gallensäuren erforderlich) und vollzieht sich hauptsächlich im oberen Dünndarm, größtenteils durch passive Diffusion.

Die Absorptionsrate ist dosisabhängig und liegt bei durchschnittlich 30 %. Erhöht wird sie durch mittelkettige Fettsäuren, vermindert dagegen durch mehrfach ungesättigte Fettsäuren (veränderte Micellstruktur), oxidierte Fette und Abführmittel. Fettsäureester des Tocopherols werden durch pankreatische Esterasen gespalten und in den Mukosazellen nicht reverestert. Zu 90 % eingebaut in Chylomikronen, wird Tocopherol über die Lymphe und den Blutkreislauf zum Fettgewebe, einem wichtigen Vitamin-E-Depot, transportiert. Ein Teil des freigesetzten Tocopherols wird zu HDL und von dort zu anderen Lipoproteinen transferiert, das in den Chylomikronen-Remnants verbliebene Tocopherol wird in der Leber, einem weiteren bedeutenden Speicherorgan für Vitamin E, in VLDL eingebaut und wieder ans Blut abgegeben. Dort wird es zu 8 % in diesen Lipoproteinen, zu 65 % in LDL und zu 24 % in HDL transportiert. Zusätzliche Speicherung er-

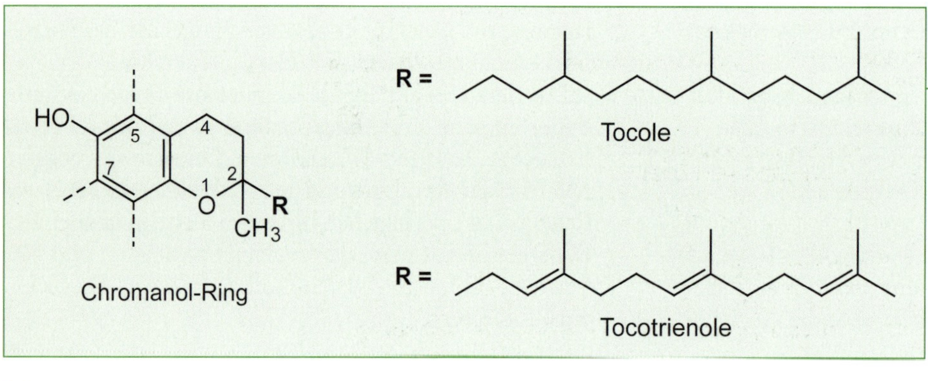

Abb. 10-8: Strukturformeln der Vitamin-E-Vitamere
(R) = Seitenkette

folgt in Herz, Skelettmuskulatur, Hoden und Nebennieren. Der Gesamtbestand des Körpers an Vitamin E liegt bei ungefähr 750 mg. Metabolisiert wird Tocopherol vor allem durch Abbau der Seitenkette. Die dabei entstehenden Carboxy-Ethyl-Hydroxychromane werden renal ausgeschieden. Metabolite, die durch Ringoxidation und Konjugation entstehen, werden dagegen fäkal ausgeschieden.

Erfassung des Vitaminstatus und Plasmaspiegel
Die Beurteilung der Vitamin-E-Versorgung anhand der Plasmakonzentration ist unsicher, weil der Tocopherolspiegel wegen der Assoziation des Tocopherols mit Lipoproteinen mit der Gesamtlipidkonzentration im Plasma korreliert. Verlässlichere Parameter sind das Verhältnis der Tocopherol- zur Gesamtlipidkonzentration, der Tocopherolgehalt in den Thrombozyten sowie der Erythrozyten-Malondialdehyd-Test (misst Lipid-Peroxidation).

Eine α-Tocopherol-Konzentration im Plasma gesunder Erwachsener von 0,5 mg/dl wird als untere Grenze des Normalbereichs angesehen. Als gut einzustufen ist der Vitamin-E-Status bei einer Plasmakonzentration von 1,2–2 mg α-Tocopherol/g Gesamtlipide.

Zufuhr

Bedarf, Schätzwert und Verzehr Der Vitamin-E-Bedarf wird mit 4 mg TÄ/d veranschlagt. Diese Menge soll ausreichen, um bei mäßiger Zufuhr mehrfach ungesättigter Fettsäuren (bis 7 g Linolsäure/d) Gewebeschäden durch Lipidperoxidradikale zu verhindern. Bei höherer Polyensäurezufuhr ist auch der Tocopherol-Bedarf höher, weil die Wahrscheinlichkeit der Lipidradikalbildung größer ist. Pro g aufgenommene Diensäure wird mit einem Mehrbedarf von 0,4–0,6 mg TÄ gerechnet (Diensäure-Äquivalent).

Der Schätzwert von DGE, ÖGE, SGE und SVE beträgt 14 mg TÄ/d für Männer und 12 mg TÄ/d für Frauen (Zulage in Schwangerschaft und Stillzeit), der RDA des Food and Nutrition Board 15 mg TÄ/d für Männer und Frauen. 1 mg TÄ entspricht 1 mg RRR-α-Tocopherol, 1,1 mg RRR-α-Tocopherylacetat, 1,49 mg all-rac-α-Tocopherylacetat bzw. 2 mg RRR-β-Tocopherol.

Die NVS II hat ergeben, dass die mediane Zufuhr an Vitamin E 13,7 mg TÄ/d für Männer und 12,0 mg TÄ/d für Frauen beträgt. Als oberer Grenzwert (UL) werden in den DRI 1 000 mg all-*rac*-α-Tocopherol/d angegeben.

Wirkungsweise, Unterversorgung und Überversorgung

Funktionen In erster Linie ist Tocopherol als Antioxidans wirksam. Daneben verringert es rezeptorvermittelt die Proliferation von Zellen der glatten Blutgefäßmuskulatur. Die Aktivität zahlreicher Enzyme (z.B. Retinylester-Hydrolase, Cyclooxigenase, HMG-CoA-Reduktase) wird durch Vitamin E beeinflusst. Bei einigen Tierspezies verhindert es Muskeldystrophien und Anämien. Über die molekularen Wirkungsmechanismen dieser Effekte ist wenig bekannt.

Als Quencher von Singulettsauerstoff – es entsteht das Tocopherol-Hydroperoxid – und besonders als kettenbrechender Lipidperoxidradikalfänger (s.u.) schützt Vitamin E die Polyenfettsäuren in den Membranen von Zellen und Organellen sowie in den LDL vor Peroxidation (◆ Abbildung 10-9).

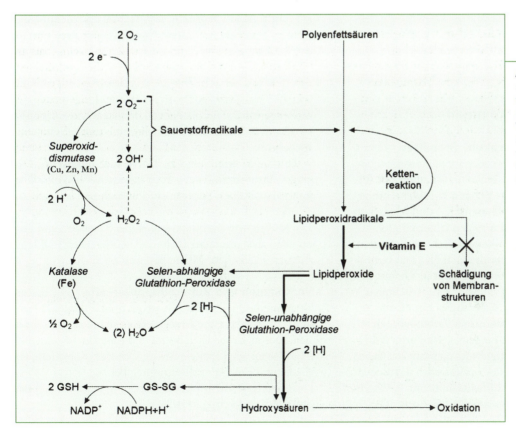

Abb. 10-9: Vitamin E schützt den Organismus vor Lipidperoxid-Radikalen
Verschiedene Enzyme sind an der Eliminierung von Lipidperoxiden und Sauerstoffradikalen beteiligt.

Lipidperoxidradikale sind sehr reaktive Verbindungen, die die Membranstruktur verändern und membrangebundene Enzyme schädigen können. Das besonders effektiv antioxidativ wirkende α-Tocopherol geht bei der Übertragung eines Elektrons auf ein Lipidperoxidradikal – woraus das Lipidperoxid entsteht – in das Chromanoxyl-Radikal (Tocopheryl-Semichinon-Radikal) über. Durch Reaktion dieses Radikals mit Ascorbinsäure, Glutathion oder Ubichinol kann die phenolische Gruppe und damit die antioxidative Wirksamkeit wieder hergestellt werden. Auch eine Regeneration von Tocopherol durch Disproportionierung des Chromanoxyl-Radikals ist möglich. Die Lipidperoxide werden unter Katalyse der Glutathion-(GSH-)Peroxidasen zu Hydroxysäuren reduziert, welche in die β-Oxidation eingeschleust werden können (◆ Abbildung 10-9). Hierbei reagiert die Se-unabhängige GSH-Peroxidase mit membrangebundenen Lipidperoxiden, die Se-abhängige GSH-Peroxidase dagegen mit frei im Cytosol und in der Mitochondrienmatrix vorliegenden Lipidperoxiden.

An dem Schutz vor der zellschädigenden Wirkung von Superoxidanionradikalen ($O_2^{-\cdot}$) sind mehrere Enzyme beteiligt (◆ Abbildung 10-9). Die Cu-abhängige Superoxiddismutase katalysiert die Reduktion von $O_2^{-\cdot}$ in Wasserstoffperoxid. Dieses H_2O_2 wird dann entweder mit Hilfe der Fe-abhängigen Katalase in den Peroxisomen oder mit Hilfe der Se-abhängigen GSH-Peroxidase in Cytosol und Mitochondrienmatrix zu H_2O reduziert. Das bei letzterer Reaktion entstehende oxidierte Glutathion (GS-SG) kann unter Einwirkung der NADPH+H$^+$-abhängigen GSSG-Reduktase wieder reduziert werden. Die Reduktionsäquivalente stammen aus der oxidativen Umwandlung von Glucose-6-phosphat in 6-Phosphogluconat mit Hilfe der Glucose-6-phosphat-Dehydrogenase.

Mangelerscheinungen Eine Unterversorgung an Vitamin E tritt bei den in Mitteleuropa üblichen Ernährungsgewohnheiten selten auf. Als Ursachen kommen nur Alkoholismus, totale parenterale Ernährung und Beeinträchtigungen der Absorption und des Transports (z. B. durch chronische Pankreatitis, chronische Hepatitis, chronische Cholestase oder Mukoviszidose) in Frage. Die Folgen eines Tocopherol-Defizits sind größtenteils auf eine Einschränkung der Radikal-Abwehr zurückzuführen. Durch erhöhten Radikal-Stress kommt es zu

- Zerstörung der (sub)zellulären Membranstabilität von Nervenzellen, Myozyten, Erythrozyten und Hepatozyten. Daraus resultieren Permeabilitätsänderungen, Stoffaustritt und Funktionsstörungen. Folgeerscheinungen sind Hyporeflexie, Ataxie, Muskeldystrophie, Kreatinurie, Atherosklerose, hämolytische Anämie und Leberzellnekrosen.
- Störung der oxidativen Phosphorylierung. Damit geht eine Behinderung der aeroben Energiebereitstellung einher.
- Schäden an der DNA. Radikale sind mutagen und an der Tumorentstehung beteiligt.
- Schädigung von Immunzellen. Hierdurch wird die Tumorentwicklung begünstigt.

Hypervitaminose E Tocopherol ist im Prinzip nicht toxisch. Trotzdem ist bei der therapeutischen Anwendung von Megadosen (> 300 mg/d) aufgrund der Interferenz mit Vitamin K Vorsicht geboten. Bei Langzeitverabreichung von Dosen > 60 mg/d besteht bereits die Möglichkeit einer Akkumulation im Blutplasma, weil die Halbwertszeit verhältnismäßig lang ist (2 d für RRR-α-Tocopherol).

Vitamin K

(Bio)chemie und Vorkommen

Vitamere, chemische Struktur, Stabilität Unter Vitamin K, auch Koagulations- oder antihämorrhagisches Vitamin genannt, versteht man die vier Vitamere (◆ Abbildung 10-10) Phyllochinon (Vitamin K_1), Menachinon-n (Vitamin K_2), Menadion (Vitamin K_3) und Menadiol (Vitamin K_4). Vitamin K_1 wird in den Chloroplasten höherer Pflanzen synthetisiert, Vitamin K_2 durch Bakterien gebildet (auch im Darm). Vitamin K_3 und K_4 sind synthetische Stoffe. Sie werden in der Leber zwar in Vitamin K_2 umgewandelt, sind aber nicht frei von Nebenwirkungen.

Menadion ist 2-Methyl-1,4-Naphthochinon, alle anderen K-Vitamere sind Derivate dieser Verbindung. Beim Menadiol handelt es sich um die reduzierte Form: 2-Methyl-1,4-Naphthohydrochinon. Im Gegensatz zu Menadion und Menadiol, die als eher wasserlöslich anzusehen sind, sind Menachinon-n und Phyllochinon am C-Atom 3 substituiert. Menachinon-n trägt eine Polyisoprenyl-Seitenkette, wobei n für die Anzahl der Isoprenoidreste steht (4–13 mit je 5 C-Atomen), Phyllochinon eine Phytol-Seitenkette.

Weil die Menachinone im Tierversuch unterschiedlich starke Aktivität zeigen, ist der Vitamin-K-Gehalt in Wirkungsäquivalenten bezogen auf Phyllochinon anzugeben.

Die K-Vitamere sind stabil gegenüber Sauerstoff und Hitze, nicht aber gegenüber Licht und ionisierender Strahlung. Auch in alkalischem Milieu zerfallen sie leicht.

Vorkommen und Zubereitungsverluste Die besten Vitamin-K-Quellen sind Broccoli, Spinat, Lauch, Grünkohl und Kaffee. Eine Mittelstellung nehmen grüne Bohnen, Erbsen, Leber, Eier, Butter und Käse ein. In geringem Maß tragen auch Fleisch, Milch, Getreide, Kartoffeln, Tomaten und Früchte zur Versorgung bei.

Die Verluste, die bei der Zubereitung der Lebensmittel auftreten, sind gering (< 10 %).

Abb. 10-10: Strukturformeln der Vitamin-K-Vitamere

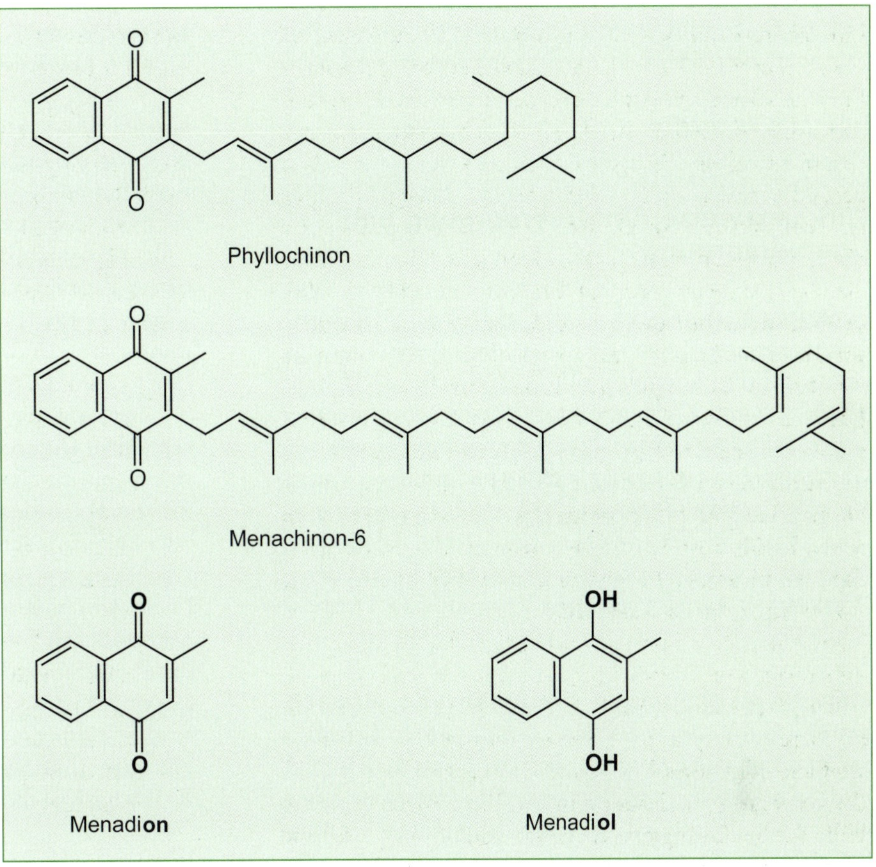

Phyllochinon

Menachinon-6

Menadion

Menadiol

Stoffwechsel und Versorgungsstatus

Absorption, Transport, Speicherung und Ausscheidung Absorbiert werden die K-Vitamere unter Mitwirkung der Gallensäuren im oberen Jejunum und in geringerem Umfang auch im Dickdarm. Die Absorptionsrate von Phyllochinon liegt zwischen 40 und 80 %. Die Bioverfügbarkeit wird durch schlecht absorbierbare, lipidlösliche Substanzen im Darm beeinträchtigt.

Nur ein geringer Teil der langkettigen Vitamere Phyllo- und Menachinon wird unverändert absorbiert und anschließend über den Lymphweg abtransportiert. In der Regel spalten Darmbakterien die jeweilige Seitenkette ab, sodass Menadion absorbiert wird. Daraus bildet die Leber durch Anfügen einer Polyisoprenylseitenkette das für den tierischen Organismus typische Menachinon-4. Der Transport der K-Vitamine im Blut erfolgt durch Lipoproteine.

Die Speicherkapazität der Organe beträgt nur 0,4 mg, sodass die Depots bei Vitamin-K-Karenz bereits nach zwei Wochen leer sind. Abgebaut werden die K-Vitamine durch Oxidation des ω-C-Atoms zur Carboxylgruppe und (falls vorhanden) durch sukzessive, oxidative Verkürzung der Seitenketten. Die entstehenden Säuren werden in Spuren als Glucuronide ausgeschieden.

Erfassung des Vitaminstatus Weil Vitamin K für die Bildung von vier Blutgerinnungsfaktoren benötigt wird, ist die Plasmaprothrombinkonzentration das Hauptkriterium für die Erfassung des Vitamin-K-Status (8–12 mg/dl weisen auf ausreichende Versorgung hin). Die Messung erfolgt mittels HPLC. Im Vitaminmangelzustand ist die Blutgerinnungszeit um etwa 20 % verlängert, was mit Hilfe eines in der Praxis häufig zur Anwendung kommenden Prothrombintests festgestellt werden kann.

Zufuhr

Bedarf, Schätzwert und Verzehr Der Bedarf an Vitamin K wird mit 20–40 µg/d angegeben, weil experimentell ermittelt werden konnte, dass bei einer täglichen Dosis von 0,3 µg/kg KG/d die Plasmakonzentration zwar absinkt, sich aber auf einen Wert von ca. 70 % des Normalwerts einpendelt.

Gemäß den D-A-CH-Referenzwerten beträgt der Schätzwert für die Zufuhr von Vitamin K 70 µg/d für Männer und 60 µg/d für Frauen. Der in den DRI angegebene AI ist 120 µg/d für Männer bzw. 90 µg/d für Frauen. Die höheren Werte der USA und Kanadas sind darauf zurückzuführen, dass nicht gesichert ist, inwieweit bakteriell im Dickdarm gebildetes Menachinon für den Organismus verfügbar ist.

Genaue Daten zum Verzehr liegen nicht vor, es wird aber von einer überreichlichen Zufuhr ausgegangen, weil Mangelerscheinungen im Erwachsenenalter nur in Ausnahmefällen (s.u.) auftreten.

Wirkungsweise, Unterversorgung und Überversorgung

Funktionen Vitamin K ist als Cofaktor der γ-Glutamyl-Carboxylase unerlässlich für die Synthese der Gerinnungsfaktoren II (Prothrombin), VII (Prokonvertin), IX (Christmasfaktor) und X (Stuartfaktor). Das Enzym ist in der Leber lokalisiert und katalysiert die Carboxylierung von Glutamylresten an den Peptidketten präformierter Vorstufen zu γ-Carboxy-Glutamat. Das ermöglicht die Bindung von Ca^{2+}, was wiederum Voraussetzung ist für die Bindung der Faktoren an Phospholipidoberflächen, d.h. für deren Wirksamkeit. Ferner beeinflusst Vitamin K die Osteocalcinbildung.

Mangelerscheinungen (Neugeborene, Erwachsene) Ein Vitamin-K-Mangel in den ersten Lebenstagen ist darauf zurückzuführen, dass der Darm steril ist und noch keine Speicher angelegt sind. Eine Unterversorgung in der Laktationsperiode ist Folge des geringen Vitamin-K-Gehalts der Frauenmilch und ungenügend gefüllter Depots. Die Symptome des Morbus haemorrhagicus neonatorum sind schwarze Stühle und Blutungen im ganzen Körper (am ersten Lebenstag und in der 2. bis 12. Lebenswoche treten Gehirnblutungen häufig, zwischen dem 2. und 7. Lebenstag selten auf). Es kann der Tod eintreten, wenn nicht mit Vitamin-K-Injektionen und vorrübergehenden Bluttransfusionen eingegriffen wird. Zur Prophylaxe wird die intramuskuläre oder subkutane Injektion einer Vitamin-K_1-Dosis von 1 mg in den ersten Stunden nach der Geburt empfohlen.

Beim Erwachsenen ist zwischen primärem und sekundärem Vitamin-K-Mangel zu unterscheiden. Eine primäre Unterversorgung kann durch parenterale Ernährung, Vitamin-K-arme Außenseiterdiäten (selten) oder Malabsorptionssyndrome, die aus einer Vitamin-A- oder Vitamin-E-Überdosierung resultieren, hervorgerufen werden. Eine sekundäre Unterversorgung entsteht bei Fettabsorptionsstörungen, die eine verminderte Vitamin-K-Bioverfügbarkeit zur Folge haben, bei der Applikation von Antibiotika oder Sulfonamiden, die die Darmflora schädigen, und nach Verabreichung von Antikoagulanzien wie Cumarin oder Dicumarol (z.B. an Herzinfarktpatienten), die aufgrund der ähnlichen Struktur die Wirkung des Vitamin K bei der Prothrombinsynthese kompetitiv hemmen. Als Mangelsymptome treten Verzögerung der Blutgerinnungszeit sowie Neigung zu Hämorrhagien (ausgedehnte Gewebeblutungen) auf. Außerdem erhöht sich (bei Frauen) das Risiko für Knochenfrakturen.

Hypervitaminose K Bei Neugeborenen kann es durch Überdosierung zu Bilirubin-Ansammlungen in der Leber kommen. Bei Erwachsenen ist das Auftreten einer Hypervitaminose unwahrscheinlich.

Vitamin C

(Bio)chemie und Vorkommen

Im Gegensatz zu den Vitaminen des B-Komplexes, deren aktive Formen Coenzyme bzw. prosthetische Gruppen mit bekannten Wirkungsmechanismen sind (s.u.), hat Vitamin C keine besondere Wirkform, sondern beteiligt sich als Cofaktor ohne besondere Spezifität an verschiedenen enzymatischen Reaktionen, wobei die molekularen Mechanismen zum Teil noch unzureichend aufgeklärt sind. Ebenfalls anders als bei den B-Vitaminen treten bei Vitamin C Funktionsstörungen und Mangelerscheinungen nicht mit sofortiger Wirkung (d.h. sobald nicht mehr alle Bindungsstellen abgesättigt sind und die Gewebekonzentrationen beginnen abzunehmen) auf, sondern erst nach 65–80%-iger Entleerung der Depots.

Vitamere, chemische Struktur und Stabilität

Vitamin C, wegen seiner antiskorbutischen und sauren Eigenschaften auch Ascorbinsäure genannt, kann von den meisten Tierspezies synthetisiert werden. Der Mensch hingegen hat im Lauf der Evolution die Fähigkeit zur Bildung dreier Enzyme verloren, die die Umwandlung von Glucose in Vitamin C in den Mikrosomen der Leber und Nieren katalysieren (D-Glucuronsäure-γ-lacton-Reduktase, L-Gulonsäure-γ-lacton-Oxidase, Aldonolactonase).

Mit der Nahrung zugeführtes Vitamin C liegt im Körper als L-Ascorbinsäure oder L-Dehydroscorbinsäure vor. Beide Vitamere haben dieselbe Wirksamkeit, weil die L-Dehydroascorbinsäure, z.B. durch Reaktion mit Glutathion (GSH), zu L-Ascorbinsäure reduziert werden kann.

Wenn ein Proton (H^+) von der OH-Gruppe am C^2-Atom der L-Ascorbinsäure an einen Reaktionspartner abgegeben wird (saure Eigenschaft des Vitamin C), entsteht das Ascorbat-Monoanion. Nimmt ein anderer Reaktionspartner von diesem Ascorbat-Monoanion ein Elektron (e^-) auf (reduzierende/antioxidative Eigenschaft des Vitamin C), entsteht als Zwischenprodukt das Semidehydro-L-Ascorbinsäure-Radikal. Durch Abzug je eines weiteren Elektrons und Protons am C^3-Atom entsteht die Dehydro-L-Ascorbinsäure. Die Oxidation der L-Ascorbinsäure zur Dehydro-L-Ascorbinsäure ist reversibel (Redox-System;

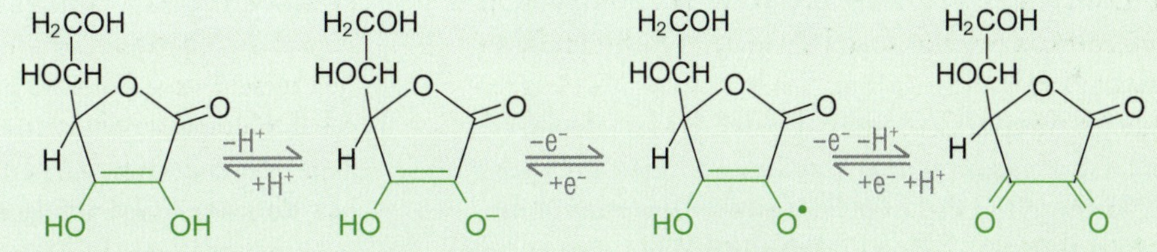

Abb. 10-11: Strukturformeln von Vitamin C (2,3-Endiolgulonolacton) und dessen Oxidationsprodukten

L-Ascorbinsäure ⇌ ($-H^+$ / $+H^+$) Ascorbat-Monoanion ⇌ ($-e^-$ / $+e^-$) Semidehydro-L-Ascorbinsäure-Radikal ⇌ ($-e^-$ $-H^+$ / $+e^-$ $+H^+$) Dehydro-L-Ascorbinsäure

◆ Abbildung 10-11). Diese wichtigste chemische Eigenschaft des Vitamins ist die Voraussetzung für seine physiologische Aktivität.

Ascorbinsäure wird in wässriger Lösung von Luftsauerstoff und anderen Oxidationsmitteln angegriffen. Unter drastischen Bedingungen, beispielsweise in alkalischem Milieu, bei hohen Temperaturen und unter Lichteinfluss, besonders in Gegenwart katalysatorisch wirkender Schwermetallionen (Cu^{2+}), oxidiert sie nicht nur reversibel zur Dehydroascorbinsäure, sondern irreversibel zur 2,3-Diketogulonsäure (Spaltung des Lactonrings der Dehydroascorbinsäure), die keine Vitaminwirksamkeit mehr besitzt.

Auch durch Einwirkung von Enzymen (Peroxidasen), z.B. während der Lagerung von Lebensmitteln, kommt es zum Vitamin-C-Abbau.

Beständig ist Ascorbinsäure in saurer wässriger Lösung (pH < 6). Neben verschiedenen Säuren wirken auch niedermolekulare SH-Verbindungen, Mono- und Polysaccharide, Pektine, Flavonoide sowie Gerbstoffe bei Umgebungstemperatur (20 °C) als Schutzstoffe.

Vorkommen und Zubereitungsverluste Vitamin C ist im Pflanzenreich weit verbreitet. Gute Quellen sind Obst und Gemüse wie z.B. Acerola, Sanddorn, Hagebutten, schwarze Johannisbeeren, Kiwis, Zitrusfrüchte, Äpfel sowie Petersilie, Paprika, Brokkoli, Kohl, Tomaten, Sauerkraut und Kartoffeln. Frauenmilch enthält mehr Ascorbinsäure als Kuhmilch. Es ist mit Zubereitungsverlusten von durchschnittlich 30 % zu rechnen.

Stoffwechsel und Versorgungsstatus

Absorption, Transport, Ausscheidung und Speicherung Ascorbinsäure gelangt im Dünndarm über einen Na^+-abhängigen aktiven Mechanismus mit Sättigungskinetik zur Absorption, Dehydroascorbinsäure Na^+-unabhängig durch einfache Diffusion. Die Bioverfügbarkeit ist abhängig von der zugeführten Vitamin-C-Dosis. Im physiologischen Bereich liegt die Absorptionsquote bei fast 100 % und sinkt dann mit steigenden Aufnahmemengen kontinuierlich ab. Allerdings vermindert sich bei Erhöhung der Dosis nur die relative Absorption, absolut gesehen nimmt sie zu (◆ Tabelle 10-4). Die maximal pro Tag absorbierbare Menge würde – extrapoliert auf eine „unendliche Zufuhr" – ca. 3 g betragen. Der nicht-absorbierte, im Darm verbleibende Überschuss wird von der Darmflora verstoffwechselt und wirkt bei Vitamin-C-Gaben ab 5 g laxierend.

Vitamin C wird im Blut in freier Form als Ascorbat-Monoanion transportiert. Steigt die Serumkonzentration bis zur Sättigungsgrenze an, erhöht sich die renale Clearance, d.h., Ascorbinsäure und Dehydroascorbinsäure werden vermehrt im Urin ausgeschieden.

Verabfolgte Dosis [g]	Bioverfügbarkeit [%]	Absorbierte Menge [g]
0,18	80	0,14
1,50	50	0,75
3,00	36	1,08
6,00	25	1,50
12,00	16	1,92
∞		3,00

Tab. 10-4: Bioverfügbarkeit und absorbierte Menge von Ascorbinsäure in Abhängigkeit von der verabfolgten Dosis

Der Abbau von Ascorbinsäure verläuft über 2,3-Diketogulonsäure, die vom Menschen in begrenztem Umfang oxidativ in Oxalsäure und L-Threonsäure aufgespalten werden kann. Bei einer unterdurchschnittlichen Vitamin-C-Zufuhr von 30 mg/d kann der Ascorbinsäurepool des Körpers mit 1,0–1,5 g veranschlagt werden, bei einer überdurchschnittlichen von 120–150 mg/d mit 3,0 g, was einer Gewebesättigung gleichkommt. Die höchsten Konzentrationen liegen in den Nebennieren und in der Hypophyse vor, der mengenmäßig größte Teil der Reserven ist jedoch in der Leber und der Muskulatur lokalisiert.

Im Fall einer Vitamin-C-Unterversorgung, d.h., wenn die Aufnahme weniger als 10 mg/d beträgt, werden täglich 3 % der Depots abgebaut (mengenproportional). Die klinischen Symptome des Skorbuts treten aber erst auf, wenn der Körperpool unter 0,3 g liegt. Daher kann es bis zu zwei Monate dauern, bis das Defizit bemerkt wird.

Erfassung des Vitaminstatus und Plasmaspiegel
Die Ermittlung des Versorgungszustandes erfolgt entweder über einen Belastungtest (bei Gewebesättigung werden mehr als 80 % der Vitamingaben im Urin ausgeschie-

den, im Defizit weniger) oder über die Bestimmung der Ascorbinsäurekonzentration im Plasma, im Serum oder in den Leukozyten.

Bei einer Vitamin-C-Zufuhr, die den Bedarf deckt, beträgt die Ascorbinsäurekonzentration im Plasma 0,5 mg/dl. Als Norm gelten 0,8 mg/dl. Gewebesättigung ist bei 1,2–1,8 mg/dl erreicht. Erste skorbutische Symptome treten bei einer Konzentration unter 0,1 mg/dl auf.

Zufuhr

Bedarf, Zufuhrempfehlung und Verzehr Der Vitamin-C-Bedarf liegt bei 80 mg/d, wenn eine optimale Verringerung des Risikos für Herz-Kreislauf-, bestimmte Krebs- und einige chronisch-degenerative Erkrankungen (z.B. Katarakt) angestrebt wird. Er erhöht sich durch starke körperliche Belastung, große Schweißverluste, verschiedene Erkrankungen (z.B. Infektionen, Diabetes mellitus, dialysepflichtige Niereninsuffizienz), langzeitige Einnahme bestimmter Medikamente (z.B. Acetylsalicylsäure), Alkoholabusus und Rauchen. Zu den Risikogruppen für eine Ascorbinsäure-Unterversorgung zählen neben Rauchern insbesondere allein lebende ältere Menschen und länger als vier Monate stillende Frauen.
Über die wünschenswerte Zufuhr für Erwachsene herrscht keine Einigkeit:

- 30 mg/d werden in Großbritannien als ausreichend erachtet, weil diese Menge erwiesenermaßen die typischen Symptome des Skorbuts verhindert;
- 100 mg/d werden in Deutschland empfohlen (Sicherheitszuschlag von 20 %) und 90 mg/d (Männer) bzw. 75 mg/d (Frauen) in den USA und Kanada, weil bei einer Zufuhr in dieser Höhe alle Funktionen der Ascorbinsäure im Körper aufrecht erhalten werden und außerdem die Sättigung immunkompetenter Zellen gewährleistet ist;
- 120–150 mg/d werden benötigt, um maximale Gewebekonzentrationen zu erreichen.

Die mediane Zufuhr an Vitamin C wurde im Rahmen der NVS II mit 130 mg/d (Männer) bzw. 134 mg/d (Frauen) ermittelt. Als unbedenklich für Erwachsene gilt eine Zufuhr von 1 g/d.

Wirkungsweise, Unterversorgung und Überversorgung

Funktionen Vitamin C wirkt als Redoxsystem. In einer reversiblen Reaktion kann Ascorbinsäure Reduktionsäquivalente zur Verfügung stellen. Sie fungiert als:

- Reduktionsmittel/Antioxidans:
  - Abfangen von reaktiven Sauerstoff- und Stickstoffspezies zum Schutz von z.B. LDL-Cholesterin oder DNA vor Oxidation, wodurch das Semidehydroascorbinsäure-Radikal entsteht (zwei Moleküle Semidehydroascorbinsäure-Radikale disproportionieren zu je einem Molekül Ascorbinsäure und Dehydroascorbinsäure);
  - Regeneration von Tocopherol aus Tocopherylchinon sowie Tetrahydrofolsäure aus Dihydrofolsäure, wobei jeweils Dehydroascorbinsäure entsteht;
  - Begünstigung der Absorption von Nicht-Häm-Eisen durch Reduktion von Fe^{3+} zu Fe^{2+};
  - Verhinderung der Bildung kanzerogener Nitrosamine durch Reduktion der im stark sauren Milieu des Magens aus Ntirit entstehenden Nitrosylkationen (Nitrit entsteht durch reduzierende bakterielle Tätigkeit im alkalischen Milieu der Mundhöhle aus Nitrat);
- Cofaktor bei Hydroxylierungsreaktionen (Fe-abhängige Dioxigenasen, Cu-abhängige Monooxigenasen) mit folgenden Funktionsbereichen:
  - Kollagen-Synthese: Reduktion von Fe^{3+} zu Fe^{2+} zum Schutz der Dioxigenase, die die Hydroxylierung von peptidgebundenen Prolin- und Lysinresten im Binde- und Stützgewebe katalysiert;
  - L-Carnitin-Synthese: Reduktion von Fe^{3+} zu Fe^{2+} zum Schutz der Dioxigenase, die die Hydroxylierung von ε-N-Trimethyllysin in den Mitochondrien der Zellen fast aller Gewebe und von γ-Butyrobetain im Cytosol der Leber-, Nieren- und Gehirnzellen katalysiert;
  - Biosynthese von (Nor)adrenalin: Elektronen-Donation bei der von einer Monooxigenase katalysierten Hydroxylierung von Dopamin im Nebennierenmark und in den adrenergen Zellen postganglionärer Nervenendigungen;
  - Biosynthese von Peptidhormonen (z.B. Gastrin, Cholezystokinin, Calcitonin, Vasopressin): Elektronen-Donation bei der von einer Monooxigenase katalysierten Amidierung von intakten Vorläufern;
  - Abbau von Tyrosin: Elektronen-Donation bei der von einer Dioxigenase katalysierten Bildung von Homogentisat aus 4-Hydroxyphenylpyruvat.

Des Weiteren wird vermutet, dass Vitamin C die Interferonsynthese stimuliert, wodurch die Immunantwort verbessert wird, und die Schilddrüsenhormonbildung anregt, wodurch der Grundenergieumsatz erhöht wird.

Unter bestimmten Bedingungen – z.B. in Gegenwart von freien Fe- und Cu-Ionen – kann Ascorbinsäure prooxidativ wirken.

Dehydroascorbinsäure wirkt als Cofaktor mischfunktionaler Oxigenasen (Cytochrom P450-Enzyme) in den Mikrosomen der Leber. Sie ist an der Biotransformation von Endobiotika (z.B. Steroidhormone) und Xenobiotika (z.B. Arzneimittel, Karzinogene) beteiligt sowie an der Hydroxylierung von Cholesterin bei der Synthese der Gallensäuren, d.h. an dessen Überführung in ausscheidungsfähige Verbindungen.

Mangelerscheinungen (Hypovitaminose, MÖLLER-BARLOWsche Krankheit, Skorbut) Bei der Vitamin-C-Unterversorgung unterscheidet man zwischen Hypovitaminose (tägliche Zufuhr < 30 mg) und Avitaminose (tägliche Zufuhr < 10 mg). Die Symptome beider Erkrankungen sind auf eine Beeinträchtigung der Kollagensynthese und der Radikalelimination zurückzuführen.

Die Hypovitaminose ist gekennzeichnet durch
- verstärkte Neigung zu Zahnfleischbluten, außerdem Schwellungen und Schmerzen im Bereich der Zungen- und Mundschleimhaut, sowie
- herabgesetzte Anpassungsfähigkeit (z.B. Herz-Kreislauf-System), verminderte Widerstandskraft (z.B. Infektionsrisiko), allgemeine Leistungsschwäche (z.B. Frühjahrsmüdigkeit) und erhöhte Stressanfälligkeit.

Die Avitaminose im Säuglingsalter wird MÖLLER-BARLOWsche Krankheit genannt. Sie geht einher mit
- subperiostalen Blutungen, d.h. sehr schmerzhaften Einblutungen in die Wachstumszonen der Röhrenknochen → vermindertes Knochenwachstum,
- gestörter Ossifikation → erhöhte Knochenbrüchigkeit
- degenerativen Veränderungen an den blutbildenden Zellen im Knochenmark → Anämie.

Die Avitaminose im Kindes- und Erwachsenenalter wird als Skorbut bezeichnet. Man beobachtet
- entzündliche Veränderungen der Mundschleimhaut, Lockerung der Zähne und Ersatz des Dentins durch eine spongiöse Masse,
- diffuse Blutungen (Hämorrhagien) am ganzen Körper, insbesondere an Zahnfleisch, Darm, Haut, Muskulatur und Gehirn,
- verzögerte Heilung von Wunden und Knochenfrakturen,
- Ödeme (Beine) und Neuropathien
- Hypochondrie, Hysterie und Depressionen sowie
- Initiation und Promotion von Atherosklerose und Tumoren.

Überdosierung Bei Dosierungen > 5 g/d treten osmotisch bedingte Durchfälle auf. Bei nierengeschädigten Personen und solchen mit Vitamin-C-Malabsorption (Absorption von gastrointestinal aus Vitamin C gebildetem Oxalat) kann es zur Bildung von Calciumoxalatsteinen in den Nieren kommen.

Vitamin-B-Komplex

Die **acht B-Vitamine** (Thiamin, Riboflavin, Pyridoxin, Biotin, Pantothensäure, Niacin, Folsäure und Cobalamin) können zu einer Gruppe zusammengefasst werden. Denn neben ihrer Löslichkeit in Wasser und der Beteiligung an der Biokatalyse gleichen sie sich in weiteren Eigenschaften:
- Es liegen nur in wenigen Fällen Vitamere vor, d.h., es gibt meist nur eine biologisch aktive Form eines B-Vitamins.
- Die Funktionen der B-Vitamine im Stoffwechsel sind genau abgegrenzt. Sie können einander nicht vertreten oder ersetzen, jedoch zusammenwirken.
- Die Speicherkapazität der Organe für die B-Vitamine ist gering, Überschüsse werden ausgeschieden.
- Hypervitaminosen – Gesundheitsschäden, die durch überhöhte Vitaminzufuhr ausgelöst werden – können nur auftreten bei monatelanger Megadosierung von B-Vitaminen, deren Absorption nicht sättigbar ist. Eine **Megadosis** ist eine Menge, die die Empfehlungen für eine angemessene Zufuhr um mehr als eine Zehnerpotenz übersteigt.
- Bei B-Vitamin-Mangel treten einige allgemeine Mangelsymptome auf, die durch Störungen in sich rasch teilenden Geweben mit hohem Stoffumsatz ausgelöst werden. Hypovitaminosen – Mangelerkrankungen, die durch unzureichende Vitaminversorgung verursacht werden – sind gekennzeichnet durch Wachstumsstörungen, Verdauungsstörungen, Leistungsschwäche und Apathie, Avitaminosen – schwere Mangelkrankheiten, die bei extremem Vitamindefizit oder völligem Fehlen auftreten – durch Haut- und Schleimhautentzündungen sowie Fruchtbarkeitsstörungen.
- Die Erfassung des Vitaminstatus über das Blutplasma ist meist unbefriedigend, aufwändig und/oder teuer. Als Alternativen bieten sich die Bestimmung von Metabolitausscheidungen im Urin und/oder Enzymaktivitätsmessungen (evtl. mit Coenzym-Zusatz) an.

In den folgenden Abschnitten werden die acht Vitamine des B-Komplexes im Einzelnen besprochen.

Thiamin (Vitamin B_1)

(Bio)chemie und Vorkommen

Chemische Struktur, Wirkform und Stabilität

Thiamin, auch als Vitamin B_1, Aneurin oder Anti-Beriberi-Vitamin bezeichnet, setzt sich zusammen aus einem Pyrimidin- und einem Thiazolring, die über eine Methylgruppe und ein quaternäres Ammoniumion verknüpft sind (◆ Abbildung 10-12).

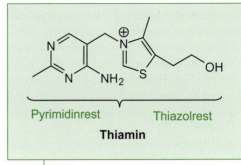

Abb. 10-12: Strukturformel von Thiamin (Vitamin B_1)

Die Wirkform des Vitamins ist das Coenzym Thiaminpyrophosphat (Thiamindiphosphat, TPP), das unter Einwirkung der Thiaminpyrophosphokinase aus Thiamin und ATP unter Freisetzung von AMP entsteht. Dabei wird die Seitenkette des Thiazolrests mit Pyrophosphat verestert. Je nach Substituent des Protons am C-Atom 2 des Thiazolrings liegt als übertragbare Gruppe „aktivierter" Acetaldehyd, Succinosemialdehyd oder Glycolaldehyd vor.

Vitamin B_1 ist thermolabil, besonders in neutralem und alkalischem Medium. In Gegenwart von schwefliger Säure oder Sulfit wird das Molekül bereits in der Kälte gespalten und das Vitamin dadurch inaktiviert. Ferner wird Thiamin von einigen Flavonoiden sowie dem Enzym Thiaminase, das in diversen rohen Fischen wirksam ist, zerstört.

Vorkommen und Zubereitungsverluste In tierischen Geweben liegt zum größten Teil die Coenzymform TPP vor, und zwar – mit abnehmenden Konzentrationen – in Herz, Leber, Nieren, Gehirn und Muskeln (speziell Schweinefleisch). Geringe Thiaminmengen enthält auch die Milch. In Pflanzen kommt vor allem das freie Thiamin vor, wobei Getreide die Hauptquelle darstellt (Aleuronschicht des Keimlings). Einen Beitrag zur Versorgung leisten außerdem Leguminosen und Kartoffeln. Für die Verwertung ist es unerheblich, ob das Vitamin in freier oder phosphorylierter Form vorliegt. Mit Zubereitungsverlusten in Höhe von 30 % muss gerechnet werden.

Stoffwechsel und Versorgungsstatus

Absorption, Transport, Ausscheidung und Speicherung Die Absorption von Thiamin erfolgt im Dünndarm nach Spaltung der Thiaminphosphatester: bei niedrigen Konzentrationen über einen aktiven Mechanismus mit Sättigungskinetik, bei hohen Konzentrationen (> 2 µM) zusätzlich durch erleichterte Diffusion. Als TTP gelangt es über die Pfortader zur Leber.

Im Blut wird Vitamin B_1 zu 75 % in den Erythrozyten, zu 15 % in den Leukozyten und zu 10 % im Plasma (an Albumin adsobiert) transportiert. Wird die Speicherungskapazität aufgrund hoher Einzeldosen überschritten, so wird der Überschuss im Urin ausgeschieden, und zwar zu 50 % unverändert (durchschnittlich 1,4 mg/d) oder sulfatverestert und zu 50 % in Form anderer Metabolite, z. B. Thiaminsäure und Pyramin.

Die im Körper gespeicherte Vitamin-B_1-Menge ist mit 25–30 mg gering. Da die Reserven bereits nach 10–20 Tagen Thiamin-freier Ernährung zur Hälfte verbraucht sind (Halbwertszeit), ist auf eine stetige Zufuhr zu achten.

Erfassung des Vitaminstatus und Plasmakonzentration Zur Beurteilung der Thiaminversorgung eignet sich besonders die Messung der prozentualen Steigerung der Aktivität der Erythrozyten-Transketolase (α-ETK) durch Zusatz von Thiaminpyrophosphat (TPP). Die Transketolase, deren Aktivität im Thiaminmangel vermindert ist, wird durch das zugesetzte TPP stimuliert. Eine Aktivitätssteigerung von 0–14 % deutet auf eine ausreichende Vitamin-B_1-Versorgung hin, eine von 15–24 % auf einen marginalen Mangel und eine von ≥ 25 % auf einen mittleren bis schweren Mangel. Auch eine erythrozytäre Vitamin-B_1-Konzentration von <70 nmol/l, wie sie mittels HPLC gemessen werden kann, weist auf eine defizitäre Versorgungslage hin. Eine Plasmathiaminkonzentration von 2,1 µg/dl wird als normal erachtet.

Zufuhr

Bedarf, Empfehlung und Verzehr In Bilanzuntersuchungen wurde ein Thiamin-Bedarf für Erwachsene von 0,33 mg/1000 kcal ermittelt. Bei Zufuhren von $<0,2$ mg/1000 kcal wurden bereits nach neun Tagen Mangelsymptome beobachtet. Aufnahmemengen von 0,5 mg/1000 kcal dagegen hatten Gewebesättigung zur Folge.

Da Thiamin am Stoffwechsel sowohl der Kohlenhydrate als auch der Fette und verzweigtkettigen Aminosäuren beteiligt ist, wird eine Abhängigkeit des Bedarfs von der Gesamtenergieaufnahme vermutet. Chronischer Alkoholmissbrauch erhöht den Thiaminbedarf.

Die DGE, ÖGE, SGE und SVE empfehlen Erwachsenen eine Thiaminzufuhr von 1,2 mg für Männer und 1,0 mg für Frauen (Zulage in Schwangerschaft und Stillzeit). Die RDA betragen 1,2 mg/d für Männer bzw. 1,1 mg/d für Frauen. Die mediane Zufuhr an Vitamin B_1 beläuft sich gemäß NVS II auf 1,6 mg/d (Männer) bzw. auf 1,2 mg/d (Frauen).

Wirkungsweise und Unterversorgung

Funktionen Das Thiaminpyrophosphat (TPP, Wirkform des Thiamins) nimmt als C_2-Gruppen-übertragende prosthetische Gruppe verschiedener Enzyme an folgenden

Reaktionen des Intermediärstoffwechsels teil:

- Dehydrierende Decarboxylierungen von α-Ketosäuren (mitochondrial), wie
  - die NAD^+-abhängige Übertragung von Acetaldehyd auf Coenzym A,

$$\text{Pyruvat} + \text{CoA-SH} \xrightarrow[\text{(TPP)}]{\text{Pyruvatdehydrogenase}} \text{Acetyl-CoA} + CO_2$$

  - die NAD^+-abhängige Übertragung von Succinosemialdehyd auf CoA-SH im Citratzyklus,

$$\text{α-Keto-glutarat} + \text{CoA-SH} \xrightarrow[\text{(TPP)}]{\text{α-Ketoglutaratdehydrogenase}} \text{Succinyl-CoA} + CO_2$$

  - der Abbau der verzweigtkettigen α-Ketosäurederivate von Valin, Leucin und Isoleucin.

- Transketolasereaktionen (C_2-Gruppen-Transfer von einer Ketose auf eine Aldose; cytosolisch), wie
  - die Mg^{2+}-abhängige Übertragung von Glycolaldehyd im Pentosephosphatzyklus (◆ Abbildung 10-13).

In Form von Thiamintriphosphat (TTP) übt Vitamin B_1 im Nervensystem nicht-enzymatische Funktionen aus, die die neuronale Erregung und die Reizleitung betreffen.

Mangelerscheinungen (Ursachen, Hypovitaminose, Avitaminose, Beri-Beri)

Als Ursache für eine Unterversorgung an Vitamin B_1 kommen unzureichende Zufuhr, chronischer Alkoholabusus (vermindert die Absorption) und Dauerbehandlung mit Zytostatika oder Neuroleptika in Frage. Hypo- und Avitaminose wirken sich unterschiedlich stark aus.

Die Symptome der Hypovitaminose sind die Folge einer allgemeinen Aktivitätsminderung der TPP-abhängigen Reaktionen. Beobachtet werden verringerte Magensaftsekretion und Appetitlosigkeit, verringerte körperliche Leistungsfähigkeit sowie psychische Labilität, die sich in Müdigkeit, Konzentrationsschwierigkeiten und Reizbarkeit äußert.

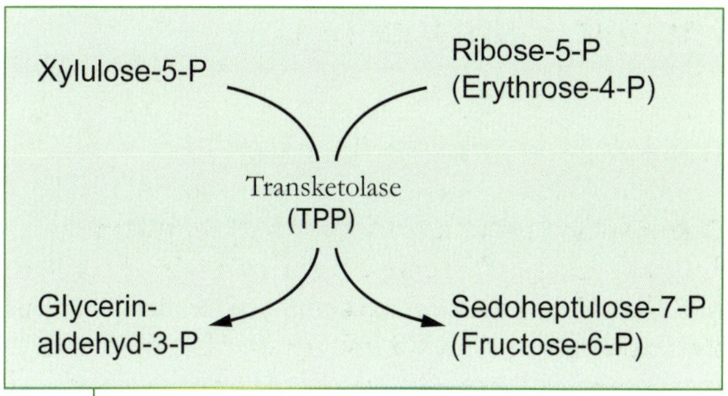

Abb. 10-13: C_2-Gruppen-Transfer von Ketosen auf Aldosen
Thiaminpyrophosphat ist als prosthetische Gruppe des katalysierenden Enzyms Transketolase beteiligt. (P) Phosphat.

Die Avitaminose geht einher mit
- Störungen im oxidativen Abbau der Kohlenhydrate, wodurch es zu einer Anhäufung von Substraten Thiamin-abhängiger Reaktionen im Blut (z.B. Pyruvat, Lactat) kommt;
- Störungen des fast ausschließlich auf Energie aus Kohlenhydraten angewiesenen Nervensystems, deren Folge Polyneuropathie, d.h. Schmerzen in den Extremitäten, Krämpfe, Lähmungen und irreversibler Zerfall der Nerven, ist;
- Störungen des Herz-Kreislauf-Systems durch hohe TPP-Konzentrationen im Herzmuskel, woraus sinkende Herzfrequenz (Bradykardie) und degenerative Veränderungen (Herzinsuffizienz) resultieren;
- Abbau der Muskeln, Gewichtsverlust, Anorexie, Ödeme sowie Depressionen;
- WERNICKE-KORSAKOFF-Syndrom (bei Alkoholikern).

Beri-Beri ist die Bezeichnung für eine kombinierte Thiamin-Protein-Mangelkrankheit bei gestillten Säuglingen von Frauen mit Vitamin-B_1-Mangel. Sie tritt v.a. in asiatischen Ländern auf, in denen polierter Reis einen großen Anteil an der Nahrung ausmacht. Die Symptome manifestieren sich im Alter von 2–6 Monaten und äußern sich in Erbrechen, kolikartiken Bauchschmerzen, Trinkschwäche, Abmagerung, Apathie, Unruhe und Rechtsherzerweiterung.

Riboflavin (Vitamin B_2)

(Bio)chemie und Vorkommen

Chemische Struktur, Wirkformen und Stabilität
Riboflavin (lat. flavus = goldgelb), auch als Vitamin B_2 oder (da erstmals aus Milch isoliert) Lactoflavin bezeichnet, setzt sich zusammen aus dem trizyklischen Isoalloxazin und einer Ribityl-Seitenkette (◆ Abbildung 10-14). Wirkformen sind die Coenzyme Flavinmononucleotid (FMN) und Flavinadenindinucleotid (FAD), bei denen

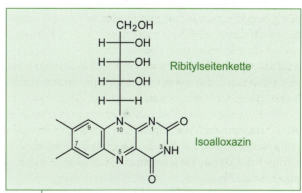

Abb. 10-14: Strukturformel von Riboflavin
(7,8-Dimethyl-10-[D-1'-ribityl]-isoalloxazin)

$$\text{Riboflavin + ATP} \xrightarrow{\text{Riboflavinkinase}} \text{FMN + ADP}$$

$$\text{FMN + ATP} \xrightarrow[\text{(FMN-Adenyltransferase)}]{\text{FAD-Pyrophosphorylase}} \text{FAD + PP}_i$$

die Ribityl-Seitenkette entweder phosphoryliert oder mit ADP verestert ist.

In neutraler und saurer Lösung ist Riboflavin weitgehend thermostabil, nicht jedoch in alkalischem Medium. Außerdem ist es lichtempfindlich: 85 % der Moleküle werden innerhalb von zwei Stunden zerstört.

Vorkommen und Zubereitungsverluste Die Flavinnucleotide liegen in besonders hohen Konzentrationen in Leber vor, aber auch Fleisch, Fisch, Eier, Getreide, Hülsenfrüchte und Blattgemüse liefern einen wichtigen Beitrag zur Bedarfsdeckung. Die Hauptquellen für freies Riboflavin stellen Milch und Milchprodukte dar (Bioverfügbarkeit: 67 %). Der Vitamin-B$_2$-Gehalt der Kuhmilch ist viermal höher als der der Frauenmilch. Bei der Zubereitung von Lebensmitteln treten Verluste in Höhe von 20 % auf.

Stoffwechsel und Versorgungsstatus

Absorption, Transport, Ausscheidung und Speicherung Die Flavinnucleotide werden im proximalen Dünndarm mit Hilfe von Phosphatasen bzw. Pyrophosphatasen des Bürstensaums in freies Riboflavin umgewandelt, welches in niedrigen Konzentrationen aktiv gemäß einer Sättigungskinetik und in höheren Konzentrationen zusätzlich passiv (Diffusion: ab 25 mg) absorbiert wird. In den Mukosazellen findet eine schnelle Rephosphorylierung statt.

Im Plasma wird Vitamin B$_2$ zum Teil an Proteine (insbesondere Albumin und Immunglobuline) adsorbiert transportiert. Im Überschuss zugeführtes Riboflavin wird über die Nieren eliminiert. Im Urin ausgeschieden werden zu 75 % unverändertes Riboflavin (im Durchschnitt 1 mg/d) sowie zu 25 % seine Stoffwechselprodukte (z. B. Hydroxyriboflavin).

In den Zellen liegen 75–90 % des Riboflavins gebunden in Flavoproteinen vor, wodurch die Speicherkapazität begrenzt wird. Wenn sich infolge Proteinmangels die Menge an Apoprotein reduziert, nimmt der Riboflavinbestand des Körpers ab.

Erfassung des Vitaminstatus und Plasmaspiegel
Die Beurteilung des Versorgungszustandes kann auf drei Arten erfolgen. Möglich sind die

- Ermittlung der Aktivität der Erythrozyten-Glutathionreduktase (α-EGR) und der Aktivitätserhöhung nach FAD-Zusatz: eine Stimulierung von > 60 % (entsprechend einem Aktivierungskoeffizienten > 1,6) durch das FAD deutet auf einen Mangel hin (irreführende Ergebnisse bei Proteinmangel!);
- Bestimmung des Riboflavingehaltes in den Erythrozyten: er liegt normalerweise zwischen 270 und 400 µg/dl und im Mangel darunter;
- Messung der Riboflavinausscheidung im 24 h-Urin: sie liegt normalerweise zwischen 80 und 120 µg/g Kreatinin.

Die durchschnittliche Plasmakonzentration liegt bei 6 µg Riboflavin/dl.

Zufuhr

Bedarf, Empfehlung und Verzehr Der Riboflavin-Bedarf von Erwachsenen wurde durch Stimulierung der α-EGR mittels FAD ermittelt. Er liegt bei 0,6 mg/1000 kcal. Aus diesem Wert ergibt sich durch Einbeziehung eines Sicherheitszuschlags die Empfehlung für die Zufuhr. Bei einer täglichen Aufnahme von 1,1–1,6 mg Riboflavin nähern sich die Gewebekonzentrationen der Sättigungsgrenze (ca. 100 mg). Krankheit, Operation, Trauma, Alkoholabusus und regelmäßige Einnahme von Antidepressiva können zu einer Bedarfserhöhung führen.

Die Empfehlung für die Riboflavin-Zufuhr beträgt 1,4 mg/d für Männer und 1,2 mg/d für Frauen (Zulage für Schwangere und Stillende). Die RDA sind 1,3 mg/d (Männer) bzw. 1,1 mg/d (Frauen). Gemäß NVS II beträgt die tägliche mediane Vitamin-B$_2$-Zufuhr 1,9 mg für Männer und 1,5 mg für Frauen.

Wirkungsweise und Unterversorgung

Funktionen Die Flavinnucleotide FMN und FAD (Wirkformen des Riboflavins) sind die Protonen und Elektronen übertragenden prosthetischen Gruppen der zum Teil Metallatome enthaltenden Flavinenzyme (Oxidoreduktasen), die eine Vielzahl von Reaktionen katalysieren:

- Dehydrierung von γ-Hydroxysäuren, Aldehyden, gesättigten Kohlenwasserstoffketten, Purinen, Chinonen, Pyrimidinnucleotiden und Dihydroxyliponsäure. Beispiele für Enzyme, die solche Reaktionen katalysieren, sind die Succinat-Dehydrogenase (prosthetische Gruppen FAD, Fe, S), die Aldehyd-Oxidase (FAD, Fe, Mo), die Acyl-CoA-Dehydrogenase (FAD) und die Xanthin-Oxidase (FAD, Fe, Mo).
- Dehydrierung und Desaminierung von D-Aminosäuren und Aminen. Als Katalysatoren solcher Reaktionen beispielhaft genannt seien die D-Aminosäure-Oxidase (prosthetische Gruppe FAD) und der Monoamin-Oxidase (FAD, Cu).
- Elektronenübertragung innerhalb der Atmungskette. Beteiligt hieran ist unter anderem die NADH-Ubichinon-Reduktase (prosthetische Gruppen FMN, Fe, S).
- Darüber hinaus katalysieren Flavinenzyme auch Hydroxylierungen, oxidative Decarboxylierungen und Dioxigenierungen.

Mangelerscheinungen (Ursachen, Hypovitaminose, Avitaminose) Riboflavin-Unterversorgung ist auf ungenügende Aufnahme mit der Nahrung (Veganer), Absorptionsstörung, Alkoholismus, schwere Krankheit, Trauma, Operation und Wechselwirkung mit verschiedenen Medikamenten (z.B. Antazida, Neuroleptika, Antidepressiva) zurückzuführen. Die Folge ist eine Beeinträchtigung der Flavinnucleotid-abhängigen Reaktionen. Bei der Beschreibung der Symptomatik ist zwischen Hypo- und Avitaminose zu unterscheiden.

Von der Hypovitaminose betroffen sind Haut und Schleimhaut, Augen sowie die Psyche. Es treten Mundwinkelrhagaden (Cheilosis), Rötung und Schuppenbildung der Haut um Augenwinkel und Nasolabialfalten, Dystrophie der Fingernägel, Entzündung und Atrophie der Zungen-/Rachenschleimhaut, ferner Bindehautentzündung und Lichtempfindlichkeit auf. Außerdem Hypochondrie, Depression und Hysterie (sog. neurotische Trias).

Bei der Avitaminose kommen Schädigungen im Bereich von Nervensystem, Skelett und Geschlechtsorganen hinzu. Beobachtet werden:
- seborrhoische Dermatitis,
- Vaskularisierung der Hornhaut mit Fremdkörpergefühl und grauer Star (Katarakt),
- Neuropathie der Hände und Füße (Kältegefühl, Schmerzen),
- normozytäre, hypochrome Anämie sowie
- Amenorrhö.

Pyridoxin (Vitamin B_6)

(Bio)chemie und Vorkommen

Chemische Struktur, Wirkform und Stabilität Unter Pyridoxin, auch Vitamin B_6 oder Adermin genannt, fasst man drei substituierte Pyridinderivate (Pyridoxal, Pyridoxol und Pyridoxamin), die sich durch ihre funktionelle Gruppe am C-Atom 4 unterscheiden, sowie deren 5'-Phosphorsäureester zusammen (◆Abbildung 10-15).

Wirkform ist das Coenzym Pyridoxalphosphat (PLP). Es entsteht entweder direkt durch Phosphorylierung von Pyridoxal mit Hilfe der Pyridoxalkinase oder indirekt durch Phosphorylierung von Pyridoxol bzw. Pyridoxamin mit nachfolgender Oxidation (◆Abbildung 10-16).

Die Vitamine der Pyridoxin-Gruppe werden in neutraler und alkalischer Lösung durch Einwirkung von Licht selektiver Wellenlänge rasch zerstört, wogegen sie in saurer Lösung relativ stabil sind. Pyridoxol ist thermostabil, Pyridoxamin und besonders Pyridoxal dagegen sind thermolabil.

Vorkommen und Zubereitungsverluste Pyridoxal und Pyridoxalphosphat kommen insbesondere in tierischen Produkten vor, z.B. in Leber, Nieren, Fleisch, Geflügel und Fisch. Pyridoxol und Pyridoxamin sind überwiegend in pflanzlichen Produkten enthalten, z.B. in Getreide, Hülsenfrüchten, Nüssen, Avocados, einigen Gemüsearten (Kohl, grüne Bohnen, Feldsalat), Kartoffeln und Bananen. Der Pyridoxingehalt der Kuhmilch liegt über dem der Frauenmilch. Man kann von Zubereitungsverlusten um 20% ausgehen.

Stoffwechsel und Versorgungsstatus

Absorption, Transport, Ausscheidung und Speicherung Vitamin B_6 wird im proximalen Jejunum durch Diffusion absorbiert. Die Bioverfügbarkeit aus einer durchschnittlichen Mischkost liegt bei 75%, wobei die aus tierischen Lebensmitteln höher ist als die aus pflanzli-

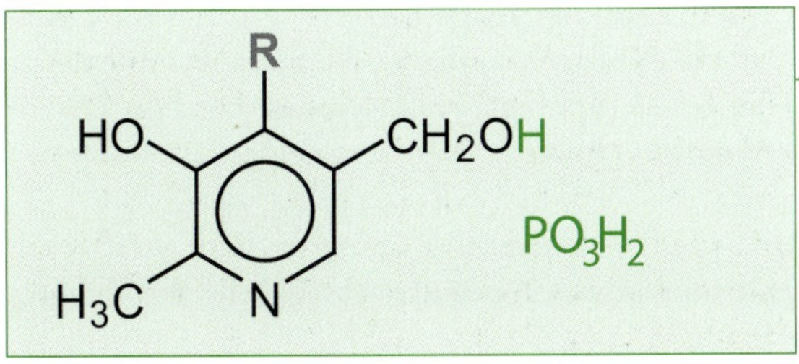

Abb. 10-15: Strukturformel von Pyridoxin
Die Bezeichnung steht für drei Pyridinderivate, die sich in ihren Resten (R) unterscheiden. Pyridoxol trägt einen CH_2OH-Rest, Pyridoxal einen CHO-Rest und Pyridoxamin einen CH_2NH_2-Rest. PO_3H_2 = Phosphatrest

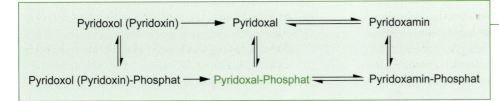

Abb. 10-16: Umwandlung von Pyridoxol, Pyridoxal und Pyridoxamin in die Wirkform Pyridoxalphosphat (PLP)

chen. Die phosphorylierten Formen können intakt absorbiert werden, in der Regel geht aber eine hydrolytische Abspaltung des Phosphatrests mittels alkalischer Phosphatase voraus. In den Mukosazellen werden die Spaltprodukte größtenteils reverestert und anschließend in großem Umfang in Pyridoxalphosphat umgewandelt.

Die hauptsächlichen Transportformen im Blut stellen Pyridoxal und Pyridoxalphosphat dar. PLP liegt überwiegend gebunden an Albumine (Plasma) und Hämoglobin (Erythrozyten) vor. Einerseits verringert die Bindung an ein Apoprotein die Angreifbarkeit durch Phosphatasen, andererseits ermöglicht die begrenzte Menge an Albumin bei hoher Vitamin-B_6-Zufuhr eine rasche hepatische Dephosphorylierung von überschüssigem Pyridoxalphosphat. Das auf diese Weise entstehende Pyridoxal wird durch Oxidation mittels einer NAD^+-abhängigen Aldehyddehydrogenase in das inaktive Endprodukt 4-Pyridoxinsäure überführt, welches über die Nieren eliminiert wird (im Durchschnitt 0,8 mg/d).

75–80 % der im Körper retinierten B_6-Menge befinden sich in der Muskulatur (in Form von an Glycogenphosphorylase gebundenem PLP), <1 % im Blut. Die maximale Speicherkapazität des Körpers liegt bei 150 mg. Die Reserven reichen im Mittel für 2–6 Wochen.

Erfassung des Vitaminstatus und Plasmaspiegel
Zur Beurteilung des Vitamin-B_6-Status stehen mehrere Tests zur Verfügung. Zu nennen sind die

- Ermittlung der PLP-Konzentration im Plasma; sie lässt auf den allgemeinen Versorgungszustand schließen (> 30 nmol/l = ausreichende Versorgung);
- Bestimmung der renal ausgeschiedenen Menge an 4-Pyridoxinsäure; sie reflektiert die aktuelle Zufuhrsituation (> 3 µmol/d = ausreichende Versorgung);
- Messung der Ausscheidung von Xanthurensäure im 24-h-Urin nach oraler Verabreichung einer abendlichen Tryptophan-Dosis von 5 g (Belastungstest): bei PLP-Mangel wird im Zuge der NAD-Synthese aus Tryptophan die von der Kynureninase katalysierte Alaninabspaltung von 3-Hydroxykynurenin (⇒ 3-Hydroxyanthranilsäure) zu Gunsten einer Transaminierung (⇒ Xanthurensäure) gedrosselt;
- Bestimmung des Akivierungskoeffizienten der Erythrozyten-Aspartataminotransferase (α-EAST, früher α-EGOT) nach Zugabe von PLP; Werte > 2,0 kennzeichnen einen Mangel.

Die mittlere Plasmapyridoxinkonzentration beträgt 4,4 µg/dl.

Zufuhr

Bedarf, Empfehlung und Verzehr In Mangelexperimenten an Erwachsenen wurde ein Pyridoxin-Bedarf im Bereich von 1,2 mg/d festgestellt. Aufgrund der zentralen Rolle des Pyridoxins im Aminosäurenstoffwechsel wird von einer angemessenen Zufuhr in Höhe von 20 µg pro g verzehrtes Nahrungsprotein ausgegangen. Zu einer Bedarfserhöhung bis zu 2,8 mg/d kommt es im Fall hoher Eiweißaufnahmen sowie chronischer Einnahme von D-Penicillamin, Theophyllin, Isoniazid, L-Dopa und anderen Medikamenten.

Die Pyridoxin-Zufuhrempfehlungen belaufen sich auf 1,5 mg/d für Männer und 1,2 mg/d für Frauen (Zulage in Schwangerschaft und Stillzeit). Die RDA betragen 1,7 mg/d für Männer und 1,3 mg/d für Frauen. In der NVS II wurde eine tägliche mediane Vitamin-B_6-Zufuhr von 2,3 mg (Männer) bzw. 1,8 mg (Frauen) ermittelt. Als unbedenklich gilt eine tägliche Zufuhr von bis zu 100 mg Vitamin B_6.

Wirkungsweise und Unterversorgung

Funktionen Das Pyridoxalphosphat (Wirkform des Pyridoxins) ist die gruppenübertragende prosthetische Gruppe zahlreicher am Aminosäurenstoffwechsel beteiligter Enzyme, die folgende Reaktionen katalysieren:

- Transaminierung von Aminosäuren, also die reversible Übertragung von Aminogruppen auf α-Ketosäuren bei der Synthese nicht-essenzieller Aminosäuren. Enzyme sind z. B. die Glutamat-Oxalacetat-Transaminase (GOT, ⇒ Aspartat) und die Glutamat-Pyruvat-Transaminase (GPT, ⇒ Alanin).
- Decarboxylierung von Aminosäuren zur Bildung von biogenen Aminen, z. B. mit Hilfe der Tyrosin-Decarboxylase (⇒ Tyramin), der Histidin-Decarboxylase (⇒ Histamin) und der Glutamat-Dehydrogenase (⇒ der Neurotransmitter γ-Aminobuttersäure, GABA).
- Spaltung von Aminosäuren, z. B. mit Hilfe der Kynureninase (Tryptophan-Stoffwechsel), der Threonin-Aldolase und der Cystathionin-Lyase.
- Kondensation von Aminosäuren, z. B. mit Hilfe der δ-Aminolävulinsäure-Synthase (Hämsynthese) und der Cystathionin-Synthase.
- H_2O-Abspaltung aus Aminosäuren, z. B. mit Hilfe der Threonin-Serin-Dehydratase und der Homoserin-Dehydratase.
- H_2S-Abspaltung aus Aminosäuren, z. B. mit Hilfe der Cystein-Desulfhydrase.
- Weitere PLP-abhängige Enzyme sind z. B. die Lysyl-Oxidase (Kollagensynthese), die Serin-Palmitoyl-Transferase (Sphingomyelinsynthese) und die Glycogenphosphorylase.

PLP ist außerdem essenzielles Coenzym der Cystathionin-Synthase im Homocysteinstoffwechsel (siehe ◆Abbildung 10-27).

Mangelerscheinungen (Ursachen, Hypovitaminose, Avitaminose) Eine Unterversorgung kann verursacht werden durch ungenügende Aufnahme von Vitamin B_6 mit der Nahrung, überhöhte Eiweißzufuhr (erhöht den Bedarf), Alkoholismus (vermindert die Absorption), Fieber (erhöht die Ausscheidung), Urämie (führt zu Verlusten im Dialysat), Antivitamine wie Desoxypyridoxin (blockiert Enzymbindungsstellen) und regelmäßige Einnahme bestimmter Medikamente (s.o., erhöhen den Bedarf). Die Folgeerscheinungen stehen im Zusammenhang mit den Reaktionen, zu deren Katalyse PLP erforderlich ist. Je nach Umfang des Defizits bzw. Schweregrad der Symptomatik unterscheidet man zwischen Hypo- und Avitaminose.

Bei der Hypovitaminose treten unspezifische Symptome in Erscheinung, z. B. Wachstumsstörungen, Müdigkeit, Bewegungsunlust und Appetitlosigkeit. Das so genannte *chinese restaurant syndrome* ist auf eine Überempfindlichkeit gegen Glutamat zurückzuführen.

Die Avitaminose wirkt sich auf Muskeln und Thymus, Haut und Schleimhaut, Nerven, Blut und Geschlechtsorgane aus. Zu den charakteristischen Symptomen, die vor allem an Versuchstieren beobachtet wurden, zählen:

- erhöhte Infektanfälligkeit,
- seborrhoische Dermatitis im Nasen-Augen-Mund-Bereich und Entzündungen der Mundschleimhaut (Stomatitis) und der Zunge (Glossitis),
- Demyelinisierung peripherer Nerven, Neuritis und Sensibilitätsstörungen, ferner epileptiforme Krämpfe im Säuglingsalter,
- Gereiztheit, Depression und Verwirrtheit,
- Fe-resistente mikrozytäre, hypochrome Anämie sowie Lymphozytopenie,
- Anstieg der Homocysteinkonzentration im Blut.

Überdosierung Bei chronischer Einnahme von Vitamin B_6 (> 500 mg/d) kann es zu Ataxie und schweren peripheren sensiblen Neuropathien mit Reflexausfällen und Störungen des Tast- und Temperaturempfindens kommen.

Biotin (Vitamin H)

(Bio)chemie und Vorkommen

Chemische Struktur und Wirkform Bei Biotin, früher auch hitzestabiler Faktor H (H für Haut, weil ein Biotinmangel Dermatitis verursacht) genannt, handelt es sich um ein Kondensationsprodukt aus Harnstoff und einem hydrierten Thiophanring, der am C-Atom 2 eine Seitenkette (Valeriansäure) trägt. Da Biotin drei asymmetrische C-Atome aufweist, sind insgesamt acht Stereoisomere möglich. In der Natur kommt aber nur D(+)-Biotin vor (◆Abbildung 10-17).

Im pH-Bereich von 5 bis 8 ist Biotin gegenüber Luft und Hitze beständig, nicht jedoch unter UV-Licht. Die Wirkform, das Coenzym Biotin, ist eben dieses D(+)-Biotin, welches allerdings nur säureamidartig an ein Apoprotein gebunden (über die Carboxylgruppe der Valeriansäure an die ε-Aminogruppe eines Lysinrests) biologisch aktiv ist.

An 1 mol des basischen Glykoproteins Avidin, das im rohen Eiklar vorkommt und vier identische Untereinheiten aufweist, können 4 mol Biotin so fest gebunden werden, dass die Verdauungsenzyme sie nicht abzuspalten vermögen. Erst durch längeres Erhitzen auf 100 °C denaturiert das Avidin und der Komplex zerfällt.

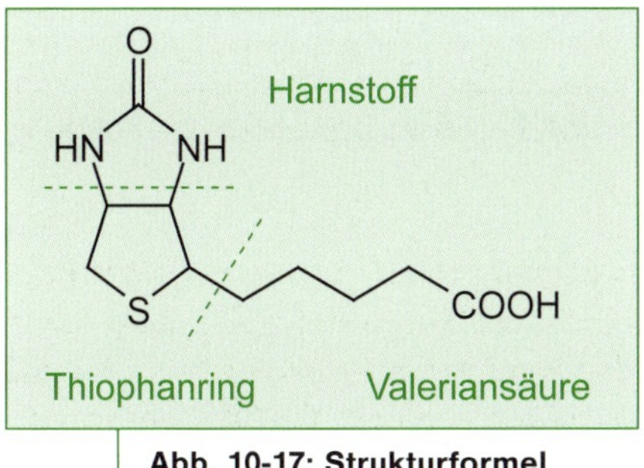

Abb. 10-17: Strukturformel von Biotin

Vorkommen und Zubereitungsverluste In biologischem Material liegt Biotin überwiegend in der Coenzymform, kovalent an die ε-Aminogruppe des Lysinrests eines Enzyms (Proteins) gebunden vor. Es findet sich in fast allen Lebensmitteln, allerdings meist in geringen Konzentrationen. Gute Quellen sind Leber, Nieren, Eigelb, Sardinen, Sojabohnen, Linsen, Haferflocken, Nüsse, Blumenkohl und Champignons. Kuhmilch enthält etwa 4- bis 10-mal mehr Biotin als Frauenmilch. Die Zubereitungsverluste liegen bei 20%.

Stoffwechsel und Versorgungsstatus

Absorption, Transport, Ausscheidung und Speicherung Biotin wird in freier Form und in geringem Umfang als Biotinyl-Oligopeptid absorbiert (aktiv und passiv). Durch Proteolyse wird Biocytin (ε-N-Biotinyl-Lysin) aus dem Nahrungsprotein freigesetzt. Die Spaltung von Biocytin in Biotin und Lysin erfolgt unter Einwirkung des Enzyms Biotinidase entweder im Lumen (Pankreas-Biotinidase) oder in der Mukosa des proximalen Dünndarms, oder aber im Blut (Plasma-Biotinidase). Im Mittel 50% des in der Nahrung enthaltenen Biotins gelangen – umgekehrt proportional zum Versorgungsstatus – zur Absorption. Auch an Körperprotein gebundenes Biotin (Holocarboxylase) kann mit Hilfe einer endogenen Biotinidase freigesetzt werden. Es steht dann für eine Wiederverwertung zur Verfügung. Daher treten spontane Mangelerscheinungen selten auf. Der Beitrag der Darmflora zur Bedarfsdeckung ist als gering einzuschätzen.

Im Blut wird Biotin überwiegend in freier Form transportiert. Ca. 10% sind reversibel an Plasmaproteine gebunden, weitere 10% befinden sich in den Erythrozyten.

Der Abbau des Biotins erfolgt überwiegend durch β-Oxidation der Seitenkette. Das so entstehende Bisnorbin ebenso wie unverändertes Biotin (etwa 20 µg/d) und eine geringe Menge an Sulfoxiden (das Ringsystem kann der Mensch nicht abbauen) werden im Urin ausgeschieden.

Die Biotin-Speicherung erfolgt in der Reihenfolge abnehmender Konzentrationen in Leber, Nieren, Nebennieren, Herz, Pankreas, Skelettmuskulatur, Lunge und Gehirn.

Erfassung des Vitaminstatus und Plasmaspiegel
Die Biotin-Versorgung wird anhand der Plasmakonzentration dieses Vitamins beurteilt. Sie liegt im Mittel bei 0,1 µg/dl. Bei unzureichender Versorgung ist die renale Ausscheidung von 3-Hydroxy-Isovaleriansäure erhöht (> 195 µmol/24-h-Urin).

Zufuhr

Bedarf, Schätzwert und Verzehr Weil die Kriterien zur Abgrenzung einer suboptimalen Versorgungslage unsicher sind, können über den Biotin-Bedarf keine präzisen Angaben gemacht werden. Der Schätzwert von DGE, ÖGE, SGE und SVE beträgt 30–60 µg/d, der AI des Food and Nutrition Board 30 µg/d. Die in der Bundesrepublik Deutschland durchschnittlich verzehrte Biotin-Menge liegt bei 35-40 µg/d für Erwachsene.

Wirkungsweise und Unterversorgung

Funktionen Biotin als prosthetische Gruppe (Wirkform) von Carboxylasen ist an der Katalyse des C_1-Transfers im Intermediärstoffwechsel beteiligt. In einer Mg^{2+}-abhängigen Reaktion entsteht unter ATP-Verbrauch aus Biotin und HCO_3^- das 1'-N-Carboxybiotin, welches „aktives" CO_2 auf ein Substrat übertragen kann, das anschließend in carboxylierter Form vorliegt. Der Mensch verfügt über vier Biotin-abhängige Enzyme (◆Abbildung 10-18):

- die Pyruvatcarboxylase katalysiert die Carboxylierung von Pyruvat zu Oxalacetat und ist ein Schlüsselenzym der Gluconeogenese,
- die Acetyl-CoA-Carboxylase katalysiert die Carboxylierung von Acetyl-CoA zu Malonyl-CoA und ist ein Schrittmacherenzym bei der Fettsäuresynthese,
- die Propionyl-CoA-Carboxylase katalysiert die Carboxylierung von Propionyl-CoA zu Methylmalonyl-CoA im Zuge des Abbaus sowohl des C_3-Endes ungeradzahliger Fettsäuren als auch der essenziellen Aminosäuren Valin, Isoleucin, Threonin und Methionin,
- die Methylcrotonyl-CoA-Carboxylase katalysiert die Carboxylierung von Methylcrotonyl-CoA zu β-Methylglutaconyl-CoA beim Abbau der essenziellen Aminosäure Leucin.

Außerdem wirkt Biotin bei der zellulären Signalübertragung mit und beeinflusst die Chromatinstruktur und damit die Genexpression.

Mangelerscheinungen Biotinmangel tritt auf bei genetisch bedingtem Defekt der Biotinidase oder der Holocarboxylasesynthetase. Die Folge ist eine verminderte Aktivität Biotin-abhängiger Enzyme. Bei experimentell erzeugter Biotin-Unterversorgung wurden Veränderungen im Bereich des Stoffwechsels, der Haut, des Nervengewebes, des Blutbildes und der Fruchtbarkeit beobachtet. Symptomatisch sind:

- gestörte Gluconeogenese, verrigerter K^+-Gehalt der Muskulatur, herabgesetzter RNA-Gehalt der Leber,
- seborrhoische Dermatitis mit Haarausfall (Alopezie), Mundwinkelrhagaden, Konjunktivitis,
- Degeneration der Nervenzellen, Bewegungsstörungen und progressive Paralyse, sowie Depressionen, Angstzustände und Wahnvorstellungen,
- Hypercholesterinämie sowie Verminderung der B- und T-Zellen,
- Störungen bei der Reproduktion und insbesondere bei der Laktation.

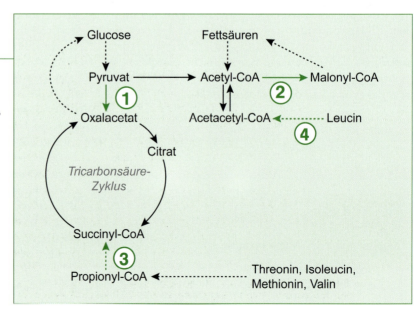

Abb. 10-18: Biotin-abhängige Reaktionen im Intermediärstoffwechsel (vereinfacht).
Beteiligte Enzyme: 1) Pyruvat-Carboxylase, 2) Acetyl-CoA-Carboxylase, 3) Propionyl-CoA-Carboxylase, 4) β-Methyl-Crotonyl-Carboxylase.

Pantothensäure

(Bio)chemie und Vorkommen

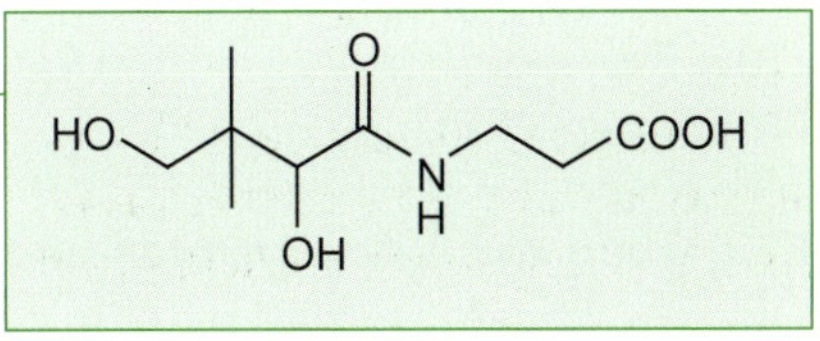

Chemische Struktur, Wirkform und Stabilität Pantothensäure entsteht durch Kondensation aus β-Alanin und 2,4-Dihydroxy-3,3-Dimethylbuttersäure (Pantoinsäure). Zu dieser Reaktion sind nur Pflanzen und Mikroorganismen befähigt. Biologisch aktiv ist die in ◆Abbildung 10-19 gezeigte D(+)-Form. Ebenfalls vitaminwirksam ist das Panthenol, weil der Alkohol im Organismus zur Säure oxidiert werden kann.

Die Wirkform der Pantothensäure ist das Coenzym A (CoA-SH). Es wird nach dem in ◆Abbildung 10-20 gezeigten Schema synthetisiert, die auch zeigt, woraus sich das Molekül zusammensetzt.

Pantothensäure ist in neutraler Lösung relativ beständig. Unter Hitzeeinwirkung dagegen wird die Säureamidbindung gespalten und das Vitamin dadurch zerstört. In einem sauren oder alkalischen Medium läuft dieser Prozess beschleunigt ab.

Vorkommen und Zubereitungsverluste Pantothensäure liegt in der Natur größtenteils in Form von CoA und 4´-Phosphopantethein vor. Man findet sie in nahezu allen Lebensmitteln (griech. *pantos* = überall), jedoch in eher geringen Mengen. Gute Quellen sind Leber, Fleisch, Fisch, Eier, Milch, Hülsenfrüchte und Vollkornprodukte.

Es muss mit Zubereitungsverlusten von bis zu 30 % gerechnet werden.

Abb. 10-19: Strukturformel der Pantothensäure

Stoffwechsel und Versorgungsstatus

Absorption, Transport, Ausscheidung und Speicherung Bei der Verdauung wird Coenzym A mittels Phosphatase und Pyrophosphatase schrittweise zu Pantethein aufgespalten, das dann im Dünndarm absorbiert oder mit Hilfe der Pantothenase (dritte Hydrolase) in Pantothensäure umgewandelt wird. Deren Absorption erfolgt, wie die von Pantethein, bei niedrigen Konzentrationen über einen sättigbaren, Na^+-abhängigen Transport, bei hohen Konzentrationen außerdem passiv. Durch Biotin wird die Pantothensäureaufnahme kompetitiv gehemmt, weil beide Vitamine dasselbe Carrier-vermittelte Transportsystem benutzen. Die Bioverfügbarkeit aus gemischter Kost wird auf 50 % geschätzt.

Nach Eintritt in den Blutkreislauf und Bindung an Proteine erfolgt die Aufnahme von Pantothensäure in die Körperzellen zumeist ebenfalls über einen Na^+-Cotransport und kompetitiv zu Biotin. Durch Na-K-ATPase-Inhibitoren wird sie gehemmt. Die Speicherung erfolgt überwiegend als CoA. Besondere Speicherorgane gibt es nicht (Leber: 100–500 nmol/g, Muskeln: 50 nmol/g). Die Gewebespiegel an CoA reflektieren nicht die verfügbaren Mengen an Pantothensäure, weil die Pantothenat-Kinase (Schrittmacherenzym der Umwandlung von Pantothensäure zu CoA) durch CoA und Acetyl-CoA rückkoppelnd gehemmt wird. Außerdem hebt freies Carnitin die Hemmung durch CoA spezifisch auf, wobei die Verfügbarkeit von freiem Carnitin u. a. durch Insulin und Glucagon beeinflusst wird.

Etwa 15 % der aufgenommenen Pantothensäure werden als CO_2 abgeatmet und mit den Fäzes ausgeschieden. Als mittlere renale Exkretion sind Werte in einer Größenord-

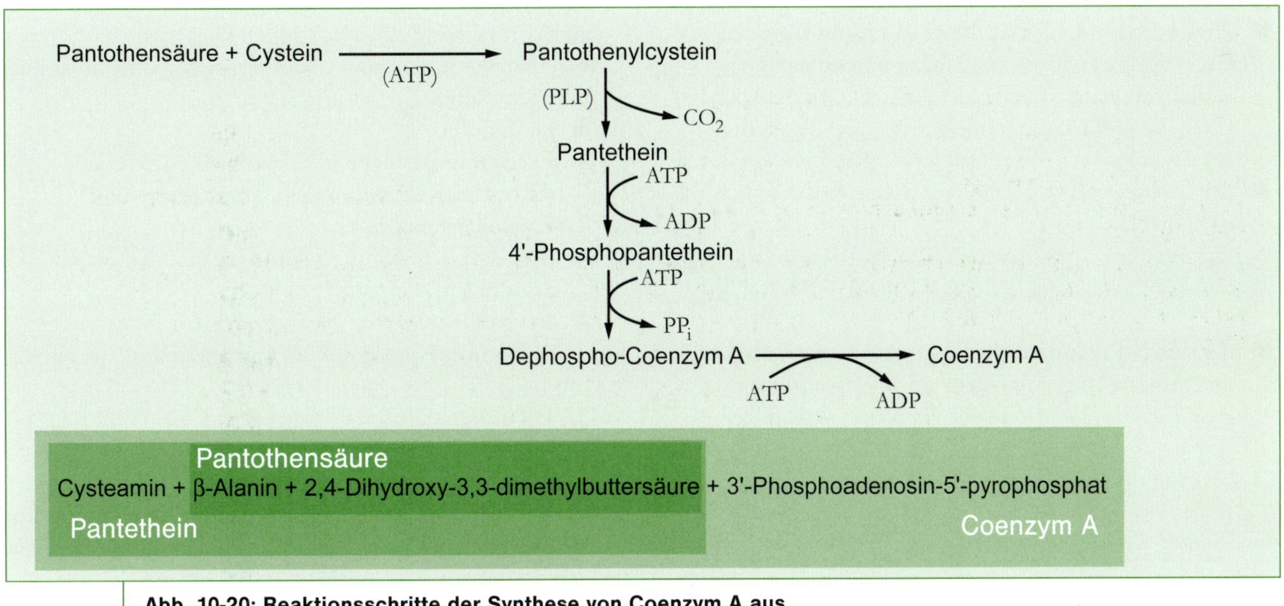

Abb. 10-20: Reaktionsschritte der Synthese von Coenzym A aus Pantothensäure (oben) und schematische Molekülstruktur von Coenzym A (unten)

nung von 3,8 mg/d gemessen worden. Im Fall einer Unterversorgung geht eine konservierende Wirkung von den Nieren aus, weil neben der tubulären Sekretion auch eine aktive Reabsorption stattfindet. Der Gesamtkörperbestand beträgt etwa 28 mg.

Erfassung des Vitaminstatus und Plasmaspiegel
Die Versorgungslage wird mithilfe der Pantothensäure-Konzentration im Vollblut beurteilt. Der Grenzwert liegt bei ≤ 1 µmol/l. Die mittlere Konzentration an Pantothensäure im Blut liegt zwischen 1,6 und 2,7 µmol/l, in den Erythrozyten bei 1,5 µmol/l. Die Plasmakonzentration ist wesentlich geringer und spiegelt veränderte Zufuhrmengen schlecht wider.

Zufuhr

Bedarf, Schätzwert und Verzehr Über den Pantothensäure-Bedarf ist nicht viel bekannt. Er dürfte zwischen 1 und 4 mg/d liegen. Als Schätzwert für eine angemessene Pantothensäure-Zufuhr geben DGE, ÖGE, SGE und SVE 6 mg/d für Erwachsene an. Der AI des Food and Nutrition Board beträgt 5 mg/d. Tatsächlich verzehrt werden in der Bundesrepublik Deutschland 5 mg/d (Männer) bzw. 4,5 mg/d (Frauen).

Klinische Studen haben gezeigt, dass eine tägliche Zufuhr von 500–1200 mg Pantethein das Serum-Cholesterin, die LDL-Fraktion und die Triglyceride senkt.

Wirkungsweise und Unterversorgung

Funktionen Die SH-Gruppe des Cysteaminrests von Coenzym A (Wirkform) vermag mit einem Acylrest zu reagieren, wodurch eine S-Acylverbindung (Thioester) mit hohem Gruppenübertragungspotenzial („aktiviertes Acylderivat") entsteht, welche die Übertragung des Acylrests auf ein Substrat ermöglicht. Einige wichtige Reaktionen für die Bildung solcher „aktivierter Acylverbindungen" sind:
- die Übertragung des Acylrests von Liponsäure auf CoA-SH im α-Ketosäureoxidasesystem: die Pyruvatdehydrogenase katalysiert die Reaktion zu Acetyl-CoA, die α-Ketoglutaratdehydrogenase die zu Succinyl-CoA;
- der Coenzym A-Transfer über Succinyl-CoA nach der Formel:

$$\text{Succinyl-CoA} + \text{Acetacetat} \longrightarrow \text{Succinat} + \text{Acetacetyl-CoA}$$

- der durch Thiokinasen katalysierte Adenyltransfer und Austausch gegen Coenzym A in den folgenden zwei Reaktionsschritten der Fettsäurenaktivierung:

$$\text{Fettsäure} + \text{ATP} \longrightarrow \text{Acyladenylat} + \text{PP}_i$$

$$\text{Acyladenylat} + \text{CoA-SH} \longrightarrow \text{Acyl-CoA} + \text{AMP}$$

- die thioklastische Spaltung der β-Ketoacyl-CoA-Verbindungen im Verlauf der β-Oxidation der Fettsäuren;
- die Übertragung des (langkettigen) Fettsäurerests von Acyl-Carnitin auf CoA-SH nach dem Transport durch die innere Mitochondrienmembran.

Unter Beteiligung von Coenzym A – in Form von Acetyl-CoA oder Acyl-CoA – laufen z.B. folgende Reaktionen ab:
- die Übertragung eines Acetylrests, dessen Carboxylgruppe reagiert, bei der Synthese von Acetylcholin aus Cholin und bei der Acetylierung von Aminen und Aminozuckern (⇒ Säureamide);
- die Übertragung eines Acetylrests, dessen Methylgruppe reagiert, bei der Bildung von Citrat aus Oxalacetat im Citratzyklus und bei der Synthese von β-Hydroxy-β-methylglutaryl-CoA aus Acetacetyl-CoA als Teilschritt bei der Ketogenese und der Cholesterinsynthese;
- die Übertragung höherer Acylreste beim Transfer langkettiger Fettsäuren im Zuge der β-Oxidation sowie der Triglycerid-/Phosphatid-Synthese, bei der Konjugation von Gallensäuren mit Taurin und Glycin (Säureamidbildung), bei der Kondensation von Succinyl-CoA mit Glycin zu δ-Aminolävulinsäure (⇒ Porphyrinsynthese) und bei der Bildung von Hippursäure aus Benzoesäure.

Die Pantothensäure wirkt ferner mit bei der Entgiftung von Pharmaka und Xenobiotika in der Leber sowie bei der Synthese von Mucopolysacchariden in den Epithelzellen.

4'-Phosphopantethein liefert im Fettsäuresynthase-Komplex als prosthetische Gruppe des Acyl-Carrier-Proteins (ACP) die zentrale SH-Gruppe, welche die Bindung mit Malonyl-CoA eingeht.

Mangelerscheinungen Bei experimentell erzeugtem Pantothensäuremangel, der eine Beeinträchtigung von Coenzym-A-abhängigen Reaktionen nach sich zieht, treten folgende, vor allem Haut, Nervengewebe und Intestinaltrakt betreffende Symptome auf:
- Dermatitis,
- Entmyelinisierung der Nervenbahnen, Muskelschwäche, Reflexstörungen, Parästhesien und Enzephalopathie
- Magen-Darmstörungen mit Übelkeit, Erbrechen und Bauchkrämpfen,
- fettige Degeneration der Leberzellen, Nebennierenrindeninsuffizienz und herabgesetzte Stressresistenz.

Das bei unterernährten Gefangenen des 2. Weltkriegs im Fernen Osten beobachtete *burning feet syndrome* ist auch auf Pantothensäuremangel zurückzuführen. Es geht einher mit Taubheitsgefühlen und brennenden Schmerzen in Zehen und Fußsohlen, Schlaflosigkeit, Müdigkeit sowie Durchfall.

Niacin (Vitamin B₃)

(Bio)chemie und Vorkommen

Chemische Struktur, Wirkformen und Stabilität Niacin ist die Sammelbezeichnung für Nicotinsäure (Pyridin-3-carbonsäure) und Nicotinsäureamid (Pyridin-3-carbonsäureamid), welche dieselbe biologische Aktivität aufweisen (◆Abbildung 10-21). Andere Namen für diese Verbindungen sind Vitamin B₃ und PP-Faktor (*pellagra preventing factor*).

Die Wirkformen leiten sich vom Nicotinsäureamid, kurz Nicotinamid, ab. Es handelt sich um die Coenzyme Nicotinamid-Adenin-Dinucleotid (NAD⁺) und Nicotinamid-Adenin-Dinucleotid-Phosphat (NADP⁺). In beiden Fällen ist das Nicotinsäureamid N-glycosidisch mit Ribose verknüpft. Dieses Ribosid wiederum ist über eine Pyrophosphatgruppe mit Adenosin verbunden. Demzufolge ist das NAD⁺ zusammengesetzt wie in ◆Abbildung 10-22 schematisch gezeigt.

Bei NADP⁺ ist die OH-Gruppe am C'²-Atom des Adenosins (Ribose) mit Phosphorsäure verestert. Die Phosphorylierung erfolgt mit Hilfe einer NAD⁺-Kinase und ATP. Sowohl die Säure als auch das Säureamid sind sehr hitze-, licht- und oxidationsstabil.

Vorkommen und Zubereitungsverluste Besonders gute Quellen für Niacin (insbesondere die Coenzymformen) sind Innereien, Rindfleisch, Fisch, Eier und Milch. Die Gehalte in pflanzlichen Lebensmitteln (überwiegend freies Niacin) sind eher gering, außerdem ist die Bioverfügbarkeit eingeschränkt. Bei Getreide beispielsweise ist sie um etwa 50 % vermindert, weil Niacin zum größten Teil an Peptide gebunden als „Niacytin" vorliegt, welches der Mensch nicht verwerten kann (alkalische Hydrolyse, z.B. mit Kalkwasser bei der Herstellung von Tortilla, erhöht die Bioverfügbarkeit). Kaffee bildet eine Ausnahme. Wegen der Demethylierung des Trigonellins durch den Röstprozess ist er niacinreich.

Die Zubereitungsverluste können vernachlässigt werden, denn sie liegen unter 10 %.

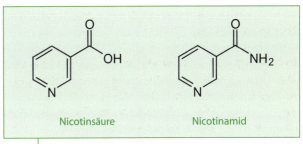

Abb. 10-21: Strukturformeln der beiden als Niacin bezeichneten Verbindungen Nicotinsäure und Nicotinsäureamid

Stoffwechsel und Versorgungsstatus

Absorption, Transport, Ausscheidung und Speicherung Die Absorption von Nicotinsäure und Nicotinamid, die entweder in freier Form vorliegen oder während der Verdauung aus den Nucleotiden abgespalten werden, erfolgt im Dünndarm durch erleichterte bzw. passive Diffusion, und zwar nahezu quantitativ (3–4 g). Über die Pfortader gelangt überwiegend Nicotinamid zur Leber, welche den größten Teil davon über die Zwischenstufen Nicotinat-Ribonucleotid und Desamino-NAD⁺ wieder in NAD⁺ und NADP⁺ umwandelt. Der verbleibende Teil erreicht über den peripheren Blutkreislauf die extrahepatischen Gewebe, die ebenfalls zur NAD(P)⁺-Synthese befähigt sind. Das Niacin wird in den Erythrozyten transportiert.

Der im Urin vorherrschende Metabolit des Nicotinamid-Abbaus ist das N¹-Methyl-Nicotinsäureamid. Daneben gibt es noch eine Reihe anderer Oxidationsprodukte, wie zum Beispiel N¹-Methyl-2-Pyridon-5-Carboxamid und Nicotinursäure.

Ein spezielles Speicherorgan für Niacin gibt es nicht. Verhältnismäßig hohe Konzentrationen, besonders an NAD(P)⁺, finden sich in Leber, Herz, Muskeln, Nieren, Magen-Darm-Trakt, Rückenmark und Fettgewebe.

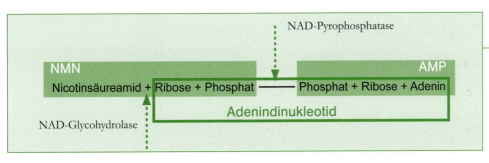

Abb. 10-22: Schematische Darstellung der chemischen Struktur von Nicotinamid-adenindinucleotid (NAD⁺) (NMN) Nicotinsäuremononucleotid, (AMP) Adenosinmonophosphat

Biosynthese und Abbau von NAD⁺ Die Leber und die Nieren sind in der Lage, aus 60 mg L-Tryptophan (1 Niacin-Äquivalent) über Formylkynurenin, Kynurenin, 3-Hydroxykynurenin, 3-Hydroxyanthranilsäure, Acroleyl-β-Aminofumarsäure, Chinolinsäure und Nicotinsäure-Ribonucleotid 1 mg NAD⁺ zu bilden. Das Verhältnis von 60:1 gilt allerdings nur, wenn die Nahrung so viel Tryptophan (Trp) enthält, dass die Proteinsynthese nicht limitiert ist. Das Enzym, das die Umwandlung von 3-Hydroxykynurenin in 3-Hydroxyanthranilsäure katalysiert, die Kynureninase, ist auf Pyridoxalphosphat angewiesen.

Auch der Abbau von NAD⁺ erfolgt in der Leber (in geringem Umfang zusätzlich in den Nieren). Unter Einwirkung der NAD⁺-Glycohydrolase wird NAD⁺ in Adenindinucleotid (ADP-Ribose) und Nicotinamid zerlegt (vgl. ◆Abbildung 10-22). Das entstandene Nicotinamid wird dann entweder inaktiviert und im Urin ausgeschieden (im Mittel 2 mg/d), oder es findet Verwendung zur Resynthese von NAD⁺ über NMN. Stattdessen kann das Nicotinamid auch ins Blut abgegeben werden, woduch es zu den peripheren Geweben gelangt, die ihrerseits wieder NAD⁺ daraus aufbauen. Mit Hilfe der NAD⁺-Pyrophosphatase kann NAD⁺ in Nicotinamid-Mono-Nucleotid (NMN) und AMP gespalten werden (vgl. ◆Abbildung 10-22).

◆Abbildung 10-23 gibt eine Übersicht zum **NAD⁺-Stoffwechsel.**

Erfassung des Vitaminstatus und Plasmaspiegel Zur Beurteilung der Versorgung mit Niacin wird die Ausscheidung von N^1-Methyl-Nicotinsäureamid im Urin herangezogen, die schon bei latentem Mangel unter den Normwert von 7–10 mg/d absinkt. Für Untersuchungen ganzer Bevölkerungsgruppen greift man auf einen Belastungstest zurück, bei dem die Ausscheidung von N^1-Methyl-Nicotinsäureamid 4–5 h nach Verabreichung einer oralen Nicotinamid-Gabe von 50 mg gemessen wird.

Die mittlere Niacinkonzentration im Plasma liegt bei 450 µg/dl.

Zufuhr

Bedarf, Empfehlung und Verzehr In Mangelversuchen an Erwachsenen wurde ein Niacin-Bedarf von 8 mg Niacin-Äquivalenten (NÄ)/d ermittelt. Auch die wünschenswerte Zufuhr wird in NÄ angegeben, welche sich wie folgt berechnen lassen:

$$\text{Niacin-Äquivalente [mg]} = \text{Niacin [mg]} + \frac{\text{Tryptophan [mg]}}{60}$$

Die Zufuhrempfehlungen orientieren sich am Niacinbedarf bezogen auf den Energieverbrauch und enthalten einen Sicherheitszuschlag. DGE, ÖGE, SGE und SVE

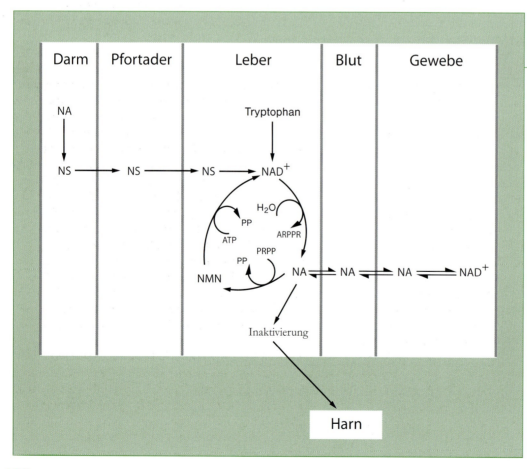

Abb. 10-23: Übersicht zum NAD⁺-Haushalt
(NS) Nicotinsäure, (NA) Nicotin(säure)-amid, (ARPPR) Adenindinucleotid und (PRPP) Phosphoribosylpyrophosphat. [Nach K.-H. Bässler: Vitamine, S. 29; Steinkopff Verlag, Darmstadt, 1989]

empfehlen 6,7 mg NÄ/1000 kcal für Erwachsene bzw. 16 mg NÄ/d für Männer und 13 mg NÄ/d für Frauen (Zulage für Schwangerschaft und Stillzeit). Die RDA betragen 16 mg NÄ/d (Männer) bzw. 14 mg NÄ/d (Frauen). Die NVS II zeigt, dass die mediane Vitamin-B_3-Zufuhr bei Männern 36 mg NÄ/d und bei Frauen 27 mg NÄ/d beträgt.

Wirkungsweise, Unterversorgung und Überversorgung

Funktionen Die Pyridinnucleotide NAD^+ und $NADP^+$ (Wirkformen), die in oxidierter oder reduzierter Form vorliegen können, sind Coenzyme von Dehydrogenasen, mit denen sie frei dissoziierbare Komplexe bilden. Ihre Aufgabe besteht darin, Wasserstoff zwischen verschiedenen Enzymsystemen zu übertragen.

NAD^+-abhängige Dehydrogenasen (z.B. Phosphoglycerinaldehyd-, Isocitrat-, Hydroxyacyl-CoA-, Glutamat-Dehydrogenase) befinden sich hauptsächlich im mitochondrialen Raum. Hauptaufgabe des NAD^+, das vorwiegend in oxidierter Form vorliegt, ist die Einschleusung von Reduktionsäquivalenten in die Atmungskette, wodurch die ATP-Synthese angetrieben wird. Die H-Atome stammen aus dem oxidativen Abbau der Nährstoffe.

$NADP^+$-abhängige Dehydrogenasen (z.B. β-Ketoacyl-, HMG-CoA-Reduktase) sind größtenteils im Cytosol lokalisiert. Die Hauptfunktion von $NADP^+$, das eher in seiner reduzierten Form als $NADPH + H^+$ anzutreffen ist, ist die Lieferung von H-Atomen für reduktive Biosynthesen (z.B. von Fettsäuren oder Cholesterin). Die Reduktionsäquivalente stammen vorwiegend aus dem Pentosephosphatzyklus, können aber auch von reduziertem NAD^+, also $NADH + H^+$, auf oxidiertes $NADP^+$ übertragen worden sein. Diese so genannte Transhydrogenierung erfolgt allerdings nicht auf direktem Weg von Coenzym zu Coenzym, sondern durch die konzertierte Aktion zweier Enzyme (◆Abbildung 10-24).

In pharmakologischer Dosierung senkt Nicotinsäure die Triglyceride, Gesamt-, LDL- und VLDL-Cholesterin, während das HDL-Cholesterin erhöht wird.

Mangelerscheinungen (Ursachen, Avitaminose, Pellagra) Verursacht werden kann eine Unterversorgung an Niacin durch ungenügende Niacin- und Tryptophanzufuhr, durch verschiedene Krankheiten oder durch die Einnahme bestimmter Medikamente.

Zu den Krankheiten, die einen Niacin-Mangel hervorrufen, zählen chronische Diarrhö (gesteigerte Verluste), chronischer Alkoholabusus (verminderte Absorption), Leberzirrhose (verminderte Speicherung), die HARTNUP-Krankheit (verminderte Absorption von Tryptophan) und Darmschleimhaut-Karzinoide (Verwendung von Tryptophan zur Serotonin-Synthese). Medikamente bewirken in erster Linie einen Mangel an Pyridoxalphosphat. Das hat eine Reduktion der Umwandlung von Tryptophan in NAD^+ zur Folge. In Betracht kommen u.a. Isoniazid (Tuberkulose), 3-Mercaptopurin (Leukämie), L-Dihydroxyphenylalanin (Parkinson-Krankheit) und D-Penicillamin (Polyarthritis). Ein Defizit an Pyridinnucleotiden hat Auswirkungen auf das Allgemeinbefinden, auf Haut und Schleimhaut sowie ZNS.

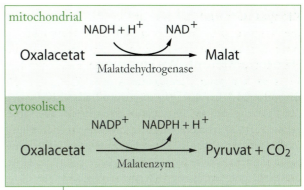

Abb. 10-24: Transhydrogenierung: die Übertragung von Wasserstoffatomen von $NADH + H^+$ auf $NADP^+$
Vermittelt wird diese Reaktion durch zwei Reaktionsschritte, katalysiert von Malatdehydrogenase und Malatenzym.

Die Avitaminose geht mit folgenden Symptomen einher:

- Wachstumsstörungen und Appetitlosigkeit,
- schuppende Haut,
- Magen-Darm-Entzündungen mit Geschwürbildung, Diarrhö und Erbrechen,
- Schmerzen in den Extremitäten, gestörter Gang und Reflexstörungen, sowie Konzentrationsschwäche, Nervosität, Schlaflosigkeit, Vergesslichkeit, Angstzustände, Verwirrtheit, Psychose.

Eine kombinierte Niacin-Tryptophan-Mangelkrankheit ist die **Pellagra**. Sie tritt insbesondere in Afrika, China und Indien auf, wo neben allgemein geringwertigen Lebensmitteln in erster Linie Mais und Sorghumhirse verzehrt werden, in welchen das Niacin größtenteils peptidgebunden als „Niacytin" vorliegt. Als solches kann es nicht ohne alkalische Vorbehandlung absorbiert werden. Hinzu kommt, dass hohe Gehalte an Leucin offenbar eine Verschlechterung der Tryptophan-Verwertung mit sich bringen. Symptome der Pellagra sind trockene, raue und rissige Haut, **D**ermatitis, übermäßige Keratinisierung sowie schwarzbraune Pigmentierung, letztere vor allem an Körperteilen, die dem Licht ausgesetzt sind (Gesicht, Nacken, Handrücken, Vorderarme). Hinzu kommen Schleimhautveränderungen der Mundhöhle, der Zunge und des Intestinaltrakts, **D**iarrhö sowie **D**emenz (merke: **dreimal D**).

Überdosierung Pharmakologische Dosen von Nicotinsäure (> 3 g/d) haben eine verminderte Fettsäuremobilisierung und einen erhöhten Glycogenverbrauch während körperlicher Belastung zur Folge. Nebenwirkungen sind Hitzegefühl, Gefäßerweiterung, Magenschleimhautentzündung, Leberzellschäden und Makulaödem.

Folsäure

(Bio)chemie und Vorkommen

Chemische Struktur, Wirkform und Stabilität Folsäure ist eine andere Bezeichnung für Pteroylmonoglutaminsäure (PGA bzw. PteGlu), eine nur synthetisch zu erhaltende Verbindung, die sich aus einem Pteridinring, p-Aminobenzoesäure und Glutaminsäure zusammensetzt und vollständig oxidiert ist (◆Abbildung 10-25 oben).

Der Begriff **Folate** dient als Sammelbezeichnung für alle natürlich vorkommenden Derivate (Pteroylmono- und -polyglutamate) des genannten „Kunstprodukts", bezeichnet also die Summe der folatwirksamen Verbindungen in der Nahrung.

Die in der Natur vorkommenden Formen sind am N^5-, C^6-, C^7- und N^8-Atom des Pyrazinrings hydriert und können C_1-Reste am N-Atom 5 und/oder 10 aufweisen sowie einen oder mehrere (2–7) Glutaminsäurereste tragen, die über Peptidbindungen miteinander verknüpft sind.

Die Wirkform ist das Coenzym Tetrahydrofolsäure (THF), das mittels Dihydrofolat-Reduktase aus Folsäure über Dihydrofolsäure gebildet wird. Je nach Anzahl (0, 1 oder 2) und Art bzw. Oxidationsstufe der aufgenommenen C_1-Gruppen (Formaldehyd, Methanol oder Formiat) werden verschiedene Formen unterschieden, denen jedoch allen gemeinsam ist, dass sie in der Zelle als Polyglutamate vorliegen (meist Penta- und Hexaglutamate).

Die in der Nahrung vorkommenden reduzierten Verbindungen sind hitzelabil, lichtempfindlich und sehr oxidationsanfällig. In Anwesenheit von Sauerstoff, insbesondere in saurem Milieu, zerfallen sie rasch unter Spaltung der C^9-N^{10}-Bindung. Vitamin C wirkt schützend (reduzierend).

Vorkommen und Zubereitungsverluste Unter den zahlreichen folatwirksamen Verbindungen überwiegen in der Nahrung 5-Methyl-THF sowie deren Konjugate (◆Abbildung 10-25 unten). Besonders hohe Folatgehalte finden sich in Weizenkeimen und Sojabohnen; gute Folatlieferanten sind Kohl, Spinat, Tomaten, Gurken, Kartoffeln, Orangen, Trauben, Vollkornbrot, Fleisch, Leber, Eier, Milch und einige Käsesorten. Es besteht eine gewisse Korrelation zwischen Folat- und Proteingehalt. Ein Anreicherung von Mehl und Mehlprodukten mit 150 µg Folsäure pro 100 g wird angestrebt.

Bei der Zubereitung der Lebensmittel muss mit Verlusten von bis zu 70 % für Monoglutamate und 50 % für Polyglutamate gerechnet werden. Weil jedoch insgesamt über 60 % der Folate aus Lebensmitteln stammen, die ohne weitere Zubereitung verzehrt werden, wird der Mittelwert für die Verluste mit 35 % angegeben.

Stoffwechsel und Versorgungsstatus

Absorption, Transport, Ausscheidung und Speicherung Im Dünndarm werden Polyglutamate unter Einwirkung von γ-Glutamylcarboxypeptidasen aufgespalten, sodass Monoglutamate entstehen. Diese werden über einen für alle Formen einheitlichen, aktiven Carrier-Mechanismus absorbiert. Die Folat-Bioverfügbarkeit wird auf 50 % geschätzt, wobei Monoglutamate zu über 90 %, Polyglutamate zu weniger als 50 % absorbiert werden. Synthetische Folsäure wird zu nahezu 100 % absorbiert.

Der Transport im Blut erfolgt frei oder locker an FBP (*folate-binding-protein*) gebunden, größtenteils als 5-Methyl-THF in Monoglutamatform. In den Zellen überwiegen die nicht-permeablen Polyglutamate.

Im Urin ausgeschieden werden vorwiegend die Stoffwechselprodukte 4-Acetamidobenzoat und 4-Acetamidobenzoyl-L-Glutamat.

Die Hälfte des Gesamtkörperbestandes an folatwirksamen Verbindungen speichert die Leber (4–11 mg); zudem existiert ein effizienter enterohepatischer Kreislauf. Die Halbwertszeit der Depots beträgt etwa 100 Tage, sodass klinische Mangelsymptome erst nach 3–4 Monaten auftreten.

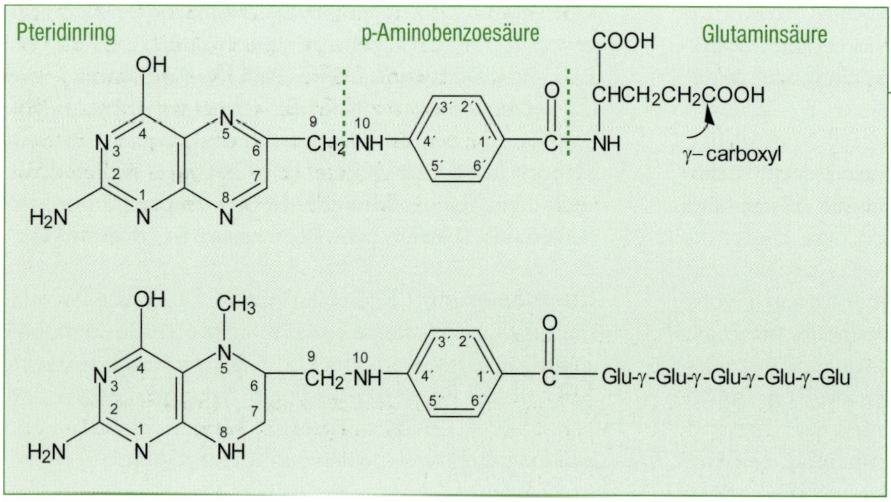

Abb. 10-25: Strukturformeln von Folsäure = Pteroylmonoglutamat (PteGlu, oben) und 5-Methyl-THF-Pentaglutamat (5-CH$_3$-H$_4$PteGlu$_5$, unten)

Erfassung des Vitaminstatus und Plasmaspiegel
Zur Beurteilung der Folat-Versorgung können verschiedene Tests herangezogen werden:

- die Folat-Konzentration im Serum, die bereits nach drei Wochen auf einen Mangel anspricht,
- der Folat-Gehalt in den Erythrozyten, der mit der Reserve in der Leber korreliert und erst nach monatelanger negativer Bilanz absinkt,
- der Nachweis neutrophiler Granulozyten, die im Mangel eine Hypersegmentierung aufweisen,
- der Nachweis eines erhöhten Homocystein-Plasmaspiegels (> 16 µmol/l) als früher Indikator einer unzureichenden Umwandlung von Homocystein in Methionin (vgl. ◆ Abbildung 10-27),
- die Ausscheidung von Formiminoglutaminsäure im Urin nach Histidinbelastung (für Reihenuntersuchungen ungeeignet).

Mit den einzelnen Verfahren ermittelte Werte, die für unterschiedliche Folat-Versorgungszustände typisch sind, zeigt ◆ Tabelle 10-5. Die Plasmafolatkonzentration beträgt im Mittel 0,9 µg/dl.

Zufuhr

Bedarf, Empfehlung und Verzehr Untersuchungen mit verschiedener Methodik haben gezeigt, dass der Bedarf Erwachsener an synthetischer Folsäure bei 50–100 µg/d liegt. Er erhöht sich durch Alkoholabusus sowie durch die Einnahme von Zytostatika, Antiepileptika, Antimalariamitteln oder hochdosierten Östrogenen. Die enterale Folatsynthese ist im Sinne eines Beitrags zur Bedarfsdeckung von untergeordneter Bedeutung.

In den D-A-CH-Referenzwerten und in den DRI wird Erwachsenen eine tägliche Zufuhr von 400 µg Folatäquivalenten (FÄ) empfohlen (Zulage für Schwangere und Stillende). Hierbei entspricht:

> 1 µg FÄ = 1 µg Nahrungsfolat = 0,5 µg synthetische Folsäure

200 ml Orangensaft, der pro Liter natürlicherweise 150 µg Folat enthält und mit 500 µg Folsäure/l angereichert ist, liefert demnach 230 µg Folat-Äquivalente ([150 µg/l × 1/5 l] + [500 µg/l × 2 × 1/5 l]).

Erst eine tägliche Aufnahme von 400 µg FÄ/d bewirkt eine maximale Senkung des Homocysteinspiegels im Blut.

Gemäß NVS II beträgt die mediane Folsäure-Zufuhr 283 µg FÄ/d bei Männern und 252 µg FÄ/d bei Frauen. 79 % der Männer und 86 % der Frauen erreichen die Zufuhrempfehlung nicht!

Die Unbedenklichkeitsgrenze für Erwachsene liegt bei 400 µg Nahrungsfolat zuzüglich 1000 µg supplementierte Folsäure.

Wirkungsweise und Unterversorgung

Funktionen Die verschiedenen Derivate des Coenzyms THF (Wirkform), die teilweise ineinander umwandelbar sind, haben die Aufgabe, verschiedene C_1-Reste aufzunehmen und an geeignete Rezeptoren weiterzugeben.

Die C_1-Reste entstammen

- zum größten Teil der Umwandlung von Serin in Glycin mithilfe der PLP-abhängigen Serin-Hydroxyethyltransferase ($\Rightarrow$ Hydroxymethyl-Rest) und der Glycin-Decarboxylase,
- dem Abbau von Dimethylglycin und Sarkosin (Monomethylglycin), welche über die Zwischenstufe Betain beim Abbau von Cholin entstehen ($\Rightarrow$ Formaldehyd-Rest),
- dem Abbau von Histidin ($\Rightarrow$ Formimino-Rest) und
- dem Abbau von Tryptophan ($\Rightarrow$ Formiat-Rest).

Die C_1-Reste werden benötigt für

- die Synthese des Purinrings (C-Atome 2 und 8),
- die Cobalamin-abhängige Methylierung von d-Uridylat zu d-Thymidylat für die DNA-Synthese,
- die Cobalamin-abhängige Methylierung von Homocystein zu Methionin, welches nach Aktivierung zu S-Adenosylmethionin seinerseits als CH_3-Donator fungiert, beispielsweise bei der Methylierung von Kephalin zu Lecithin, von Ethanolamin zu Cholin, von Noradrenalin zu Adrenalin und von Guanidinoessigsäure zu Kreatin.

Eine Übersicht über die Chemie und die Reaktionen der THF-C_1-Verbindungen gibt ◆ Tabelle 10-6. Die in der letzten Zeile der Tabelle genannte Oxidation des Formylrests von 10-Formyl-THF zu CO_2 durch die Formyl-THF-Dehydrogenase stellt ein wichtiges Regulativ zur Regeneration von THF dar, welche als Akzeptor („Puffer") für C_1-Gruppen auch dann zur Verfügung stehen muss, wenn diese anderweitig nicht benötigt werden.

	Serumfolat [ng/ml]	Erythrozytenfolat [ng/ml]	Segmentationszahl
optimale Versorgung	>4,5	>250	<3,30
marginale Versorgung	3,5–4,5	>250	3,30–3,65
mangelhafte Versorgung	<3,5	>250	>3,65
chronischer Mangel	<3,5	<250	>3,65

Tab. 10-5: Schema zur Beurteilung der Versorgung mit Folat

Oxidationsstufe	THF-Derivat	entsteht aus	liefert	
Formaldehyd	5,10-Methylen-THF	Serin- und Cholin-Abbau Formaldehyd + THF 5,10-Methenyl-THF	5-Methyl-THF	**Tab. 10-6:** Übersicht über die THF-C_1-Verbindungen Cbl = Cobalamin
Methanol	5-Methyl-THF	5,10-Methylen-THF (irreversible Umwandlung)	Methyl-Cbl aus Cbl^+ ($\Rightarrow$ Thymidin aus Uridin und Methionin aus Homocystein)	
Formiat	5-Formimino-THF	Histidin-Abbau	5,10-Methenyl-THF	
	5,10-Methenyl-THF	5-Formimino-THF Tryptophan-Abbau	5,10-Methylen-THF 10-Formyl-THF	
	10-Formyl-THF	5,10-Methenyl-THF Formiat + THF (ATP-abhängig)	C^2 und C^8 des Purinrings CO_2 ($\Rightarrow$ Sicherheitsventil)	

Mangelerscheinungen (Ursachen, Avitaminose) An einer Folat-Unterversorgung ursächlich beteiligt sein können unzureichende Zufuhr infolge schlechter Nahrungswahl, Verluste bei der Zubereitung, Absorptionsstörungen durch Alkoholismus, krankheitsbedingte Malabsorption, die Einnahme von Antivitaminen wie Methotrexat (Zytostatikum) oder die Verabfolgung verschiedener Medikamente wie Acetylsalicylsäure (bei Kopfschmerzen), Antibiotika (bei bakteriellen Infekten), Antikonvulsiva (bei Krämpfen), Cholestyramin (bei Hyperlipoproteinämien) oder orale Kontrazeptiva.

Die Avitaminose äußert sich in den Bereichen Wachstum, Blut, Lymphe, Schleimhaut, Nervensystem und Embryonalentwicklung. Beobachtet werden

- Hyperhomocysteinämie, einhergehend mit einem gesteigerten Atherosklerose- und Herzinfarkt-Risiko,
- gestörte Purin- und DNA-Synthese, sowie gestörte Zellteilung im Knochenmark,
- verminderte Bildung der Blutzellen und daraus resultierende makrozytäre, hyperchrome Anämie mit Megaloblastose, Leukopenie und Thrombopenie (Gerinnungsstörungen),
- Atrophie des lymphatischen Systems mit Lymphopenie und verringerter Antikörperbildung und dadurch Immunschwäche,
- Epithelveränderungen im Gastrointestinaltrakt mit daraus resultierenden Absorptionsstörungen und Diarrhö,
- Schlafstörungen, Vergesslichkeit und Depressionen sowie
- Missbildungen des Fötus (Neuralrohrdefekt).

Ein Vitamin-B_{12}-Mangel (vgl. ◆ Abbildung 10-27) kann mit Symptomen einhergehen, die für ein Defizit an folatwirksamen Verbindungen typisch sind: im Wesentlichen sind dies Hyperhomocysteinämie und megaloblastische Anämie. Dieses Phänomen wird durch die *methyl-trap-hypothesis* erklärt: Fehlt Cobalamin, so kann Homocystein nicht zu Methionin methyliert werden, d.h. 5-Methyl-THF wird nicht verbraucht. Weil 5-Methyl-THF am Ende einer Kette diverser möglicher Umwandlungen von THF-Derivaten steht und ihre Entstehung aus 5,10-Methylen-THF irreversibel ist, sammelt sie sich im Cytoplasma an und blockiert infolge eines relativen 10-Formyl-THF-Mangels die Formyl-THF-Dehydrogenase („Sicherheitsventil"), wodurch es zu einem Mangel an „freier" THF kommt.

Überdosierung Ab einer täglichen Einnahme von 5 mg synthetischer Folsäure kann ein gleichzeitig vorliegender Vitamin-B_{12}-Mangel maskiert werden, d.h., bei verbesserten hämatologischen Befunden werden die neurologischen Symptome des Cobalaminmangels nicht verhindert (s. S. 140).

Cobalamin (Vitamin B_{12})

(Bio)chemie und Vorkommen

Chemische Struktur, Wirkformen und Stabilität Die Cobalamine, eine Reihe nah verwandter Verbindungen, werden unter der Bezeichnung Vitamin B_{12}, gelegentlich auch *extrinsic factor*, zusammengefasst. Sie enthalten einen Corrinring – ein porphyrinähnliches Ringsystem aus 4 teilweise hydrierten Pyrrolringen, von denen jedoch 2 direkt (ohne Methinbrücke) verbunden sind –, der als Substituenten 8 Methyl-, 3 Acetamid- und 4 Propionamid-Gruppen trägt. Der Propionsäurerest des Ringes IV ist kovalent über 1-Aminopropan-2-ol, Phosphorsäure und D-Ribose an die Stickstoffbase 5,6-Dimethyl-benzimidazol gebunden (◆ Abbildung 10-26).
Das Zentralatom im Ringsystem ist Cobalt. Es ist hexakoordinativ verbunden mit dem Azolring des bereits erwähnten 5,6-Dimethyl-benzimidazolribonucleotids, ferner mit den vier N-Atomen der Pyrrolringe sowie mit einem Liganden R, von dem sich die nähere Bezeichnung des Vitamins ableitet.

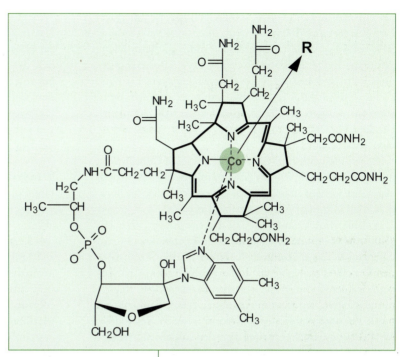

Abb. 10-26: Strukturformel des Cobalamins
(R) variabler Rest

In biologischen Systemen findet man 4 Formen des Cobalamins: Hydroxo-Cobalamin (R = OH), Aquo-Cobalamin (R = H_2O), Methyl-Cobalamin (R = CH_3) und Adenosyl-Cobalamin (R = 5'-Desoxy-5'-Adenosin). Ein „Artefakt" ist das Cyano-Cobalamin (R = CN), das bei der biotechnischen Gewinnung von Vitamin B_{12} als Folge eines Cyanidzusatzes zur Proteasenaktivierung entsteht und bei therapeutischer Verabreichung in die natürlichen Formen überführt wird. Das CN^- kann noch durch andere Anionen, beispielsweise Cl^-, NO_2^-, SO_3^{2-} oder SCN^-, ersetzt werden, die alle dieselbe biologische Vitamin-B_{12}-Aktivität hervorrufen.

Wirkformen sind die beiden Coenzymvarianten Methyl-Cobalamin, das im Cytosol gebildet wird, und Adenosyl-Cobalamin, das in den Mitochondrien entsteht.

Die verschiedenen Cobalamine sind im Dunkeln sowohl in kristalliner Form als auch in wässriger Lösung sehr stabil (oxidationsbeständig). Cyano-Cobalamin ist weniger lichtempfindlich als die natürlich vorkommenden Formen.

Vorkommen und Zubereitungsverluste Vitamin B_{12} kann nur von Mikroorganismen synthetisiert werden und fehlt deshalb völlig in Blattgemüsen, Getreiden und Pflanzensamen, außer es ist durch Fäkalkontamination als Folge von Kopfdüngung auf deren Oberflächen geraten. Unter hygienischen Bedingungen stellen Sauerkraut, Bier und andere Produkte bakterieller Vergärung gute Quellen pflanzlicher Herkunft dar. Sehr reich an Vitamin B_{12} sind die stoffwechselaktiven, cobalaminspeichernden Organe Leber und Nieren, dann folgen in größerem Abstand Fleisch, Fisch, Eier, Milch und Käse. Die Zubereitungsverluste betragen etwas mehr als 10 %.

Stoffwechsel und Versorgungsstatus

Absorption, Transport, Ausscheidung und Speicherung Das im Magen proteolytisch aus der Nahrung freigesetzte Vitamin B_{12} wird zunächst an das aus Speichel und Magenschleimhaut stammende Glycoprotein Haptocorrin gebunden. Im proximalen Dünndarm, wo das Haptocorrin durch Einwirken des pankreatischen Trypsins zerstört wird, bindet es dann an den *intrinsic factor*, ein in der Magenschleimhaut synthetisiertes, wegen seines hohen Neuraminsäuregehaltes proteolyseresistentes Glycoprotein mit je einer Bindungsstelle für Cobalamin und einen Rezeptor.

Erst im distalen Dünndarm (unteres Ileum) wird der so entstandene Cobalamin-*intrinsic-factor*-Komplex in Gegenwart von Ca^{2+}-Ionen an einen Rezeptor des Bürstensaums gebunden und mit diesem zusammen durch Endozytose in den Enterozyten aufgenommen. Lysosomal erfolgt die Abspaltung vom Rezeptor sowie der proteolytische Abbau des *intrinsic factor*. Das freie Cobalamin (hauptsächlich Hydroxo- und Aquo-Cobalamin, die miteinander im Gleichgewicht stehen) wird ans Pfortaderblut abgegeben.

Die Absorptionsquote liegt bei durchschnittlich 50 %, wenn, wie allgemein üblich, die Gesamtcobalaminzufuhr zu zwei Dritteln mit den Hauptmahlzeiten erfolgt, denn der Ausnutzungsgrad sinkt mit steigendem Umfang der Einzeldosis von 75 % bei 0,25 μg über 56 % bei 1 μg auf 30 % bei 50 μg. Weil eine perorale Zufuhr größerer Mengen demzufolge unökonomisch in Bezug auf die Bioverfügbarkeit ist, lohnt sie sich zur Behebung eines Defizits nicht, obwohl das Vitamin B_{12}, wenn es in sehr hohen Konzentrationen im Darmlumen vorliegt, in geringem Umfang (1–2 %) auch ohne *intrinsic factor* passiv absorbiert werden kann.

Die äußerst schlechte Verwertbarkeit freien Cobalamins macht verständlich, warum das Vitamin mit der Nahrung zugeführt werden muss, obwohl es von der Bakterienflora im Colon in großer Menge synthetisiert wird.

Im Blut wird Vitamin B_{12} an das von Endothelzellen gebildete β-Globulin Transcobalamin II gebunden und als Cobalamin-Transcobalamin-Komplex zu den verschiedenen Geweben transportiert. In Anwesenheit von Ca^{2+}-Ionen wird der Komplex an einen membranständigen Rezeptor angelagert, mit diesem zusammen durch Endozytose in die Zelle aufgenommen und in ein Lysosom geschleust, wo der Rezeptor abgespalten und das Cobalamin freigesetzt wird. Im Cytosol liegt es vorwiegend enzymgebunden als Methyl-Cobalamin vor, im Mitochondrium ebenfalls enzymgebunden als Adenosyl-Cobalamin (s. u.). Das Transcobalamin II wird zurück ans Blut abgegeben. Ein weiteres Trägerprotein im Blut, Transcobalamin I, befördert überschüssiges, nicht benötigtes Vitamin B_{12} von den peripheren Organen wieder zur Leber. Die Cobalamin-Ausscheidung über Fäzes und Urin liegt bei 1 μg/d.

Der Gesamtkörpergehalt an Vitamin B_{12} beträgt 2–3 mg. Davon sind 50 % in der Leber und 30 % in der Muskulatur gespeichert. Der 10 Jahre und länger währende Erhalt des Vorrats bei Veganern erklärt sich dadurch, dass ein enterohepatischer Kreislauf für Cobalamin existiert, in dem täglich 3–8 μg zirkulieren, und dass die biologische Halbwertszeit des im Körper gespeicherten Cobalamins 1–4 Jahre beträgt. Mangelsymptome treten erst auf, wenn der Bestand auf etwa 10 % abgesunken ist.

Erfassung des Vitaminstatus und Plasmaspiegel
Die Cobalaminkonzentration im Serum kann zur Beurteilung des Versorgungszustands herangezogen werden (Werte < 20 ng/dl sind Zeichen für einen unzureichenden Vitamin-B_{12}-Status), ist aber nur bedingt gültig, da es Krankheiten gibt, bei denen Mangelerscheinungen bei normalem bis erhöhtem Vitamin-B_{12}-Spiegel auftreten (z. B. durch vermehrte Bindung von Cobalamin an Transcobalamin I). Sensitivere Parameter zur Beurteilung des Vitamin-B_{12}-Status sind die Konzentrationen an Homocystein, Methylmalonsäure und holo-Transcobalamin. Der Vorteil der Bestimmung der Serumkonzentration an Methylmalonsäure ist, dass dieser Marker nicht erhöht ist, wenn gleichzeitig ein Folatmangel besteht.

Die Cobalaminkonzentration im Plasma beträgt im Durchschnitt 40 ng/dl.

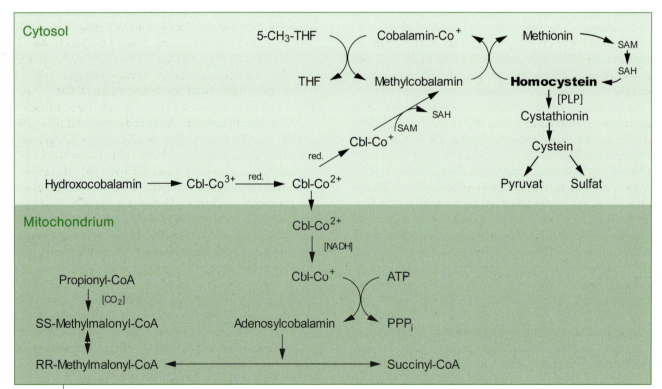

Abb. 10-27: Intrazellulärer Stoffwechsel und Wirkungsmechanismen von Cobalamin
(SAM) S-Adenosyl-Methionin, (SAH) S-Adenosyl-Homocystein. SS-Methylmalonyl-CoA entsteht durch Carboxylierung (formal CO_2-Anlagerung) aus Propionyl-CoA. Ein Cobalaminmangel führt zu einem Anstieg der Homocystein-Konzentration und einer Verarmung an Tetrahydrofolsäure (THF), die für die DNA-Synthese und die Blutbildung benötigt wird. PLP = Pyridoxalphosphat. [Nach K.-H. Bässler: Vitamine, S. 69; Steinkopff Verlag, Darmstadt, 1989]

Zufuhr

Bedarf, Empfehlung und Verzehr Der Cobalamin-Bedarf erwachsener Personen beträgt 1–2 µg/d. DGE, ÖGE, SGE und SVE empfehlen eine tägliche Zufuhr von 3 µg (Zulage für Schwangere und Stillende); die RDA lauten 2,4 µg/d. Die mediane Vitamin-B$_{12}$-Zufuhr liegt gemäß NVS II bei 5,8 µg/d (Männer) bzw. 4,0 µg/d (Frauen).

Wirkungsweise und Unterversorgung

Funktionen Eine Übersicht über die Reaktionen von Cobalamin im Intermediärstoffwechsel gibt ◆Abbildung 10-27.

Das Coenzym Methyl-Cobalamin (Wirkform) entsteht cytosolisch, wenn 5-Methyl-THF seine Methyl-Gruppe auf Cobalamin-Co$^+$ (Cbl-Co$^+$) überträgt. Es wirkt als Zwischenstufe beim Methyltransfer von 5-Methyl-THF auf Homocystein im Zuge der von der Methioninsynthetase katalysierten Remethylierung von Homocystein zu Methionin. Für diese Reaktion ist außerdem (zur Erstmethylierung von Cbl-Co$^+$) S-Adenosyl-Methionin in katalytischen Mengen erforderlich, sowie ein reduzierendes System, welches dreiwertiges über zweiwertiges in einwertiges Cobalt umzuwandeln vermag. Denn im Verlauf solcher Übertragungszyklen wird Cbl-Co$^+$ spontan über Cbl-Co^{2+} zu Cbl-Co^{3+} oxidiert. Die CH$_3$-Gruppe des 5-Methyl-THF kann jedoch nur auf Cbl-Co$^+$ übertragen werden.

Das Coenzym Adenosyl-Cobalamin (Wirkform) entsteht intramitochondrial, von der Adenosyltransferase katalysiert, aus Cbl-Co$^+$ und ATP unter Abspaltung von Triphosphat. Auch hier ist ein reduzierendes System erforderlich (NADH), welches Cbl-Co^{2+} zunächst zu Cbl-Co$^+$ reduzieren muss. Enzymgebundenes Adenosyl-Cobalamin wirkt an zwei intramolekularen Umlagerungen mit. Die eine ist die von der Leucin-2,3-Aminomutase katalysierte reversible Umwandlung von L-Leucin in 3-Aminoisocapronsäure (β-Leucin). Bei der anderen handelt es sich um die von der Methylmalonyl-CoA-Mutase katalysierte Umlagerung von RR-Methylmalonyl-CoA zu Succinyl-CoA durch Verschiebung der CO-S-CoA-Gruppe des Methylmalonyl-CoA auf seinen Methylkohlenstoff. Die Bedeutung letzterer Reaktion liegt in der Einschleusung von Methylmalonyl-CoA in den Citratzyklus.

Beim Abbau der ungeradzahligen Fettsäuren sowie der Aminosäuren Valin, Methionin, Threonin und Isoleucin wird zunächst Propionyl-CoA gebildet, welches dann zu SS-Methylmalonyl-CoA carboxyliert und mit Hilfe der Methylmalonyl-Racemase in RR-Methylmalonyl-CoA überführt werden kann.

Mangelerscheinungen (Ursachen, Hypovitaminose, perniziöse Anämie)
Als Ursachen für eine Unterversorgung an Cobalamin kommen in Betracht:

- Unzureichende Zufuhr, vor allem bei Veganern. Obwohl diese sich ausschließlich von Vitamin B$_{12}$-armer pflanzlicher Kost ernähren, tritt ein klinischer Mangel aufgrund des gut funktionierenden enterohepatischen Kreislaufs und der langen biologischen Halbwertszeit des gespeicherten Cobalamins allerdings erst nach Jahren auf. Gefährdet sind Kinder veganischer Mütter, weil sie post partum über einen relativ geringen Vorrat an Vitamin B$_{12}$ verfügen.
- Ungenügende Absorption, bedingt durch einen Mangel an *intrinsic factor*, Ausschaltung des absorbierenden Dünndarmabschnitts, Pankreasinsuffizienz oder Cobalaminverbrauch durch Parasiten (z.B. Fischbandwurm). Fehlt das Pankreas-Enzym Trypsin, ist die Proteolyse der Haptocorrine im proximalen Dünndarm eingeschränkt, woraus ein Mangel an freiem Cobalamin resultiert, das an *intrinsic factor* gebunden und absorbiert werden könnte. Das untere Ileum als Ort der Cobalamin-Absorption kann ausfallen wegen totaler oder partieller Ileumresektion, Enteroanastomose, Schleimhautentzündung, Morbus Crohn und kongenitalem Malabsorptionssyndrom. Zu einem Defizit an *intrinsic factor* kann es kommen durch Magen(teil)resektion, atrophische Gastritis (v.a. alte Menschen), Antikörperbildung gegen Parietalzellen des Magens oder den *intrinsic factor* selbst (Autoimmungeschehen) und einen kongenitalen Defekt des Faktors.
- Unzureichende Verwertung, zurückzuführen auf einen Mangel an Transcobalamin II oder einen angeborenen Enzymdefekt im Cobalamin-Stoffwechsel. Ein Defizit an Transcobalamin II im Serum führt zu einer verstärkten Bildung von Cobalamin-Transcobalamin-I-Komplexen, aus denen das Vitamin B$_{12}$ für die Zellen nicht verfügbar gemacht werden kann. Von hereditären Defekten betroffene Enzyme können beteiligt sein an der Reduktion von Cbl-Co^{3+} zu Cbl-Co^{2+} im Cytosol ($\Rightarrow$ Mangel an beiden aktiven Coenzymformen), an der Erhaltung von Cbl-Co$^+$ für die Transmethylierungen im Cytosol ($\Rightarrow$ Mangel an Methyl-Cobalamin) und an der Reduktion von Cbl-Co^{2+} zu Cbl-Co$^+$ im Mitochondrium ($\Rightarrow$ Mangel an Adenosyl-Cobalamin). Auch die Adenosyltransferase, welche ATP unter Abspaltung von PPP$_i$ auf einwertiges Cobalamin überträgt, kann defekt sein ($\Rightarrow$ Mangel an Adenosyl-Cobalamin). Auf die genannten Enzymdefekte wirken sich therapeutische Megadosen an Cobalamin positiv aus.

Eine Unterversorgung an Cobalamin ist gekennzeichnet durch Homocystinurie (gestörte Methyl-Cbl-Synthese) und Methylmalonazidämie (gestörte Adenosyl-Cbl-Synthese). Sie hat eine abnorme Fettsäurenzusammensetzung, die sich besonders im Nervengewebe auswirkt, zur Folge, weil wegen des Adenosyl-Cbl-Defizits Propionyl-CoA und Methylmalonyl-CoA verstärkt in ungeradzahlige (C$_{15}$/C$_{17}$) und methylverzweigte Fettsäuren eingebaut werden. Darüber hinaus kommt es zu einem Defizit an freier Tetrahydrofolsäure (s. *methyl-trap-hypothesis*, S. 136), weshalb auch Symptome des Folsäuremangels, die auf gestörter Zellteilung im Knochenmark sowie Epithelveränderungen im Gastrointestinaltrakt beruhen, auftreten.

Bei der Cobalamin-Avitaminose entwickelt sich das Krankheitsbild der **Perniziosa** oder perniziösen Anämie (perniziös = bösartig, da unbehandelt zum Tode führend), die durch folgende Symptome gekennzeichnet ist:

- funikuläre Myelose, i.e. Degeneration bestimmter Rückenmarksbezirke, einhergehend mit Parästhesien, Störungen der Tiefensensibilität, Ataxie, hyperaktiven Reflexen oder Reflexverlusten, ferner Gedächtnisschwäche, Depression, Manie, paranoiden Zuständen und Demenz;
- gastroenterologisch bedingte makrozytäre, hyperchrome Anämie mit Megaloblastose, Leukopenie und Thrombopenie (wenn hämatologisch bedingt, dann Leitsymptom des Folatmangels!); außerdem
- Zungenbrennen, Glossitis und Atrophie des Zungen-und Magenepithels.

Während sehr hoch dosierte (1–2 mg) orale Vitamin-B_{12}-Supplemente und i.m.-Injektionen sämtliche Symptome der Perniziosa beheben, kommt es durch eine hohe Folatzufuhr zu einer Besserung der anämischen bei gleichzeitiger Verschlimmerung der neurologischen Symptome (so genannte Maskierung des Vitamin-B_{12}-Mangels).

Übungsfragen finden Sie im Anhang

Kapitel 11
Besondere Nahrungsinhaltsstoffe

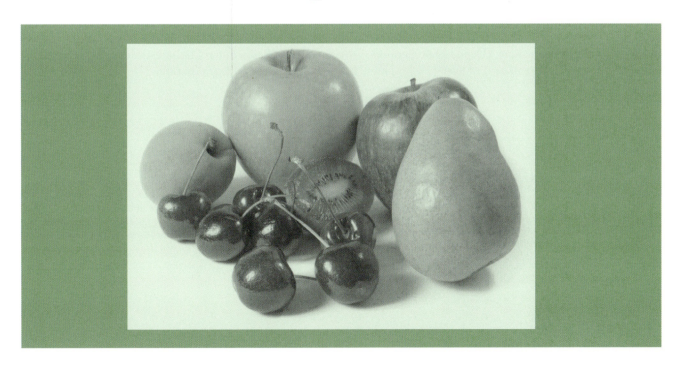

11 Besondere Nahrungsinhaltsstoffe

Vitaminähnliche Stoffe

Inositol, Cholin, Carnitin und Taurin werden als vitaminähnliche Stoffe oder **Vitaminoide** bezeichnet. Es handelt sich um organische Stoffe, die der Definition für Vitamine nicht völlig entsprechen. Die Gewebekonzentrationen dieser Wirkstoffe sind, ebenso wie der Bedarf, vergleichsweise hoch. Sie werden im Organismus gesunder Personen synthetisiert, und zwar nach vorherrschender Meinung in bedarfsdeckenden Mengen. Eine Aufnahme mit der Nahrung ist daher nicht zwingend erforderlich, d.h., diese Stoffe sind **nicht essenziell**. Da bei bestimmten Personengruppen (krankheitsbedingt) die Eigensynthese vermindert, der Transport gestört, die Ausscheidung gesteigert oder der Bedarf erhöht sein kann, spricht man in diesem Fall auch von bedingt essenziellen Stoffen/Metaboliten. Vitaminoide sind selbst in hohen Dosen (bis zu 1000-mal mehr als in der üblichen Nahrung) nicht toxisch.

Inositol

Struktur und Einteilung Inositol ist ein sechswertiger, zyklischer Alkohol (Hexahydroxycyclohexan), ein „Cyclitol". Es gibt neun Isomere. Das am häufigsten vorkommende ist *meso*-Inositol (I). Neben der freien Form existieren auch Inositol-Verbindungen. So ist Inositol Bestandteil von Inositolphosphat (IP, zwei Isomere) und Inositolpolyphosphaten (IP_2 und IP_3, je zwei Isomere), von Phosphatidylinositol (PI), Phosphatidylinositolphosphat (PIP) und Phosphatidylinositolpolyphosphaten (PIP_2 bis PIP_6) sowie von Glycosyl-Phosphatidylinositol.

Sowohl die Inositolphosphate als auch die Phosphatidylinositolphosphate können mit Hilfe von Kinasen (Phosphorylierung) und Phosphatasen (Dephosphorylierung) ineinander umgewandelt werden. PI ist über die Phosphorylgruppe von Phosphatidsäure (Diacylglycerolphosphat) mit *meso*-Inositol verestert. Bei der Bildung von PIP_n wird das Inositol zusätzlich ein- bis sechsmal phosphoryliert.

PI und PIP_n werden als Phosphoinositide oder auch Inositolphospholipide bezeichnet. Sie gehören wie Lecithine, Kephaline und Cardiolipine zu den Phosphoglyceriden, einer Untergruppe der Phospholipide (s. S. 63). In Pflanzen kommt Inositol hauptsächlich in Form von Inositolhexaphosphat, auch Phytinsäure (Phytat) genannt, vor (◆ Abbildung 11-1).

Biosynthese und Abbau Die Inositolbildung erfolgt in Nieren (4 g/d), Leber, Gehirn und Hoden. Auch die Intestinalflora ist zur Biosynthese befähigt. Ob der Wirkstoff im Colon absorbiert wird, ist jedoch nicht erwiesen. Die Gesamtsyntheseleistung gesunder Personen dürfte bedarfsdeckend sein.

Der einleitende Schritt ist die Phosphorylierung von Glucose. Das entstehende Glucose-6-phosphat wird, katalysiert von der Inositol-1-phosphat-Synthase, durch Ringschluss in Inositol-1-phosphat überführt. Hierbei wird NAD^+ reduziert. Anschließend katalysiert die Mg^{2+}-abhängige Inositol-1-Phosphatase die Hydrolyse von Inositol-1-phosphat in freies Inositol und Orthophosphat.

Phosphatidylinositol entsteht im endoplasmatischen Reticulum. Zwei Synthesewege stehen zur Verfügung. Bei der De-novo-Synthese reagiert Inositol mit Cytidindiphosphat-Diacylglycerin unter Bildung von Phosphatidylinositol und Cytidinmonophosphat. Die andere Möglichkeit besteht in einem Mg^{2+}-abhängigen Austausch des Ethanolamin-, Serin- oder Cholinrests der entsprechenden Phosphoglyceride gegen Inositol.

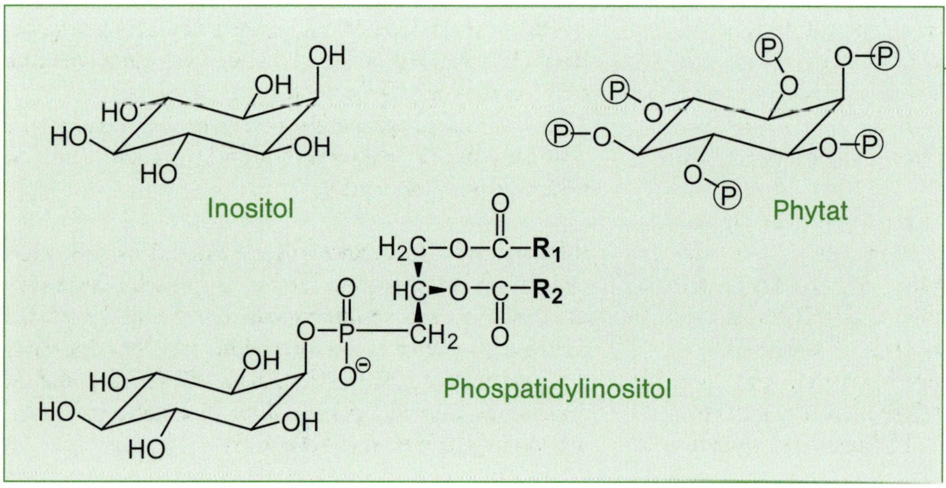

Abb. 11-1: Strukturformeln von Inositol, Phosphatidylinositol und Phytat
P steht für einen Phosphatrest, R_1 und R_2 sind Acylreste

Die Nieren bauen Inositol zu Glucuronsäure ab. Diese kann weiter in Xylulose-5-phosphat umgewandelt werden, welches im Pentosephosphatzyklus zu CO_2 und H_2O oxidiert wird. Die Ausscheidung von Inositol im Urin ist gering im Vergleich zur katabolisierten Menge.

Zufuhr Die tägliche Gesamtinositolaufnahme mit der Nahrung liegt bei ca. 1 g. In Fisch, Fleisch, Geflügel und Milchprodukten kommen sowohl freies Inositol als auch Inositolphospholipide vor. In pflanzlichen Erzeugnissen dominiert Phytat, welches mit Ca^{2+}, Zn^{2+} und Fe^{2+} unlösliche Komplexe bildet.

Absorption Phytat wird unter Katalyse der Phytase, eines Enzyms, das in Pflanzenmaterial und Enterozyten vorkommt, dephosphoryliert, sodass freies Inositol entsteht. Inositol wird aktiv absorbiert und gelangt über die Pfortader zur Leber. PI muss erst mit Hilfe der intestinalen Phospholipase A_2 in *lyso*-PI und Fettsäuren gespalten werden. Nach Aufnahme der Spaltprodukte in die Mukosazelle wird das *lyso*-PI entweder reverestert oder weiter abgebaut. PI wird – in Chylomikronen eingebaut – an die Darmlymphe abgegeben.

Inositol wird größtenteils in freier Form im Blutplasma transportiert und von den meisten Geweben entgegen einem Konzentrationsgradienten aufgenommen. PI ist mit zirkulierenden Lipoproteinen assoziiert.

Funktionen Inositol werden zahlreiche Funktionen zugeschrieben. Als Bestandteil von Glycosyl-Phosphatidylinositol, welches posttranslational über Ethanolamin an eine COOH-terminale Proteinsequenz gekoppelt wird, trägt es zur Verankerung von Rezeptoren in der Zellmembran bei.

Freies Inositol passt die Osmolalität der Gehirnzellen der des Blutplasmas an, indem es in die Zellen ein- oder aus den Zellen ausströmt. Dadurch wird der Wassergehalt in den Gehirnzellen konstant gehalten, sodass eine hypotone Hyperhydratation (s. S. 103) erst im Extremfall Gehirnödeme zur Folge hat. In Nervenzellen assoziiert Inositol mit Mikrotubuli, deren Stabilität und Funktion es modulieren soll. Es scheint, dass Inositol auch an der Spermienreifung beteiligt ist.

Phosphatidylinositol kann als integraler Bestandteil von (sub)zellulären Membranen die Aktivität mehrerer Enzyme, z.B. der Na^+-K^+-ATPase, der 5′-Nucleotidase, der alkalischen Phosphatase, der Acetyl-CoA-Carboxylase und der Tyrosin-Hydroxylase, modulieren. Darüber hinaus liefert es Arachidonsäure, einen Vorläufer der Eicosanoide, wenn es unter Einwirkung der Phospholipase A_2 gespalten wird.

Die Phosphoinositide initiieren die Signalübertragung von Hormonen und Neurotransmittern wie (Nor-)Adrenalin, Angiotensin, Vasopressin, Pankreozymin, Acetylcholin und Serotonin auf Enzyme. Eine in der Zellmembran lokalisierte Phospholipase C, die durch Wechselwirkung von Agonist (Hormon oder Neurotransmitter) mit Zielzellenrezeptor aktiviert wird, katalysiert hierbei zunächst die Spaltung von PIP_2, das aus PI, PIP und PIP_3 gebildet werden kann, in IP_3 und Diacylglycerin. Im Cytoplasma stimuliert der *second messenger* IP_3 die Freisetzung von Ca^{2+} aus den Speichern des endoplasmatischen Reticulums. Die Erhöhung der cytosolischen Ca^{2+}-Konzentration bzw. die vermehrte Bildung von Calcium-Troponin- und -Calmodulin-Komplexen bewirkt eine Beschleunigung der katalytischen Aktivität der Adenylatcyclase, der Phosphorylasekinase und anderer Enzyme. Die Folge ist eine Änderung des Zellstoffwechsels: Glycolyse (Leber, Muskeln) und Lipolyse (Fettgewebe) werden gesteigert.

Die schnelle Umwandlung von IP_3 in IP_4 und andere Inositolphosphate mit geringerer Ca^{2+}-Mobilisationskapazität hat ein Oszillieren des Ca^{2+}-Influxes vom endoplasmatischen Reticulum ins Cytosol zur Folge, wodurch das Signal feinreguliert wird. Diacylglycerin, das neben IP_3 bei der Spaltung von PIP_2 entsteht, nimmt ebenfalls Einfluss auf die Signaltransduktion. Zusammen mit Ca^{2+} aktiviert es die cytosolische Proteinkinase C, welche bevorzugt Hormonrezeptoren, an der Proteinsynthese beteiligte Faktoren sowie Bestandteile des Cytoskelettes phosphoryliert. Die Proteinkinase C spielt demzufolge bei der Regulation von Zellwachstum, Enzymsynthese und Zellmorphologie eine Rolle.

Diacylglycerin und IP_3 wirken synergistisch, IP_3 und IP_4 antagonistisch. Einige Autoren vermuten, dass die IP_n außerdem mit der allosterischen Regulation der Sauerstoffaffinität von Hämoglobin in Zusammenhang stehen.

Mangelerscheinungen Im Tierversuch geht künstlich erzeugter Inositolmangel mit Lipodystrophie im Darm und Lipidakkumulation in der Leber einher. In Anlehnung an diese Befunde wurde Inositol in früheren Arbeiten als lipotroper Faktor bezeichnet, der verhindert, dass die intestinale Chylomikronenbildung und die hepatische Lipoproteinsekretion gestört werden.

Essenziell ist Inositol nur, wenn der Stoffwechsel dieses Wirkstoffs beeinträchtigt ist wie zum Beispiel bei Diabetikern: Hyperglykämie behindert den Inositoltransport, außerdem ist die Synthese herabgesetzt. Die verminderten Inositol-Gewebekonzentrationen gehen mit einer Reduktion der Inositolphospholipidbildung einher, da die Phosphatidylinositol-Synthase hohe Inositolkonzentrationen benötigt, um halbmaximale Aktivität zu erreichen. Stoffwechselanomalien aufgrund der beeinträchtigten Signaltransduktion sind die Folge. Eine Erweiterung der Diabetes-Therapie um den diätetischen Aspekt einer gesteigerten Inositolzufuhr zeigt positive Effekte, z.B. eine Normalisierung der Na^+-K^+-ATPase-Aktivität.

Auch für Säuglinge soll Inositol essenziell sein. Es wird vermutet, dass der Mikronährstoff bei der neonatalen Entwicklung eine Rolle spielt.

Überschuss Hyperinositolämie tritt auf als Folge chronischen Nierenversagens. Die bis zu 15-fache Steigerung der Plasmainositolkonzentration ist auf eine Beeinträchtigung des renalen Insitolabbaus und eine Verminderung der glomerulären Filtration zurückzuführen. Es wird angenommen, dass ein stark erhöhter Plasmainositolspiegel toxisch auf das Nervengewebe wirkt.

Cholin

Struktur Cholin ist ein quaternärer Aminoalkohol. In Lecithin (Phosphatidylcholin), einem Phospholipid, ist Cholin mit Phosphatidsäure (Diacylglycerolphosphat) verestert, in Sphingomyelin, einem Sphingolipid, Phosphorylcholin mit Ceramid (acyliertes Sphingosin). Die Strukturformeln von Cholin und Phosphatidylcholin zeigt ◆ Abbildung 11-2.

Biosynthese und Abbau Die Biosynthese von Cholin erfolgt im endoplasmatischen Reticulum der Leberzellen durch Methylierung von Phosphatidylethanolamin zu Phosphatidylcholin (Lecithin). Als Methyldonator fungiert S-Adenosyl-Methionin, das in S-Adenosyl-Homocystein umgewandelt wird. Die Freisetzung des Cholins erfolgt hauptsächlich durch Phospholipase A_2 (ubiquitär).

In Leber und Nieren kann überschüssiges Cholin durch zweimalige Oxidation (beteiligte Enzyme sind Dehydrogenasen) zu Betain (Trimethylglycin) abgebaut werden, das den wichtigsten Cholinmetaboliten im Urin darstellt. Betain kann aber auch eine Methylgruppe auf Homocystein übertragen und dadurch Methionin bilden. Die beiden übrigen Methylgruppen werden dann nacheinander unter Bildung von Sarcosin bzw. Glycin abgespalten.

Weil Homocystein ein Zwischenprodukt des Methionin- und nicht des Cysteinstoffwechsels ist, kann ein Mangel an Methionin durch ein ausreichendes Angebot an Cholin nicht ausgeglichen werden. Eine unzureichende Versorgung mit Methionin geht vielmehr mit einem Cholindefizit einher, ebenso eine ungenügende Zufuhr von Folsäure.

Zufuhr Die Gesamtcholinzufuhr mit der Nahrung liegt bei 6–10 g/d. Der größte Teil wird in Form von Lecithin aufgenommen, das Mayonnaisen, Backmischungen, Schokolade und anderen Erzeugnissen als Emulgator zugesetzt wird. Natürlicherweise kommt Lecithin in größeren Mengen in Eiern (540 mg/100 g), Leber (450 mg/100 g), Fleisch (60 mg/100 g), Erdnüssen (50 mg/100 g), Blumenkohl (30 mg/100 g) und Butter (20 mg/100 g) vor. Freies Cholin ist hauptsächlich in Leber (60 mg/100 g), Erdnüssen (50 mg/100 g), Eisbergsalat (30 mg/100 g) und Vollkornbrot (10 mg/100 g) enthalten. Kartoffeln, Milch, Orangen, Bananen und Äpfel sind cholinarm. Sie weisen zwischen 2 und 5 mg Cholin bzw. Lecithin pro 100 g auf.

Absorption Freies Cholin wird über einen aktiven Mechanismus absorbiert. Es gelangt über die Pfortader zur Leber. Lecithin wird nach Micellenbildung mit Hilfe der Phospholipase A_2 in *lyso*-Lecithin und Fettsäuren gespalten. Das *lyso*-Lecithin wird teils im Dünndarmlumen in Cholin, Glycerol und anorganisches Phosphat gespalten, teils in den Enterozyten mit Fettsäuren reverestert. Das zurückgebildete Lecithin wird – in Chylomikronen eingelagert – in die Darmlymphe abgegeben.

Im Blutkreislauf wird Cholin größtenteils in Form von Phospholipiden als Bestandteil der Lipoproteine transportiert. Als solches ist es für die Gewebe nicht verfügbar. Sie weisen in den Zellmembranen nur Transportsysteme für

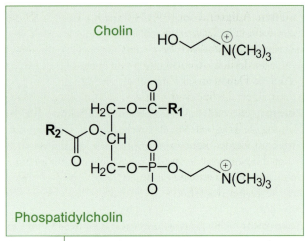

Abb. 11-2: Strukturformeln von Cholin und Phosphatidylcholin
R_1 und R_2 sind Acylreste

freies Cholin auf. Leber, Nieren und Gehirn haben die höchsten Cholingehalte.

Funktionen Cholin hat im Wesentlichen zwei Aufgaben. Als Baustein verschiedener Membranlipide trägt es aufgrund seiner amphiphilen Eigenschaften zur Erhaltung der Lipiddoppelschichtstruktur bei und ist überdies an der Bildung von *second messengers* beteiligt. Darüber hinaus ist es Bestandteil von Acetylcholin, dem Neurotransmitter in den Synapsen des zentralen und peripheren (autonomen und motorischen) Nervensystems.

Cholinhaltige Phospholipide bilden den „Mantel" der Lipoproteine, die für den humoralen Transport von Fettsäuren und Cholesterin verantwortlich sind. Das Cholinderivat Betain fungiert als C_1-Gruppen-Donator bei der Remethylierung von Homocystein zu Methionin (vgl. ◆ Abbildung 11-27). Des Weiteren sprechen einige Untersuchungen dafür, dass Cholin die Carnitinabgabe aus den synthetisierenden Geweben und die Carnitinaufnahme in die nicht zur Synthese befähigten Gewebe erleichtert.

Mangelerscheinungen Obwohl die Cholinbiosynthese beträchtlich ist und cholinarme Ernährung zu einer Steigerung der Eigensynthese führt, soll es selbst bei ausreichender Methioninversorgung zu einem Cholinmangel kommen, wenn nicht genügend Cholin mit der Nahrung zugeführt wird. Diese Argumentation basiert auf folgender Feststellung: Bei Patienten unter totaler parenteraler Ernährung (cholinfrei) sinkt nach wenigen Tagen die Cholinkonzentration im Plasma ab, während die hepatischen Transaminasen, welche Hinweise auf eine Leberschädigung geben, ansteigen. Durch Zusatz von Lecithin zur Infusionslösung kann ein Abfall des Cholinspiegels verhindert werden.

Möglicherweise sind die genannten Veränderungen jedoch nicht (nur) auf fehlendes exogenes Cholin, sondern (auch) auf eine verminderte Cholinbiosynthese zurückzuführen. Aufgrund der parenteralen Verabreichung der Nährstoffe fällt der *first pass effect* weg, sodass in der Leber weniger S-Adenosyl-Methionin, das für die Cholinbildung erforderlich ist, entstehen kann.

Weil ein Defizit an Cholin in der Leber gleichbedeutend ist mit einem Defizit an Phosphatidylcholin, muss davon ausgegangen werden, dass unter totaler parenteraler Ernährung die Triglyceride nicht vollständig in Lipoproteine eingebaut werden können, sodass es zu Fettablagerungen in den Hepatozyten kommt. Es wird angenommen, dass sich daraus eine Fettleber entwickelt, die in Abhängigkeit von der Dauer des Cholinmangels sogar zirrhotisch werden kann.

Es spricht nichts gegen eine routinemäßige Beigabe von Cholin zu Infusionslösungen. Dass gesunde Personen, die Cholin synthetisieren und zusätzlich mit der Nahrung aufnehmen, in eine Cholinmangelsituation kommen, ist jedoch unwahrscheinlich.

In den DRI wird ein AI von 550 mg/d für Männer und von 425 mg/d für Frauen angegeben.

Carnitin

Struktur   Carnitin ist eine am N-Atom alkylierte Hydroxycarbonsäure (γ-Trimethylamino-β-hydroxybutyrat). Beim Acyl-Carnitin ist die Hydroxygruppe mit einer Fettsäure verestert (◆ Abbildung 11-3).

Biosynthese   Die Carnitinsynthese erfolgt in mehreren Stufen. Ausgangspunkt ist proteingebundenes Lysin, auf das dreimal in Folge ein Methylrest von S-Adenosyl-Methionin übertragen wird. Weil Lysin und Methionin nicht in freier Form vorliegen, führt ein erhöhtes Angebot an diesen essenziellen Aminosäuren nicht zu einer gesteigerten Carnitinbildung.

Nach Abspaltung des Proteinrests wird das so entstandene ε-N-Trimethyllysin in drei Schritten in γ-Butyrobetain umgewandelt. Die drei Enzyme, die die genannten Reaktionen katalysieren, liegen in allen Geweben vor und benötigen Ascorbinsäure, Pyridoxin, Niacin und Eisen als Cofaktoren. Ein Defizit an einem der Mikronährstoffe kann die Carnitinsynthese beeinträchtigen. Der letzte Schritt, die Hydroxylierung von γ-Butyrobetain zu Carnitin, wird von einer cytosolischen Dioxygenase katalysiert, die nur in Leber, Nieren und Gehirn vorkommt. Der Körper bildet nur das L-Enantiomere. Die Eigensynthese gesunder Personen (20 mg/d) reicht aus, um den Bedarf zu decken.

Dass Carnitin intrazellulär abgebaut werden kann, wird allgemein verneint. Freies und acetyliertes Carnitin werden zu gleichen Teilen im Urin ausgeschieden.

Zufuhr   Die mittlere tägliche Carnitin-Aufnahme mit der Nahrung beträgt 10 mg bei Vegetariern bzw. 100 mg bei Nicht-Vegetariern. Der wichtigste Lieferant ist Schaffleisch (210 mg/100 g), aber auch Rindfleisch (70 mg/100 g) und Schweinefleisch (30 mg/100 g) sind gute Quellen. Eier, Milch(produkte), Getreideerzeugnisse, Obst und Gemüse enthalten nur geringe Mengen Carnitin (durchschnittlich 1 mg/100 g).

Absorption   Freies Carnitin wird aktiv und bei hohen Konzentrationen zusätzlich passiv absorbiert. Die Absorptionsrate reicht aus zur quantitativen Aufnahme physiologischer, nicht aber pharmakologischer Dosen (> 1 g). Ein Teil des veresterten Carnitins wird mit Hilfe einer Pankreasesterase gespalten und in der Mukosazelle reverestert. Über die Pfortader gelangt Carnitin zur Leber, wo es gespeichert werden kann. Mit Hilfe von Exportern (Transportproteine), wie sie an allen carnitinsynthetisierenden Geweben nachgewiesen wurden, kann es aber auch an den peripheren Blutkreislauf abgegeben werden.

Im Blut wird Carnitin überwiegend in der freien Form und ungebunden transportiert. Von den Geweben, die nur die Vorstufe bilden können, wird es mittels Importern (Transportproteine) aufgenommen. Die höchsten Konzentrationen liegen in Skelettmuskulatur, Herz und Leber vor. Die Muskeln speichern 95 % der gesamten Carnitinmenge im Körper (16–20 g).

Funktionen   Carnitin fungiert im Körper als Cofaktor beim Transport langkettiger Fettsäuren durch die innere Mitochondrienmembran.

Im Cytosol wird die Fettsäure mit Hilfe der Acyl-CoA-Synthetase zu Acyl-CoA aktiviert. Dieses gelangt durch die äußere Mitochondrienmembran in den Zwischenmembranraum. Hier katalysiert die außenmembrangebundene Carnitin-Palmitoyl-Transferase I die Umesterung von Acyl-CoA in Acyl-Carnitin, das mit Hilfe der Acylcarnitin-Carnitin-Translocase (Carnitin-Carrier) im Antiport mit freiem Carnitin durch die innere Mitochondrienmembran, in welche das Enzym inkorporiert ist, ge-

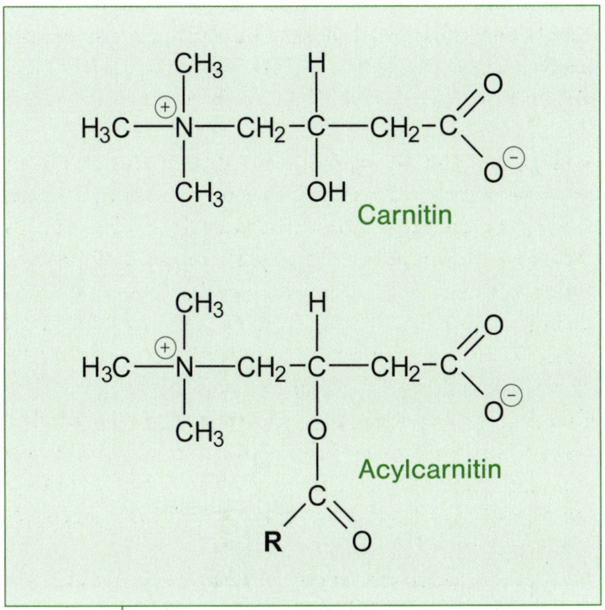

Abb. 11-3: Strukturformeln von Carnitin und Acylcarnitin

schleust wird. In der Mitochondrienmatrix katalysiert die innenmembranständige Carnitin-Palmitoyl-Transferase II die Umkehrreaktion des Enzyms I: das Carnitin wird abgespalten und der Fettsäurerest mit Coenzym A aktiviert. Während das Carnitin erneut in einen Transportzyklus eingeht, wird das Acyl-CoA β-oxidiert.

Auch mittel- und kurzkettige Fettsäuren können carnitinvermittelt transportiert werden. Größtenteils durchqueren sie die innere Mitochondrienmembran, in der ihre Acyl-CoA-Synthetase verankert ist, jedoch in freier Form.

Neben dem 1:1-Austausch von Acyl-Carnitin gegen freies Carnitin katalysiert der Carnitin-Carrier auch einen langsamen, unidirektionalen Carnitin-Transport vom Zwischenmembranraum in die Mitochondrienmatrix. Dieser Vorgang ist Voraussetzung für die zweite Aufgabe von Carnitin als Acetyl-CoA-Puffer.

Katalysiert von der membrangebundenen Carnitin-Acetyl-Transferase, wird Acetyl-CoA in der Mitochondrienmatrix in Acetyl-Carnitin umgewandelt. Hierdurch sinkt das Acetyl-CoA/CoA-Verhältnis, was einer Hemmung der Pyruvatdehydrogenase entgegenwirkt.

Carnitin soll noch weitere Aufgaben im Körper erfüllen, die allerdings weniger gut erforscht sind. Beispielhaft genannt seien die Stimulation der Ketogenese in der Leber und die des Ketosäureabbaus im Muskel.

Mangelerscheinungen Ein Carnitindefizit führt zu einer Drosselung des Transports langkettiger Fettsäuren zum Ort ihrer Oxidation. Im Cytoplasma sammeln sich Acyl-CoA an, welche vermehrt in Triglyceride und Phospholipide eingebaut werden. Daraus resultiert eine Lipidakkumulation in Form von Fetttröpfchen, die in (Kardio-) Myopathie und Hepatozytennekrosen einmündet. Eine Substitution mit Carnitin verbessert die Stoffwechsellage (geringere Zellverfettung). Es gibt zahlreiche Ursachen für einen Carnitinmangel, wobei man zwischen genetisch und nicht-genetisch bedingten unterscheiden muss.

Erworbene Ursachen können auf Organläsionen, Medikamente, Hormone, metabolischen Stress und Ernährungsstatus zurückgeführt werden. Je nach Einflussfaktor können einem Carnitinmangel eine verringerte Biosynthese, ein verminderter Transport, eine gesteigerte Ausscheidung oder ein erhöhter Bedarf zugrunde liegen. Totale parenterale Ernährung beispielsweise hat zur Folge, dass der *first pass effect* entfällt, sodass in der Leber nicht genügend S-Adenosyl-Methionin gebildet werden kann, welches als Methylgruppendonator zur Carnitinbildung erforderlich ist. Proteinmangelernährung, Anorexie und fettsuchtbedingte Jejunum-Anastomose gehen außerdem mit einem Defizit an einem oder mehreren der für die Synthese notwendigen Cofaktoren einher.

Von sportlichen Ausdauerbelastungen wird gesagt, dass sie den Carnitinbedarf um ein Vielfaches steigern. Es wird argumentiert, dass Carnitin in großen Mengen aus den Muskelzellen verloren gehe und das daraus resultierende Defizit mit hoch dosierten Supplementen kompensiert werden müsse. Darüber hinaus wird behauptet, dass eine langfristige Substitution eine Erhöhung der Carnitinkonzentration im Muskel bewirke, wodurch die Oxidation langkettiger Fettsäuren beschleunigt bzw. die Glycogenentleerung sowie die Lactatbildung verlangsamt werden.

Tatsächlich ist eine Supplementierung von Sportlern mit Carnitin, das auch Vitamin B_T bzw. Vitamin B_7 genannt wird, sinnlos. Von gesunden Personen wird es in ausreichenden Mengen synthetisiert. Zusätzlich wird es mit der Nahrung aufgenommen. Außerdem führt körperliche Belastung nicht zu einer Carnitinverarmung der Muskeln, denn als Cofaktor eines Enzymkomplexes wird Carnitin bei den Reaktionen nicht stöchiometrisch verbraucht.

Supplementierung selbst in Megadosen geht nicht mit einer Carnitinanreicherung in den Muskeln einher. Jeglicher Überschuss wird im Urin und (der nicht absorbierte Anteil) im Stuhl ausgeschieden. Carnitin ist nicht nur als Leistungsförderer unwirksam, sondern auch als Schlankheits-, Antimüdigkeits-, Herzstärkungs-, Antiatherosklerose-, Potenzsteigerungs- und Antikrebsmittel.

Taurin

Struktur Taurin (β-Aminoethylsulfonsäure) ist die der Aminocarbonsäure Alanin analoge Aminosulfonsäure. Sie ist nicht proteinogen, kann aber über die Aminogruppe mit Aminocarbonsäuren Verbindungen eingehen, z.B. als Glutaurin (γ-L-Glutamyl-Taurin). Taurocholsäure und Taurochenodesoxycholsäure entstehen durch Konjugation von Taurin mit Cholsäure bzw. Chenodesoxycholsäure (Cholesterinderivate) unter Ausbildung einer Amidbindung (◆ Abbildung 11-4).

Biosynthese Taurin ist das Endprodukt des Metabolismus der schwefelhaltigen Aminosäuren, deren S-H- bzw. S-CH₃-Gruppe nicht zu Sulfat oxidiert werden kann. Die Taurinbildung geht von Cystein aus, welches mit der Nahrung aufgenommen, aber auch aus Methionin gebildet wird. Hierbei wird Methionin ATP-abhängig zu S-Adenosyl-Methionin aktiviert. Durch Transmethylierung

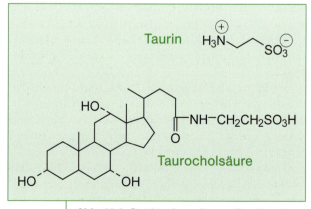

Abb. 11-4: Strukturformeln von Taurin und der durch Konjugation von Taurin mit Cholsäure entstehenden Taurocholsäure

(Methylgruppenübertragung von S-Adenosyl-Methionin auf einen Akzeptor) entsteht S-Adenosyl-Homocystein, welches hydrolytisch in Homocystein und ADP gespalten wird. Katalysiert von der Cystathioninsynthase, kondensiert die Sulfhydrylgruppe von Homocystein mit der Hydroxylgruppe von Serin zu Cystathionin. Dieses wird mit Hilfe der Cystathionase in Cystein und Homoserin gespalten (Transsulfurierung).

Beim Hauptsyntheseweg von Taurin wird Cystein zu Cysteinsulfinsäure oxidiert. Diese wird unter Katalyse der Cysteinsulfinsäure-Decarboxylase zu Hypotaurin decarboxyliert, welches oxidativ in Taurin umgewandelt wird. Die drei genannten Enzyme benötigen Vitamin B_6 als Cofaktor. Ein Pyridoxinmangel geht mit einer verminderten Taurinbildung einher. Dasselbe gilt bei unzureichender Zufuhr von Methionin und Cystein mit der Nahrung. Die dominierenden Syntheseorte sind Leber und Gehirn. In Pflanzen findet keine Transsulfurierung statt.

Die tägliche Taurinsynthese gesunder Erwachsener (50–125 mg) reicht aus, um den Bedarf zu decken. Die Ausscheidung erfolgt im Urin.

Zufuhr Nicht-Vegetarier nehmen täglich etwa 400 mg Taurin mit der Nahrung auf, Vegetarier 40 mg. Bei letzteren ist die renal reabsorbierte Menge größer. Die beste Taurinquelle stellt Fisch dar, gefolgt von Fleisch und Milch. Frische Venusmuscheln enthalten 240 mg Taurin/100 g, Thunfisch in Konserven 70 mg/100 g. Der Tauringehalt von Lamm- und Schweinefleisch liegt bei 50 mg/100 g, der von Rindfleisch und Geflügel bei 35 mg/100 g. Humanmilch enthält 50 mg Taurin/100 ml, Kuhmilch, frisch und pasteurisiert, 5 mg/100 ml. Pflanzenerzeugnisse tragen kaum zur Taurinzufuhr bei. Designer-Energy-Drinks werden bis zu 400 mg Taurin/100 ml zugesetzt.

Körperspeicher Die im Körper gespeicherte Taurinmenge eines gesunden Erwachsenen liegt bei 12–18 g. Da die meisten Gewebe Taurin entgegen einem Konzentrationsgradienten aus dem Blut aufnehmen, ist der Plasmaspiegel kein Indikator für den Füllungszustand der Pools. Die Plasmakonzentration reflektiert vielmehr die verzehrte Taurinmenge.

Funktionen Taurin werden folgende Funktionen zugeschrieben: Entwicklung des Nervensystems und Muskelwachstum, Calciumfluxmodulation, Osmoregulation, Entgiftung und Antioxidation. In einigen Punkten konnten die genauen Wirkungsmechanismen noch nicht aufgeklärt werden.

Der fördernde Einfluss auf die Entwicklung des Nervensystems und auf das Muskelwachstum wird aus Versuchen an Katzenbabies mit Taurinmangel abgeleitet. Die Tiere zeigten eine Dysfunktion des Nervensystems und eine verringerte Gewichtszunahme.

Die Modulation des Calciumfluxes wird auf die Assoziation von Taurin mit Ca^{2+} zurückgeführt und soll einen Verlust von Calcium aus Zellmembranen verhindern. Von diesem Effekt werden mehrere Wirkungen abgeleitet: Stabilisierung der Nervenzellmembranen in ZNS und Retina, Neuromodulation der Reizleitung und der Photorezeptoren-Aktivität (herabsetzend), Beeinflussung der Herzmuskelkontraktion (positiv inotrop), der Blutplättchenaggregation (vermindernd) und der Lymphozytendifferenzierung.

Ferner wird angenommen, dass Taurin im ZNS der Regulation der Zellvolumina dient, indem es die Osmolalität kontrolliert. Darüber hinaus gilt Taurin als entgiftende Substanz. Über die Aminogruppe kann es mit Xenobiotika ebenso wie mit freien Gallensäuren konjugieren. Taurin fängt überdies freie Radikale ab und blockiert die Lipidperoxidation.

Glutaurin wird als intrazelluläre Speicherform für Taurin im Gehirn angesehen. Außerdem moduliert das Peptid die Neurotransmission.

Seit Langem bekannt ist die Wirkung der konjugierten Gallensäuren (mit Taurin oder Glycin peptidisch gebundene Cholsäure bzw. Chenodesoxycholsäure). Ihre Bedeutung liegt in der Micellenbildung und der Absorption fettlöslicher Nahrungsbestandteile.

Mangelerscheinungen Ein Taurinmangel kann auftreten, wenn die körpereigene Synthese bei gleichzeitig geringer exogener Zufuhr eingeschränkt ist. Bei Frühgeborenen und Patienten unter totaler parenteraler Ernährung ist dies der Fall. Frühgeborene weisen eine begrenzte Cystathionin-Aktivität auf. Darüber hinaus sind die unreifen Tubuluszellen der Nieren nicht in der Lage, Taurin zu reabsorbieren. Auch die Speicher sind kaum gefüllt, weil die Taurineinlagerung in die Gewebe hauptsächlich während der letzten vier Schwangerschaftswochen erfolgt.

Eine Substitution Frühgeborener mit Taurin verbessert nachweislich nur die Fettabsorption. Bei Reifgeborenen lassen Supplemente keine Effekte erkennen. Hier scheint die synthetisierte Menge zu genügen, möglicherweise weil Gallensäuren auch mit Glycin konjugiert werden können.

Parenteral ernährte Erwachsene können von einer Unterversorgung betroffen sein, weil die Taurinsynthese aufgrund der verminderten S-Adenosyl-Methionin-Bildung eingeschränkt ist (kein *first pass effect*), und Infusionslösungen in der Regel weder Taurin noch Cystein enthalten. Auch Personen mit Leberschäden sind potenzielle Taurinmangelkandidaten, nicht jedoch gesunde Vegetarier.

Die Dokumentation der Mangelsymptome basiert auf Versuchen an Katzenbabies. ZNS-Funktionsstörungen, Wachstumsretardierung, Retinadegeneration, Kardiomyopathie, Blutplättchen-Hyperaggregation und Immunschwäche wurden beschrieben. Inwieweit diese Beobachtungen auf den Menschen übertragbar sind, ist nicht klar.

Ubichinon (CoQ₁₀)

Struktur Ubichinon (auch Coenzym Q genannt) ist innerhalb der inneren Mitochondrienmembran lokalisiert und hat strukturelle Ähnlichkeit mit den Vitaminen K_2 und E. Es handelt sich um ein substituiertes *p*-Chinon mit isoprenoider Seitenkette (◆ Abbildung 11-5). Der Ring hat zwei funktionale Zentren (Hydroxylgruppen ⇔ Carbonylgruppen).

Biosynthese und Vorkommen Ubichinon wird im menschlichen Organismus in bedarfsdeckenden Mengen synthetisiert. Zusäzlich wird es mit der Nahrung aufgenommen. Ubichinon ist ubiquitär im Tier- und Pflanzenreich verbreitet. Die höchsten Gewebekonzentrationen wurden in Herz, Leber und Gehirn gemessen.

Funktionen Ubichinon ist redoxaktives Überträgermolekül in der Atmungskette. Als solches transferiert es Elektronen von den Komplexen I und II auf Komplex III (siehe S. 80). Darüber hinaus stärkt es die Zellmembranen und verfügt in der reduzierten Form über antioxidative Eigenschaften. Als Medikament eingesetzt, steigert es im Rahmen der Therapie von Ischämiepatienten die Sauerstoffaufnahme ins Herz sowie die Leistungskapazität.

Mangelerscheinungen Da die Biosynthese von Ubichinon dem Bedarf angepasst ist, ist mit einem Mangel nur im Krankheitsfall zu rechnen. Resultierend aus den positiven Befunden bei substituierten Ischämiepatienten, wird „Coenzym Q_{10}" Ausdauersportlern als „Energie-Aktivator" bzw. „Energie-Vitamin" angeboten. Bei gesunden Personen wirken Ubichinon-Supplemente jedoch nachgewiesenermaßen nicht leistungssteigernd. Ergebnisse von Untersuchungen am (kranken) Herzmuskel können nicht auf die Skelettmuskulatur übertragen werden. Außerdem haben Sportler keinen Ubichinonmangel.

Wie für die Vitamine gilt auch für die vitaminähnlichen Stoffe, dass sie sich zwar positiv auf die Leistung auswirken, solange ein Defizit behoben wird, dass sie aber keine leistungsfördernden Effekte mehr haben, sobald die Speicher gefüllt sind.

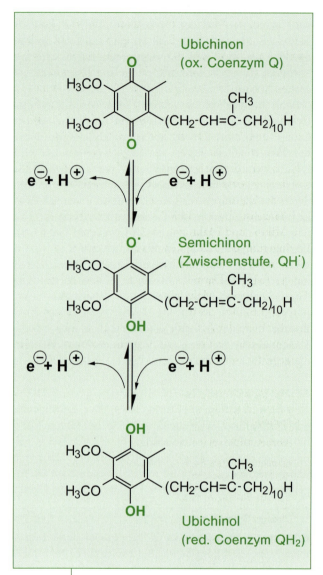

Abb. 11-5: Strukturformeln von Ubichinon, Semichinon und Ubichinol
Durch Reduktion der Carbonylgruppen des Ubichinons entsteht über die instabile Zwischenstufe Semichinon (Radikal) das Ubichinol. Die Reaktionen sind reversibel. Die reaktiven Zentren der Moleküle sind durch Fettdruck hervorgehoben.

Sekundäre Pflanzenstoffe

Die sekundären Pflanzenstoffe zählen wie die Ballaststoffe und die probiotischen Mikroorganismen zu den **bioaktiven Substanzen**. Bei diesen steht nicht der Nährstoffcharakter im Mittelpunkt des Interesses, sondern die gesundheitsfördernden Wirkungen. Viele Daten zu den präventiven Effekten stammen aus In-vitro- und tierexperimentellen Untersuchungen. Sie werden aber durch epidemiologische Studien ergänzt, sodass Rückschlüsse auf den Menschen (mit Vorbehalt) möglich sind.

Nach dem derzeitigen Stand der Forschung ist davon auszugehen, dass eine **gemüse- und obstreiche Kost** durch das Zusammenwirken von verschiedenen sekundären Pflanzenstoffen (◆ Tabelle 11-1), aber auch Ballaststoffen, Mikro- und Makronährstoffen, maßgeblich zu einer Verringerung der Häufigkeit des Auftretens von Hypertonie, koronarer Herzkrankheit, Schlaganfall, Krebserkrankungen (Magen-Darm-Trakt, Lunge) Adipositas (indirekt: Typ-2-Diabetes), Makuladegeneration, Katarakt, Osteoporose, chronisch obstruktiver Lungenerkrankung, Asthma, rheumatoider Arthritis und Demenz beiträgt.

Gemäß dem in den USA populären Slogan „5 a day" (aufgegriffen in Form der 5-am-Tag-Kampgane der DGE) wird daher empfohlen, täglich mindestens 3 Portionen Gemüse (ca. 400 g) – die Hälfte davon unerhitzt – und 2 Portionen Obst (ca. 250 g) – am besten frisch – zu essen, wobei Obst- und Gemüsesäfte bzw. die immer populärer werdenden Smoothies jeweils eine Portion Obst bzw. Gemüse ersetzen können. Eine Portion entspricht dabei in etwa einer Handvoll.

Erzeugnisse, denen sekundäre Pflanzenstoffe, Pro-, Pre-, Synbiotika o.Ä. zugesetzt sind, stellen das derzeit größte Wachstumssegment der Lebensmittelindustrie dar. Allerdings können Lebensmitteln, denen bestimmte präventiv wirkende Substanzen fehlen, immer nur einige dieser Stoffe beigemischt werden. Dies ist nicht zu vergleichen mit der Vielzahl an bioaktiven Substanzen, die in Gemüse, Obst, Kartoffeln, Hülsenfrüchten, Vollkorngetreide und Nüssen von Natur aus vorkommen, und die mit großer Wahrscheinlichkeit nicht nur einzeln, sondern kombiniert (additiv und synergistisch) ihre Wirkungen entfalten. Einem möglichst breiten Spektrum und ausreichenden Mengen an Lebensmitteln pflanzlichen Ursprungs im Rahmen einer gemischten Kost ist daher der Vorzug zu geben.

Vorkommen	PP	CA	SU	PÖ	PI	SA	GI	PS	MT	LE	PA	RE
Broccoli, Grünkohl u. a. Kohlgemüse	•	•	•				•					
Karotten, Tomaten, Spinat u. a. Wurzel-, Frucht- u. Blattgemüse	•	•		•								
Trauben, Beeren, Aprikosen u. a. Obst	•	•							•			•
Zitronen, Grapefruits u. a. Zitrusfrüchte	•	•							•			
Knoblauch u. a. Zwiebelgemüse	•		•			•						
Sojabohnen u. a. Hülsenfrüchte	•			•	•	•		•		•	•	
Weizen, Gerste u. a. Getreide	•				•			•		•	•	
Leinsamen, Erdnüsse u. a. Ölsaaten	•			•				•			•	•
Wirkungen												
antikanzerogen: extrazelluläre Initiation	•	•	•			•					•	
antikanzerogen: intrazelluläre Initiation	•	•	•				•		•			
antikanzerogen: Promotion/Progression	•	•	•	•								•
antioxidativ	•	•									•	•
immunmodulierend	•	•				•					•	
entzündungshemmend	•		•									•
antithrombotisch	•		•									
blutdruckbeeinflussend	•		•									
cholesterinsenkend			•			•		•				
blutzuckersenkend	•									•	•	
antimikrobiell	•		•						•			
verdauungsfördernd			•									

Tab. 11-1: Vorkommen und Wirkungen sekundärer Pflanzenstoffe
[1] PP = Polyphenole, CA = Carotinoide, SU = Sulfide, PÖ = Phytoöstrogene, PI = Protease-Inhibitoren, SA = Saponine, GI = Glucosinolate, PS = Phytosterine, MT = Monoterpene, LE = Lektine, PA = Phytinsäure, RE = Resveratrol

Sekundäre Pflanzenstoffe werden, wie der Name sagt, in geringen Mengen im sekundären Pflanzenstoffwechsel gebildet. Es handelt sich um eine Vielzahl chemisch heterogener Verbindungen, die in aller Regel pharmakologische Wirkungen haben. Die Pflanze bildet diese Verbindungen u.a. als Abwehrstoffe gegen Schädlinge und Krankheiten, als Wachstumsregulatoren, Lock-, Duft-, Farb- und Geschmacksstoffe. Die maximale Zahl der in der Natur vorkommenden sekundären Pflanzenstoffe wird auf 400 000 geschätzt (etwa 100 000 sind bekannt). Davon liegen 5 000–10 000 in der Nahrung vor.

Mit einer gemischten Kost werden täglich annähernd 1,5 g sekundäre Pflanzenstoffe aufgenommen; bei Vegetariern ist die Zufuhr höher. Bezüglich Ihrer Bioverfügbarkeit lassen sich die sekundären Pflanzenstoffe in drei Gruppen einteilen (◆ Tabelle 11-2).

Von der Einnahme sekundärer Pflanzenstoffe in isolierter Form wird abgeraten. Zum einen wegen der vor allem in höherer Dosierung potenziell toxischen Eigenschaften dieser Wirkstoffe, zum anderen, weil sie möglicherweise die Absorption, den Transport oder die Wirkung von Lebensmittelinhaltsstoffen beeinträchtigen, die ihrerseits gesundheitsförderliche Effekte hätten. Diese Hypothese erklärt möglicherweise auch, weshalb im Rahmen der ATBC- und der CARET-Studie eine positive anstatt der erwarteten negativen Korrelation zwischen (hoher) β-Carotinzufuhr und Lungenkrebs gefunden wurde.

Sekundäre Pflanzenstoffe wirken antikanzerogen, einige außerdem antioxidativ, immunmodulierend, entzündungshemmend, antithrombotisch, blutdruckbeeinflussend, cholesterinsenkend, blutzuckersenkend, antimikrobiell und/oder verdauungsfördernd (◆ Tabelle 11-1). Zu den am besten untersuchten gesundheitsprotektiven Wirkungen gehört der Schutz vor Krebs auf der Stufe von Initiation (Auslösung), Promotion (Förderung) und Progression (Tumorwachstum, Metastasenbildung).

Es gibt sekundäre Pflanzenstoffe mit toxischer Wirkung. Unter normalen Verzehrsbedingungen ist mit Vergiftungserscheinungen jedoch nicht zu rechnen.

Im Folgenden werden die zehn wichtigsten Gruppen von sekundären Pflanzenstoffen sowie Phytinsäure und Resveratrol hinsichtlich ihrer Eigenschaften, ihres Vorkommens und ihrer Wirkungen beschrieben.

Verfügbarkeit	Beispiele
hoch (>15%)	Flavonole, Flavanole, Flavanone; Carotinoide aus erhitzten Lebensmitteln; Sulfide; Phytoöstrogene; Glucosinolate; Monoterpene
mittel (3–15%)	Phenolsäuren; Phytosterine
gering (<3%)	Flavone, Anthocyane; Carotinoide aus unerhitzten Lebensmitteln; Saponine

Tab. 11-2: Bioverfügbarkeit verschiedener nativer sekundärer Pflanzenstoffe

Polyphenole

Chemie Unter dem Begriff Polyphenole werden Verbindungen mit meist mehr als zwei Phenol- oder Phenoletherguppen an einem aromatischen Ring zusammengefasst. Oft sind sie mit organischen Säuren oder Zuckern verestert. Zu den verschiedenen Stoffklassen gehören neben den Phenolsäuren und den Flavonoiden, die in diesem Abschnitt besprochen werden, auch die Lignane (Phytoöstrogene, s.u.), Lignine (Ballaststoffe, s. dort) sowie Resveratrol (Phytoalexin, s.u.).

Bei den **Phenolsäuren** kann zwischen Hydroxybenzoe- und Hydroxyzimtsäuren unterschieden werden. Bekannte Hydroxyzimtsäuren sind die Ferula- und die Kaffeesäure. Die Chlorogensäure ist ein Ester aus Kaffee- und Chinasäure. Bekannte Hydroxybenzoesäuren sind die Gallus- und die Ellagsäure.

Die **Flavonoide** werden in Flavanole (auch Catechine genannt), Flavanone, Flavone, Flavonole (◆ Abbildung 11-6), Isoflavonoide (Phytoöstrogene, s.u.) und Anthocyane eingeteilt, wobei Anthocyane ein Überbegriff für Anthocyanidine (Aglycone; ◆ Abbildung 11-6) und Anthocyanine (Glycoside) ist. Durch Kondensation von Flavanolen, z. B. bei der Reifung von Rotwein, entstehen Proanthocyanidine (Tannine), die Rotwein seine Adstringenz (trockene Note) verleihen, oder – z.B. bei der Fermentation von grünem Tee – Theaflavine und Theorubigene, die für die orange Färbung und den ebenfalls herben Geschmack von Schwarztee verantwortlich sind.

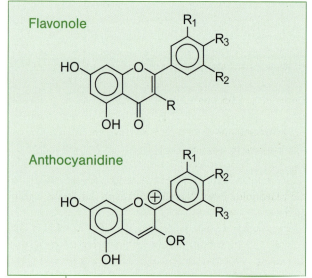

Abb. 11-6: Strukturformeln von Flavonolen und Anthocyanidinen (Polyphenole)
Die Reste unterscheiden sich bei den einzelnen Vertretern der beiden Gruppen
Flavonole: R ist eine OH- oder O-Glucose-Gruppe; R_3 ist eine OH-Gruppe; R_1 ist bei Quercetin und Myricetin OH-, bei Kaempferol H-; R_2 ist bei Quercetin und Kämpferol H-, bei Myricetin OH-
Anthocyanidine: R steht für H- oder Glucose-Rest, R_2 für OH-Gruppe; R_1 ist bei Cyanidin und Delphinidin OH-, bei Pelargonidin H-; R_3 ist bei Cyanidin und Pelargonidin H-, bei Delphinidin OH-

Polyphenole

Vorkommen Die **Phenolsäuren** dienen der Pflanze zur Abwehr von Fraßfeinden. Daher ist ihre Konzentration im Schalenbereich am höchsten. Eine gute Quelle für Gallussäure stellt Rotwein (95 mg/100 ml) dar; Weißwein enthält 10-mal weniger. Ellagsäure kommt reichlich vor in Walnüssen (740 mg/100 g) und Pekannüssen (200 mg/100 g) sowie in frischen Beeren (40–200 mg/100 g), aber auch in den entsprechenden Konfitüren (16–54 mg/100 g). Lagerung senkt den Gehalt an oxidationsempfindlichen Phenolsäuren. Ferula- und Kaffeesäure sind die in pflanzlicher Nahrung (Gemüse, Getreide) am häufigsten vorkommenden sekundären Pflanzenstoffe.

Besonders gute Quellen sind Grünkohl (97–155 mg/100 g), Weizenvollkorn (50 mg/100 g), Weißkohl (10,5 mg/100 g), Radieschen (7,5–10,0 mg/100 g) und grüne Bohnen (7,0 mg/100 g). Chlorogensäure findet sich vor allem in Heidelbeeren (bis 200 mg/100 g), Kartoffeln (140 mg/100 g) und Kaffee (50–150 mg/100 ml). Eine Tasse Kaffee (1,5 dl) enthält etwa 40–105 mg Kaffeesäure. Überreichlicher Kaffeegenuss ist wegen des relativ hohen Gehalts an Coffein, das blutdrucksteigernd wirken kann, jedoch nicht empfehlenswert. Die tägliche Zufuhr von Phenolsäuren wird auf 200–300 mg geschätzt.

Die **Flavonoide**, von denen bislang 4 000–5 000 identifiziert worden sind, befinden sich wie die Phenolsäuren überwiegend in den Randschichten der Pflanzen und außerdem in den Blättern. Die Anthocyanine wie z. B. das Malvidin in blauen Trauben und das Cyanidin in Kirschen bedingen die rote, blaue und violette Färbung verschiedener Obst- und Gemüsesorten. Besonders hohe Anthocyaningehalte weisen Auberginen (750 mg/100 g), Aronia („Apfelbeere", 200–1 000 mg/100 g), Weintrauben (30–750 mg/100 g), Süßkirschen (2–450 mg/100 g), Heidelbeeren (80–420 mg/100 g), schwarze Johannisbeeren (130–400 mg/100 g), Blutorangen (200 mg/100 g) und Rotwein (24–35 mg/100 ml) auf. Die Flavanole wie das Epigallocatechin in grünem und schwarzem Tee sowie die Epigallocatechingallate in Rotwein wirken adstringierend. Die Flavanone wie das Hesperidin in Orangen(saft) und das Naringin in Grapefruit(saft) sind Bitterstoffe. Die Flavone und die Flavonole sind hellgelbe Pigmente, denen die Flavonoide ihren Namen verdanken (lat. *flavus* = goldgelb).

Das am häufigsten vorkommende Flavonoid ist das Flavonol Quercetin. Wie die meisten anderen Flavonoide kommt auch Quercetin in der Natur nicht in freier Form, sondern an Zucker gebunden vor (das Quercetinrhamnoglycosid wird als Rutin bezeichnet). Besonders reich an Quercetin, das zu 15–25 % resorbiert wird, sind Zwiebeln (35 mg/100 g), Apfelschale (14 mg/100 g), Grünkohl (11–12 mg/100 g), Kopfsalat (6,0 mg/100 g), grüne Bohnen (3,9 mg/100 g), Broccoli (3,0–3,7 mg/100 g), Äpfel (2,0–3,6 mg/100 g) und Kirschen (1,0–1,5 mg/100 g). Lagerung und Erhitzung reduzieren den Quercetingehalt um mehr als 50 %. Bei der Herstellung von Apfelsaft gehen 90 % verloren. Die Flavonoid-Zufuhr Erwachsener liegt bei 50–200 mg/d.

Wirkungen
Polyphenole, v. a. Flavonoide, wirken:

- **Antikanzerogen** (und **antigenotoxisch**): Eine hohe Zufuhr von Polyphenolen (Flavonoiden) in Form von Obst und Gemüse senkt epidemiologischen Daten zufolge das Magen-, Dickdarm- und Brustkrebs-Risiko. Eine neuere Studie zeigt allerdings keinen Einfluss auf die Entstehung von Tumoren des Magen-Darm-Trakts oder der Lunge.
Die Hemmung der Krebsentstehung soll auf der Stufe der extrazellulären Initiation (Verminderung der endogenen Bildung von Kanzerogenen), der intrazellulären Initiation (Hemmung der Aktivierung von Prokanzerogenen, Induktion von Entgiftungsenzymen) und auch der Promotion und Progression (Abfangen freier Radikale) erfolgen.
Ellagsäure bindet in vitro an die Erbsubstanz, wodurch diese vor Schäden geschützt wird. Die Maskierung von Bindungsstellen für Kanzerogene wirkt der Zellentartung entgegen.

- **Antioxidativ:** Einige Polyphenole wirken als Radikalfänger, als Schutzstoffe vor Oxidation durch Singulett-Sauerstoff und als Chelatbildner für Metalle. Außerdem besitzen sie einen Vitamin-C- und Vitamin-E-„sparenden" Effekt. Sie schützen vor Lipid-(LDL-)Peroxidation und vor oxidativen Schäden an der Erbsubstanz und dadurch vor der Entstehung von Atherosklerose, oxidativen Schäden an der Augenlinse und Tumoren.
Der hohe Polyphenolgehalt von Rotwein (140–330 mg/100 ml) wird zur Begründung des „französischen Paradoxons" herangezogen: Franzosen, die sich „mediterran" ernähren, leiden weniger häufig an Herz-Kreislauf-Erkrankungen als US-Amerikaner, obwohl die wesentlichen Risikofaktoren wie erhöhter Cholesterinspiegel, Bluthochdruck, Übergewicht oder Rauchen nicht seltener sind.
Es konnte nachgewiesen werden, dass eine tägliche Aufnahme von 375 ml Rotwein über zwei Wochen die Lipid- bzw. LDL-Peroxidation im Blut senkt, während Weißwein prooxidative Effekte zeigt.
Aber obwohl Rotwein stärker krebspräventiv zu wirken scheint als grüner Tee, der wiederum wirksamer zu sein scheint als schwarzer Tee, ist wegen des gesundheitsbeeinträchtigenden Einflusses regelmäßigen Alkoholkonsums in Höhe von mehr als 20 g/d für Männer bzw. 10 g/d für Frauen ein eingeschränkter Rotweingenuss im Sinne von gelegentlich 2 bzw. 1 dl ratsam.

- **Immunmodulierend** und **entzündungshemmend:** Die Flavonole Quercetin, Myricetin und Kaempferol wirken in vitro immunsuppressiv im Sinn einer Blockierung der Histaminfreisetzung aus aktivierten Mastzellen und basophilen Granulozyten sowie der Synthese von Prostaglandinen und Leukotrienen aus Arachidonsäure. Histamin löst allergische Reaktionen aus, Prostaglandine und Leukotriene sind Mediatoren von allergischen und Entzündungsreak-

tionen. In vitro ist die entzündungshemmende Wirkung der Flavonoide belegt.
- **Antithrombotisch:** Flavonoide verringern indirekt die Blutgerinnung, indem sie die Thromboxan-A_2-Bildung und dadurch die Thrombozytenaggregation hemmen. In epidemiologischen Studien korreliert die Flavonoidzufuhr invers mit der Mortalitätsrate für Herz-Kreislauf-Erkrankungen wie Herzinfarkt und Schlaganfall.
Schwarze Johannis-, Heidel-, Blau-, Preisel-, Erd- und Himbeeren enthalten Anthocyanine, die präventiv gegen Herz-Kreislauf-Erkrankungen eingesetzt werden können. Sie erhöhen das HDL-Cholesterin, verlängern die Blutplättchenaggregationszeit und vermindern den systolischen Blutdruck.
- **Blutdrucksenkend:** Quercetin-Supplemente vermögen einen moderat erhöhten Blutdruck signifikant zu senken. Aus Schwarztee isolierte Flavonoide vermindern im Tierversuch den Blutdruck. Da das Teegetränk gleichzeitig das blutdrucksteigernde Alkaloid Theophyllin liefert, ist ein positiver Effekt beim Menschen jedoch fraglich.
- **Blutzuckersenkend:** Anthocyane senken im Tierversuch den Blutzuckerspiegel. Dasselbe gilt für das Flavonol Myricetin, das v.a. in schwarzem Tee, Beeren und Früchten vorkommt. Myricetin stimuliert die Aufnahme von Glucose aus dem Blut in die Fettzellen. In vitro wirkt auch Quercetin blutzuckersenkend, indem es Bauchspeicheldrüsenzellen zur Sekretion von Insulin aktiviert.
- **Antimikrobiell:** Das Flavonoid Epigallocatechin aus grünem Tee schützt vor bakterieller Mundschleimhautentzündung und Karies. Methylierte Flavonoide, die v.a. in Zitrusfrüchten enthalten sind, wirken vorbeugend gegen virale Infektionskrankheiten, Proanthocyanidine, die z.B. in Heidel- und Moosbeeren vorkommen, gegen bakterielle Harnwegsinfekte.
- **Beeinflussung der Arzneimittelwirksamkeit:** In Grapefruitsaft enthaltene Flavonoide erhöhen die Bioverfügbarkeit verschiedener Medikamente, z.B. bestimmter Antihistaminika, Lipidsenker, Calciumantagonisten, Immunsuppressiva und Anitepileptika, um 30 bis 70%. Hierdurch verstärkt sich die Wirksamkeit dieser Arzneimittel.

Carotinoide

Chemie Die Carotinoide werden von Pflanzen aus acht Isoprenoideinheiten synthetisiert. Somit handelt es sich um Tetraterpene, die wiederum zu den Terpenoiden zählen wie die Triterpene (Saponine, s.u.) und die Monoterpene (s.u.). Während die Carotine aus reinen Kohlenstoffgerüsten bestehen, sind die Xanthophylle sauerstoffhaltig (oxidiert). Zu den **Carotinen**, die auch im Blut nachweisbar sind, zählen α-Carotin, β-Carotin (◆Abbildung 11-7) und Lycopin (◆Abbildung 11-7), zu den **Xanthophyllen** Lutein, Zeaxanthin und β-Cryptoxanthin.

Im Gegensatz zu den Carotinen werden die Xanthophylle durch Kochen und Erhitzen in der Mikrowelle zerstört. Die konjugierten Doppelbindungen in den Molekülen sind für die gelbe bis rote Farbe der Carotinoide verantwortlich.

Vorkommen Etwa 700 verschiedene Carotinoide kommen in der Natur vor, nicht nur in orangefarbenen Obst- und Gemüsesorten, sondern auch in grünblättrigem Gemüse. Besonders reich an α-Carotin sind: Kürbis (3,8 mg/100 g) und Karotten (3,6 mg/100 g); an β-Carotin: Karotten (7,9 mg/100 g), Grünkohl (4,7 mg/100 g), Spinat (4,1 mg/100 g), Aprikosen (3,5 mg/100 g) und Kürbis (3,1 mg/100 g); an Lycopin: Tomaten (3,1 mg/100 g), aber auch Guaven (5,4 mg/100 g), Wassermelone (4,1 mg/100 g) und rote Grapefruits (3,4 mg/100 g); an Lutein und Zeaxanthin: grünes Gemüse wie Grünkohl (21,9 mg/100 g), Spinat (10,2 mg/100 g), Broccoli (1,9 mg/100 g), Kopfsalat (1,8 mg/100 g) und Erbsen (1,7 mg/100 g).

Die Absorptionsquote der Carotinoide wird durch Beigabe von etwas Fett maßgeblich erhöht, beträgt jedoch maximal 30%. β-Carotin und Lycopin werden durch Zerkleinern (mechanischer Aufschluss der Pflanzenzellen) und Erhitzen besser verfügbar, weshalb Karotten und Tomaten auch in Form von Saft, Suppe o.Ä verzehrt werden sollten. Die tägliche Carotinoid-Zufuhr beträgt 2–6 mg.

Wirkungen Etwa 50 Carotinoide wie z.B. β-Carotin und β-Cryptoxanthin – sie enthalten einen β-Iononring – sind Provitamin-A-wirksam, d.h., sie werden im Körper in Vitamin A umgewandelt. Außerdem wirken die Carotinoide:

- **Antikanzerogen:** Carotinoidreiche Lebensmittel scheinen vor Lungen-, Gebärmutterhals-, Speiseröhren-, Darm-, Rachen-, Magen- und Prostata-Krebs zu schützen. Sie wirken auf der Ebene der extrazellulären (Inaktivierung von Kanzerogenen) und intrazellulären Initiation (Hemmung der Aktivierung von Prokanzerogenen, Inhibition der Zellvermehrung, Schutz der DNA vor Bindung von Kanzerogenen) sowie der Promotion und Progression (Abfangen von freien Radikalen und Singulett-Sauerstoff, Hemmung der Zellvermehrung und -differenzierung durch Stimulation der interzellulären Kommunikation über *gap junctions*).
Epidemiologische Studien geben Hinweise auf diese Hypothese und darauf, dass den hitzeempfindlichen Xanthophyllen eine besondere Bedeutung in der Krebsprävention zukommt. Denn unerhitztes Gemüse wirkt stärker antikanzerogen als erhitztes. Im Fall von Lungenkrebs hat sich gezeigt, dass Lycopin und Lutein stärker antikanzerogen wirksam sind als β-Carotin.
- **Antioxidativ:** Carotinoide entfalten bei niedrigem Sauerstoff-Partialdruck ihre antioxidative Wirkung.

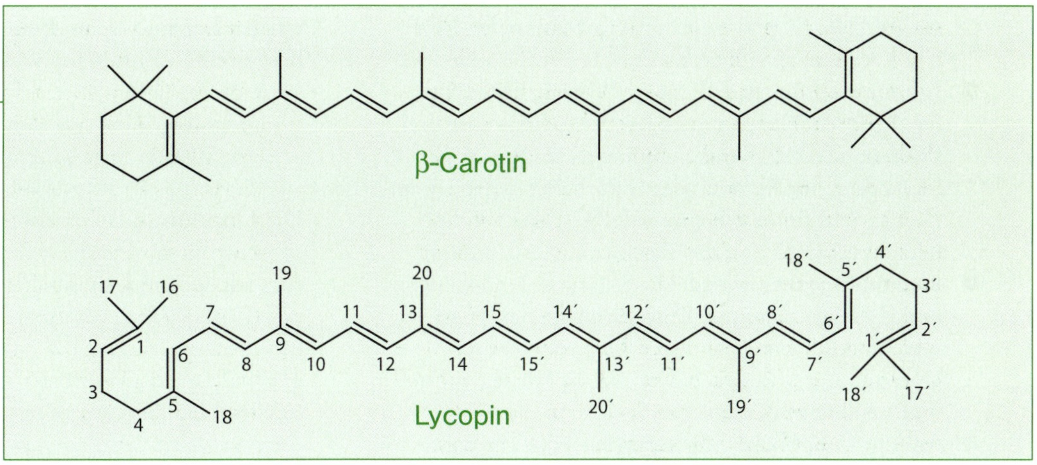

Abb. 11-7:
β-Carotin und all-*trans*-Lycopin als wichtige Vertreter der Carotinoide

β-Carotin

Lycopin

Besonders gute Radikalfänger und Schutzstoffe vor Singulett-Sauerstoff sind Lycopin, β-Carotin und β-Cryptoxanthin. Sie verringern oxidative Schäden an der Erbsubstanz sowie die Peroxidation von Membranlipiden und senken daher das Risiko für die Entwicklung von Krebs und Herz-Kreislauf-Krankheiten, aber auch von Sonnenbrand.
Lutein und Zeaxanthin, die im gelben Fleck der Netzhaut angereichert sind, schützen diese vor oxidativen Schäden durch kurzwelliges Licht und wirken dadurch der Entstehung von Katarakt und Makula-Degeneration entgegen.

- **Immunmodulierend:** Carotinoide, wovon das β-Carotin am besten untersucht ist, wirken sowohl im Tierversuch als auch beim Mensch immunstimulierend im Sinne einer gesteigerten Zytokinsynthese und einer gesteigerten zytotoxischen Aktivität der natürlichen Killerzellen. Bereits 15 mg zusätzliches β-Carotin pro Tag über vier Wochen führen ex vivo zu einer gesteigerten Synthese des Tumor-Nekrose-Faktors-α.
Regelmäßiger Verzehr von Tomaten- und Karottensäften sowie Spinatpulver hat eine Stimulierung der Interleukin-Sekretion zur Folge. Aus diesen Ergebnissen lässt sich ein Zusammenhang zwischen hoher Carotinoidzufuhr in Form von Gemüse und Obst sowie geringerer Krebshäufigkeit ableiten.
- **Cholesterinsenkend:** β-Carotin und Lycopin hemmen in vitro und im Tierversuch die Cholesterinsynthese. In einer Humanstudie wurde nachgewiesen, dass täglich 60 mg Lycopin über einen Zeitraum von drei Monaten die LDL-Konzentration im Blut verringern, was für eine Schutzwirkung dieses Carotinoids vor Herz-Kreislauf-Erkrankungen spricht.
- **Entzündungshemmend:** Die Konzentrationen an α- und β-Carotin im Blut korrelieren invers mit der an C-reaktivem Protein (CRP; Entzündungsmarker).

Sulfide

Chemie und Vorkommen Liliengewächse wie Knoblauch, Zwiebeln, Schalotten, Schnittlauch und Lauch enthalten schwefel- bzw. sulfidhaltige Inhaltsstoffe wie Diallyldisulfid, Diallyltrisulfid, Allylmethyldisulfid u. a. Die oxidierte Form des Diallyldisulfids, das Diallylthiosulfat (**Allicin**; ◆Abbildung 11-8), ist die Hauptwirksubstanz im Knoblauch, die auch für dessen Geruch verantwortlich ist. Es entsteht durch die katalytische Aktivität des nur im Knoblauch enthaltenen Enzyms Alliinase aus S-Allyl-L-cysteinsulfoxid (Aliin), das in einer Konzentration von 400 mg/100 g vorliegt. Das in Zwiebelgewächsen vorkommende S-Alkyl-L-Cysteinsulfoxid und das in Kohlgewächsen vorkommende S-Methyl-Cysteinsulfoxid können nicht in Allicin umgewandelt werden.

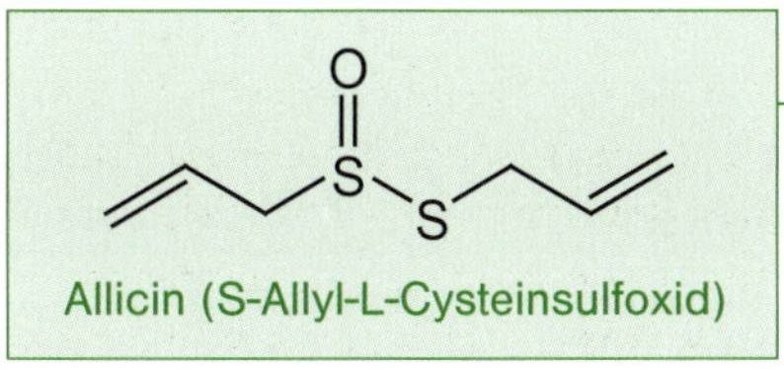

Wirkungen Die Effekte der Sulfide sind vielfältig. Sie wirken:

- **Antikanzerogen:** Regelmäßiger Verzehr von Zwiebeln und Knoblauch schützt vor Magen- und möglicherweise auch vor Dickdarm-Krebs. Beeinflusst werden die extrazelluläre (Inaktivierung von Kanzerogenen im Magen-Darm-Trakt) und die intrazelluläre Initiation (Hemmung der Aktivierung von Prokanzerogenen, Induktion von Entgiftungsenzymen) ebenso wie die Promotion und Progression (Hemmung des Zellwachstums, Induktion des Zelltods, Modulation des Immunsystems).
- **Antioxidativ:** Allyldi- und -trisulfide sollen indirekt antioxidativ wirken, indem sie die Synthese der Glutathion-Peroxidasen induzieren. Allicin wirkt direkt

Abb. 11-8: Allicin

Allicin (S-Allyl-L-Cysteinsulfoxid)

antioxidativ. Es verzögert die Peroxidation von LDL-Cholesterin und schützt dadurch vor Atherosklerose.
- **Immunmodulierend:** Täglicher Verzehr von 0,5 g frischem Knoblauch pro kg Körpergewicht über drei Wochen wirkt immunstimulierend im Sinn einer Steigerung der Aktivität der Natürlichen Killerzellen. Dies spricht für eine hemmende Wirkung von Sulfiden bzw. Allicin auf das Wachstum von Tumoren.
- **Entzündungshemmend:** Die Sulfide in Knoblauch und Zwiebeln hemmen Entzündungen der Atemwege und der Lunge, indem sie die enzymatische Umwandlung von Arachidonsäure in Prostaglandine und Leukotriene inhibieren.
- **Antithrombotisch:** Sulfide hemmen die Thrombozytenaggregation und aktivieren die Fibrinolyse, wodurch die Blutgerinnungszeit verlängert und somit das Herzinfarkt- und Schlaganfall-Risiko vermindert wird. Die stärkste bisher in vitro nachgewiesene thrombozytenaggregatorische Wirkung hat **Ajoen**, das durch Kondensation aus Allicin entsteht. Ajoen kann nur durch Verzehr von frischem Knoblauch zugeführt werden. In Knoblauchöl und -pulver sowie daraus hergestellten Kapseln ist es nicht nachweisbar.
- **Blutdrucksenkend:** Allicin wirkt in geringem Ausmaß blutdrucksenkend. Dennoch ist nicht auszuschließen, dass regelmäßiger Verzehr von frischem Knoblauch auch auf diesem Weg zu einer Verminderung des Herzinfarkt- und Schlaganfall-Risikos führt.
- **Cholesterinsenkend:** Allicin und andere Sulfide vermögen Enzyme zu hemmen, die an der Cholesterinsynthese in der Leber beteiligt sind. In einer Studie an Menschen wurde nachgewiesen, dass täglicher Verzehr von 40 g frischem Knoblauch während einer Woche den Cholesterin- und Triglyceridspiegel im Blut reduziert. Daraus lässt sich schließen, dass Knoblauch und Zwiebelgewächse Fettstoffwechselstörungen vorbeugen.
- **Antimikrobiell:** Besonders das Allicin und das Ajoen des Knoblauchs unterdrücken das Wachstum gesundheitsschädlicher Bakterien und Pilze im Darm (z.B. *E. coli*) und im Magen (z.B. *Helicobacter pylori*). Letzteres wirkt durch Herabsetzung der Nitrosaminbildung tumorprotektiv. In vitro wird auch das Wachstum von Pilzen gehemmt.
- **Verdauungsfördernd:** Sulfide fördern die Verdauung, indem sie den Speichelfluss, die Magensaftsekretion sowie die Darmperistaltik aktivieren.

Phytoöstrogene

Chemie Phytoöstrogene sind Pflanzenhormone, die strukturell den im Körper gebildeten steroidalen Östrogenen ähneln. Es wird unterschieden zwischen Isoflavonoiden und Lignanen. Beide Gruppen gehören zu den Polyphenolen.

Vorkommen Die **Isoflavonoide** (z.B. Daidzein, Genistein; ◆Abbildung 11-9) finden sich nur in Hülsenfrüchten der Tropen, z.B. Sojabohnen (128 mg/100 g) und daraus hergestellten Produkten wie Tofu (24 mg/100 g). Die Absorption erfolgt nach teilweiser bakterieller Umwandlung im Darm. Die Absorptionsquote liegt bei 15–40 %. Die geschätzte Zufuhr liegt bei ≥ 5 mg/d.

Die **Lignane** (z.B. Secoisolariciresinol), die die Ausgangssubstanz für die Synthese der Lignine sind, kommen besonders reichlich in Leinsamen (370 mg/100 g) und Kürbiskernen (21 mg/100 g) vor. Aber auch Getreidemehle, besonders mit niedrigem Ausmahlungsgrad, und Salat tragen zur Lignanzufuhr bei. Absorbiert werden die Lignane nach struktureller Modifizierung durch die Darmflora.

Wirkungen Phytoöstrogene wirken als schwache Östrogene. Sie entfalten nur 0,1 % der Wirkung endogener Östrogene, liegen nach entsprechender Zufuhr mit der Nahrung aber in höheren Konzentrationen im Körper vor. Durch Anheften an die Geschlechtshormon-Rezeptoren hemmen sie die Bindung der stark wirksamen endogenen Östrogene und schwächen hiermit deren Wirkung ab. Außerdem erhöhen sie die Synthese des Sexual-Hormon-bindenden-Globulins (SHBG), wodurch mehr endogenes Östrogen im Blut gebunden, d.h. inaktiviert wird. In diesem Zusammenhang spricht man auch von der **Anti-Östrogenwirkung** der Phytoöstrogene.

Zu den gesundheitsfördernden Wirkungen der Phytoöstrogene zählen neben einer möglichen festigenden Wirkung auf die Knochen (Schutz vor Osteoporose):

- **Antikanzerogen:** Epidemiologische Studien zeigen, dass Phytoöstrogene vor allem gegen hormonbezogene Krebsarten wie Brust-, Gebärmutterschleimhaut- und Prosstsa-Krebs wirksam sind, aber auch z.B. gegen Dickdarm- und Lungenkrebs. Die Phytoöstrogene beeinflussen die extrazelluläre Initiation (Verminderung der Bildung von primären und damit auch sekundären Gallensäuren), die intrazelluläre Initiation (Hemmung der Aktivierung von Prokanzerogenen), die Promotion (Anti-Östrogenwirkung) und die Progression (Inhibierung der Blutgefäßbildung).
- **Antioxidativ:** Hinsichtlich der antioxidativen Wirkung ist das Isoflavonoid Genistein am besten untersucht. Es hemmt sowohl oxidative Schäden an der Erbsubstanz als auch die Peroxidation von Triglyceriden und LDL-Cholesterin.

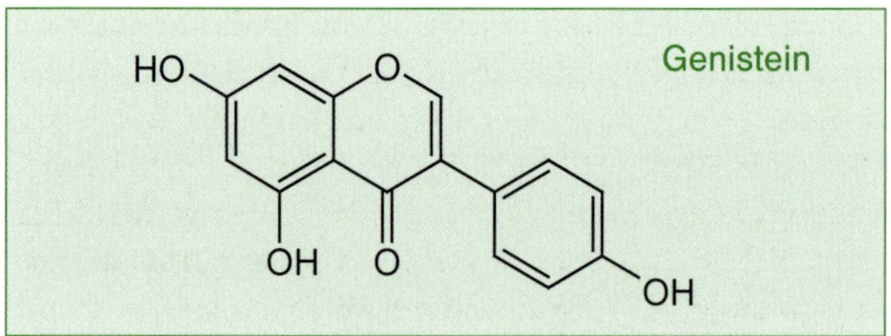

Abb. 11-9: Genistein, ein Phytoöstrogen

Protease-Inhibitoren

Chemie Protease-Inhibitoren bestehen aus Polypeptidketten (100–200 Aminosäuren), die über Disulfidbrücken miteinander verbunden sind. Sie hemmen die Aktivität von Enzymen im Dünndarm (z. B. Trypsin, Chymotrypsin), die an der Aufspaltung von Nahrungsproteinen in einzelne Aminosäuren beteiligt sind, indem sie sich an diese Enzyme heften und dadurch die Bindung der eigentlichen Substrate verhindern. Hieraus resultiert eine Abnahme der Aminosäuren-Verfügbarkeit, wobei dieser Effekt beim Mensch als gering eingestuft wird. Die Trypsin-Inhibitoraktivität wird durch Erhitzen unterdrückt.

Vorkommen Pflanzensamen (Hülsenfrüchte, Getreide) und Kartoffeln sind besonders reich an Protease-Inhibitoren. Da sie kaum verdaut werden, gelangen sie zu 90 % in den Dickdarm.

Wirkungen Protease-Inhibitoren wirken:

- **Antikanzerogen** (und **antigenotoxisch**): Protease-Inhibitoren aus der Sojabohne reduzieren im Tierversuch das Risiko für Leber-, Magen-, Dünn- und Dickdarmkrebs. Sie wirken auf die intrazelluläre Initiation (Hemmung fehlerhafter DNA-Reparatur) und die Promotion bzw. Progression (Hemmung der Bildung von Sauerstoff-Radikalen).
- **Antioxidativ:** Beim Abfangen von Sauerstoff-Radikalen sind Chymotrypsin-Inhibitoren stärker wirksam als Trypsin-Inhibitoren.
- **Sättigend:** Protease-Inhibitoren verstärken die Ausschüttung des im Dünndarm synthetisierten Peptidhormons Cholezystokinin (CKK), das zum einen die Magenentleerung verzögert und zum anderen zentralnervös an der Auslösung des Sättigungsempfindens beteiligt ist.

Saponine

Chemie Eine hetrogene Stoffgruppe; allen gemeinsam ist ein unpolares Triterpen- oder Steroidgrundgerüst (Aglycon), woran verschiedene polare Zuckermoleküle gebunden sind. Die gleichzeitige Anwesenheit polarer und apolarer Gruppen bedingt die Wirkungen der Saponine, u. a. eine starke Oberflächenaktivität, die in wässrigen Lösungen eine starke Schaumbildung (lat. *sapo* = Seife) hervorruft. In einigen Ländern (USA, GB) werden Saponine als Schaumbildner, z. B. für Bier, eingesetzt. In Deutschland ist die Verwendung als Lebensmittelzusatzstoff verboten.
In vitro zeigen Saponine eine hämolytische Wirkung, d. h., sie erhöhen die Durchlässigkeit der Zellmembranen, wodurch Hämoglobin austritt. In vivo wirken Saponine hauptsächlich im Darm, weil sie nur in geringem Umfang (weniger als 3 %) absorbiert werden. Sie können mit Membranlipiden der Enterozyten reagieren und so das Darmepithel schädigen. Wegen der großen Darmoberfläche und der sich kontinuierlich regenerierenden Epithelzellen kommt es jedoch nicht zu gesundheitsschädlichen Reaktionen.

Vorkommen In pflanzlichen Lebensmitteln sind die sehr bitter schmeckenden Saponine weit verbreitet. Besonders saponinreich sind Hülsenfrüchte wie Kichererbsen (5,0 mg/100 g verzehrsfertige Zubereitung), grüne Bohnen (4,6 mg/100 g), Linsen (4,0 mg/100 g) und Sojabohnen (3,9 mg/100 g). Daneben tragen aber auch Getreide (Hafer) sowie Zwiebelgemüse, Spinat und Spargel zur Versorgung bei. Beim Kochen geht nur ein geringer Teil der Saponine ins Wasser über bzw. wird zerstört. Die tägliche Zufuhr wird mit ≤ 15 mg angegeben.

Wirkungen Einige Saponine haben gesundheitsfördernde Effekte. Sie wirken:

- **Antikanzerogen:** Tierversuche lassen vermuten, dass Saponine auf der Ebene der extrazellulären Initiation (Verminderung der Bildung von sekundären Gallensäuren und Cholesterinabbauprodukten) das Dickdarmkrebs-Risiko reduzieren.
- **Immunmodulierend:** Ebenfalls im Tierversuch zeigen Saponine Immunantwort-verstärkende Wirkungen. So stimulieren sie sowohl T- als auch antikörperbildende L-Lymphozyten.
- **Blutdrucksteigernd:** Das Saponin **Glycyrrhizin** (aus Süßholzwurzel) wird im Körper in Glycyrricinsäure umgewandelt. Diese hat einen mineralcorticoiden Effekt, d. h., sie fördert die Kalium- und hemmt die Natrium-Ausscheidung über die Nieren. Weil diese Ionenverschiebung einen blutdrucksteigernden Effekt hat, ist anzunehmen, dass Personen mit niedrigem Blutdruck von Lakritz profitieren. Andererseits sollten Personen mit erhöhtem Blutdruck nicht mehr als 100 mg Glcyrrhicin pro Tag zuführen, eine Menge, die, je nach Produkt, weniger als 50 g Lakritz pro Tag entspricht.
- **Cholesterinsenkend:** Der Verzehr saponinreicher Nahrungspflanzen (z. B. hitzebehandelte Luzernesamen) führt zu einer Abnahme des Cholesterinspiegels, insbesondere des LDL-Cholesterins.
Da Saponine im Darm Cholesterin und primäre Gallensäuren binden, werden diese in geringerem Umfang absorbiert bzw. vermehrt ausgeschieden, wodurch in der Leber eine Resynthese von primären Gallensäuren aus dem Cholesterinpool erforderlich wird.
- **Antimikrobiell:** Saponine wirken hemmend auf das Wachstum von Pilzen.

Glucosinolate

Chemie und Vorkommen Die etwa 80 v. a. in Kreuzblütlern zum Schutz vor Fraßfeinden vorkommenden Glucosinolate (scharfer Geruch und Geschmack) bestehen aus einer Glucoseeinheit, einer schwefelhaltigen Gruppierung mit einem Agluconrest sowie einer Sulfatgruppe. Je nach Agluconrest wird zwischen Alkyl-, Alkenyl-, Aryl- und Indolyl-Glucosinolaten unterschieden. Am besten untersucht ist das Glucobrassicin (3-Indolylmethyl-Glucosinolat, ◆Abbildung 11-10), das hauptsächlich in Raps, Rettich und Kohlgewächsen vorkommt. Besonders reich an Glucosinolaten sind Gartenkresse (121 mg/100 g) und Kohlgemüse (50–110 mg/100 g) wie Kohlrabi, Broccoli, Rosen-, Blumen-, Grün-, Rot- und Weißkohl. Die tägliche Zufuhr wird auf ≤ 50 mg/d geschätzt.

Die Herstellung von Sauerkraut aus Weißkohl hat vollständige Hydrolyse der Glucosinolate zur Folge. Durch Erhitzen (Kochen) nimmt der Glucosinolatgehalt aufgrund der thermischen Instabilität und durch Auslaugung um mehr als 50 % ab. Zerkleinern (mechanischer Aufschluss der Pflanzenzellen) führt zum Abbau der Glucosinolate durch ein pflanzeneigenes Enzym. Die dabei entstehenden Abbauprodukte – **Thiocyanate, Isothiocyanate** (Senföle) und **Indole** – sind gut absorbierbar und werden in konjugierter Form im Urin ausgeschieden. Sie sind es auch, die für Geruch, Geschmack und Wirkungen der Kreuzblütler verantwortlich sind.

Als negative Wirkung von Glucosinolaten (z.B. Progoitrin) gilt die Begünstigung der Kropfentwicklung bei Personen mit Jodmangel. Allerdings müssten während mehrerer Monate mindestens 400 g Weißkohl/d verzehrt werden.

Wirkungen Gesundheitsprotektive Effekte sind:

- **Antikanzerogen:** Glucosinolate hemmen im Tierversuch die Krebsentstehung in Magen, Brust, Leber und Lunge auf dem Niveau der intrazellulären Initiation (Hemmung der Aktivierung von Prokanzerogenen, Induktion von Entgiftungsenzymen). Aus Broccoli isoliertes Sulforaphan, ein Isothiozyanat, ist wirksam gegen Brustkrebs. Auch Indol-3-Carbinol aus Broccoli und Weißkohl hemmt Brustkrebs (über eine Beeinflussung des Östrogen-Stoffwechsels).
- **Cholesterinsenkend:** Indole hemmen in vitro die Cholesterinsynthese. Im Tierversuch senkt Indol-3-Carbinol sowohl das LDL- als auch das VLDL-Cholesterin im Blut. Hieraus lässt sich möglicherweise eine antiatherosklerotische Wirkung ableiten.
- **Antimikrobiell:** (Iso-)Thiocyanate wirken in den Harnwegen antibiotisch gegen Bakterien, Pilze, Viren.

Phytosterine

Chemie In ihrer Grundstruktur (C-27-Kohlenstoffgerüst) ähneln diese pflanzlichen Membranbaustoffe/Pflanzenhormone den tierischen Sterinen wie dem Cholesterin; sie haben lediglich eine zusätzliche Methyl- oder Ethyl-Seitengruppe. Die Wirkungsweise ist jedoch völlig unterschiedlich. Bislang wurden 44 verschiedene Phytosterine isoliert, wovon β-Sitosterin (◆Abbildung 11-11) neben Stigmasterin und Campesterin am häufigsten vorkommt.

Vorkommen Hohe Gehalte weisen vor allem fettreiche Pflanzenteile auf wie z.B. Nüsse (22–714 mg/100 g); aber auch Hülsenfrüchte und Getreide (1–200 mg/100 g) tragen zur Versorgung bei. Besonders gute Quellen für β-Sitosterin sind Erdnusscrème (135 mg/100 g), Erdnussöl (153 mg/100 ml) und kaltgepresstes Olivenöl (145 mg/100 ml). Die Absorptionsquote liegt im Bereich von 5 %. Die tägliche Aufnahme beträgt 170–440 mg.

Wirkungen Phytosterine wirken:

- **Antikanzerogen:** Epidemiologischen Studien zufolge besteht ein Zusammenhang zwischen hoher Phytosterinzufuhr mit der Nahrung und niedrigem Risiko für Dickdarm-Krebs, und zwar auf der Stufe der extrazellulären Initiation (Verminderung der Bildung von sekundären Gallensäuren und Cholesterinabbauprodukten im Darm).
- **Cholesterinsenkend:** Bedingt durch ihre cholesterinähnliche Struktur hemmen Phytosterine die Absorption von Cholesterin, wenn beide gleichzeitig mit der Nahrung aufgenommen werden (wegen ihrer höheren Lipophilität verdrängen die pflanzlichen Sterine kompetitiv das Cholesterin aus den Mizellen). Hierdurch kann der Cholesterinspiegel im Blut, vor allem das LDL-Cholesterin, gesenkt werden. Mit Phytosterinestern angereicherte Margarine senkt ebenfalls das Gesamt- bzw. LDL-Cholesterin, gleichzeitig aber auch die Konzentrationen an α- und β-Carotin.

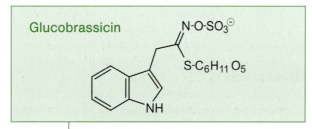

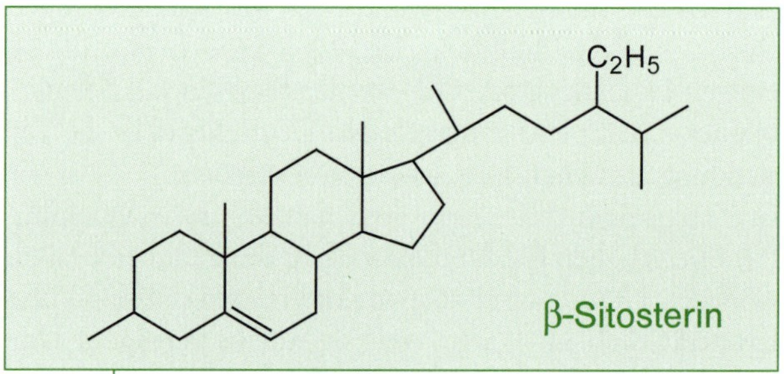

Abb. 11-10: Glucobrassicin, ein Glucosinolat

Abb. 11-11: β-Sitosterin, ein Phytosterin

Monoterpene

Chemie und Vorkommen Monoterpene setzen sich aus zwei Isoprenoideinheiten zusammen, die entweder ketten- oder ringförmig angeordnet sind. Sie kommen überwiegend in Obst vor, wo sie als Aromastoffe fungieren. Limonen (◆Abbildung 11-12) und Myrcen finden sich in besonders hohen Konzentrationen in Orangen (50–100 µg/100 g), Linalool in Orangen, Weintrauben und Aprikosen sowie Geraniol in Himbeeren und Weintrauben (je 10–50 µg/100 g). Sie haben eine hohe Bioverfügbarkeit. Die Zufuhr liegt bei ≤ 2 mg/d.

Wirkungen Monoterpene wirken:

- **Antikanzerogen:** Im Tierversuch hemmen sie die Bildung von Magen-, Brust- und Lungenkrebs auf der Ebene der intrazellulären Initiation (Hemmung der Aktivierung von Prokanzerogenen, Induktion von Entgiftungsenzymen).
- **Antimikrobiell:** In hohen Konzentrationen wirken einige Monoterpene (z.B. Carvacrol) bakterizid.
- **Cholesterinsenkend:** Bei der Ratte hemmt Limonen die Aktivität des Schlüsselenzyms der Cholesterinsynthese (HMG-CoA-Reduktase).

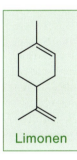

Abb. 11-12: Limonen, ein Monoterpen

Lektine

Chemie, Vorkommen und Wirkung Lektine sind Glycoproteine, die in größeren Mengen in Hülsenfrüchten und außerdem in Getreideprodukten vorkommen. Sie können die Darmwand schädigen, was bei sachgerechter Zubereitung allerdings nicht zu erwarten ist.

Bislang ist nur ein einziger gesundheitsförderlicher Einfluss bekannt: Lektine wirken **blutzuckersenkend**, indem sie die Stärkeverdaulichkeit reduzieren. Allerdings geht Erhitzung mit einer teilweisen Inaktivierung der Lektine einher.

Phytinsäure

Chemie und Vorkommen Phytinsäure, der Hexaphosphorsäureester des *meso*-Inositols (vgl. ◆Abbildung 11-1), kommt in den Randschichten von Getreide sowie in den Proteinen von Hülsenfrüchten und Ölsaaten vor. Reich an Phytinsäure sind Erdnüsse (1 335 mg/100 g), Sojabohnen (1 250 mg/100 g), Gerste (1 070 mg/100 g), Roggen (970 mg/100 g), Mais (940 mg/100 g), Weizen (905 mg/100 g), Hafer (900 mg/100 g), unpolierter Reis (890 mg/100 g) und getrocknete weiße Bohnen (630 mg/100 g).

Wegen ihrer Eigenschaft, zweiwertige Calcium-, Eisen- und Zink-Ionen zu binden, wurde sie **früher als antinutritive Substanz klassifiziert**. Inzwischen ist jedoch klar, dass die vermehrte Bindung von Calcium, Eisen und Zink durch Phytinsäure als Bestandteil einer vollwertigen Kost durch den höheren Gehalt dieser Kost an eben diesen Spurenelementen kompensiert wird.

Wirkungen Phytinsäure hat mehrere gesundheitsprotektive Effekte. Sie wirkt:

- **Antikanzerogen** und **antioxidativ:** Es ist wahrscheinlich, dass Phytinsäure vor Dickdarm-Krebs schützt, indem sie die extrazelluläre Initiation hemmt. Vermutlich bildet sie Chelate mit prooxidativ wirkenden Ionen, wodurch die Entstehung von an der Kanzerogenese beteiligten Hydroxylradikalen unterdrückt wird.
- **Immunmodulierend:** In vitro und im Tierversuch stimuliert Phytinsäure die Zytotoxizität der Natürlichen Killerzellen.
- **Blutzuckersenkend:** Regelmäßiger Verzehr von Brot mit Phytinsäurezusatz führt bei gesunden Personen zu einem geringeren Anstieg des Blutzuckerspiegels als der Verzehr von Brot ohne diesen Zusatz, denn Phytinsäure hemmt die katalytische Aktivität des stärkespaltenden Enzyms α-Amylase, wodurch die Stärkeverdaulichkeit im Dünndarm beeinträchtigt wird (⇒ verminderte Glucoseverfügbarkeit bzw. -absorptionsquote). Phytinsäure ist also möglicherweise ein Schutzfaktor gegen Typ-2-Diabetes-mellitus.

Resveratrol

Chemie Resveratrol (*trans*-3,4',5-trihydroxystilben, ◆ Abbildung 11-13) ist chemisch gesehen eine polyphenolische Verbindung und funktionell ein Phytoalexin.

Phytoalexine sind Abwehrstoffe mit antimikrobiellen Eigenschaften, die nach einer mechanischen Schädigung bzw. einer Infektion von Pflanzen gebildet werden. Das Glucosid des Resveratrols heißt Piceid.

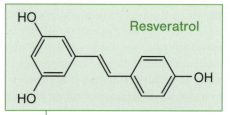

Abb. 11-13: Resveratrol, ein polyphenolisches Phytoalexin

Vorkommen Gute Quellen für Resveratrol sind Erdnussbutter (150–500 µg/kg), roter und weißer Traubensaft (9 bzw. 3 µg/kg) sowie Rotwein (1,5–5,5 µg/l).

Wirkungen Resveratrol wirkt:

- **Antikanzerogen:** In vitro fördert Resveratrol die Apoptose von Tumorzellen.
- **Antioxidativ, entzündungshemmend** und **antithrombotisch:** Resveratrol hemmt die Entstehung von oxidiertem LDL, wirkt entzündungshemmend auf die Blutgefäße und vermindert die Thrombozytenaggregation.

Nutritive Antioxidanzien gegen reaktive Sauerstoffspezies

Reaktive Formen und Verbindungen des Sauerstoffs (ROS = *reactive oxygen species*) können als Nebenprodukte von Stoffwechselprozessen entstehen. Äußere Einflüsse wie z.B. UV-Strahlung verstärken die Bildung. Endogene Sauerstoffradikale treten auf im Zuge der oxidativen Phosphorylierung, infolge von Autoxidationen, nach Membranschädigungen (Enzyme und Substrate verschiedener Kompartimente treffen aufeinander) sowie durch die katalytische Aktivität von Enzymen wie Mono-, Cyclo- und Lipoxigenasen. Durchschnittlich wandelt der menschliche Stoffwechsel von 17 Sauerstoffatomen eines in eine reaktive Form um.

Zu den exogenen Quellen für ROS zählen Ozon, Stickoxide aus Autoabgasen, Tabakrauch, organische Lösungsmittel und Pestizide.

Im Vergleich zum molekularen Sauerstoff (O_2), der aufgrund seines Triplettzustandes gegenüber bioorganischen Molekülen relativ träge ist, wirken die reaktiven Sauerstoffspezies stark oxidierend. Bestimmte Orbitale sind mit einzelnen Elektronen statt mit Elektronenpaaren besetzt.

Reaktive Formen und Verbindungen des Sauerstoffs sind Singulettsauerstoff ($^1O_2$), Wasserstoffperoxid (H_2O_2) und Hydroperoxide (ROOH) sowie Superoxidanion- ($O_2^{-\bullet}$), Hydroxyl- ($HO^\bullet$), Perhydroxyl- ($HOO^\bullet$), Peroxyl- ($ROO^\bullet$), Alkoxyl- ($RO^\bullet$), Alkyl- ($R^\bullet$), Stickoxid- ($NO^\bullet$) und Thiylperoxyl ($RSOO^\bullet$)-Radikale.

Gesundheitlich bedenklich sind Sauerstoffradikale nur unter **oxidativem Stress**, d.h., wenn mehr reaktive Formen und Verbindungen des Sauerstoffs gebildet und aufgenommen werden, als der Körper enzymatisch und nicht-enzymatisch eliminieren kann. Das enzymatische Abwehrsystem besteht aus Superoxiddismutase (Cu, Mn, Zn), Katalase (Fe), selenabhängiger sowie selenunabhängiger Glutathionperoxidase, das nicht-enzymatische Abwehrsystem aus Vitamin C, Vitamin E, Carotinoiden, Flavonoiden, Ubichinol und Harnsäure.

Der Mechanismus der Membranschutzwirkung der nutritiven Antioxidanzien lässt sich mit folgenden Reaktionsgleichungen beschreiben:

$$\text{Chinol} \rightarrow \text{Chinon} + [2]\,H^+ + [2]\,e^-$$

$$\text{Radikal}^\bullet + e^- \rightarrow \text{stabiles Produkt}$$

Dabei ist das Chinol die Enol- oder Hydroform der Verbindung (reduziert), das Chinon die Keto- oder Dehydroform (oxidiert).

Gelingt die rechtzeitige Neutralisierung von reaktiven Sauerstoffspezies nicht, sind folgende Prozesse zu beobachten:

- die Oxidation der DNA kann zu einer fehlerhaften Proteinsynthese führen;
- die Oxidation von Proteinen kann strukturelle Veränderungen, z. B. bei Rezeptoren, bewirken, was mit Funktionsverlust einhergeht;
- ungesättigte Fettsäuren werden in Peroxyfettsäuren umgewandelt, die weiter zu äußerst reaktiven Aldehyden gespalten werden, welche mit Proteinen (z. B. in Membranen) Quervernetzungen bilden können;
- Fettsäuren in LDL-Partikeln werden oxidiert, wodurch „oxidierte LDL" entstehen, welche im Gegensatz zum nativen LDL nicht von speziellen Rezeptoren gebunden werden, sondern von Makrophagen abgebaut werden müssen;
- Eisen und Kupfer werden aus ihren Transportformen freigesetzt und wirken ihrerseits prooxidativ.

In der Folge treten entzündliche Veränderungen, neuronale Degenerationen und Zellnekrosen auf. Langfristig wirken die Oxidationsprozesse atherogen, mutagen und kanzerogen.

Bei Sportlern ist die Wahrscheinlichkeit der Bildung reaktiver Verbindungen größer, weil sie mehr Sauerstoff verbrauchen. Trainieren sie zudem häufig im Freien, nehmen sie smogbedingt auch verstärkt Radikale auf. Bei dieser Personengruppe ist demzufolge das Risiko von Membranschädigungen und degenerativen Erkrankungen potenziell erhöht.

Es ist anzunehmen, dass der Körper an ein gesteigertes Einwirken von Radikalen adaptiert, indem er die Synthese der antioxidativen Enzyme induziert. Dennoch sollten Personen, die oxidativem Stress ausgesetzt sind, die Zufuhr nutritiver Antioxidanzien steigern. Ihnen ist zu raten, mehr Obst und Gemüse zu verzehren. Eine Supplementierung ist nur zu erwägen, wenn eine ausreichende Zufuhr über die Nahrung nicht gewährleistet werden kann.

Ein Vergleich der derzeitigen Empfehlungen für die Zufuhr antioxidativer Vitamine mit Tageszufuhrwerten, die aus der VERA-Studie (Verbundstudie Ernährungserhebung und Risikofaktoren-Analytik) als empfehlenswert für den Durchschnittsbürger abgeleitet wurden, zeigt, dass die Empfehlungen angehoben werden sollten – 130 statt 100 mg Ascorbinsäure/d, 25 statt 12 mg Tocopheroläquivalente/d und 3 statt 2 mg β-Carotin/d. Die Verzehrsmengen, die durch Optimierung der Ernährungsweise erreichbar sind, werden auf 200 mg für Vitamin C, 15 mg für Vitamin E und 10–15 mg für Provitamin A geschätzt.

Kapitel 12

Mineralstoffe

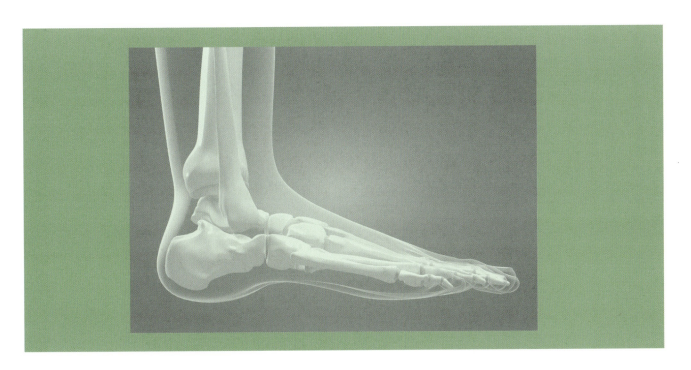

12 Mineralstoffe

Definition, Einteilung, Metabolismus

Der Begriff Mineralstoffe fasst Mengen- und (Ultra-) Spurenelemente zusammen. Es sind anorganische Nahrungsbestandteile.

Mengenelemente liegen in Konzentrationen von > 50 mg/kg KG vor. Ihre biochemischen Funktionen sind bekannt. Sie sind essenziell, müssen also mit der Nahrung zugeführt werden. Zu den Mengenelementen zählen die Kationen **Na^+, K^+, Ca^{2+}, Mg^{2+}** und das Anion **Cl^-**, sowie **P** (z.B. als Hydrogenphosphat, HPO_4^{2-}) und **S** (z.B. als Sulfat, SO_4^{2-}).

Wegen ihrer elektrischen Leitfähigkeit in wässriger Lösung werden Na^+, K^+, Ca^{2+}, Mg^{2+}, Cl^-, HPO_4^{2-} und SO_4^{2-} sowie zusätzlich Hydrogencarbonat (HCO_3^-), dissoziierte organische Säuren (A^-) und Proteinanionen (Prn^-) als Elektrolyte bezeichnet. Sie bewirken den Hauptanteil der Osmolarität des Extra- und Intrazellulärraums.

Spurenelemente liegen in Konzentrationen von < 50 mg/kg KG vor (mit Ausnahme von Eisen mit 60 mg/kg KG). Ihre Funktionen sind biochemisch gesichert. Die Essenzialität beim Menschen ist nachgewiesen: Eine Depletion (Entleerung der Körperspeicher) bewirkt biochemisch-klinische Symptome in den Bereichen Blutbild, Urin und Haut; durch Repletion (Wiederauffüllen der Speicher) können die Ausfallerscheinungen behoben werden.

Zu den Spurenelementen zählen: **Fe, Cu, Zn, F, J, Mn, Se, Cr, Mo, Ni** und **Co**.

Ultraspurenelemente sind Elemente mit Konzentrationen < 50 mg/kg KG, deren Essenzialität tierexperimentell geprüft ist, ohne dass spezielle Funktionen bekannt sind. Es wird angenommen, dass der Bedarf mit der Nahrung gedeckt wird. Zu den Ultraspurenelementen gezählt werden Al, B, Ba, Bi, Br, Cs, Ge, Li, Rb, Sb, Si, Sm, Sr, Ti, Tl, V, W sowie die toxischen Elemente **Hg, Pb, Cd** und As.

Auf die fettgedruckten Mengen- und (Ultra-)Spurenelemente wird im Folgenden näher eingegangen. Den **Stoffwechsel** der Mineralstoffe und ihre homöostatische Regulation zeigt schematisch ◆ Abbildung 12-1.

Die **Verwertung** der mit der Nahrung aufgenommenen Mineralstoffe wird von verschiedenen Faktoren beeinflusst. Von der Nahrung abhängige Einflussgrößen sind

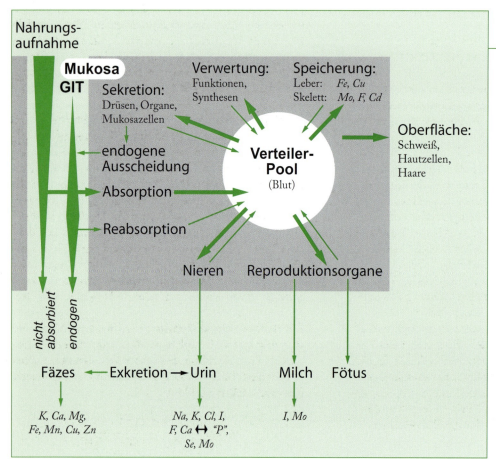

Abb. 12-1: Stoffwechsel der Mineralstoffe und homöostatische Regulation
Die dunkelgrau gerasterten Flächen symbolisieren den Organismus, der die Mineralstoffe über den Gastrointestinaltrakt (GIT) aufnimmt, verstoffwechselt und auf verschiedenen Wegen ausscheidet.

- die chemische Bindungsform der Elemente, vor allem am Ort der Absorption (z. B. unverdauliche Ca- und Mg-Salze der Phytinsäure),
- die Wechselwirkung mit anderen Nahrungsbestandteilen sowie mit den Verdauungssekreten,
- die pH-Wert-Verhältnisse, insbesondere am Absorptionsort,
- die verzehrte Nahrungsmenge bzw. die Dauer der Magen-Darm-Passage,
- die Art der Nahrungszubereitung bzw. Reaktionen und Verluste, die dabei auftreten können.

Einflussfaktoren des Organismus sind
- Alter (z. B. erhöhte Absorptionsrate für Schwermetalle im Säuglingsalter, verminderte Ca-Absorption im Seniorenalter),
- Leistungsstadium und -intensität (positive P-Bilanz – d. h. Retention – während Wachstum und Gravidität, negative P-Bilanz während der Laktation),
- Versorgungsstatus (z. B. gesteigerte Absorption und verminderte Elimination von Ca und Fe bei Unterversorgung),
- angeborene oder erworbene Krankheit (z. B. Maldigestion, Malabsorption).

Allgemeines zu Mengenelementen

Charakteristische Merkmale der Mengenelemente sind die untrennbare Verknüpfung mehrerer Funktionen, die starke Konzentrationsabhängigkeit und die ausgeprägte Kompartimentierung. Durchschnittliche Gehalte von Mengenelementen im Organismus sind in ◆ Tabelle 12-1 aufgeführt.

	[g/70 kg KG][1]	[g/kg KG]
Calcium[2]	1000	14
Phosphor	500	7
Kalium[2]	140	2
Schwefel	115	1,5
Natrium	70	1
Chlorid	70	1
Magnesium[2]	25	0,35

Tab. 12-1: Durchschnittliche Gehalte von Mengenelementen im Organismus
[1] Bezogen auf den Mann
[2] Bei Calcium, Kalium und Magnesium ist mit einem Mangel beonders zu rechnen

Funktionen der Mengenelemente im Körper sind

- die Mineralisierung von Knochen und Zähnen (Hauptstrukturelemente sind Ca und P in Form von Hydroxylapatit),
- die Stabilisierung von Biomembranen sowie die Beteiligung am aktiven Stofftransport durch diese Membranen (z. B. Na-K-ATPase-begünstigter Transport von Glucose),
- die Beteiligung an der nervalen Reizleitung, für die eine Potenzialdifferenz (Na-K-ATPase) sowie Membranpermeationen (Na/K-Kanäle) erforderlich sind,
- die Initiation der Muskelkontraktion, wofür eine Konzentrationsdifferenz Voraussetzung ist (Ca-ATPase),
- die Stabilisierung des pH-Werts, d. h. die Beeinflussung des Säuren-Basen-Haushalts durch Pufferwirkung (Phosphat, Carbonat, Hämoglobin),
- die Beeinflussung des Wasserhaushalts über ihre osmotische und kolloidosmotische Wirkung (Na und Cl extrazellulär, K und Mg intrazellulär),
- die Wirkung als Effektoren der enzymatischen Katalyse (gilt auch für metallische Spurenelemente) in Form von Cofaktoren (beweglich; Na, K, Ca, Mg, Cl, anorganisches Phosphat, Sulfat) oder Metallionen-aktivierten Enzymen (lockere Bindung; z. B. Mg-abhängige Phosphatasen und Kinasen) oder Metalloenzymen (koordinative Bindung; z. B. Ca-haltige Amylase).

Die Konzentrationen der Elektrolyte in den verschiedenen Flüssigkeitskompartimenten (Extra- und Intrazellulärraum) zeigt ◆ Tabelle 12-2. Das Ladungsverhältnis von Kationen zu Anionen beträgt im Plasma 154:154, in der interstitiellen Flüssigkeit 152:152 und in der intrazellulären Flüssigkeit 198:198.

Wechselbeziehungen im Elektrolyt-Stoffwechsel
Die Stoffwechselwege der einzelnen Elektrolyte sind über zahlreiche Brücken miteinander verknüpft. Die verschiedenen extra- und intrazellulären Ionenarten bilden ein komplettes Netzwerk, das als Regulationssystem dient. Jeder Faktor (z. B. ein Neurotransmitter), der die Fluxrate einer Ionenart ändert, bewirkt eine Umverteilung aller miteinander in Wechselbeziehung stehenden Ionen. Auf diese Weise breitet sich eine Ionenmeldung in der Zelle aus und ermöglicht eine Verstärkung der reizvermittelnden Information. Dies wiederum hat Veränderungen der Aktivität einzelner Enzyme und damit der Zellfunktion zur Folge.

Der **Szent-Györgyi-Quotient** beschreibt die Wirkungen der wichtigsten Elektrolyte auf die neuromuskuläre Erregbarkeit. Eine Zunahme des Quotienten deutet auf Übererregbarkeit (u. U. Tetanie), eine Abnahme auf Untererregung (u. U. Lähmung) hin:

$$\text{Quotient} = \frac{K^+ \times HPO_4^{2-} \times HCO_3^-}{Ca^{2+} \times Mg^{2+} \times H^+}$$

	Plasma		Interstitielle Flüssigkeit		Intrazelluläre Flüssigkeit	
	[mmol/l]	[mval/l]	[mmol/l]	[mval/l]	[mmol/kg H_2O]	[mval/kg H_2O]
Kationen:						
Natrium	142	142	144	144	10	10
Kalium	4	4	4	4	150	160
Calcium	2,5	5	1,3	2,5	1	2
Magnesium	1,5	3	0,7	1,5	13	26
Gesamt	**150**	**154**	**150**	**152**	**174**	**198**
Anionen:						
Chlorid	103	103	114	114	3	3
Hydrogenphosphat	1	2	1	2	50	100
Sulfat	0,5	1	0,5	1	10	20
Hydrogencarbonat	27	27	30	30	10	10
Organische Säuren	5	5	5	5	35	0
Proteine	2	16	0	0	6,5	65
Gesamt	**138,5**	**154**	**150,5**	**152**	**114,5**	**198**

Tab. 12-2: Elektrolytkonzentrationen in verschiedenen Flüssigkeitskompartimenten

Natrium

Vorkommen Natrium liegt im Körper als einfach positiv geladenes Ion (Na^+) vor.

Hohe Gehalte finden sich in gesalzenen und in geräucherten Lebensmitteln wie Schinken, Speck, Wurst, Hartkäse, Dosengemüse, Fertigsaucen und Brot, mittlere Gehalte in Fleisch, Fisch, Weichkäse, Eiern und Milch.

Stoffwechsel Natrium wird im Dünndarm über einen aktiven Mechanismus zu 100 % absorbiert. Seine Absorption ist eng gekoppelt an die von Glucose (s. S. 182). Mit den Verdauungssäften sezerniertes Na wird größtenteils reabsorbiert. Zu 97,5 % ist das Na extra-, zu 2,5 % intrazellulär lokalisiert. 30 % des extrazellulären Anteils liegen nicht-austauschbar im Skelett vor.

- Körperbestand 100 g beim Mann
  77 g bei der Frau
- Plasmakonzentration 0,32 g/dl
- Ausscheidung 1,50 g/d im Urin
  0,06 g/d mit den Fäzes
  0,75 g/l über den Schweiß

Zufuhr Aus den obligaten Verlusten über Urin, Fäzes und Haut wurde für Erwachsene ein Na-Bedarf von 0,07–0,11 g/d abgeleitet. Schwitzen erhöht den Bedarf um durchschnittlich 0,5 g/l Schweiß.

- Schätzwert (D-A-CH) 0,55 g/d (1,4 g NaCl/d)
- AI (DRI) 1,5 g/d
- Verzehr (NVS II) 3,3 g/d von Männern
  2,2 g/d von Frauen

Funktionen Natrium ist das Hauptkation der extrazellulären Flüssigkeit. Es dient der Osmoregulation der Zelle und des Extrazellulärraums (Wasserhaushalt). Außerdem beeinflusst es die Säuren-Basen-Bilanz. Natrium ist an der Aufrechterhaltung des Membranpotenzials beteiligt und damit an der Erregungsleitung und Muskelreizbarkeit. Es steigert die Zellpermeabilität und erleichtert die Absorption von Monosacchariden und Aminosäuren. Auch bei der Aktivierung von Enzymen spielt es eine Rolle.

Unterversorgung (Hyponaträmie)
- Ursachen können sein Durchfall, Erbrechen, häufiges Schwitzen, Diurese.
- Folgen sind extrazelluläre Exsikkose, Abnahme des Blutvolumens, relativer Anstieg der Erythrozytenzahl (siehe hypotone Hypohydratation, S. 103).
- Symptome sind Übelkeit, Hypotonie, Tachykardie, Apathie, Tetanie (Muskelkrämpfe).
- Diagnose erfolgt über verminderten Na-Gehalt im Serum und erhöhten Hämatokrit.

Hyponaträmie kann durch übermäßigen Genuss Na-armer Getränke nach starkem Schwitzen ausgelöst werden, z.B. nach intensiver sportlicher Betätigung in feucht-heißem Klima. Die schlimmstenfalls daraus resultierende erhöhte Wasseraufnahme in die Zellen (Gehirn!) wird als Wasserintoxikation bezeichnet.

Überversorgung
- Ursache ist exzessive Zufuhr (> 6 g NaCl/d).
- Folgen sind Erhöhung der Na-Konzentration im Plasma, Anstieg des Blutvolumens (siehe hypertone Hyperhydratation, S. 103).
- Symptome sind Bluthochdruck bei Na-sensitiven Personen, Ödeme, Austrocknung von Haut und Schleimhaut, im Extremfall Herzversagen.

Kalium

Vorkommen Kalium liegt im Organismus als einfach positiv geladenes Ion (K^+) vor.

Hohe Gehalte finden sich in Hülsenfrüchten, Trockenobst, Bierhefe und Kakao, mittlere Gehalte in pflanzlichen Lebensmitteln, wie Obst, Gemüse und Kartoffeln.

Stoffwechsel Kalium wird im oberen Dünndarm aktiv zu 90–95 % absorbiert. Es kommt zu 98 % im Intrazellulärraum, zu 2 % im Extrazellulärraum vor.

- Körperbestand 146 g beim Mann
  100 g bei der Frau
- Plasmakonzentration 16 mg/dl
- Ausscheidung 2,7 g/d im Urin
  0,4 g/d mit den Fäzes
  0,2 g/l über den Schweiß
  0,8 g/l mit dem Speichel

Zufuhr Der Kalium-Bedarf wird aus der Energieaufnahme geschätzt, welche proportional zur Zellmasse und somit zum Kaliumbestand sein sollte. Für Erwachsene beträgt der Bedarf < 2,0 g/d.

- Schätzwert (D-A-CH) 2,0 g/d
- AI (DRI) 4,7 g/d
- Verzehr (NVS II) 3,6 g/d von Männern
  3,1 g/d von Frauen

Funktionen Kalium ist das Hauptkation der intrazellulären Flüssigkeit. Es dient der Osmoregulation des Intrazellulärraums, d.h., es bestimmt weitgehend dessen osmotischen Druck und nimmt somit Einfluss auf die Wasserverteilung im Körper. Ferner beeinflusst es den Säuren-Basen-Haushalt. Wie Na ist K an der Aufrechterhaltung des Membranpotenzials und damit an der nervalen Reizleitung bis zur motorischen Endplatte beteiligt. Außerdem aktiviert es Enzyme der Glycogen- und Proteinsynthese. Reichliche Kaliumzufuhr wirkt blutdrucksenkend.

Unterversorgung (Hypokaliämie)
- Ursachen können sein unzureichende Zufuhr, ungenügende Absorption, exzessive enterale und renale Verluste (durch Erbrechen, Durchfall, Laxativa, Diuretika) und/oder Azidose.
- Folgen sind Osmolaritätserniedrigung, Dehydratation, kompensatorische Na-Anreicherung in den Muskelzellen.
- Symptome sind Übelkeit, Anorexie, Muskelschwäche, die bis zu Lähmungen führen kann, Herzrhythmusstörungen, irrationales Verhalten.
- Diagnose erfolgt über K-Konzentration im Plasma (Verminderung) und Elektrokardiogramm.

Überversorgung
- Ursache ist eine Ausscheidungsstörung (Niereninsuffizienz).
- Folge ist Erhöhung der K-Konzentration im Plasma.
- Symptome sind Störungen der Nerven- und Muskelerregbarkeit, Ohrensausen, Verwirrung, Halluzinationen, Parästhesien, Gefühllosigkeit, im Extremfall Herzstillstand.

Calcium

Vorkommen und Verfügbarkeit Calcium liegt im Plasma in drei Formen vor: zu 45 % in der biologisch aktiven Form (als zweifach positiv geladenes Ion Ca^{2+}), die durch die Zellwand diffundieren kann, zu 40 % proteingebunden und damit nicht diffusibel, und zu 15 % komplexgebunden (z.B. an Citrat).

Hohe Gehalte an Calcium findet man in Milch und Milchprodukten, mittlere Gehalte in Getreideerzeugnissen, Obst, Gemüse und manchen Mineralwässern.

Einen positiven Einfluss auf die Verfügbarkeit haben Vitamin D und Lysin, einen negativen Einfluss Phytat, Oxalat, Ballaststoffe (Uronsäuren, Lignin), große Mengen an Phosphat und gesättigten Fettsäuren, niedrige Eiweißzufuhr und Proteine mit geringer biologischer Wertigkeit.

Stoffwechsel Calcium wird im Dünndarm mit Hilfe eines Carrier-Proteins, dessen Bildung durch Vitamin D und seine Metabolite induziert wird, zu 20–40 % absorbiert. Beeinflusst wird die Absorption von der Art und Menge der Ca-Salze, dem pH-Wert, der Anwesenheit von Vitamin D und dem Versorgungsstatus des Organismus. Zu 99 % ist Calcium im Skelett und in den Zähnen lokalisiert, zu 1 % im Blut.

- Körperbestand 900–1300 g beim Mann
  750–1100 g bei der Frau
- Plasmakonzentration 10 mg/dl
- Ausscheidung 0,23 g/d im Urin
  0,80 g/d mit den Fäzes
  0,04 g/l über den Schweiß

Die Regulation der Ca-Homöostase wird im Zusammenhang mit dem Vitamin-D-Stoffwechsel besprochen (s. S. 111).

Zufuhr Bei Bilanzuntersuchungen an jungen Erwachsenen wird mit einer Calciumzufuhr von 500–600 mg/d ein Gleichgewicht erzielt. Eine maximale Calciumretention und ein maximaler Knochenmineralgehalt werden jedoch erst bei einer Zufuhr von 900 mg/d erreicht.

- Empfehlung (D-A-CH) 1,0 g/d
- AI (DRI) 1,0 g/d
- Verzehr (NVS II) 1,05 g/d von Männern
  0,96 g/d von Frauen

Drei Viertel der weiblichen Jugendlichen und knapp zwei Drittel der Senioren erreichen die empfohlene Zufuhr nicht. Eine Aufnahme von bis zu 2,0 g/d gilt als unbedenklich.

12 Mineralstoffe

Funktionen Calcium ist der mengenmäßig wichtigste Mineralstoff. Es ist Baustein von Knochen (Stützfunktion) und Zähnen, und es dient der Stabilisierung der Zellmembranen. Darüber hinaus wird es für die Muskelkontraktion und -relaxation benötigt. Eine hohe intrazelluläre Konzentration führt zu einer Schließung der *gap junctions*, welche benachbarte Zellen miteinander verbinden. Calcium aktiviert die Blutgerinnung durch Bindung an Phospholipide und Gerinnungsfaktoren. Als Cofaktor stimuliert es ferner Enzyme (Ca^{2+}-ATPase) sowie die Sekretion von Neurotransmittern und Hormonen (Insulin, Thyroxin).

Unterversorgung (Hypocalcämie)
- Ursachen können sein geringe Ca-Zufuhr, Vitamin-D-Mangel (aufgrund fehlender Besonnung, Östrogenmangel, Alkoholismus), Unterernährung, Hypo- oder Anazidität, Magen- oder Darm(teil)resektion, Pankreasinsuffizienz, Hepatopathie, Zöliakie, Morbus Crohn, Colitis ulcerosa, Immobilisation.
- Folgen sind herabgesetztes Schwellenpotenzial der Muskelkontraktion, Osteoporose (nach der Menopause, aufgrund hormoneller Störungen oder infolge Bewegungsmangels), erhöhte Schwermetalltoxizität im Falle gleichzeitig niedriger Proteinzufuhr.
- Symptome sind Knochenschwund, Tetanie und sekundärer Hyperparathyreoidismus.
- Diagnose erfolgt über erniedrigten Blut-Ca-Spiegel.

Überversorgung
- Ursachen sind exzessive Zufuhr (> 4 g/d), gesteigerte Absorption infolge einer Vitamin-D-Überdosierung, Hyperparathyreoidismus oder Milch-Alkali-Syndrom.
- Folge ist die Erhöhung des Plasma-Ca-Spiegels.
- Symptome sind Polyurie, Gewichtsabnahme, „Verkalkungen" in Lunge, Nieren und subkutanem Gewebe, Nierensteine (aus Ca-Salzen), Herzrhythmusstörungen.

Magnesium

Vorkommen und Verfügbarkeit Magnesium kommt im Körper als zweifach positiv geladenes Ion (Mg^{2+}) vor und neigt zu Komplex-(Chelat-)bildung. Im Hydroxylapatit der Knochen ist es komplex eingebaut, und es ist integraler Baustein von osmotisch wirksamen Komplexen im Skelettprotein, von Enzymen und energiereichen Phosphatverbindungen. In freier Form ist Magnesium ein Elektrolyt mit geringer Permeabilität. Extrazellulär trägt es, synergistisch zu Calcium, zur Stabilisierung von Zellmembranen bei, wogegen es an Calcium-Kanälen antagonistisch zu Calcium wirkt.

Hohe Mg-Gehalte haben Geflügel, Fisch, Fleisch, Leber, Milch(produkte), Hülsenfrüchte, Getreide, (grünes) Gemüse, Beerenobst und Bananen. Auch Kaffee und Tee tragen zur Versorgung bei. Die Verfügbarkeit wird negativ beeinflusst von Calcium, Phytat, Ballaststoffen und der Aufnahme größerer Mengen langkettiger Triglyceride.

Stoffwechsel Magnesium wird im Dünndarm absorbiert. Die Absorptionsrate beträgt 20–30%. Mit der Gallenflüssigkeit und dem Bauchspeichel sezerniertes Magnesium wird teilweise reabsorbiert.

60% des Magnesiums befinden sich im Skelett, 39% in den weichen Geweben (davon 75% im Muskelgewebe) und 1% in der Extrazellulärflüssigkeit. Die extrazelluläre Konzentration wird maßgeblich über die Reabsorption aus dem Serumfiltrat der Nieren reguliert. Eine hohe Säurelast steigert den renalen Magnesium-Verlust.

- Körperbestand   25 g
- Plasmakonzentration   1,9 mg/dl
- Ausscheidung   0,12 g/d im Urin
    0,24 g/d mit den Fäzes
    2,0 mg/l über den Schweiß

Zufuhr In Bilanzstudien wurde der Magnesium-Bedarf des Erwachsenen ermittelt. Er beträgt 330 mg/d (Männer) bzw. 255 mg/d (Frauen). Hitzearbeit und Stressbelastung erhöhen den Bedarf. Stillende brauchen eine Zulage (*).

- Empfehlung (D-A-CH)   0,35 g/d für Männer
    0,30 g/d für Frauen*
- RDA (DRI)   0,40 g/d für Männer
    0,31 g/d für Frauen*
- Verzehr (NVS II)   0,43 g/d von Männern
    0,36 g/d von Frauen

Mehr als 50% der jungen Frauen (14–18 Jahre) verzehren weniger Magnesium als empfohlen.

Funktionen Magnesium wird für die Mineralisierung von Knochen und Zähnen benötigt. Es mobilisiert Ca aus dem Skelett (über PTH, Regelmechanismus nicht genau bekannt). Überdies beeinflusst es die Nerven- und Muskelreizbarkeit. Magnesium aktiviert Enzyme, insbesondere solche des Phosphattransfers. Dadurch ist es beteiligt an aktiven Transportvorgängen durch die Zellmembranen, an Synthesereaktionen und an der Atmungskettenphosphorylierung.

Unterversorgung (Hypomagnesämie)
- Ursachen können sein parenterale Ernährung, Malabsorption, Diarrhö, Alkoholismus, die Einnahme bestimmter Arzneimittel (Diuretika, Corticoide, Kontrazeptiva), *protein energy malnutrition*.
- Folgen sind Ionenimbalanz der Extrazellulärflüssigkeit, neuromuskuläre Übererregbarkeit.
- Symptome sind Kopfschmerzen, Schwindel, Nervosität, latente Tetanie, Kribbeln, Taubheitsgefühl, Herzrhythmusstörungen, Muskelschwäche/-krämpfe.
- Diagnose erfolgt über erniedrigten Plasma-Mg-Spiegel (dann sind die Mg-Speicher bereits entleert).

Überversorgung
- Ursachen sind hohe parenterale Zufuhr, verminderte Nierenfunktion oder $MgSO_2$-Behandlung von Schwangeren mit Eklampsie (nephropathische Krämpfe).

- Folge ist eine verringerte Funktionsfähigkeit des ZNS.
- Symptome sind Durchfall, Übelkeit, Hypotonie, Bradykardie, Hyporeflexie und Muskellähmungen (u.U. mit Todesfolge).

Chlor/Chlorid

Vorkommen   Chlor ist im Körper einfach negativ geladen (Cl^-). Dieses Anion wird Chlorid genannt. Es besitzt gute Zellmembran-Permeabilität.

Hohe Gehalte haben gesalzene, geräucherte Lebensmittel, da Cl^- mit Na^+ vergesellschaftet vorliegt (als Kochsalz).

Stoffwechsel   Chlorid wird im Dünndarm zu 100% absorbiert. Die Absorption verläuft sehr rasch und ist eng gekoppelt an die von Natrium.

Chlorid kommt zu 88% extrazellulär, zu 12% intrazellulär vor.

- Körperbestand   70 g
- Plasmakonzentration 0,37 g/dl
- Ausscheidung   4,80 g/d im Urin
   0,06 g/d mit den Fäzes
   1,00 g/l über den Schweiß

Zufuhr   Der geschätzte Chloridbedarf entspricht molar weitgehend dem Natriumbedarf. Er beträgt 0,11–0,17 g/d für obligate Verluste zuzüglich der Ausscheidung im Schweiß (durchschnittlich 0,75 g/l).

- Schätzwert (D-A-CH) 0,83 g/d (1,4 g NaCl/d)
- AI (DRI)   2,3 g/d
- Verzehr (NVS II)   5,0 g/d von Männern
   3,3 g/d von Frauen

Funktionen   Chlorid ist das Hauptanion des Extrazellulärraums. Es dient der Aufrechterhaltung von osmotischem Gleichgewicht (Wasserbilanz) und Elektroneutralität, beeinflusst den Säuren-Basen-Haushalt und ist Bestandteil der Magen-Salzsäure (HCl).

Unterversorgung (Hypochloridämie)
- Ursachen können sein Erbrechen, Abpumpen von Magensaft, Absorptionsstörungen.
- Folgen sind kompensatorische Erhöhung der Hydrogencarbonat-Konzentration im Extrazellulärraum, Alkalose, Dehydratation.
- Symptome sind Tetanie und Hypochlorhydrie (verminderte HCl-Sekretion).
- Diagnose erfolgt über verminderte Serum-Cl-Konzentration.

Überversorgung   ist nicht bekannt.

Phosphor/Phosphat

Vorkommen und Verfügbarkeit   Phosphor liegt im Organismus als Phosphat (PO_4^{3-}) vor. Im Skelett ist dieses Phosphatanion Baustein anorganischer Verbindungen, in den Körperzellen Bestandteil organischer Verbindungen. Im Blut kommt Phosphat sowohl in anorganischer als auch in organischer Form vor. 45% des Phosphats im Blut sind komplex gebunden, 43% ionisiert und 12% proteingebunden.

Hohe Gehalte haben proteinreiche Lebensmittel wie Milch-, Fleisch- und Fischprodukte, Eier und Getreideerzeugnisse, aber auch Colagetränke.

Die Verfügbarkeit wird positiv beeinflusst von Vitamin D und hohem pH-Wert, negativ von Phytat und Phosphorsäure-fällenden Mineralstoffen (Ca, Fe, Al).

Stoffwechsel   Phosphat wird im Dünndarm zu 55–70% absorbiert, und zwar als anorganisches Phosphat nach enzymatischer Spaltung der organischen Phosphat-Verbindungen durch Phosphatasen. Die hydrolytische Aktivität nimmt mit steigendem Kondensationsgrad ab, d.h., es kommt zu vermehrter Ausscheidung von Polyphosphaten. Mehr als 85% des Phosphors befinden sich in anorganischen Verbindungen mit Ca im Skelett, 14% in den übrigen Geweben und weniger als 1% austauschbar im Blut.

- Körperbestand   600–700 g
- Plasmakonzentration 11 mg/dl
- Ausscheidung   1,40 g/d im Urin
   0,55 g/d mit den Fäzes
   0,24 mg/l über den Schweiß

Die Regulation der P-Homöostase wird im Zusammenhang mit dem Vitamin-D-Stoffwechsel besprochen (s. S. 111).

Zufuhr   Der Phosphor-Bedarf Erwachsener wird mit 0,58 g/d veranschlagt.

- Empfehlung (D-A-CH) 0,7 g/d (Zulage für Schwangere und Stillende)
- RDA (DRI)   0,7 g/d (Zulage für Schwangere und Stillende)
- Verzehr (EB 2000)   1,3 g/d von Männern
   1,2 g/d von Frauen

Funktionen   Phosphat ist Bestandteil des anorganischen Knochengewebes und erfüllt damit eine Stützfunktion. Darüber hinaus dient es im Intermediärstoffwechsel der Speicherung von Energie (z.B. als ATP) und dem Transport von Reduktionsäquivalenten (als $NADP^+$). Es ist Baustein von Nucleinsäuren und kann in Vitaminen, Kohlenhydraten, Proteinen und Fetten vorkommen. Im Urin, im Blutplasma und intrazellulär wirkt es als Dihydrogen-/Hydrogenphosphat-Puffer ($H_2PO_4^- \Leftrightarrow HPO_4^{2-}$).

Unterversorgung (Hypophosphatämie)

- Ursachen können sein phosphatarme parenterale Ernährung, verminderte tubuläre Reabsorption (bei Nierenfunktionsstörung) und FANCONI-Syndrom.
- Folge ist Störung der Knochenmineralisation.
- Symptome sind allgemeine körperliche Schwäche, Wachstumsstörungen und Skelettdeformationen.
- Diagnose erfolgt über erniedrigte Plasma-Phosphat-Konzentration.

Überversorgung

- Ursache ist eine ungenügende renale Phosphatausscheidung, z. B. bei Niereninsuffizienz.
- Folgen sind erhöhte Plasma-Phosphat-Konzentration und verminderter Plasma-Ca-Spiegel sowie sekundärer Hyperparathyreoidismus. Die Knochenabbauprozesse sind nicht gesteigert.
- Symptome sind Geweberverkalkungen (Herz, Nieren, Augenlinse) und Tetanie bei kuhmilchernährten Neugeborenen.

Schwefel/Sulfat

Vorkommen Schwefel liegt im Organismus in drei Formen vor. Als Schwefelatom ist es in gebundener Form ein Baustein von Aminosäuren und Vitaminen. Sulfat (SO_4^{2-}) entsteht intrazellulär über Schwefelwasserstoff (H_2S) beim enzymatischen Abbau von S-haltigen Verbindungen. Sulfit (SO_3^{2-}) ist toxisch und liegt intrazellulär in unmessbar niedriger Konzentration vor. Hohe S-Gehalte haben Fleisch, Eier, Milch(produkte), Hülsenfrüchte und Nüsse.

Stoffwechsel Schwefel wird in Form S-haltiger Aminosäuren absorbiert. Es ist zu 99 % intrazellulär, zu 1 % extrazellulär lokalisiert.

- Körperbestand 115 g
- Plasmakonzentration 78 mg/dl
- Ausscheidung 1,32 g/d im Urin
  0,03 g/l über den Schweiß

Zufuhr gilt als gesichert.

Funktionen Schwefel ist Bestandteil von Methionin und Cystein (Aminosäuren) und von Thiamin und Biotin (Vitamine). Es ist Teil von Fe-S-Clustern (prosthetische Gruppen von Atmungskettenkomplexen), Coenzym A (Acyl-Aktivator), Glutathion (Reduktionsmittel), Heparin (Blutgerinnungshemmer), Mucopolysacchariden und Mucoproteiden (Schleimsubstanzen).

Nach Aktivierung zu Phosphoadenosylphosphosulfat (PAPS) werden Sulfatgruppen übertragen unter Bildung von

- sulfatierten Glucosaminoglucanen bei der Synthese von Binde- und Stützgewebe, Knorpel und organischer Knochenmatrix;
- Sulfatiden (Schwefelsäureester der neutralen Glycosphingolipide) bei der Synthese von Cerebrosiden;
- Schwefelsäureestern von Steroiden, Phenolen und Alkoholen, wobei die Konjugation der Entgiftung der genannten Stoffe dient.

Unterversorgung (Hyposulfatämie) nicht bekannt.

Überversorgung kann Cu-Defizit zur Folge haben (Komplex-Bildung).

Allgemeines zu (Ultra-)Spurenelementen

Durchschnittliche Gehalte einiger (Ultra-)Spurenelemente im Organismus sind in ◆Tabelle 12-3 angegeben.

	[mg/70 kg KG]	[mg/kg KG]
Eisen[2]	4 200	60
Fluor[2]	2 600	35
Zink[2], Silizium	2 200	30
Kupfer[2]	72	1
Selen[2], Mangan[2], Jod[2]	12	0,2
Nickel, Molybdän	9	0,1
Zinn	2	0,03
Chrom, Cobalt	1,6	0,02
Arsen	1,0	0,01

Tab. 12-3: Durchschnittliche Gehalte von (Ultra-)Spurenelementen im Organismus
[1] Bezogen auf den Mann. [2] Bei Eisen, Fluor, Zink, Kupfer, Selen, Mangan und Jod ist ein Mangel am ehesten zu erwarten.

Mögliche **Ursachen für einen Mangel** sind:
- unzureichende, d.h. nicht bedarfsdeckende Aufnahme mit der Nahrung;
- begrenzte Verwertbarkeit (Absorption und Metabolismus) durch ein Ungleichgewicht im Mineralstoffhaushalt (so senkt z.B. Ca-Phytat die Zn-Aufnahme und Cu-Mangel die Fe-Verwendung für die Hämoglobin-Synthese) oder durch Wechselwirkungen zwischen Metallen und Liganden (so haben z.B. Spurenelemente aus Metalloenzymen eine eingeschränkte Bioverfügbarkeit);
- Krankheiten wie Störungen von Absorption und Metabolismus, Gewebe- und Organschäden, die Verluste zur Folge haben, oder genetische Defekte wie etwa Akrodermatitis enteropathica (⇒ Zn-Malabsorption) oder die MENKES-Krankheit (⇒ Defekt im Cu-Stoffwechsel).

Die Abhängigkeit der biologischen Wirkung der (Ultra-)Spurenelemente von der Dosis ist in ◆ Abbildung 12-2 dargestellt. Die Abbildung zeigt, dass Spurenelemente **in hohen Dosen toxisch** wirken können. Aus diesem Grund ist Vorsicht geboten bei der Kalkulation von Sicherheitszuschlägen (höchstens Faktor 10).

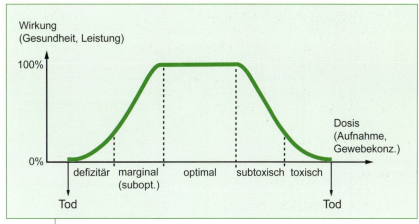

Abb. 12-2: Die Wirkung von (Ultra-)Spurenelementen auf die Gesundheit oder Leistung als Funktion der Dosis (Aufnahme oder Gewebekonzentration)

Eisen

Vorkommen und Verfügbarkeit Eisen liegt im Organismus als zwei- oder dreifach positiv geladenes Ion vor (Fe^{2+}, Fe^{3+}). Meistens ist es komplex gebunden, insbesondere in Porphyrinen, die wiederum als prosthetische Gruppen mit Proteinen assoziiert sein können. Den Fe^{2+}-Porphyrin-Komplex bezeichnet man als Ferrohäm-Derivat, den Fe^{3+}-Porphyrin-Komplex als Ferrihäm-Derivat.
Hohe Eisengehalte haben Leber, Blutwurst, Vollkornbrot, Spinat, Erbsen, Bohnen und Champignons.
Die Verfügbarkeit aus tierischen Lebensmitteln (Häm-Eisen, Fe^{2+}) liegt bei 10–20 %, die aus pflanzlichen Lebensmitteln (Nicht-Häm-Eisen, Fe^{3+}) bei 1–5 %.
Reduktiv wirksame Nahrungsbestandteile wie Vitamin C, sulfhydrylartige Aminosäuren (z.B. Cystein) und organische Säuren (z.B. Citrat, Lactat) üben einen positiven Einfluss auf die Bioverfügbarkeit von Nicht-Häm-Eisen aus. Einen negativen Einfluss haben Komplexbildner wie Phytat und Oxalat, aber auch hohe Dosen anderer zweiwertiger Kationen (Ca, Zn, Cu, Mn, Co, Cd), die die Eisenabsorption kompetitiv zu hemmen vermögen. Absorptionsmindernd wirken außerdem Lignin u.a. Ballaststoffe, Tannin u.a. Gerbstoffe, Polyphenole aus Kaffee, Tee und Wein, Sojaproteine sowie bestimmte Arzneimittel (Paracetamol, Salicylate, Tetracycline).

Stoffwechsel Eisen wird zu 10–15 % absorbiert, hauptsächlich im Duodenum. Die Absorptionsrate wird von absorptionsfördernden/-hemmenden Substanzen (s.o.), pH-Wert des Chymus, Versorgungsstatus, Verzehrsmenge, Bedarf, Alter und Gesundheitszustand beeinflusst. Die Aufnahme in die Enterozyten erfolgt als zweiwertiges Ion oder in Form von Myoglobin mit Hilfe entsprechender membranständiger Transportproteine (energieabhängig). Die Salzsäure des Magens begünstigt die Reduktion von Fe^{3+} zu Fe^{2+} im Dünndarmlumen, die unter Katalyse der an der apikalen Seite der Epithelzellen lokalisierten Ferroxidase erfolgt. Die Eisenionen, die nicht in Form von Ferritin zwischengespeichert werden, gelangen ins Blutplasma. Die Eisenabgabe von den Enterozyten ans Blut wird durch das Transportprotein Ferroportin vermittelt und ist an die Reoxidation von Fe^{2+} zu Fe^{3+} durch Katalyse der basolateral lokalisierten Ferroxidase (Hephästin) gekoppelt. Über das Blutplasma gelangt das Eisen, gebunden an das Transportprotein Transferrin, zu den Zielzellen, wo es unter Vermittlung verschiedener Transferrinrezeptoren aufgenommen wird. ◆ Abbildung 12-3 zeigt den Eisen-Stoffwechsel.

Die homöostatische Regulation des Eisenspiegels erfolgt über die intestinale Absorption, denn eine Ausscheidung über die Nieren ist nahezu nicht möglich. Bei einem Überangebot an Nahrungseisen hemmt das in der Leber gebildete Hormon Hepcidin die intestinale Absorption und auch die Wiedergewinnung aus Makrophagen. Darüber hinaus induziert das *Iron-Regulatory-Protein*-System eine Down-Regulation der Expression von Proteinen, die an der intestinalen Eisenaufnahme, -speicherung und -abgabe ans Blut beteiligt sind. Ein verminderter Eisengehalt im Organismus bewirkt über eine sinkende Eisensättigung des Transferrins eine gesteigerte Synthese des membranständigen Transportproteins für zweiwertiges Eisen.

25 % des Eisens im Körper sind Speichereisen (Ferritin und Hämosiderin), 1–3 % Transporteisen (Transferrin), der Rest Funktionseisen. Hierzu zählen Hämoglobin (62–64 %), Myoglobin (4 %), Cytochrome (1 %) sowie Fe-Porphyrin-Komplexe, Fe-Flavin-Komplexe und Fe als Cofaktor (5 %).

- Körperbestand 3–5 g
- Plasmakonzentration 0,10 mg/dl
- Ausscheidung 0,09 mg/d im Urin
  0,62 mg/d mit den Fäzes
  0,41 mg/l über den Schweiß
  15 mg/Zyklus (0,5 mg/d) durch die Menstruation

Zufuhr Der Eisen-Bedarf ergibt sich aus den Verlusten über Darm, Haut und Nieren (etwa 1 mg/d), den Verlusten während der Menstruation und dem zusätzlichen Bedarf für Wachstum, Schwangerschaft und Stillzeit. Die Zufuhrempfehlungen müssen insbesondere die geringe Bioverfügbarkeit berücksichtigen.

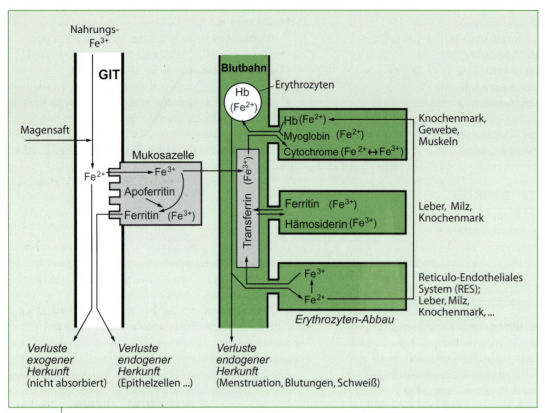

Abb. 12-3: Stoffwechsel von Eisen.
(Hb) Hämoglobin. Apoferritin wird auch Mobilferrin genannt. [Nach I. Elmadfa, C. Leitzmann: Ernährung des Menschen, S. 198; 2. Aufl., Ulmer Verlag, Stuttgart, 1990]

- Empfehlung (D-A-CH) 10 mg für Männer
  15 mg für Frauen vor der Menopause (Zulage für Schwangere und Stillende)
- RDA (DRI) 8 mg/d für Männer
  18 mg/d für Frauen (Zulage)
- Verzehr (NVS II) 14,4 mg/d von Männern
  11,8 mg/d von Frauen

Mehr als drei Viertel der Frauen im gebärfähigen Alter erreichen die empfohlene Zufuhr nicht.

Funktionen Eisen ist Bestandteil der prosthetischen Gruppen von Hämoproteinen und Nichthämproteinen. In Hämoproteinen stellt es als zwei- oder dreiwertiges Ion das Zentralatom eines Porphyrinrings, in Nichthämproteinen liegt es zweiwertig in Form von Eisen-Schwefel-Clustern vor oder ist an Aminosäurenreste gekoppelt. Beispiele für Nichthämproteine sind die Eisen-Schwefel-Proteine in den Atmungsketten-Komplexen I, II und III sowie die Fe-Metalloenzyme, z.B. Di- und Monooxigenasen. Zu den Hämoproteinen zählen Hämoglobin, Myoglobin, Cytochrome (in den Atmungskettenkomplexen III und IV sowie Cytochrom c) und antioxidative Enzyme (Katalasen, Peroxidasen).

Hämoglobin, das Hauptprotein der Erythrozyten, besteht aus 4 Untereinheiten (Polypeptidketten), die je ein Fe^{2+}-Porphyrin tragen. Es gibt den Erythrozyten ihre rote Farbe, dient dem Transport von Sauerstoff und Kohlendioxid und wirkt als Puffer. Myoglobin, das nur ein Fe^{2+}-Porphyrin besitzt, transportiert und speichert Sauerstoff in der Muskulatur. Oxidation des Fe^{2+} zu Fe^{3+} erzeugt unwirksames Methämoglobin bzw. Metmyoglobin.

Die Cytochrome katalysieren Elektronenübertragungen innerhalb der Atmungskette, die mit einer reversiblen Änderung der Oxidationsstufe der prosthetischen Gruppe einhergehen. Das Häm der Katalasen und Peroxidasen ist ein Fe^{3+}-Porphyrin.

Unterversorgung
- Ursachen können sein Unterernährung, geringer Fe-Gehalt der Nahrung und geringe Fe-Verfügbarkeit, Absorptionsstörungen nach Magenresektion, Steatorrhö, ferner Blutverluste bei Verletzungen, Operationen, Magengeschwüren oder Hypermenorrhö, sowie die Abgabe von Eisen in Plazenta und Milch während Schwangerschaft und Stillzeit.
- Folge ist Störung der Erythropoese (Bildung roter Blutkörperchen).
- Symptome sind mikrozytäre, hypochrome Anämie, Mundwinkelrhagaden und Erschöpfung. Bei Kindern beobachtet man außerdem Wachstumsstörungen, gesteigerte Infektanfälligkeit, Anorexie.
- Diagnose erfolgt über erniedrigte Serum-Fe-Konzentration, herabgesetzte Transferrinsättigung, erniedrigte Hämoglobin-/Hämatokritwerte, erhöhte totale Eisenbindungskapazität, verringerte Gewebesättigung und verminderte Enzymaktivität.

Überversorgung
- Ursachen sind langdauernde überhöhte Eisenaufnahme, gesteigerte Absorptionsrate (bei Alkoholismus), Ausfall der Fe-Absorptionskontrolle (Hämochromatose) und/oder häufige Bluttransfusionen.
- Folgen sind gesteigerte endogene Radikalbildung (prooxidative Wirkung:
$Fe^{2+} + H_2O_2 \rightarrow Fe^{3+} + OH^- + HO^\bullet$)
sowie pathologische Speicherung von Fe in Form von Hämosiderin in Haut und Reticulo-Endothelialem System mit nachfolgender Schädigung verschiedener Organe (Leber, Pankreas, Herz).
- Symptome sind Promotion von Krebserkrankungen, Leberzirrhose, Diabetes mellitus und Herzinsuffizienz (u.U. mit Todesfolge).

Kupfer

Vorkommen und Verfügbarkeit Kupfer kommt im Organismus überwiegend als zweifach positiv geladenes Ion (Cu^{2+}) proteingebunden vor. Hohe Kupfergehalte haben Innereien, Fisch, Schalentiere, Nüsse, Vollkornprodukte, Kakao, Kaffee, Tee und Wurzelgemüse. Die Verfügbarkeit wird von essenziellen Aminosäuren, Fumarat und Oxalat positiv, von hohen Konzentrationen an Ca, Zn, Cd, S, Phytat und Vitamin C negativ beeinflusst.

Stoffwechsel Kupfer wird im Magen und Duodenum zu 10–30% absorbiert. Der Transport durch die Mukosazelle ist an Metallothionein gebunden. Die Absorption ist abhängig vom Versorgungsstatus. Zu 50% liegt Kupfer in Muskulatur und Skelett vor, zu 45% in Leber, Gehirn, Herz und Nieren, zu 5% im Blut (Coeruloplasmin-gebunden).
- Körperbestand   80–100 mg
- Plasmakonzentration 0,11 mg/dl
- Ausscheidung   0,05 mg/d im Urin
                       1,20 mg/d mit den Fäzes
                       0,20 mg/l über den Schweiß

Zufuhr Der Kupferbedarf wird aus den Verlusten über Darm und Nieren abgeleitet. Die WHO beziffert ihn auf 11 μg/kg KG/d.
- Schätzwert (D-A-CH) 1,0–1,5 mg/d
- RDA (DRI)   0,9 mg/d
- Verzehr (EB 2000)   2,5 mg/d von Männern
                       2,3 mg/d von Frauen

Funktionen Kupfer ist Bestandteil verschiedener Oxidoreduktasen, z.B. Cytochrom-c-Oxidase, Superoxid-Dismutase, Monoamin-Oxidase, Uricase, Ferroxidase (Coeruloplasmin).

Coeruloplasmin katalysiert die Oxidation von aus dem Erythrozytenabbau stammendem Fe^{2+} zu Fe^{3+}, welches dann zur Bindung an Transferrin zur Verfügung steht (s. ◆Abbildung 12-3). Darüber hinaus wird Kupfer in Knochenmatrix, Gehirngewebe und Myelinscheiden der Nerven benötigt.

Unterversorgung
- Ursachen können sein unzureichende Zufuhr (v.a. bei Kindern), Blutverluste und MENKES-Syndrom.
- Folge ist Verminderung der Erythropoese.
- Symptome sind hypochrome mikrozytäre Anämie, Leukozytopenie, Granulozytopenie, Störungen der Kollagen- und Elastinsynthese ($\Rightarrow$ Gefäßrupturen, Aneurysmen), Osteoporose ($\Rightarrow$ Knochenbrüche), verminderte Pigmentation der Haut, neurologische Störungen.
- Diagnose erfolgt über reduzierte Enzymaktivität im Plasma und in den Blutzellen (z.B. Leber).

Überversorgung
- Ursache ist Morbus WILSON, eine degenerative Lebererkrankung.
- Folgen sind verminderte Sekretion von Cu mit der Galle und verringerte Cu-Ausscheidung.
- Symptome sind erhöhte Plasma-Cu-Konzentration und verstärkte Cu-Einlagerung in Geweben.

Zink

Vorkommen und Verfügbarkeit Zink liegt im Körper überwiegend als zweifach positiv geladenes Ion (Zn^{2+}) proteingebunden vor. Aufgrund ähnlicher physikalisch-chemischer Eigenschaften wirken Zink und Kupfer antagonistisch.

Hohe Zinkgehalte finden sich in Innereien (Leber), Fleisch (speziell Rindfleisch), Fisch, Schalentieren, Milch, Erbsen, Linsen und Haferflocken. Die Verfügbarkeit aus tierischen Lebensmitteln ist besser als die aus pflanzlichen. Arginin, Methionin, Peptide und organische Säuren (z.B. Citrat, Tartrat) beeinflussen sie positiv, Phytat, Ballaststoffe, Histidin, Casein und größere Mengen an Ca, Fe und Cu negativ.

Stoffwechsel Die Aufnahme in die Enterozyten erfolgt vorwiegend im Jejunum über verschiedene zinkspezifische und einen Eisen-Transporter (energieabhängig) sowie, bei höheren Dosierungen, auch parazellulär mittels passiver Diffusion. Die Absorptionsquote, die durchschnittlich 30% beträgt, wird von absorptionsfördernden/-hemmenden Faktoren (s.o.), Versorgungsstatus, Aufnahmemenge, Bedarf, Gesundheitsstatus und Stressbelastung beeinflusst. In den intestinalen Epithelzellen wird das Zink – gebunden an Metallothionein und cysteinreiches intestinales Protein – zwischengespeichert und erst bei Bedarf ans Blut abgegeben. Im Blutplasma wird es albumingebunden zu allen Körpergeweben transportiert.

Die Zinkhomöostase wird über die intestinale Zinkabsorption einerseits und die Zinksekretion in den Darm (in Form zinkhaltiger Enzyme im Pankreassaft) mit anschließender Extretion andererseits aufrechterhalten.

70% des Zinks im Körper sind in Skelett, Muskeln, Haut und Haaren, 28% in Leber, Pankreas, Hoden, Prostata, Iris und Retina lokalisiert, 2% im Blut. Das Zink im Blut ist zu 80% in den Erythrozyten an Carboanhydrase gebunden, 17% sind mit Plasmaproteinen und 3% in den Leukozyten mit alkalischer Phosphatase assoziiert.

- Körperbestand 1,5–2,5 g
- Plasmakonzentration 0,10 mg/dl
- Ausscheidung 0,52 mg/d im Urin
  7,70 mg/d mit den Fäzes
  1,15 mg/l über den Schweiß

Zufuhr Basierend auf Messungen der obligaten Verluste über Exkrete und Haut und unter Annahme einer Bioverfügbarkeit von 30%, wird der Zink-Bedarf für Männer mit 7,5 mg/d und für Frauen mit 5,5 mg/d veranschlagt.
- Empfehlung (D-A-CH) 10 mg/d für Männer
  7 mg/d für Frauen (Zulage in Schwangerschaft und Stillzeit)
- RDA (DRI) 11 mg/d für Männer
  8 mg/d für Frauen (Zulage)
- Verzehr (NVS II) 11,6 mg/d von Männern
  9,1 mg/d von Frauen

Funktionen Zink ist Cofaktor oder integraler Bestandteil von mehr als 300 Metalloenzymen wie Oxidoreduktasen (z.B. Superoxiddismutase, Alkohol-Dehydrogenase), Transferasen (z.B. RNA-Polymerase, Aspartat-Carbamoyl-Transferase), Hydrolasen (z.B. Fructose-1,6-bisphosphatase, alkalische Phosphatase, Carboxypeptidase A, Dipeptidase) und Lyasen (Carboanhydrase, δ-Aminolävulinsäure-Dehydratase).

Darüber hinaus ist es von Bedeutung für die Regulation der Genexpression, die Insulin-Speicherung und das Immunsystem.

Unterversorgung
- Ursachen können sein unzureichende Zufuhr, parenterale Ernährung, Alkoholismus, Behandlung mit Chelatbildnern, Malabsorptionssyndrome (*Akrodermatitis enteropathica*), großflächige Verbrennungen, daneben schnelles Wachstum im Säuglingsalter.
- Folgen sind Reduktion der Aktivität Zn-abhängiger Enzyme sowie Beeinträchtigung des Stoffwechsels von Nucleinsäuren, Proteinen, Fetten und Kohlenhydraten.
- Symptome sind verringerte Glucosetoleranz, niedrigerer Insulingehalt im Serum nach Glucose-Applikation und erhöhte Konzentration an freien Fettsäuren im Plasma, ferner Wachstumsdepression (Zwergwuchs), erhöhte Infektionsanfälligkeit, verzögerte Wundheilung, Dermatitis, Haarausfall, Störungen bei den Reproduktionsfunktionen, Einschränkung des Geruchs- und Geschmacksempfindens, Appetitlosigkeit und neuropsychische Störungen.
- Diagnose erfolgt über reduzierten Zinkgehalt der Haare und suboptimale Aktivität Zn-haltiger Enzyme (Superoxiddismutase).

Überversorgung Die toxische Einmal-Dosis liegt bei 0,3–0,5 g.

Fluor/Fluorid

Vorkommen und Verfügbarkeit Fluor kommt im Körper organisch gebunden, aber auch frei (Fluorid-Ion [F^-]) vor. Hohe Fluoridgehalte haben Meerestiere und Schwarztee (bis zu 1,2 mg/l), mittlere Gehalte Mineralwasser, Fleisch, Fisch, Eier, Getreide, Gemüse und Obst. Fluoridiertes Speisesalz enthält 0,25 mg Fluorid/g Salz. Die Verfügbarkeit wird durch Calcium, Magnesium, Aluminium, Eisen und andere Kationen erheblich vermindert.

Stoffwechsel F^- wird im Magen-Darm-Trakt passiv zu 80–100% absorbiert. Es befindet sich zu 95% im Skelett, zu 5% in Zähnen, Blut und Weichgeweben.
- Körperbestand 2,6 g
- Plasmakonzentration 1,00 µg/dl
- Ausscheidung 1,90 mg/d im Urin
  0,29 mg/d mit den Fäzes
  1,00 mg/l über den Schweiß

Zufuhr Fluorid hat keine gesicherte kurative Wirkung. Für eine ausgeglichene Bilanz reicht 1,0 mg/d aus. Es wird zur Prophylaxe gegen Karies (und Osteoporose) eingesetzt.
- Richtwert (D-A-CH) 3,8 mg/d für Männer bzw.
  3,1 mg/d für Frauen über Nahrung, Trinkwasser und Supplemente
- AI (DRI) wie Richtwert
- Verzehr (EB 2000) 0,6 mg/d über Nahrung und Trinkwasser

Funktionen Fluorid verbessert die chemisch-physikalische Widerstandskraft des Zahnschmelzes, indem es einen Teil der OH-Gruppen des Hydroxylapatits ersetzt (⇒ Fluorapatit). Darüber hinaus hemmt es die Säurebildung auf dem Zahnschmelz durch Verminderung der bakteriellen Enzymtätigkeit im Zahnbelag und steigert die Remineralisation von Primärläsionen. Fluorid ist außerdem am Aufbau der Knochen beteiligt und soll eine Bedeutung für das Wachstum im frühen Lebensalter haben.

Unterversorgung Mangelerscheinungen sind beim Menschen nicht bekannt. Karies wird nicht durch Fluorid-Mangel ausgelöst.

Überversorgung
- Ursache ist überhöhte Aufnahme (Trinkwasser mit über 10 mg Fluorid/l).
- Folgen sind Inaktivierung von Enzymen, z.B. α-Ketoglutarat-Dehydrogenase, Succinat-Dehydrogenase, Phosphatase und Enolase, sowie Schädigungen von Organen und Geweben, insbesondere Zähnen und Skelett.
- Symptome sind weiße bis braune Verfärbungen im Zahnschmelz (Dentalfluorose) sowie Fluoridanreicherung im Skelett (Skelettfluorose), verbunden mit einem deutlichen Rückgang des Citrat- und Carbonatgehalts. Fluoridakkumulation in Sehnen und Gelenkkapseln führt zu Gelenkschmerzen und Versteifungen.

Jod/Jodid

Vorkommen und Verfügbarkeit Jod ist im Organismus überwiegend kovalent an 3,5,3',5'-Tetrajodthyronin (Thyroxin, T_4) und 3,5,3'-Trijodthyronin (T_3) gebunden. In freier Form kommt es als Jodid (I^-) vor.

Hohe Jodidgehalte findet man in Fisch und Muscheln, mittlere Gehalte in Eiern, Milch und jodiertem Speisesalz. Jodiertes Speisesalz enthält 0,015–0,025 mg Jodat/g Salz.

Die Verfügbarkeit wird von „hartem" (bicarbonatreichem) Wasser und thyreostatischen/goitrogenen Lebensmittelinhaltsstoffen (in Kohlarten) negativ beeinflusst.

Stoffwechsel Im Magen-Darm-Trakt wird Jodat zu Jodid reduziert. Dieses wird zu 95–100% absorbiert. Die Absorption in Form jodierter Aminosäuren erfolgt langsam und unvollständig.

Jod ist zu 70–80% in der Schilddrüse (zu 95% an Thyreoglobulin gebunden) und zu 20–30% in Blut, Leber, exokrinen Drüsen und Ovarien lokalisiert.

- Körperbestand 10–20 mg
- Plasmakonzentration 5,20 µg/dl
- Ausscheidung 0,11 mg/d im Urin
  0,02 mg/d mit den Fäzes
  9,50 µg/l über den Schweiß

Die anabolen Prozesse des Jod-Intermediärstoffwechsels laufen in der Schilddrüse ab. I^- wird aus der Blutbahn entgegen einem Konzentrationsgefälle aktiv aufgenommen (I^--Pumpe). In der Schilddrüse werden die Tyrosylreste des Thyreoglobulins durch „aktives" Jod jodiert, wobei Mono- und Dijodthyronin entstehen.

Mono- und Dijodthyronin kondensieren zu T_3 und T_4. Die Schilddrüsenhormone (besonders T_4) werden schließlich durch Proteolyse freigesetzt und in die Blutbahn abgegeben. Die Steuerung erfolgt über einen hormonellen Regelkreis (◆ Abbildung 12-4). Das TSH-Releasing-Hormon (TRH) des Hypothalamus reguliert die Sekretion des thyreoideastimulierenden Hormons (TSH) der Hypophyse, welches die Hormonsynthese und -freisetzung bewirkt. Eine Erhöhung der T_4-Konzentration im Blut hemmt rückkoppelnd sowohl die TRH- als auch die TSH-Sekretion.

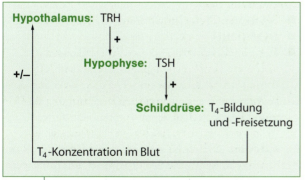

Abb. 12-4: Intermediärstoffwechsel von Jod: hormoneller Regelkreis der T_4-Synthese

Die katabolen Prozesse laufen außerhalb der Schilddrüse ab. T_4 wird zu je 30% durch Monodejodierung in Leber und Nieren (Selen-abhängige Jodthyronindejodasen) in T_3 und biologisch inaktives reverses T_3 überführt, zu 25% in der Leber durch Konjugation mit Sulfat oder Glucuronat in eine ausscheidungsfähige Form (Galle) gebracht, und zu 15% durch oxidative Desaminierung und Decarboxylierung in Leber oder Nieren zu Tetrathyreoacetat abgebaut, welches vor der Ausscheidung noch dejodiert wird.

Das Jodid geht in den I^--Pool der Schilddrüse ein oder wird im Urin ausgeschieden.

Zufuhr Die Ermittlung des Jod-Bedarfs ist schwierig, weil sich der Körper innerhalb gewisser Grenzen an unterschiedliche Zufuhrmengen anzupassen vermag. Eine Orientierung bietet die Bestimmung der Menge, die die Kropfentstehung verhütet. Sie liegt im Bereich von 0,08 mg/d. Die obligaten Verluste betragen 0,13 mg/d.

- Empfehlung (D-A-CH) 0,20 mg/d (Zulage für Schwangere und Stillende)
- RDA (DRI) 0,15 mg/d (Zulage)
- Verzehr (NVS II) 0,23 mg/d von Männern
  0,18 mg/d von Frauen
  unter Berücksichtigung von jodiertem Speisesalz

Deutschland zählt zu den endemischen Kropfgebieten. Ohne die Berücksichtigung von Jodsalz erreichen nahezu 100% der Bevölkerung die empfohlene Zufuhr nicht. Eine tägliche Aufnahme von 0,5 mg Jod sollte nicht überschritten werden.

Funktionen Jod ist Bestandteil der Schilddrüsenhormone. Damit ist es an der Expression verschiedener Gene beteiligt und beeinflusst Zellwachstum und -differenzierung. Über die Na-K-ATPase stimuliert es außerdem den Energiestoffwechsel (Wärmebildung, Grundumsatz).

Unterversorgung

- Ursache ist unzureichende Zufuhr. Verstärkt wird ein Defizit in der Nahrung durch goitrogene Stoffe, welche beim natürlichen Abbau von Glucosinolaten, die in Kreuzblütlern (Brassicaceae, z.B. Kohl, Rettich) vorkommen, entstehen und die Aufnahme von Jodid in die Schilddrüse hemmen.
- Folge ist kompensatorisches Größenwachstum der Schilddrüse und möglicherweise der Brustdrüse.
- Symptom ist Ausbildung einer Struma (Kropf) und evtl. einer proliferierenden Mastopathie. Beim Fötus kann Jodmangel Kretinismus hervorrufen, d.h. Hypothyreose, Zwergwuchs, geistige Retardierung.
- Diagnose erfolgt über gesteigerte Jod-Bindungskapazität der Schilddrüse, erniedrigte Plasma-Jod-Konzentration, verminderte Jod-Ausscheidung im Urin.

Überversorgung Jod-Akne und/oder Jod-BASEDOW (Hyperthyreose) werden nur bei Überschreiten der empfohlenen Zufuhr um mindestens eine Zehnerpotenz beobachtet.

Mangan

Vorkommen und Verfügbarkeit Mangan liegt im Organismus bevorzugt komplex gebunden vor. In freier Form (Mn^{2+}) bildet es Chelate mit ähnlicher Koordinationszahl und Konfiguration wie Fe^{3+}, wodurch antagonistische Wirkungen auftreten können.

Hohe Mangangehalte finden sich in pflanzlichen Lebensmitteln wie Walnüssen, Getreidekeimlingen, Vollkornmehl, Hülsenfrüchten, grünem Gemüse (Spinat, Lauch, Kopfsalat), Früchten (Beeren) und Tee. Die Verfügbarkeit wird von Ca, P und Fe negativ beeinflusst.

Stoffwechsel Mangan wird im Magen-Darm-Trakt zu 3–5 % absorbiert. Die höchsten Konzentrationen weisen Knochen, Leber, Nieren und Pankreas auf.
- Körperbestand 10–40 mg
- Plasmakonzentration 0,06 µg/l
- Ausscheidung 0,02 mg/d im Urin
  3,70 mg/d mit den Fäzes
  0,01 mg/l über den Schweiß

Zufuhr Aus Bilanzstudien wurde ein Mangan-Bedarf von 0,74 mg/d abgeleitet. Dieser sichert alle Funktionen, nicht jedoch Körperreserven ab.
- Schätzwert (D-A-CH) 2–5 mg/d
- AI (DRI) 2,3 mg/d für Männer
  1,8 mg/d für Frauen
- Verzehr (EB 2000) 4,7 mg/d von Männern
  4,4 mg/d von Frauen

Funktionen Mangan ist integraler Bestandteil der Metalloenzyme Pyruvat-Carboxylase, Superoxid-Dismutase und Diamin-Oxidase. Darüber hinaus aktiviert es meist unspezifisch weitere Enzyme, z. B. Hydrolasen, Kinasen, Decarboxylasen und Transferasen (u. a. Glucosyl-Transferase, den Katalysator der Proteoglycansynthese im Knorpel).

Unterversorgung
- Ursachen können sein totale parenterale Ernährung oder eine Kombination von Mn- und Vitamin-K-armer Ernährung.
- Folgen sind Defekte im Fett- und Kohlenhydratstoffwechsel sowie verminderte Plasmakonzentrationen an Cholesterin, Triglyceriden und Phospholipiden.
- Symptome im Tierversuch sind Wachstumsverzögerungen, Veränderungen am Skelett und Beeinträchtigung der Reproduktionsfunktion.
- Diagnose erfolgt über erniedrigte Plasma-Mn-Konzentration und verminderte renale Ausscheidung.

Überversorgung Mangan in großen Mengen ist toxisch und ruft Störungen in Magen-Darm-Trakt, Lunge und Nervensystem hervor. Vergiftungen über Lebensmittel sind nicht bekannt. Gefährdet sind chronisch mit Mn-Staub belastete Minenarbeiter.

Selen

Vorkommen und Verfügbarkeit Selen ist eng mit Schwefel verwandt und kann im Organismus an dessen Stelle in Methionin (Speicherform) und Cystein (funktionelle Form) eingebaut werden. In der Nahrung kommt es außerdem in Salzen gebunden als Selenit (SeO_3^{2-}) und Selenat (SeO_4^{2-}) vor. Hohe Gehalte sind in Leber, Fleisch, Fisch, Eiern und Nüssen zu finden, zum größten Teil an die Proteinfraktion gebunden. Getreide und Hülsenfrüchte haben mittlere Gehalte, und zwar standortabhängig bzw. regional unterschiedlich aufgrund der großen Schwankungsbreite der Selen-Konzentrationen in den Böden. Die Verfügbarkeit aus Mehl nimmt mit steigendem Ausmahlungsgrad zu.

Vitamin E, As, Hg und Cd vermindern die Absorptionsquote durch Bildung unlöslicher Verbindungen mit Selen. SO_2 wirkt sich durch Reduktion von SeO_2 zu SeO negativ aus.

Stoffwechsel Selen wird im Duodenum mit Hilfe verschiedener Mechanismen (Transporter, Diffusion) absorbiert, und zwar aus physiologischen Dosierungen von organisch gebundenem Selen und Selensalzen zu 80–90 %. Im Blutplasma gelangt es albumingebunden zur Leber, wo eine Reduktion zu Selenid (H_2Se) erfolgt. Hieraus entsteht – nach Phosphorylierung sowie Übertragung auf Serin – Selenocystein, welches dann zur Synthese von selenhaltigen Proteinen bereit steht. Selenoproteine kommen in allen Geweben vor. Besonders hohe Gehalte finden sich in Leber (30%), Muskeln (30%), Nieren (15%) und Blutplasma (10%). Die Selen-Homöostase wird nicht über die intestinale Absorption, sondern über die Ausscheidung im Urin reguliert. Bei sehr hoher Zufuhr kommt es außerdem zur Abatmung von flüchtigen Verbindungen wie z. B. Dimethylselenid (Knoblauchgeruch).
- Körperbestand 10–20 mg
- Plasmakonzentration 6,4 µg/dl
- Ausscheidung 0,02–0,12 mg/d im Urin
  0,02 mg/d mit den Fäzes
  0,06 mg/l über den Schweiß
  0,02 mg/l mit der Frauenmilch

Zufuhr Der Selen-Bedarf wird auf 39 µg/d geschätzt (Zwei-Drittel-Sättigung Selen-abhängiger Enzyme).
- Schätzwert (D-A-CH) 30–70 µg/d
- RDA (DRI) 55 µg/d
- Verzehr (EB 2000) 41 µg/d von Männern
  30 µg/d von Frauen

Risikogruppen für eine unzureichende Versorgung sind Veganer und Personen mit energie-/proteinreduzierter Kost.

Funktionen Selen ist ein integraler Bestandteil der Se-abhängigen Glutathion-Peroxidase. Dieses Enzym des antioxidativen Schutzsystems entgiftet H_2O_2 und Lipidperoxide (vgl. ◆Abbildung 10-9). Selen ist außerdem Bestandteil der Dejodasen. Es ist an der Bildung von Prostaglandinen beteiligt und vermindert die toxische Wirkung von Hg, Cd, Tl und Ag. Auch eine immunmodulatorische und antikanzerogene Wirkung wird diskutiert.

Unterversorgung
- Ursachen können sein Lebensmittel von Se-armen Böden, Absorptionsstörungen, totale parenterale Ernährung, Dialyse, Alkoholismus und Phenylketonurie.
- Folgen sind geringe Selenoproteingehalte in den Geweben, reduzierter Se-Gehalt sowie verminderte Glutathion-Peroxidase-Aktivität in den Erythrozyten, Makrozytose (abnorm vergrößerte Erythrozyten).
- Symptome sind Störungen der Muskelfunktion und Kardiomyopathie (KESHAN-Krankheit).
- Diagnose erfolgt über reduzierten Se-Gehalt im Blut und verminderte Glutathion-Peroxidase-Aktivität in den Erythrozyten.

Überversorgung
- Ursachen sind längerfristige Zufuhr von > 1 mg Se/d oder Verwendung von Se in der Elektronik, Glas- und Farbenindustrie.
- Folge ist ein Ersatz von SH-Gruppen dehydrogenierender Enzyme durch SeH.
- Symptome sind nach Knoblauch riechender Atem, Haarausfall, neurologische Störungen, Leberzirrhose und Herzinsuffizienz.
- Diagnose erfolgt über Se-Ausscheidung im Urin (> 0,15–0,20 mg/l).

Chrom

Vorkommen Im Organismus ist nur Cr^{3+} aktiv. Es wird nicht zu Cr^{6+} oxidiert.

Hohe Gehalte haben Bierhefe, Kalbsleber, Fleischprodukte, Eier, Käse, Weizenkeime und Honig. Bei pflanzlichen Lebensmitteln ist die Menge abhängig von der Konzentration im Boden. Gute Quellen sind Tomaten, Kopfsalat, Pilze und Kakao.

Stoffwechsel Die Absorption erfolgt im Dünndarm. 10–25 % des Chroms aus dem Glucose-Toleranz-Faktor und durchschnittlich 0,5 % (maximal 3 %) des Chroms aus anorganischen Verbindungen werden absorbiert.
- Körperbestand 0,2 mg
- Plasmakonzentration 0,06 µg/dl
- Ausscheidung 8 µg/d im Urin
  60 µg/d mit den Fäzes
  10 µg/l über den Schweiß

Zufuhr Es wird angenommen, dass der Grundbedarf an Chrom bei 20 µg/d liegt. Unter Berücksichtigung eines gewissen Speicherbedarfs wird hieraus die angemessene Zufuhr abgeleitet.

- Schätzwert (D-A-CH) 30–100 µg/d
- AI (DRI) 35 µg/d für Männer
  25 µg/d für Frauen
- Verzehr (EB 2000) 85 µg/d von Männern
  60 µg/d von Frauen

Funktionen Chrom ist Bestandteil des Glucose-Toleranz-Faktors (GTF). Dieser Komplex besteht aus einem oder mehreren, einander ähnlichen Untereinheiten, die pro Cr-Ion je zwei Nicotinsäuremoleküle sowie je ein Molekül Glycin, Cystein und Glutaminsäure enthalten. In vitro ist der GTF für die maximale Wirkung des Insulins auf insulinsensitive Gewebe erforderlich (als Cofaktor für die Reaktion des Insulins mit den Zellrezeptoren).

Unterversorgung
- Ursachen sind langfristige parenterale Ernährung und evtl. der Verzehr hochgereinigter Lebensmittel (z. B. Weißmehl, Zucker), die einerseits arm sind an verfügbarem Cr, andererseits – aufgrund gesteigerter Cr-Mobilisierung infolge hoher Blutglucose- bzw. Insulinkonzentration – zu einer erhöhten Cr-Ausscheidung im Urin führen und damit den Bedarf erhöhen.
- Folge ist verminderte Reaktion peripherer Gewebe auf Insulin.
- Symptome sind verminderte Glucosetoleranz, insulinresistente Hyperglykämie, Hyperlipidämie, Gewichtsverlust, periphere Neuropathie und Ataxie.
- Diagnose erfolgt über erhöhte Cr-Ausscheidung im Urin nach Glucose-Belastung oder den Chromgehalt der Haare.

Überversorgung Die Toxizität des in der Nahrung vorkommenden Cr^{3+} ist sehr gering im Unterschied zu der des in Chromsäure und ihren Salzen enthaltenen Cr^{6+}. Letzteres ist wegen seiner kanzerogenen Wirkung als Arbeitsplatzchemikalie gefürchtet.

Molybdän/Molybdat

Vorkommen Bedeutsamer als organisch gebundenes Molybdän hinsichtlich Vorkommen, Absorption, Blut- und Urinkonzentration ist das Oxoanion Molybdat (MoO_4^{2-}). Es hat eine ähnliche Elektronenkonfiguration wie Sulfat (SO_4^{2-}), welches die Molybdat-Absorption hemmt und dessen Ausscheidung fördert.

Hohe Gehalte haben Innereien und Milchprodukte, einen mittleren Gehalt haben Hülsenfrüchte und Getreide (abhängig von den Bodenverhältnissen).

Stoffwechsel Die Absorptionsrate von Molybdän aus Molybdaten beträgt durchschnittlich 80 %, die aus schwerlöslichen Verbindungen (wie Mo-haltigen Proteinen) und Molybdänoxid 25 %. Molybdän wird in Leber und Nieren angereichert.

- Körperbestand 0,5 mg
- Plasmakonzentration 0,06 µg/dl
- Ausscheidung 81 µg/d im Urin
  140 µg/d mit den Fäzes
  10 µg/l über den Schweiß

Zufuhr Der Molybdän-Bedarf auf der Basis von Bilanzuntersuchungen wird im Bereich von 22 µg/d angenommen.
- Schätzwert (D-A-CH) 50–100 µg/d
- RDA (DRI) 45 µg/d
- Verzehr (EB 2000) 100 µg/d von Männern
  89 µg/d von Frauen

Funktionen Molybdän ist Bestandteil mehrerer Enzyme, z. B. Xanthinoxidase (katalysiert die Synthese von Harnsäure aus Purinbasen), Aldehydoxidase und Sulfitoxidase. Zusätzlich wird ein kariostatischer Effekt diskutiert.

Unterversorgung Ein Defizit wird nur nach totaler parenteraler Ernährung beobachtet. Es führt zu Störungen des Stoffwechsels von Nucleotiden und schwefelhaltigen Aminosäuren sowie zu Funktionsstörungen an Nerven und Gehirn.

Überversorgung Eine extrem hohe Molybdän-Zufuhr (10–15 mg/d) soll gichtähnliche Symptome zur Folge haben. Außerdem erhöht sich die renale Calcium-Ausscheidung.

Quecksilber

Vorkommen Quecksilber kommt im Organismus in verschiedenen Formen vor. Anorganisches Quecksilber ist ein- oder zweifach positiv geladen (Hg_2^{2+}, Hg^{2+}). Organisches Quecksilber tritt in Form von kurzkettigen Aryl-Verbindungen (insbesondere Methyl-Hg^+) oder von Alkoxyalkyl-Verbindungen auf. Letztere sind in anorganisches Quecksilber umwandelbar.

Das Schwermetall gelangt durch industrielle Kontamination in die Biosphäre. In die Nahrungskette wird es durch Mikroorganismen eingebracht, die anorganisches Hg in organische Hg-Verbindungen umwandeln. Diese gelangen über das Plankton in die Fische und reichern sich im Fischmehl (Tierfutter) an, von wo aus sie in die tierischen Lebensmittel und letztlich in den Menschen gelangen.

Stoffwechsel Das Methylquecksilber-Ion wird zu 90% absorbiert, das Phenylquecksilber-Ion zu 50% und Quecksilberchlorid zu 2%. Methylquecksilber-Cysteinkomplexe (Galle) können reabsorbiert werden. Das fettlösliche Methyl-Hg^+ reichert sich im Gehirn an, das wasserlösliche $Hg_{(2)}^{2+}$ in den Nieren.
- Körperbestand 20–30 mg
- Plasmakonzentration 0,1 µg/dl
- Ausscheidung 1 µg/d im Urin

In den Fäzes findet man sowohl anorganisches als auch proteingebundenes Hg. Methylquecksilber(chlorid) kann nicht über den Darm eliminiert werden.

Richtwert der WHO Die Hg-Aufnahme soll im Wochenschnitt 5 µg/kg KG unterschreiten und der Anteil an Methylquecksilber weniger als 65% betragen.

Die tägliche Zufuhr liegt bei 3–15 µg (Erwachsene).

Hg-Intoxikation
- Ursache ist Aufnahme von Methylquecksilber bis zu einer Gewebekonzentration von 0,5–1,0 mg/kg. Durch kontaminiertes Abwasser einer Fabrik kam es infolge langfristigen Verzehrs verseuchter Fische aus der Minimata-Bucht zu zahlreichen Vergiftungsfällen (z. T. mit Todesfolge) bzw. zur sog. Minimata-Krankheit.
- Folge ist Schädigung des Zentralnervensystems.
- Symptome sind Kribbeln der Haut, Störungen der Bewegungskoordination, Einengung des Gesichtsfeldes, schleppende Aussprache und Schwerhörigkeit. Beim pränatal geschädigten Säugling kommt es zu Beeinträchtigungen der motorischen und mentalen Entwicklung und zu zerebralen Lähmungen.
- Diagnose über erhöhten Hg-Gehalt in den Haaren.

Blei

Vorkommen Eine mögliche essenzielle Funktion von Blei (Pb^{2+}) im Organismus wird diskutiert, jedoch steht die toxische Wirkung im Vordergrund.

Aus Gefäßen oder Rohrleitungen mit Pb-haltiger Wandung kann das Schwermetall durch Säuren bzw. durch saure Lebensmittel herausgelöst werden. Blei kann daher im Trinkwasser enthalten sein. In die Luft und Gewässer gelangt es durch Abgase, aus Anstrichen und über industrielle Emissionen.

Stoffwechsel Eingeatmetes Blei wird zu 30–50% retiniert. Die Absorptionsrate aus der Nahrung liegt bei 1–10%. Sie ist umgekehrt proportional zum Gehalt an Fe und Ca. Blei akkumuliert besonders im Skelett, ferner in den Weichgeweben und in den Haaren. Die täglich retinierte Menge beträgt etwa 80 µg.
- Körperbestand 0,1–0,4 g
- Plasmakonzentration 16 µg/dl
- Ausscheidung 0,03 mg/d im Urin
  0,32 mg/d mit den Fäzes

Richtwert der WHO Die tägliche Pb-Aufnahme soll unter 3,5 µg/kg KG liegen.

Die Zufuhr beträgt etwa 20–30 µg/d (Erwachsene).

Pb-Intoxikation
- Ursache ist akute oder chronische Vergiftung.
- Folgen sind Blockierung essenzieller SH-Gruppen und Hemmung enzymatischer Reaktionen (z. B. der Hämsynthese).

- Symptome sind Anämie, Schlaflosigkeit, Kopfschmerzen, Schwindel und Reizbarkeit. Bei Fötus und Säugling kann Blei schwere Gehirnschäden hervorrufen.
- Diagnose über erhöhten Pb-Gehalt in den Haaren.

Cadmium

Vorkommen Wie für Blei wird auch für Cadmium (Cd^{2+}) eine mögliche essenzielle Funktion diskutiert. Jedoch überwiegt auch hier die toxische Wirkung.

Hohe Gehalte finden sich in Austern, Leber, Nieren und Zigarettenrauch, mittlere Gehalte in pflanzlichen und tierischen Lebensmitteln, die über die Umwelt (Industrie) kontaminiert wurden. Aus Cd-haltigen Behältern kann das Schwermetall durch saure Lebensmittel herausgelöst werden.

Stoffwechsel 3–8 % des in der Nahrung enthaltenen Cadmiums werden absorbiert. Es akkumuliert in Nieren, Leber und Fettgewebe. Die pro Tag retinierte Menge beläuft sich auf 2,5 µg.

- Körperbestand   20–30 mg bei einem Fünfzigjährigen
- Plasmakonzentration 0,05 µg/dl
- Ausscheidung   2,10 µg/d im Urin
                                        0,16 mg/d mit den Fäzes

Richtwert der WHO Die tägliche Cd-Aufnahme soll weniger als 1 µg/kg KG betragen.

Die tägliche Zufuhr beläuft sich auf 7–17 µg (Erwachsene).

Cd-Intoxikation
- Ursache kann eine akute Vergiftung über Cd-haltiges Geschirr oder aber eine chronische Vergiftung sein. Durch Verzehr von kontaminiertem Wasser und Reis (> 300 µg/d) über einen längeren Zeitraum erkrankten und starben viele Japaner an der sog. Itai-Itai-Krankheit.
- Folgen sind Beeinflussung von Stoffwechsel und Funktion der Elemente Ca, Fe, Cu, Zn, Mn und Se.
- Symptome sind Osteomalazie, Nierenfunktionsstörungen und Bluthochdruck.

Übungsfragen finden Sie im Anhang

Kapitel 13

Physiologie

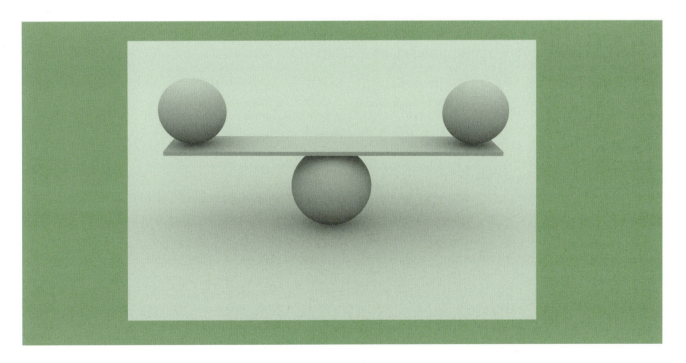

13 Physiologie

Verdauung (Digestion)

Mechanische Prozesse Die Aktivität der Magen-Darm-Muskulatur bewirkt die Produktion des Speisebreis (Chymus) durch Zerkleinerung der Nahrung sowie Vermischung mit den Verdauungssäften und dessen Transport durch den Gastrointestinaltrakt (GIT). Dieser Transport wird durch verschiedene **Darmbewegungstypen** – rhythmische Kontraktionen und Relaxationen verschiedenartiger Muskelzellen (Myozyten) – erreicht:

- die Eigenbeweglichkeit der Zotten (Aktivität der einzelnen glatten Muskelzellen), die für den Kontakt des Speisebreis mit den Epithelzellen sorgt,
- das Pendeln (Aktivität der Längsmuskulatur), wodurch der Darminhalt vermischt wird,
- die Segmentation (Aktivität der Ringmuskulatur), die ebenfalls eine Durchmischung des Darminhaltes zur Folge hat, sowie
- Peristaltik und Antiperistaltik (Aktivität der Ringmuskulatur), die insbesondere der Fortbewegung des Chymus im Darm dienen.

Biochemische Prozesse Durch **enzymatische** Hydrolyse der Makromoleküle werden die Nährstoffe in kleinste Bausteine zerlegt.

Steuerung

Der Verdauungsvorgang wird sowohl **nerval**, über den Nervus vagus X, der dem parasympathischen System angehört und damit cholinerg ist, als auch **hormonell** gesteuert. An der hormonellen Kontrolle sind beteiligt:

- Gastrin und Histamin als Aktivatoren der HCl-Sekretion,
- Sekretin, Glucose-abhängiges insulinotropes Peptid, Enteroglucagon, Somatostatin, Vasointestinales Polypeptid und Neurotensin als Inhibitoren der HCl-Sekretion,
- Gastrin, Motilin und Cholezystokinin sowie begrenzt auch Neurotensin als Aktivatoren der Magen-/Darmmotilität,
- Glucose-abhängiges insulinotropes Peptid, Enteroglucagon und Somatostatin als Inhibitoren der Magen-/Darmmotilität.

Eine Übersicht über die verschiedenen den Verdauungsvorgang steuernden Hormone gibt ◆ Tabelle 13-1.

Bezeichnung	Syntheseort	Wirkung
Gastrin	G-Zellen des Antrums/Duodenums	Magensaftsekretion ⇑ Magenmotilität ⇑
Histamin	H-Zellen des Antrums	Magensaftsekretion ⇑
Sekretin	K-Zellen des Antrums/Duodenums	Magensaftsekretion ⇓ Pankreassekretion (H_2O, HCO_3^-) ⇑
Glucose-abhängiges insulinotropes Peptid (GIP)	K-Zellen des Antrums/Duodenums	Insulinfreisetzung ⇑, ⇒ • Magensaftsekretion ⇓ • Magenmotilität ⇓
Motilin	MO-Zellen des Duodenums	Magenmotilität ⇑ Pepsinogensekretion ⇑
(Pankreozymin-)Cholezystokinin (CCK)	I-Zellen des Duodenums	Magenmotilität ⇑ Pankreassekretion (Enzyme) ⇑ Gallenblasenkontraktion ⇑
Enteroglucagon	A-Zellen des Magens, EG-Zellen des Duodenums	Magensaftsekretion ⇓ Magen-/Darmmotilität ⇓
Somatostatin (SIH)	D-Zellen des Gastrointestinaltrakts	Gastrin-/Pepsinogensekretion ⇓, ⇒ • Magensaftsekretion ⇓ • Magenmotilität ⇓ Schleimproduktion im Magen ⇑
Vasointestinales Polypeptid (VIP)	D_1-Zellen des Gastrointestinaltrakts	Magensaftsekretion ⇓ Pankreassaftsekretion ⇑
Neurotensin	N-Zellen des Gastrointestinaltrakts	Magensaftsekretion ⇓ Magenentleerung ⇓

Tab. 13-1: Übersicht über die am Verdauungsvorgang beteiligten Hormone
⇑ steht für aktivierende, ⇓ für inhibierende Wirkung

Ablauf

Mundhöhle (Os) In der Mundhöhle wird die Nahrung durch Kauen zerkleinert. Speichel wird abgesondert, das darin enthaltene Mucin dient der Einspeichelung fester Nahrung. Durch die zunehmende Erwärmung des Nahrungsbreis werden Fette verflüssigt. Die gustatorische Empfindung bestimmt den Genusswert der Speise. Die Stärkeverdauung beginnt bereits in der Mundhöhle.

- Sezernierte Enzyme:
  α-Amylase (Ptyalin), die die Hydrolyse von Stärke zu Dextrinen und Maltose katalysiert
  Zungengrundlipase, mit deren Hilfe im Magen Neutralfette zu Mono- und Diglyceriden hydrolysiert werden
  Lysozym, das bakterizid wirkt
- Sekretmenge: 1,0–1,5 l/d
- pH-Wert: 7,0–7,2 (neutral)

Rachen (Pharynx) Hier wird der Schluckreflex ausgelöst (Nahrungs- und Atemweg kreuzen sich).

Speiseröhre (Oesophagus) Durch die Speiseröhre werden die Bissen innerhalb von 10 Sekunden magenwärts bewegt (bei Erbrechen retrograd).

Magen (Gaster/Ventriculus) Hier wird der Magensaft gebildet. Die Nebenzellen produzieren Mucin, welches dem Schutz der Magenwand vor Selbstverdauung dient, die Belegzellen geben den Vitamin-B$_{12}$-bindenden *intrinsic factor* und HCl ans Lumen ab. Die Salzsäure schafft ein saures Milieu, in dem Pepsinogen zu Pepsin aktiviert wird, und das – durch Proteindenaturierung – bakteriostatisch/bakterizid wirkt. Im Magen beginnen Protein- und Fettverdauung (vgl. Zungengrundlipase).

- Sezernierte Enzyme:
  Pepsinogen, das in den Hauptzellen synthetisiert wird und in aktiver Form die Hydrolyse von Proteinen zu Polypeptiden katalysiert
  Magenlipase, die allerdings nur in sehr geringen Mengen gebildet wird
- Sekretmenge: 1,5–2,5 l/d
- pH-Wert: 1,0–1,5 (sehr sauer)
- Passagezeit: 1–3 h

Leber (Hepar) Eine Aufgabe dieses Organs ist es, Gallenflüssigkeit in den oberen Dünndarm abzusondern. Bestandteile dieses Sekrets sind die Salze der Gallensäuren, Cholesterin und Lecithin. Es dient der Neutralisierung des Chymus, der Emulgierung der Nahrungsfette (durch Herabsetzung der Oberflächenspannung zwischen lipo- und hydrophiler Phase) und der Bildung von Micellen mit den Fetten.

- Sekretmenge: 0,5–1,0 l/d
- pH-Wert: 6,9–8,6 (neutral bis alkalisch)

Bauchspeicheldrüse (Pankreas) Die endokrine Funktion der Bauchspeicheldrüse ist die Synthese von Insulin und Glucagon, die für die Homöostase des Blutzuckerspiegels benötigt werden. Ihre exokrine Funktion ist die Absonderung des Pankreassekretes in den oberen Dünndarm. Bestandteile dieses sog. Bauchspeichels sind H$_2$O, HCO$_3^-$, Elektrolyte, organische Verbindungen und Enzyme. Der Bauchspeichel neutralisiert den Chymus und ermöglicht die Fortsetzung der enzymatischen Hydrolyse von Kohlenhydraten, Proteinen und Fetten sowie die Einleitung der Verdauung der Nucleinsäuren.

- Sezernierte Enzyme:
  Glucosidase: α-Amylase, die die Hydrolyse von Stärke zu Dextrinen und Maltose katalysiert
  Proteasen: Chymotrypsinogen und Trypsinogen, die in aktivierter Form die Hydrolyse von Proteinen zu Polypeptiden katalysieren; Carboxypeptidasen, unter deren Einwirkung Aminosäuren vom COO$^-$-Ende der Peptide her gespalten werden (C-terminale Orientierung)
  Esterasen: Pankreaslipase (+ Colipase), die die Hydrolyse der Triglyceride über Diglyceride zu Monoglyceriden sowie Glycerol und freien Fettsäuren katalysiert; Phospholipasen (z.B. Lecithinase); Cholesterinesterase; Nucleasen, unter deren Einwirkung Nucleinsäuren zu Oligo- und Mononucleotiden hydrolysiert werden.
- Sekretmenge: 1 l/d
- pH-Wert: 7,0–8,0 (neutral bis schwach alkalisch)

Dünndarm (Intestinum tenue mit Duodenum, Jejunum und Ileum) In den drei Dünndarmabschnitten wird der Chymus weiter durchmischt und transportiert. Der in den sezernierenden Epithelzellen gebildete Dünndarmsaft enthält die Enteropeptidase (Enterokinase), die Trypsinogen durch Umwandlung in Trypsin aktiviert. Mit Hilfe von Enzymen, die so im Bürstensaum (Mikrovilli) verankert sind, dass sie ins Lumen ragen, werden alle verbliebenen, digestiblen Nährstoffbruchstücke zu absorbierbaren Endstufen hydrolysiert und in die Enterozyten aufgenommen.

- Membranständige Enzyme:
  Oligo-1,6-α-Glucosidase, Maltase, Saccharase, Lactase; Carboxypeptidasen, Aminopeptidasen, Di- und Tripeptidasen; Nucleotidasen, Nucleosidasen u.a.
- Sekretmenge: 2–3 l/d
- pH-Wert: 7,0–8,0 (neutral bis schwach alkalisch)
- Passagezeit: 7–9 h

Dickdarm (Intestinum crassum/Colon mit Colon ascendens, transversum, descendens, sigmoideum und rectum) Aufgabe des Dickdarms ist die Reabsorption von Wasser und Elektrolyten. Er ist mit Bakterien besiedelt, die u.a. Gärungsprozesse (bei Kohlenhydraten) und Fäulnisprozesse (bei Proteinen) bewirken.

- Passagezeit: 25–30 h in den ersten vier Abschnitten, 30–120 h im Rectum.

Absorption

Transportwege Die Absorption erfolgt entweder parazellulär (interzellulär), d.h. durch die Zwischenzellspalten der Dünndarmmukosa, oder transzellulär, d.h. durch die Enterozyten (Epithelzellen) hindurch.

Passive Mechanismen Für den Stofftransfer ist keine Energie erforderlich.
- **Einfache Diffusion** verläuft entlang einem Konzentrationsgradienten vom Ausgangsort höherer Konzentration zum Zielort niedrigerer Konzentration.
- **Erleichterte Diffusion** ist ein durch einen membranständigen Carrier vermittelter „bergab"-Transport.

Aktive Mechanismen Die Stofftransporte in die Enterozyten sind energieabhängig.
- **Primär-aktiv** ist ein Pumpmechanismus gegen ein Konzentrationsgefälle, der an die Hydrolyse von ATP (mit Hilfe einer ATPase) gekoppelt ist.
- **Sekundär-aktiv** nennt man den „bergauf"-Transport mittels eines Carriers (z.B. Na^+), dessen Konzentration im Ausgangskompartiment durch einen primär-aktiven Transportvorgang hoch gehalten wird. Beim **Symport** (Cotransport) werden Substanz (z.B. Glucose) und Carrier (z.B. Na^+) in dieselbe Richtung geschleust, beim **Antiport** (Counterport) werden Substanz (z.B. Glucose) und Carrier (z.B. H^+) in entgegengesetzter Richtung transferiert.
- **Zytosen** gehen einher mit der Bildung von membranumschlossenen Vesikeln durch Abschnürungen bzw. Einstülpungen. **Endozytose** läuft entweder ohne oder mit Beteiligung eines Rezeptors ab (Pinozytose oder rezeptorvermittelte Endozytose). Bei der Pinozytose handelt es sich um eine unspezifische Aufnahme von Extrazellularpartikeln in die Zelle, bei der rezeptorvermittelten Endozytose um eine selektive Aufnahme von Makromolekülen (z.B. von Immunglobulinen). **Exozytose** bedeutet Ausschleusung größerer Moleküle aus der Zelle (z.B. an der Basalmembran der Enterozyten). **Transzytose** dient der Durchschleusung von Makromolekülen ohne metabolische Veränderungen.

Hauptnährstoffe Ihre Spaltprodukte gelangen nach der Absorption in den Blutkreislauf.
- **Proteine:** Absorbiert werden freie Aminosäuren, Di- und Tripeptide sowie Immunglobuline, und zwar zu ca. 90% im proximalen Jejunum und zu 10% im Ileum. Sie gelangen über die Pfortader zur Leber.
- **Lipide:** Absorbiert werden freie Fettsäuren (50–60% der Fettfraktion), Mono- und Diglyceride sowie Glycerol, und zwar zu ca. 5% im Magen und zu 95% im Dünndarm (kurz- und mittelkettige Fettsäuren proximal, langkettige distal). Glycerol sowie kurz- und mittelkettige Fettsäuren werden über die Pfortader zur Leber transportiert. Langkettige Fettsäuren werden in den Mukosazellen mit Mono- und Diglyceriden reverestert und die entstehenden Triglyceride in Chylomikronen eingebaut. Diese Lipoproteine gelangen über die Lymphe (Ductus thoracicus = Milchbrustgang) in die Blutzirkulation (linker Venenwinkel → Vena cava).
- **Kohlenhydrate:** Absorbiert werden Monosaccharide, in geringen Mengen auch Di- und Oligosaccharide, die im Dünndarmlumen mit Hilfe von α-Amylasen der Speicheldrüsen und des Pankreas bzw. apikal in den Enterozyten lokalisierten Disaccharidasen durch Hydrolyse aus Polysacchariden bzw. Disacchariden entstehen. **Glucose und Galactose** werden aktiv mittels Na^+-Cotransport (Symporter SGLT1 und SGLT2) an der Bürstensaummembran des Duodenums und Jejunums absorbiert. Die Abgabe an die Pfortader erfolgt passiv unter Beteiligung des basolateral in den Endothelzellen gelegenen Uniporters GLUT2. Die Absorptionsrate liegt bei 100%. Die Aufnahme von **Fructose** in die Enterozyten erfolgt hauptsächlich durch erleichterte Diffusion mit Hilfe des apikalen GLUT5-Transporters. In Anwesenheit von Glucose oder Galactose wird Fructose zusätzlich durch einfache Diffusion absorbiert. Bei dem GLUT5-Transporter handelt es sich um einen Uniporter, der die Fructoseaufnahme in Abhängigkeit vom Substratgradienten steuert und die Absorptionskapazität begrenzt. Durch Anwesenheit von Sorbit wird diese weiter herabgesetzt. Via GLUT2-Uniporter gelangt die Fructose in die Pfortader. Pro Stunde können maximal 35–50 g Fructose absorbiert werden. Zur Verstoffwechselung der Fructose stehen – neben dem Einbau in Triglyceride (VLDL) – zwei Wege zur Verfügung: 1. hepatisch die (limitierte) Umwandlung von Fructose mittels spezifischer Fructokinase in Fructose-1-phosphat, woran sich eine Aldolase-Reaktion anschließt, deren Produkte D-Glycerinaldehyd und Dihydroxyacetonphosphat sind, die in die Glykolyse eingeschleust werden (Hauptanteil); 2. extrahepatisch die Hexokinasereaktion, wodurch Fructose in Fructose-6-phosphat überführt wird, welches über Glucose-6-phosphat in Glucose umgewandelt wird (von geringerer Bedeutung).

Nährstoffverdaulichkeit

Der Begriff Verdaulichkeit quantifiziert die Aufschließbarkeit der Nahrungsbestandteile zu Nährstoffen, die dem Chymus während der Magen-Darm-Passage entzogen werden. Die Ermittlung der Verdaulichkeit erfolgt in so genannten Verdauungsversuchen (z.B. Stoffwechselversuch, Indikatormethode). Ziel ist eine Bewertung der Nahrung insbesondere hinsichtlich der Verfügbarkeit von Energie, Eiweiß und Mineralstoffen.

Scheinbare Verdaulichkeit (Verdaulichkeit, scheinbare Absorption) Sie wird berechnet mit der Formel

$$\text{Scheinbare Verdaulichkeit} = \frac{I - F}{I} = \frac{I - (F_i + F_e)}{I} = \frac{I - F_i - F_e}{I}$$

Nährstoffverdaulichkeit

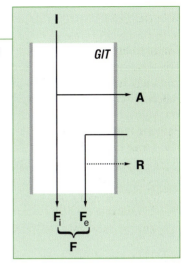

Abb. 13-1: Schematische Darstellung der in die Berechnung der Nährstoffverdaulichkeit eingehenden Größen
(I) ist die mit der Nahrung aufgenommene Nährstoffmenge (Input), (A) die gesamte aus der Nahrung absorbierte Nährstoffmenge, (F_i) die in den Fäzes erscheinende Nährstoffmenge aus der Nahrung, (F_e) die in den Fäzes erscheinende Nährstoffmenge endogener Herkunft (endogene Quote) und (F) die Summe aus F_i und F_e, also die in den Fäzes ausgeschiedene Gesamtmenge des Nährstoffs. Die reabsorbierte Teilmenge (R) wurde in den Gleichungen vernachlässigt.

I steht dabei für die mit der Nahrung aufgenommene Nährstoffmenge und F für die in den Fäzes ausgeschiedene Gesamtmenge an Nährstoffen. F setzt sich aus Nährstoffen exogener (F_i) und solchen endogener (F_e) Herkunft zusammen. Man spricht von der „scheinbar" verdaulichen Menge, weil die Kotbestandteile endogener Herkunft in die Gleichung einfließen, Nährstoffe also, die bereits absorbiert und umgesetzt waren.

Wahre Verdaulichkeit (Absorbierbarkeit, wahre Absorption) Die „wahre" verdaute Menge ergibt sich, wenn die in den Fäzes insgesamt ausgeschiedene Nährstoffmenge um die endogene Quote (F_e) korrigiert wird. Das erlaubt eine exaktere Bewertung der Lebensmittel. Die Formel zur Berechnung lautet

$$\text{Wahre Verdaulichkeit} = \frac{I - (F - F_e)}{I} = \frac{I - F_i}{I} = \frac{A}{I}$$

A ist die gesamte aus der Nahrung absorbierte Nährstoffmenge. ◆ Abbildung 13-1 zeigt schematisch die Zusammenhänge zwischen den genannten Verdaulichkeits-Größen (*s. a. Rechenbeispiel unter Klausurfragen im Anhang*). Die wahre Absorption liegt höher als die scheinbare Absorption, entsprechend der Teilmenge an Nährstoffen im Stuhl, die aus körpereigenen Strukturen stammt (z.B. nicht reabsorbiertes Calcium aus den Knochen, Proteinstrukturen der Verdauungsenzyme). Stammt ein Nährstoff im Stuhl jedoch ausschließlich aus der Nahrung (z.B. Stärke), so stimmen wahre und scheinbare Verdaulichkeit überein.

Einflussgrößen Die Verdaulichkeit bzw. Absorption wird beeinflusst durch Faktoren wie
- Spezies: Monogaster können Cellulose nur in dem Umfang verwerten, wie sie von der Darmflora „vorverdaut" wird.
- Alter: Die Lactoseverdaulichkeit sinkt nach dem Abstillen, weil die Aktivität der Lactase im Dünndarm abnimmt.
- Zugehörigkeit zu einer ethnischen Gruppe: Bei 90% aller Asiaten und Afrikaner geht die Milchverträglichkeit (Lactosetoleranz) nach der Stillperiode auf etwa eine Tasse pro Tag zurück.
- Verzehrsmenge: Schubweises Angebot großer Nahrungsmengen verkürzt die Transitzeit durch den GIT und damit die Ausnutzung der zugeführten Nährstoffe. Aufgrund der portionierten Magenentleerung ist das Verdauungsvermögen im Allgemeinen jedoch sehr hoch (bei Erwachsenen liegt die obere Grenze für Eiweiß bei etwa 600 g/d).
- Nahrungszusammensetzung: Von Gerüstsubstanzen eingeschlossene Nährstoffe können im Dünndarm nicht verdaut werden.
- Verarbeitung und Zubereitung der Nahrung: Die Stärkekörner roher Kartoffeln sind schwer verdaulich. Protease-Inhibitoren und Lektine (Hämagglutinine in Hülsenfrüchten) müssen durch Erhitzung inaktiviert werden. Die Maillard-Reaktion (nicht-enzymatische Bräunungsreaktion) macht Lysin für die Absorption unzugänglich, indem die ε-Aminogruppe der Aminosäure durch einen reduzierenden Zucker blockiert wird.
- Erkrankungen: **Maldigestion** bedeutet gestörte Verdauung aufgrund unzureichender Einwirkung der Dünndarmsekrete auf die Nahrung, z.B. wegen fehlender Gallensäuren. **Malabsorption** nennt man die Störung der Absorption der Nährstoffe, z.B. aufgrund von Translokatordefekten für bestimmte Aminosäuren oder durch Atrophie der Darmzotten.

Fäzesbestandteile Hierzu zählen
- aus der Nahrung stammende Fäzesbestandteile (F_i), d.h. unverdauliche Stoffe (z.B. Lignin), der Verdauung entgangene verdauliche Stoffe (z.B. Maisstärke) und verdaute, aber nicht absorbierte Stoffe (z.B. Calciumstearat, Eisenphytat);
- aus dem Organismus stammende Fäzesbestandteile (F_e), d.h. Sekrete des Verdauungskanals (z.B. Enzymreste, Mucine, nicht reabsorbierte Mineralstoffe) und abgeschilferte (desquamierte) Epithelzellen aus der kontinuierlichen Erneuerung der Schleimhäute („Zellmauserung");
- Bakterien und Protozoen sowie die Produkte ihrer Tätigkeit. Diese Mikroorganismen assimilieren Substanzen exo- und endogener Herkunft oder setzen sie in andere Produkte um.

Körperzusammensetzung

Grundlagen

Die durchschnittliche Zusammensetzung des Körpers kann auf mehrere Arten betrachtet werden: funktionell, biochemisch oder anatomisch. Bei der funktionellen Betrachtungsweise erfolgt die Gliederung nach Funktionseinheiten (◆ Tabelle 13-2).

	Funktion	Masseanteil [%]
Zellmasse	Stoffwechselaktive Gewebe	55
Extrazelluläre Gewebe	Ver- und entsorgende Gewebe	30
Depotfett	Energiespeicher	15

Tab. 13-2: Gliederung der Körperzusammensetzung nach Funktionseinheiten

Unter biochemischen Gesichtspunkten gliedert man die Körperzusammensetzung nach Stoffklassen (◆Tabelle 13-3), unter anatomischen Gesichtspunkten nach Gewebetypen (◆Tabelle 13-4).

Stoffklasse	Körperzusammensetzung [%]	
	Erwachsener	Säugling
Wasser	62	74
Eiweiß	16	11
Fett	15	11
Glycogen	1	1
Asche	6	3

Tab. 13-3: Gliederung der Körperzusammensetzung nach Stoffklassen

Gewebetyp	Referenzmann		Referenzfrau	
	[%]	[kg]	[%]	[kg]
Gesamtfett	15	10,5	25	14,2
- essenzielles Fett[1]	3	2,1	3	1,7
- Speicher-Fett[2]	12	8,4	7 + 15	12,5
Muskeln	45	31,4	38	21,5
Knochen	15	10,5	12	6,8
Rest (Organe, Haut)	25	17,6	25	14,2

Tab. 13-4: Gliederung der Körperzusammensetzung nach Gewebetypen (nach BEHNKE)
Referenzmann und Referenzfrau sind folgendermaßen definiert: der Referenzmann ist 20–24 Jahre alt, 170 cm groß und 70 kg schwer; die Referenzfrau ist 20–24 Jahre alt, 163 cm groß und 56,7 kg schwer.

[1] Das essenzielle Fett liegt membrangebunden vor in Muskeln (37 %), Knochen (14 %), Rückenmark (4–7 %), Knochenmark, ZNS, Herz, Lunge, Leber, Nieren, Milz und Darm.
[2] Das Speicher-Fett umfasst das Fettgewebe zum Organschutz und das subkutane Fett (durchschnittlich 12–15 %) sowie bei Frauen zusätzlich das geschlechtsspezifische Fett in Brüsten und Genitalorganen (durchschnittlich 7 %).

***Fat free mass* (FFM, fettfreie Körpermasse)** Unter fettfreier Masse versteht man die Körpermasse abzüglich des insgesamt extrahierbaren Fettes, eine Größe, die nur in vitro bestimmt werden kann. Die FFM umfasst die beiden Kompartimente wässrige Phase und fettfreie Festmasse, wobei letztere weiter unterteilt werden kann in Eiweiß, Kohlenhydrate und Asche (Knochen- und Zellminerale).

***Lean body mass* (LBM, Magermasse)** Die Magermasse unterscheidet sich insofern von der fettfreien Masse, als sie zusätzlich 3 % essenzielles, membrangebundenes Fett beinhaltet. Die LBM ergibt sich aus der Differenz von Körpergewicht und ermittelter Körperfettmasse (Speicherfett).

Veränderungen der Körperzusammensetzung bzw. der Proportion zwischen fettfreier und fetthaltiger Komponente können auftreten als Folge von

- unbilanzierter Energiezufuhr: Überernährung führt zur Auffüllung und Vermehrung der Adipozyten (bis zu 70 % des Körpergewichts), während Unterernährung den Verlust von Depotfett und intrazellulärer Flüssigkeit bewirkt;
- Krankheiten: somatische Erkrankungen können eine Gewichtszunahme (z.B. bei Hypothyreose oder Niereninsuffizienz) oder eine Gewichtsabnahme (z.B. bei Hyperthyreose oder Krebs) hervorrufen. Psychosomatische Krankheiten können ebenso eine Gewichtszunahme (z.B. bei Binge Eating Disorder) oder eine Gewichtsabnahme (z.B. bei Anorexie) zur Folge haben.

Methoden zur Bestimmung des Körperfettgehaltes

Dichtebestimmung Hierbei wird mit Hilfe einer hydrostatischen Waage wiederholt die Körpermasse unter Wasser gemessen, und aus den erhaltenen Werten die Körperdichte rho (ρ_K) berechnet (vereinfacht):

$$\rho_K = \frac{\text{Körpermasse in Luft [kg]}}{\text{Körpervolumen [dm}^3\text{]}} = \frac{\text{Körpermasse in Luft}}{\text{Masseverlust in Wasser}}$$

$$= \frac{\text{Masse in Luft}}{\text{Masse in Luft} - \text{Masse in Wasser}}$$

($\rho_{FFM} = 1,1$ g/cm^3; $\rho_{Fett} = 0,9$ g/cm^3)

Aus der Körperdichte kann dann der Körperfettanteil errechnet werden:

$$\% \text{ Fett} = \frac{495}{\rho_K} - 450$$

Vorteil: Die Methode zeichnet sich durch hohe Präzision aus.

Nachteile: Für Knochen und Muskeln müssen konstante Dichten angenommen werden (Zwei-Komponenten-Modell: fettfrei – fetthaltig). Daher liefert die Methode nur bei jungen Erwachsenen valide Werte. Sie ist außerdem sehr aufwändig.

Bioelektrische Impedanzmessung (*bioelectric impedance assay, BIA*) Bei diesem Verfahren wird der Widerstand gegen ein elektrisches Signal in Form der Resistanz oder Impedanz gemessen (s.u.). Zu diesem Zweck werden Elektroden an Hand und Fuß angelegt und mit einem Gerät zur bioelektrischen Impedanzmessung verbunden. Die erhaltenen Werte werden automatisch in Körperdichte und Körperfettanteil umgerechnet.

Grundlagen des BIA: Die Impedanz, der so genannte Scheinwiderstand, entspricht vereinfacht der Summe aus Resistanz und dem Kehrwert von Reaktanz. Die Resistanz ist direkt proportional zum Fettgehalt des Körpers, denn je fetthaltiger bzw. wasserärmer ein Kompartiment ist, umso geringer ist sein Elektrolytgehalt und umso schlechter daher die Leitung eines elektrischen Signals durch es hindurch, d.h. umso größer ist der Widerstand. Die Reaktanz ist umgekehrt proportional zur Fettmasse, da sie mit der Menge stabiler (Muskel-)Zellmembranen und daher mit der Leitfähigkeit korreliert.

Vorteil: Es handelt sich um eine schnell und einfach zu handhabende Methode.
Nachteil: Das Messergebnis wird durch Körperwassergehalt und Hauttemperatur beeinflusst (zu hohe Fettgehaltswerte im Fall von Hyperhydratation und Kühle, zu niedrige im Fall von Dehydratation und Wärme).

Verdünnungsmethoden Mit Hilfe von Markersubstanzen wie D_2O, THO oder $H_2^{18}O$ (früher auch Antipyrin, Harnstoff und Ethanol) wird das Gesamtkörperwasser bestimmt. Zu diesem Zweck verabreicht man eine bestimmte Menge des Markers oral oder intravenös und bestimmt seine Konzentration im Blutserum, nachdem der Austausch zwischen den verschiedenen Körperflüssigkeiten erfolgt ist (Verdünnungsprinzip). Der Quotient aus verabfolgter Menge und gemessener Serumkonzentration der Markersubstanz ergibt das Gesamtkörperwasservolumen. Aus diesem Wert kann die LBM abgeleitet werden, da bekannt ist, dass diese zu rund 73% aus Wasser besteht. Der Körperfettgehalt ist dann die Differenz zwischen Körpergewicht und LBM.

Vorteil: Das Verfahren ist mit relativ wenig Aufwand verbunden.
Nachteile: Bei Verwendung von Deuterium (D = ^2H) und Tritium (T = ^3H) wird der Fettanteil überschätzt. Einige der Markersubstanzen sind radioaktiv.

^{40}Kalium-Zählung Diese Methode quantifiziert das im Körper natürlicherweise vorkommende Isotop ^{40}Kalium mit Hilfe eines Ganzkörperscintillationszählers. Aus dem ermittelten Wert kann der Gesamtkaliumgehalt des Körpers berechnet werden, denn der Anteil an ^{40}Kalium daran beträgt bekanntermaßen 0,012%. Aus diesem Ergebnis wiederum lässt sich die LBM berechnen, da ihr Kaliumgehalt relativ konstant ist. Körpergewicht minus LBM ergibt das Körperfett.

Vorteil: Das Verfahren liefert genaue, gut reproduzierbare Werte.
Nachteile: Das Gerät ist teuer, Kalibrierung ist notwendig, und die LBM wird im Fall eines Kaliummangels unterschätzt.

Anthropometrische Methoden Grundlage der Messungen ist die Annahme, dass das subkutane Fett 50% des gesamten Körperfettgehaltes ausmacht. Interindividuelle Variationen dieses Verhältnisses werden nicht berücksichtigt.

- Mit Hilfe eines Calipers („Unterhautfettgewebe-Zange") wird die Hautfaltendicke mehrmals an verschiedenen Körperstellen (subscapulär, suprailliacal, abdominal, an Biceps, Triceps und Oberschenkel) gemessen. Der Quotient aus der Summe aller Messwerte und der Anzahl untersuchter Körperstellen ergibt die Summe der Mittelwerte jeder einzelnen Körperstelle. Der entsprechende Körperfettanteil kann aus Tabellen abgelesen und in die Fettmasse umgerechnet werden.

  Vorteil: Der Aufwand ist gering.
  Nachteile: Die Werte weichen um ± 3–5% von den Ergebnissen der Unterwasserwiegemethode ab und lassen sich schlecht reproduzieren. Die Anwendung dieser Methode ist nur bei androider Fettsucht sinnvoll.

- Mit einem Maßband werden drei vorgegebene Umfänge gemessen, und zwar in Abhängigkeit von Alter und Geschlecht an unterschiedlichen Körperstellen (Bauch, Gesäß, Oberschenkel, Oberarm, Unterarm, Wade). Anschließend werden aus vier verschiedenen spezifischen Tabellen (für Männer und Frauen zwischen 18 und 26 Jahren bzw. zwischen 27 und 50 Jahren) den drei Messwerten zugeordnete Zahlen A, B und C abgelesen. Der Körperfettanteil ergibt sich aus der Gleichung

$$\% \text{ Fett} = A + B - C - K$$

Die Konstante K gibt die Gruppeneinteilung wieder. Für K gibt es dementsprechend vier verschiedene Werte. Aus dem relativen Körperfettgehalt lässt sich der absolute durch Multiplikation mit der Körpermasse ermitteln.

Vorteil: Die Durchführung ist einfach und kostengünstig. Aus diesem Grund wird die Methode bei Feldstudien eingesetzt.

13 Physiologie

Nachteile: Die Werte weichen um ±2–4% von den Resultaten der Unterwasserwiegemethode ab. Bei trainierten (muskulösen) Personen wird das Körperfett überschätzt.

Zur Ermittlung der **Fettgewebeverteilung** kann die *waist-to-hip-ratio*, d.h. der Quotient aus den Umfängen von Taille und Hüfte, berechnet werden. Das gebildete Verhältnis ist ein einfacher und zuverlässiger Parameter zur Charakterisierung der Art der Fettleibigkeit. Androide Fettsucht liegt vor, wenn der Quotient beim Mann über 1,0 und bei der Frau über 0,8 liegt, gynoide Fettsucht, wenn er unterhalb liegt.

In neuerer Zeit wird allein der Taillenumfang als Maß für das Fettverteilungsmuster (abdominelle Fettdepots) und damit für das kardiovaskuläre und metabolische Risiko herangezogen. Bei einem Taillenumfang von > 94 cm (Männer) bzw. > 80 cm (Frauen) ist das Erkrankungsrisiko erhöht, bei > 102 cm (Männer) bzw. > 88 cm (Frauen) sogar deutlich erhöht.

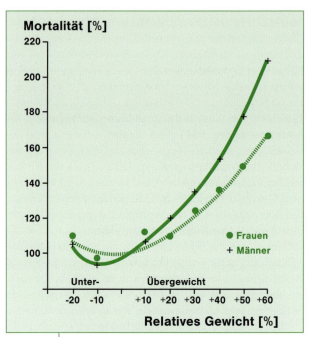

Abb. 13-2: Abhängigkeit der relativen Mortalität vom relativen Körpergewicht
Die Gruppe der Probanden mit Untergewicht in dieser Studie bestand zu einem großen Teil aus Rauchern, sodass die ermittelte höhere Sterblichkeit vermutlich eher auf den schädlichen Einfluss des Rauchens als auf das Untergewicht an sich zurückzuführen ist. [Nach R. Großklaus, Ernährungs Umschau 7, S. 277, 1990]

Körpergewicht

Langfristige Änderungen der Körpermasse korrelieren sehr gut mit Schwankungen der Fettmasse. Andere mögliche Einflussgrößen sind Veränderungen der Muskelmasse oder Wasseransammlungen. Kurzfristige Schwankungen spiegeln meist Veränderungen im Wasserbestand wider.

Gewichtszunahme, resultierend aus übermäßigem Fettansatz, beeinträchtigt die Gesundheit. Die Lebenserwartung wird herabgesetzt durch Begünstigung von Herz-Kreislauf-Erkrankungen wie koronare Herzkrankheit und Schlaganfall, unabhängig von anderen Risikofaktoren wie Alter, Stress, Hyperhomocysteinämie, Zigarettenrauchen und Alkoholmissbrauch. Von diesem Effekt sind Männer stärker betroffen als Frauen (◆ Abbildung 13-2).

Darüber hinaus ist Übergewicht der bedeutsamste Wegbereiter von „Zivilisationskrankheiten" wie erhöhten Blutfettwerten, Bluthochdruck, Diabetes mellitus und Gicht, die ihrerseits das Risiko für Herz-Kreislauf-Erkrankungen erhöhen (vgl. Metabolisches Syndrom, S. 198 f.).

Körpergewicht und/oder Lebenserwartung werden von mehreren Variablen beeinflusst:

- **Alter:** Mit zunehmendem Alter verändert sich die Zusammensetzung von Knochen und Gelenken, und der Muskelanteil geht zu Gunsten des Fettgewebes um ca. 9% zurück. Die Körpermasse mit der statistisch geringsten Mortalität wird höher angesetzt.
- **Geschlecht:** Der Fettanteil im Körper der Frau liegt von Natur aus höher als beim Mann, sodass Frauen eine größere Toleranzbreite für Übergewicht haben. Das heißt, die Mortalität liegt bei gleichem relativen Übergewicht auf einem niedrigeren Niveau.
- **Körpergröße:** Mit zunehmender Größe steigt der Anteil an LBM (Knochen und Muskeln sind schwerer als Fettgewebe), sodass ein höheres Gewicht schneller erreicht, aber auch unbedenklicher ist.
- **Veranlagung:** Gene beeinflussen die Neigung zu Körperfülle.
- **Fettgewebeverteilung:** Beim androiden Typ („Apfel-Typ"), bei dem das Fettgewebe insbesondere in der Bauchregion platziert ist (sog. abdominelles Fett, das sich aus subkutanem und viszeralem Anteil zusammensetzt, wobei letzterer pathophysiologisch wirksam ist), sind sowohl das Risiko für Herzinfarkt und Schlaganfall, als auch die Häufigkeit von Diabetes mellitus, Hypertonie und Gicht höher als beim gynoiden Typ („Birnen-Typ"), bei dem das Fettgewebe vorwiegend an Oberschenkeln und Hüften lokalisiert ist.
- **Energiebilanz:** Gewichtszu- und -abnahmen führen sowohl bei Frauen als auch bei Männern zu entsprechenden Änderungen des Mortalitätsrisikos.
- **Körperliche Leistungsfähigkeit:** Mit steigendem Trainiertheitsgrad sinkt die Mortalität sowohl bei normal- als auch bei übergewichtigen Frauen und Männern.
- **Geringfügiges Untergewicht** (5–10%) beeinflusst die Lebenserwartung positiv, wogegen starkes Untergewicht (> 50%) den Tod bedeutet.

Anthropometrische Erfassung von Über- und Untergewicht

Körpergewichtsstandards Das Gewicht einer Person kann mit Körpergewichtsstandards verglichen werden, d.h., man bestimmt das prozentuale Verhältnis des derzeitigen Gewichts zu einem Referenzgewicht, z.B. dem *Metropolitan relative weight*.

Relatives Körpergewicht Die Körpermasse wird auf die Körpergröße bezogen.
- Das BROCA-Sollgewicht wird wie folgt berechnet:

$$\text{Sollgewicht nach BROCA [kg]} = \text{Größe [cm]} - 100$$

In der Praxis wird das BROCA-Sollgewicht als Normalgewicht bezeichnet. Hieraus kann das Idealgewicht, welches aufgrund epidemiologischer Erhebungen als das Gewicht mit der längsten Lebensdauer gilt, abgeleitet werden, indem bei Männern 5–10 % und bei Frauen 10–15 % subtrahiert werden. Bestimmung und Berechnung des Sollgewichts sind einfach. Von Nachteil ist, dass große Personen als untergewichtig eingestuft werden.
- Der BROCA-Index (Relativgewicht nach BROCA in %) ergibt sich aus der Gleichung

$$\text{BROCA-Index} = \frac{\text{Gewicht [kg]}}{\text{BROCA-Sollgewicht [kg]}}$$

Nachteilig ist in diesem Fall, dass kleine Personen als übergewichtig eingestuft werden.
- Der **Body Mass Index (BMI)** wird folgendermaßen berechnet:

$$\text{BMI} = \frac{\text{Gewicht [kg]}}{(\text{Größe [m]})^2}$$

wobei (Größe [m])² einen Näherungswert für die Körperoberfläche darstellt, die mit der Wäremeabgabe korreliert. Im Vergleich zu BROCA-Sollgewicht und BROCA-Index sind die BMI-Werte größenunabhängiger: das Normalgewicht wird für große Personen nicht zu hoch und für kleine Personen nicht zu niedrig angesetzt. Außerdem korrelieren die Werte besser mit Körperbau und Fettverteilung.

Nomogramme Zur leichteren Bestimmung des BMI sowie zur Festlegung eines Zielgewichts bzw. zur Klassifizierung des Übergewichts wurden Nomogramme entwickelt (◆Abbildung 13-3; Erläuterungen s. Abbildungslegende).

Normative Bewertung der Körpermasse

Es gibt keine allgemeingültigen Werte, d.h. die Quantifizierung ist aufgrund verschiedener Bezugstypen und methodischer Schwierigkeiten mehr oder weniger willkürlich. Die in ◆ Tabelle 13-5 angegebenen Zahlen gelten für einen 1,70 m großen Mann. Diese Körpergewichts-Einteilung nach Größe und Gewicht lässt unberücksichtigt, dass der BMI als Funktion des Alters ansteigt und dass neben der Menge an gespeichertem Fett auch dessen Verteilung die Lebenserwartung beeinflusst.

Um das mit Übergewicht einhergehende Gesundheitsrisiko besser beurteilen zu können, wird daher empfohlen, kombiniert BMI und Taillenumfang zu bestimmen.

Bei Kindern und Jugendlichen erfolgt die Bewertung nicht anhand starrer Grenzwerte, sondern mit Hilfe geschlechts- und altersspezifischer Referenzkurven. Ein BMI bzw. ein Taillenumfang oberhalb der 90. Perzentile wird dabei als Übergewicht, oberhalb der 97. Perzentile als Adipositas definiert (vgl. S. 32).

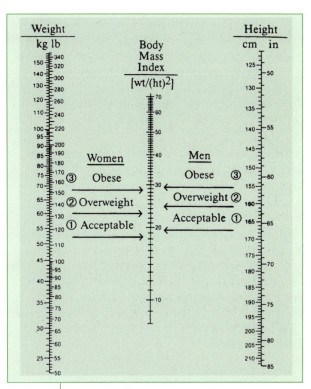

Abb. 13-3: Nomogramm zur Bestimmung von BMI und Bereich des prozentualen Übergewichts, basierend auf Gewichtstabellen der Metropolitan-Versicherungsgesellschaft (1959)
Zum Ablesen des BMI verbindet man mit einer geraden Linie das jeweilige Gewicht und die Körpergröße des Probanden. Der Schnittpunkt dieser Linie mit dem mittleren Maßstab ergibt den individuellen BMI-Wert. Wiegt beispielsweise eine 160 cm große Frau 80 kg, so ergibt sich für sie ein BMI von etwa 30. Dieser Wert liegt im Bereich von 40 % Übergewicht für Frauen. Für einen gleich großen und gleich schweren Mann dagegen liegt ein BMI von 30 noch im Bereich zwischen 20 und 40 % Übergewicht. Die Pfeile kennzeichnen die für Frauen bzw. Männer geltenden BMI-Werte für (1) wünschenswertes Gewicht, (2) 20 % Übergewicht, (3) 40 % Übergewicht. [Nach R. Großklaus, Ernährungs Umschau 7, S. 277, 1990]

	Broca-Gewicht [kg]	Broca-Index [%]	Body Mass Index BMI [kg/m²]	Summe Hautfaltendicke [mm]
Untergewicht	< 63 %	< 90	< 20	<100
Normalgewicht	63–70	90–100	20–25	100–110
Übergewicht:	> 70	> 100	> 25	> 110
• Präadipositas	70–84	100–120	25–30	110–130
• Adipositas	> 84	> 120	> 30	> 130
Grad I	84–98	120–140	30–35	130–150
Grad II	98–112	140–160	35–40	150–170
Grad III	> 112	> 160	> 40	> 170

Tab. 13-5: Normative Bewertung der Körpermasse eines 1,70 m großen Mannes, basierend auf verschiedenen anthropometrischen Methoden. In älterer Literatur wird Adipositas Grad III als Fettsucht bezeichnet.

Regulation von Hunger und Sättigung (Energiehomöostase)

Definitionen

Hunger, Appetit und Sättigung spielen eine zentrale Rolle in dem psychophysiologischen Prozess des Essens. Durch ihren Einfluss wird die Nahrungsaufnahme ausgelöst, aufrechterhalten und beendet. Zusätzlich wird die Wahl der Speisen beeinflusst.

Hunger meint das allgemeine, eher unspezifische Verlangen nach Nahrungsaufnahme. Es handelt sich um einen physiologischen Zustand, der mit einem unbehaglichen, oft schmerzhaften Gefühl einhergehen kann.

Appetit dagegen ist der Wunsch, spezielle Lebensmittel zu sich zu nehmen. Die Motivation ist lustvoll. Man spricht von einem zielgerichteten, psychologischen Zustand.

Sättigung schließlich beschreibt den Prozess der Beendigung einer Mahlzeit, der direkt durch die Nahrungsaufnahme ausgelöst wird. Der Zustand ist wiederum physiologisch, sodass auf eine weitere Differenzierung nach „Sättigungsqualitäten" verzichtet wird. Unter Sattheit versteht man den Zeitraum bis zum nächsten Hungergefühl.

Das Ausmaß der Nahrungszufuhr unterliegt der Steuerung durch den Willen. Wir können essen, wenn wir weder Hunger noch Appetit haben oder schon satt sind, ebenso wie wir auf das Essen verzichten können, auch wenn wir nicht gesättigt sind, sofern wir das Bedürfnis oder Lust dazu haben.

Regulation der Nahrungsaufnahme mit Hilfe der Sättigungskaskade

Die Regulation der Nahrungsaufnahme ist ein komplexes Geschehen (◆Abbildung 13-4), das noch nicht in allen Einzelheiten aufgeklärt ist. Der Prozess der Sättigung kann in drei Phasen eingeteilt werden: eine präingestionale (kurzfristig), eine postingestionale (mittelfristig) und eine postabsorptive (langfristig). Dieselben Mechanismen können auch an der Entstehung von Hunger bzw. Appetit beteiligt sein.

Präingestionale Mechanismen Sie sind entweder kognitiver oder sensorischer Art.
- Subjektive Vorstellungen können genügen, dass einem der Appetit vergeht. So vermag der Gedanke an „Kalorienbomben" das Essverhalten zu zügeln, der an unnatürliche Farben (z.B. grünes Fleisch) erzeugt Ablehnung. Andererseits kann z.B. das Warten auf den nächsten Gang Appetit aufkommen lassen (Desserteffekt).
- Es gibt angeborene Geschmacksaversionen (z.B. gegen Bitteres), die sättigend wirken. Stark parfümierte Speisen (z.B. mit Benzaldehydcyanhydrin) rufen Abneigung hervor. Die Schmackhaftigkeit ein und derselben Speise nimmt mit zunehmender Sättigung ab. Andererseits gibt es auch angeborene (z.B. für Süßes) und erlernte Geschmackspräferenzen sowie perinatale Prägungen.

Postingestionale Mechanismen beruhen auf mechanischen und chemischen Sättigungssignalen.
- Magendehnung und -verweildauer beeinflussen das Sättigungsempfinden. Das Fassungsvermögen des Magens ist die limitierende Größe für die Nahrungsaufnahme. Dehnungsreize werden von Mechanorezeptoren über afferente Vagusfasern zum Hirnstamm (Medulla oblongata) geleitet, von wo aus sie zu höheren Hirnzentren gelangen. Ein völlig leerer Magen löst durch Kontraktionen Schmerzempfindungen und Hunger aus. Durch die Magenmotorik werden die Nahrungsbestandteile dergestalt entmischt, dass die Fette oben verbleiben und den Magen zuletzt verlassen. Die Entleerungsgeschwindigkeit ist abhängig von der Art der Nährstoffe sowie von nervalen und humoralen Feed-back-Signalen.
- Die Verdauung der Nahrung in Magen und Dünndarm löst Sättigungssignale aus. Der Nervus vagus, der mit feinen Verästelungen den Verdauungskanal durchzieht, leitet Nervenimpulse an die Medulla ob-

longata weiter. Die Reizung des N. vagus kann direkt und indirekt erfolgen: direkt durch kurzkettige Fettsäuren und Glycerol, indirekt durch intestinale Hormone (Cholezystokinin, Glucagon-like peptide-1) und pankreatische Hormone (Glucagon, Insulin, Amylin), die als Reaktion auf Magensäure, Fettsäuren, Aminosäuren und Glucose sezerniert werden.

- Nach einer Mahlzeit sinkt die Ghrelin-Konzentration im Blut. Das Hormon Ghrelin, das von endokrinen Zellen des Magenfundus produziert wird, wirkt stimulierend auf die Nahrungsaufnahme.

Postabsorptive Mechanismen beziehen sich auf die Verstoffwechselung von Kohlenhydraten und Fetten.

- Die glucostatische Theorie besagt, dass eine Erhöhung der arteriovenösen Glucosekonzentration zur Sättigung beiträgt. Neurone, die die Glucosekonzentration messen können, so genannte Glucosensoren, wurden in der Medulla oblongata, im Hypothalamus und in der Leber nachgewiesen. Ein niedriger Glucosespiegel ist an der Entstehung von Hunger beteiligt.
- Die lipostatische Theorie geht davon aus, dass die Oxidation verzehrter Fettsäuren die Nahrungsaufnahme drosselt. Die hieran beteiligten Sensoren befinden sich teilweise direkt im Gehirn. Periphere Sensoren werden in Enterozyten und Hepatozyten vermutet.

Energiehomöostase Die langfristige Regulation des Körpergewichts im Sinn einer Oszillation um einen durch den Genotyp vorgegebenen und von Alter und Umweltfaktoren beeinflussten „settling point" geht auf die Wirkung von Adipositas-Signalen zurück, die mit der Größe der Energiereserven im Körper korrelieren und die vorgenannten Sättigungsmechanismen modulieren.

- Die Serumkonzentration von Leptin, einem Proteohormon, das von den Adipozyten gebildet und freigesetzt wird, ist porportional zur Fettgewebsmasse. Seine Bindung an hypothalamische OB-Rb-Rezeptoren stimuliert oder inhibiert die Ausschüttung verschiedener Neurohormone (Neuropeptide, s.u.). Bei Normalgewichtigen führt ein Anstieg der Leptinkonzentration zu einer Verzehrshemmung, während eine Abnahme der Konzentration Hungergefühle und eine Einschränkung des Stoffwechsels auslöst (inkl. Drosselung von Immun- und Fruchtbarkeitsfunktionen). Übergewichtige sind oft leptinresistent, d.h., trotz hoher Leptinspiegel im Blut kommt es nicht zu einer Reduktion der Nahrungsaufnahme.
- Neben Leptin werden auch Insulin und Amylin, welches gemeinsam mit Insulin von den β-Zellen des Pankreas sezerniert wird, als Adipositas-Signale diskutiert. Während Insulin als Sättigungshormon auf Neurone im Hypothalamus (Nucleus arcuatus, ARC) wirkt, hemmt Amylin die Nahrungsaufnahme über einen Effekt auf Neurone in der Medulla oblongata (Area postrema, AP). Darüber hinaus verstärkt Amylin die Wirkung von Leptin, wodurch die Leptinresistenz Übergewichtiger teilweise überwunden wird.

Einfluss des Zentralnervensystems auf die Nahrungsaufnahme

Orexisches Netzwerk des ZNS und Signalübertragung Die zentralnervöse Integration der Hunger- und Sättigungssignale erfolgt über ein weit verzweigtes neuronales Netzwerk mit Knoten in der Medulla oblongata, im Hypothalamus und im Telencephalon (◆Abbildung 13-4).

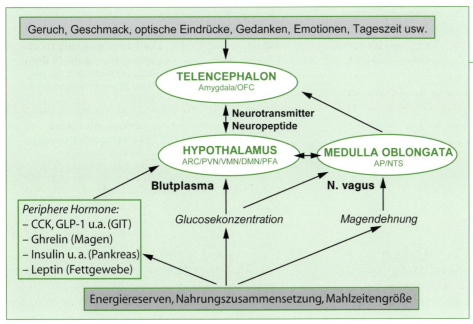

Abb. 13-4: Regulation der Nahrungsaufnahme (vereinfacht)
OFC = Orbitofrontaler Cortex,
ARC = Nucleus arcuatus,
PVN = Paraventrikulärer Nucleus,
LHA = Lateraler Nucleus,
VMN = Ventromedialer Nucleus,
DMN = Dorsomedialer Nucleus,
PFA = Perifornikale Region,
AP = Area postrema,
NTS = Nucleus tractus solitarii,
CCK = Cholezystokinin,
GLP-1 = Glucagon-like peptide-1,
GIT = Gastrointestinaltrakt

- Zwei für die Regulation von Hunger und Sättigung wichtige Bereiche in der Medulla oblongata sind die Area postrema (AP) und der Nucleus tractus solitarii (NTS). Im Blut zirkulierende Signalmoleküle wie Glucose, GLP-1, Amylin oder Leptin können über die AP registriert werden, die eine durchlässige Blut-Hirnschranke und einen engen Kontakt zum NTS hat. Der NTS erhält vom Verdauungstrakt über vagale und spinale viszerale Afferenzen Informationen über Größe und Nährstoffzusammensetzung einer Mahlzeit. Es besteht ein Signalaustausch zwischen NTS und Hypothalamus.
- Dem hypothalamischen Integrationszentrum zur Kontrolle der Nahrungsaufnahme bzw. der Energiehomöostase gehören mehrere voneinander abgegrenzte Neuronenansammlungen (Nuclei = Kerne) an:
  - Nucleus arcuatus (ARC): Im ARC werden in Abhängigkeit von den im Blut zirkulierenden Signalmolekülen wie Glucose, Fettsäuren, Ghrelin, Insulin oder Leptin orexigene oder anorexigene Neuropeptide exprimiert, die über efferente Fasern zum PVN und zum LHA transportiert werden, wo sie eine begünstigende oder hemmende Wirkung auf die Nahrungsaufnahme vermitteln. Beispielsweise bewirken niedrige Insulin- und Leptinspiegel, dass im ARC vermehrt Neuropeptid Y und Agouti gene-related peptide exprimiert werden, die im PVN signalisieren, dass die Nahrungsaufnahme gesteigert werden muss. Auch der Neurotransmitter Serotonin (s.u.) beeinflusst dieses Netzwerk.
  - Paraventrikulärer Nucleus (PVN): Der PVN erhält neuronale Informationen vom ARC, exprimiert verschiedene anorexigene Neuropeptide wie z.B. das Corticotropin-freisetzende Hormon (CRH) und hat eine neuronale Verbindung zum NTS.
  - Lateraler Nucleus (LHA, früher „Hungerzentrum"): Der LHA erhält neuronale Informationen vom ARC und exprimiert verschiedene orexigene Neuropeptide.
  - Ventromedialer Nucleus (VMN, früher „Sättigungszentrum"): exprimiert ein anorexigenes Neuropeptid.
  - Dorsomedialer Nucleus (DMN) und perifornikale Region (PFA): exprimieren orexigene Neuropeptide.
- Zwei Areale des Telencephalons sind vor allem für die Schmackhaftigkeit und damit für den Belohnungseffekt der Nahrung von Bedeutung: die Amygdala (Mandelkern), die als Teil des limbischen System Sinnesimpulse empfängt und an deren emotionaler Bewertung beteiligt ist, sowie der orbitofrontale Cortex, der in die kognitive Entscheidungsfindung involviert ist. Das Telencephalon ist über Neurotransmitter wie z.B. Dopamin, Noradrenalin und Endocannabinoide (s.u.) eng mit den hypothalamischen Schaltkreisen verbunden. Außerdem unterliegt es einem Einfluss durch die Medulla oblongata.

Signalüberträger im Netzwerk An der Signalübertragung von Nervenzelle zu Nervenzelle sind diverse Neuropeptide (Neurohormone) und Neurotransmitter beteiligt, die anregend (orexigen) oder hemmend (anorexigen) auf die Nahrungsaufnahme wirken (◆Tabelle 13-6). Im Folgenden wird die Wirkungsweise einer Auswahl von Neuropeptiden und -transmittern beschrieben.

- Das vom ARC exprimierte Neuropeptid Y (NPY) ist der stärkste bislang bekannte Stimulator der Nahrungsaufnahme – im Speziellen der Kohlenhydrataufnahme – im PVN. Darüber hinaus drosselt dieses Neuropeptid die Thermogenese. Leptin hemmt die Expression von NPY.

Orexigen	Anorexigen
Ghrelin	Cholezystokinin, Glucagon-like peptide-1
Glucocorticoide	Leptin, Insulin, Amylin (Adipositas-Signale)
Neuropeptid Y, NPY[1]	Proopiomelanocortin, POMC[1]
Agouti gene related peptide, AgRP[1]	Cocain- und Amphetamin-reguliertes Transkript, CART[1]
Melanin-konzentrierendes Hormon, MCH[2]	α-Melanozyten-stimulierendes Hormon, α-MSH[1]
Orexin A[2]	Brain derived neurotrophic factor, BDNF[3]
Somatoliberin	Corticotropin-freisetzendes Hormon, CRH[4]
Galanin[5]	Thyreotropin-freisetzendes Hormon, TRH[4]
	Oxytocin[4]
	Neurotensin
	Urocortin
	Adrenocorticotropes Hormon, ACTH
γ-Aminobuttersäure, GABA	Serotonin
Noradrenalin (α2-Rezeptor)	Noradrenalin (α1-, β1-Rezeptor)
Endocannabinoid-System	Dopamin
Endogene Opioide[6]	

Tab. 13-6: Beispiele für Hormone, Neuropeptide und Neurotransmitter, die die Nahrungsaufnahme beeinflussen
[1] werden im ARC exprimiert (NPY auch im DMN)
[2] werden im VMN und in der PFA exprimiert
[3] wird im VMN exprimiert
[4] werden im PVN exprimiert
[5] beeinflusst die Fettaufnahme
[6] beeinflussen die Proteinaufnahme

- Das Corticotropin-freisetzende Hormon (CRH) des PVN wirkt katabol, weil es die Nahrungsaufnahme bremst und gleichzeitig den Energieverbrauch erhöht. Außerdem bewirkt es die Freisetzung von Stresshormonen aus der Hypophyse. Leptin stimuliert die Bildung und Ausschüttung von CRH. (Auch CART und α-MSH sind Leptin-sensitiv.)
- Serotonin (5-Hydroxy-Tryptamin, 5-HT), das durch Hydroxylierung und Carboxylierung aus Tryptophan gebildet wird (zu 90 % im Gastrointestinaltrakt, zu 10 % im Gehirn), wirkt mit steigender Konzentration im ZNS vermindernd auf den Appetit und löst andererseits eine Präferenz für Proteine aus. Darüber hinaus wirkt dieser Neurotransmitter stimmungsaufhellend und beugt stressinduzierten Depressionen vor. Der zugrunde liegende Mechanismus hängt von der Konzentration bestimmter Aminosäuren in einzelnen Kompartimenten ab. Eine hohe Kohlenhydrat- bei gleichzeitig geringer Proteinzufuhr (< 2 Energie-%; unrealistisch unter praxisüblichen Bedingungen) stimuliert die Insulinsekretion und damit die Aufnahme der im Blut an Albumin gebundenen Fettsäuren ins Fettgewebe sowie der verzweigtkettigen Aminosäuren Valin, Leucin und Isoleucin wie auch der aromatischen Aminosäuren Phenylalanin und Tyrosin ins Muskelgewebe. Da Tryptophan größtenteils im Plasma verbleibt und vermehrt an Albumin gebunden wird, erhöht sich der FISCHER-Quotient (das Verhältnis dieser Aminosäure zu den fünf vorgenannten). Dies hat zur Folge, dass Tryptophan nach der Passage der Blut-Hirn-Schranke in größerem Umfang für die Serotonin-Synthese zur Verfügung steht.

  Bei Übergewichtigen, die eine Insulinresistenz entwickelt haben, ist die Aufnahme der verzweigtkettigen und aromatischen Aminosäuren ins Muskelgewebe eingeschränkt. Da sie zu einem größeren Teil im Plasma verbleiben, ist der FISCHER-Quotient im Vergleich zur Situation bei Normalgewichtigen weniger stark erhöht. Die appetitzügelnde und proteinpräferierende Wirkung fällt geringer aus.
- Dopamin, das aus Tyrosin gebildet wird, dämpft in Abhängigkeit von steigenden Konzentrationen im ZNS ebenfalls den Appetit. Daneben bewirkt dieser Neurotransmitter eine Präferenz für Kohlenhydrate. Außerdem soll Dopamin den Glauben an paranormale Phänomene fördern. Eine proteinreiche, kohlenhydratarme Kost hat wegen ihres im Verhältnis zu den anderen *large neutral amino acids* (LNAA) geringeren Gehalts an Tryptophan eine Abnahme des FISCHER-Quotienten im Plasma zur Folge. Da die verzweigtkettigen und aromatischen Aminosäuren mit Tryptophan um denselben Transporter zur Überwindung der Blut-Hirn-Schranke konkurrieren, kommt es zu einem stärkeren Anstieg der Tyrosin- als der Tryptophan-Konzentration im ZNS und damit zu einem relativen Dopamin-Überschuss.
- Noradrenalin, das via Dopamin aus Tyrosin gebildet wird, kann als einziger Signalüberträger die Nahrungsaufnahme sowohl anregen als auch drosseln, je nachdem an welchen Rezeptoren im ZNS dieser Neurotransmitter andockt. Im PVN stimuliert Noradrenalin selektiv den Verzehr von Kohlenhydraten.
- Das Endocannabinoid-System (EC-System) besteht aus Cannabinoid-Rezeptoren, Endocannabinoiden und Enzymen zu deren Auf- und Abbau. CB1-Rezeptoren kommen im ZNS (hohe Dichte) und in peripheren Geweben (niedrige Dichte) vor, CB2-Rezeptoren in Immunzellen. Bekannte Endocannabinoide (EC-Agonisten) sind die Rezeptorliganden Anandamid und 2-Arachidonyl-Glycerol. Eine erhöhte Aktivität des EC-Systems bewirkt exzessive Nahrungsaufnahme, Übergewicht und Fettakkumulation. Der vom Markt genommene Appetitzügler Rimonabant ist ein EC-Antagonist (s. S. 240).

Ess(verhaltens)störungen

Unter **gestörtem Essverhalten** (*disordered eating*; z.B. gezügeltes Essverhalten) versteht man ein von der Norm abweichendes Essverhalten, das allerdings noch steuerbar ist. Für Personen, deren Essverhalten gestört ist – nach Schätzungen 27 Prozent der weiblichen und 9 Prozent der männlichen Bevölkerung –, kann gelten:

- Lebensmittel werden in „gesund" und „ungesund" eingeteilt,
- Essen wird nicht mehr mit Genuss verbunden,
- der Mahlzeitenrhythmus ist weitgehend aufgehoben,
- auf innere Signale wie Hunger und Appetit wird kaum reagiert,
- die Gedanken kreisen häufig ums Essen,
- das Gewicht wird häufig kontrolliert,
- die Körperwahrnehmung ist verzerrt,
- Berührungen werden vermieden,
- die Körperpflege wird ritualisiert oder vernachlässigt.

Im Gegensatz zu den Essverhaltensstörungen sind **Essstörungen** (*eating disorders*, z.B. Anorexie, Bulimie, BED) psychosomatische Krankheiten mit klinischer Relevanz, denen allerdings nicht selten eine rigide Esskontrolle voraus geht. Die Ursachen sind biologischer (genetische Prädisposition, familiäre Psychopathologie, zerebraler Serotoninspiegel), psychosozialer (Schlankheitsideal, weibliches Geschlecht, *peer-group*-Alter) und psychopathologischer (gestörte familiäre Interaktionsmuster, belastende Lebensereignisse, Gewalt) Natur. Psychopathologische Faktoren äußern sich v.a. in Selbstwertproblemen und Selbsthass, Angst vor dem Erwachsenwerden und der Weiblichkeit, übersteigerten Leistungsansprüchen, Kontrollbedürfnis, mangelnder Gefühlsregulation und dependentem Verhalten. Möglicherweise haben Personen, die in der Kindheit „schlechte Esser" waren, ein erhöhtes Risiko, an einer Essstörung zu erkranken.

◆Abbildung 13-5 gibt eine Übersicht über die Beziehung von Appetenzverhalten und Körpergewicht bei den verschiedenen Essstörungen.

Adipositas ist keine Ess(verhaltens)störung, kann aber die Folge einer solchen sein.

Gezügeltes Essverhalten

Das gezügelte Essverhalten ist durch eine **rigide Kontrolle** der Nahrungsaufnahme mit dem Ziel der Erhaltung oder Reduktion des Körpergewichts gekennzeichnet. Während eine flexible Kontrolle in der Regel eine bedarfsgerechte Ernährung umfasst und langfristig durchgehalten werden kann, zeichnet sich die rigide Kontrolle durch zeitweisen (oder völligen) Verzicht auf Nahrung sowie durch Einengung der Handlungsspielräume aus. Das starre Einhalten selbst auferlegter Energiezufuhrgrenzen und das strikte Meiden „verbotener", meist fett- und zuckerreicher Lebensmittel führt oft bereits bei kleinen Überschreitungen zum Kontrollverlust und zur Gegenregulation in Form eines reichlichen Verzehrs eben dieser „verbotenen" Lebensmittel (hyperphage Reaktion).

Als **Jo-Jo-Effekt** bezeichnet man das „Sich-Hochschaukeln" des Körpergewichts, wenn rigide Diäten, wie z.B. Crashkuren mit unausgewogener Nährstoffzusammensetzung, vorzeitig (typischerweise schon nach wenigen Tagen) aufgegeben werden und aus Frustration mit Überessen reagiert wird.

Anorexie

Diagnose Gemäß der 4. überarbeiteten Auflage des amerikanischen Diagnostic and Statistical Manual of Mental Disorders (DSM-IV-TR) zählen zu den diagnostischen Kriterien der Anorexie (Anorexia nervosa, Magersucht):

- die Weigerung, das Minimum des für Alter und Körpergröße normalen Körpergewichts durch Nahrungsaufnahme zu halten, d.h. BMI < 17,5 kg/m²,
- ausgeprägte Ängste vor Gewichtszunahme und, trotz objektiv bestehenden Untergewichts, dick zu sein,
- eine Störung in der Wahrnehmung der eigenen Figur und des Körpergewichts, übertriebener Einfluss der Figur oder des Körpergewichts auf das Selbstwertgefühl oder das Leugnen des Schweregrades des gegenwärtigen geringen Körpergewichts,
- bei postmenarchalen Frauen das Vorliegen einer Amenorrhö (Ausbleiben von mindestens drei aufeinander folgenden Menstruationszyklen bzw. Blutung nur nach Verabfolgung von Hormonen).

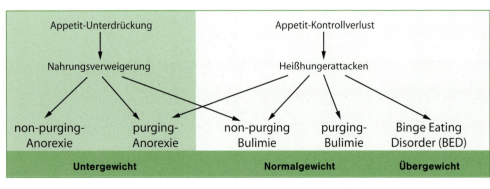

Abb. 13-5: Beziehungen zwischen Appetenzverhalten und Körpergewicht

Subtypen Es wird zwischen einem *non-purging-* und einem *purging*-Subtyp der Anorexie unterschieden. Letzterer wurde früher als Bulimarexie bezeichnet und ist im Gegensatz zum non-purging-Subtyp, bei dem es nicht zu Essanfällen kommt, über die zum Untergewicht führende Energierestriktion hinaus durch kompensatorische Verhaltensweisen wie z. B. Fastentage und exzessives Sporttreiben als Reaktion auf gelegentliche Heißhungerattacken gekennzeichnet.

Eine Variante der Anorexia nervosa ist die Anorexia athletica, die überwiegend in ästhetischen und Ausdauer-Sportarten auftritt, wobei sowohl die restriktive als auch die bulimische Verlaufsform beobachtet wird. Bei Beendigung der sportlichen Karriere normalisiert sich das Essverhalten ohne therapeutische Unterstützung.

Prävalenz Schätzungsweise leiden 0,2–0,8 % der Frauen in Deutschland an Anorexie. Der Beginn der Erkrankung liegt in der frühen Adoleszenz (14–20 Jahre), das Krankheitsbild kommt aber auch in höherem Lebensalter vor. Während früher insbesondere hochbegabte Frauen aus der Oberschicht betroffen waren, erstreckt sich die Krankheit inzwischen über alle Schulbildungen und Sozialschichten.

Bei Männern tritt anorektisches Verhalten seltener auf: Das Verhältnis beträgt 1 : 11, allerdings mit steigender Tendenz.

Ursachen Prädestiniert für diese Erkrankung sind Personen, die in einer gestörten Beziehung zur Ursprungsfamilie leben und/oder Traumatisierendes erlebt haben. Sie haben in der Regel ein geringes Selbstwertgefühl und neigen zu Regeltreue, Perfektionismus und Angst vor Gefühlsnähe. Als Auslöser gelten insbesondere die Veränderungen der Körperproportionen während der Pubertät und die Überbewertung von Schlankheit in der Gesellschaft.

Komorbide Störungen sind Depression, Zwang und vermeidend-selbstunsichere Persönlichkeitsstörung.

Störungsmodell Abmagerung zur Verbesserung des Selbstwertgefühls:

Konflikte um Selbstwert, Autonomie und Weiblichkeit → Verschiebung der Konflikte auf Essen und Körper → Abmagerung auf Zustand vor Pubertät → „gute" Gefühle von Besonderheit, Überlegenheit und Unabhängigkeit → Entgleisen der Regulation von Hunger und Sättigung, Verzerrung des Körperschemas, Stimmungsschwankungen, soziale Isolation → Verstärkung der Ausgangsproblematik.

Folgeschäden Langfristige Unterversorgung mit Energie und Nährstoffen bei gleichzeitiger physischer Hyperaktivität führt zu Schwindel, Kopfschmerzen, Obstipation, tockener Haut, Störungen des Haar- und Nagelwachstums, Ödemen sowie Knochenschwund. Hormonmangel geht mit Störungen/Ausbleiben der Menstruation, Untertemperatur, erniedrigtem Blutdruck, Glucoseintoleranz und Suizidneigung einher. Mit zunehmender Auszehrung (Kachexie) beginnt meist der soziale Rückzug. Ein Gewicht von weniger als 20 kg ist mit dem Leben nicht vereinbar.

Therapie Relativ gute Heilungschancen (33-55 % vollständig, 10-38 % teilweise) bestehen im Rahmen einer ambulanten Psychotherapie (tiefenpsychologisch und verhaltenstherapeutisch, evtl. körperorientiert), einzeln und/oder in der Gruppe, kombiniert mit Ernährungsberatung (◆ Tabelle 13-7) und Supplementierung von weiblichen Geschlechtshormonen, Calcium und Vitamin D. Bei einem BMI < 16, Folgeschäden und eingeschränkter Alltagsbewältigung ist zunächst eine stationäre Behandlung erforderlich. Auch Psychopharmaka können zum Einsatz kommen. Negative prognostische Faktoren sind: niedriger BMI zu Behandlungsbeginn, später Krankheitsbeginn (> 20 Jahre), lange Krankheitsdauer, purging-Subtyp, komorbide Störungen, Folgeschäden.

Früherkennung ◆ Tabelle 13-8 zeigt Warnhinweise für anorektisches Verhalten.

Bulimie

Diagnose Nach DSM-IV-TR zählen zu den diagnostischen Kriterien der Bulimie (Bulimia nervosa, Ess-Brech-Sucht):
- wiederkehrende Heißhungerattacken, die charakterisiert sind durch eine in einem bestimmten Zeitraum (2 Stunden) verzehrte Nahrungsmenge, die deutlich größer ist als diejenige, die in einem ähnlichen Zeitraum und unter ähnlichen Bedingungen zumeist verzehrt wird, sowie durch das Gefühl eines Verlustes der Kontrolle über die Nahrungsaufnahme während einer solchen Attacke,

Lernziele für die Patient(inn)en	Strategien für die Berater(innen)
• energiebedarfsangepasste Kost • ausgewogene Nährstoffzusammensetzung • abwechslungsreiche Lebensmittelauswahl • fünf Mahlzeiten, mindestens eine davon warm • langsames Essen im Sitzen ohne Ablenkung • regelmäßiges Notieren der Gefühle bzgl. Essen • keine Listen erlaubter/verbotener Lebensmittel • nicht Kalorien zählen • höchstens einmal wöchentlich wiegen	• Patienten nicht mit deren Störung gleichsetzen • Verantwortung abgeben (nicht „retten" wollen) • Sorge/Hilflosigkeit verbalisieren • partnerschaftlich auftreten, nicht autoritär • zuhören, ohne Ratschläge zu erteilen • Verständnis zeigen, ohne Fehlverhalten zu tolerieren • Grenzen setzen, ohne zu kontrollieren • konfrontieren, ohne zu überfordern • immer wieder motivieren und Geduld haben

Tab. 13-7: Kriterien für die Ernährungsberatung bei Essstörungen

Anorektisches Verhalten	**Bulimisches Verhalten**
• Gewichtsabnahme bis unter das ideale Gewicht, das außerhalb der Saison bestehen bleibt • Wiederholte Kommentare zum eigenen Dicksein, obwohl das Gewicht unterhalb der Norm liegt • Unzufriedenheit mit und häufiges Sprechen über Körpergewicht und Figur (Oberschenkel, Gesäß, Hüften) • Ritualisierte Handlungen und dauernde Beschäftigung mit Lebensmitteln, Diäten und Kalorienzählen • Vermeidung von Gelegenheiten, mit anderen zusammen zu essen • Erwähnung von Schuldgefühlen nach dem Essen • Extremes Interesse an den Ernährungsgewohnheiten anderer Menschen • Ablehnung, größere Mengen zu essen, um an Gewicht zuzunehmen • Tragen weiter, ausgeleierter Kleider, um das magere Äußere zu kaschieren • Dauerndes Trinken von Light-Limonaden oder Wasser und Kauen von Kaugummi • Zwanghaftes Sporttreiben, auch über das selbst auferlegte Trainingspensum hinaus • Häufiges Klagen über Verstopfung • Schwindelgefühle, Gleichgewichtsstörungen und Stimmungsschwankungen ohne ersichtlichen Grund • Wasseransammlungen, die nicht durch prämenstruelle Ödeme erklärbar sind • Amenorrhö; Stressfrakturen	• Wiederholte größere Gewichtsschwankungen innerhalb kurzer Zeiträume • Zunehmende Kritik am eigenen Körper und an der Figur • Exzessive Beschäftigung mit Körpergewicht, -umfang und -zusammensetzung • Essen im Geheimen und Entwenden von Lebensmitteln • Keine „Fressorgien" in Gegenwart von anderen Personen • Angst, nicht mit Essen aufhören zu können • Regelmäßiges Verschwinden kurz nach dem Essen, v.a. nach dem Verzehr größerer Nahrungsmengen • Nervosität, wenn nach dem Essen keine Möglichkeit zum Alleinsein besteht • Gerötete Augen, vor allem nach dem Aufsuchen von Toilette, Badezimmer, Dusche o.Ä. • Geruch nach Erbrochenem in Toilette, Badezimmer, Dusche, Mülleimer o.Ä. • Phasen strenger Kalorienrestriktion und/oder exzessiven Sporttreibens • Übermäßiger Abführmittelgebrauch • Essen bei depressiven Verstimmungen, z.B. wegen Einsamkeitsgefühlen • Eigene oder interfamiliäre Probleme mit Alkohol oder Drogen • Oligomenorrhö

Tab. 13-8 Warnhinweise für anorektisches und bulimisches Verhalten

- wiederkehrende, unangemessene kompensatorische Verhaltensweisen zur Vermeidung einer Gewichtszunahme, z.B. selbstinduziertes Erbrechen, Missbrauch von Appetitzüglern, Laxativa, Diuretika o.a. Medikamenten, totales Fasten oder exzessive sportliche Betätigung,
- eine Häufigkeit der Essanfälle und kompensatorischen Maßnahmen von durchschnittlich mindestens zweimal pro Woche seit mehr als drei Monaten,
- überproportionale Beeinflussung des Selbstwertgefühls durch die Figur und das Körpergewicht sowie Angst vor Überschreitung einer selbstgesteckten Gewichtsgrenze,
- das Auftreten der Störung nicht ausschließlich während anorektischer Phasen.

Subtypen Bei der Bulimie wird ebenfalls zwischen einem *non-purging-* und einem *purging-*Subtyp unterschieden. Bei Letzterem wird Erbrechen neben Laxativa-/Diuretika-Abusus als wesentliche Maßnahme zur „Reinigung" eingesetzt, während bei Ersterem zu Gunsten anderer Methoden hierauf verzichtet wird. Die non-purging-Bulimie wurde früher als latente Esssucht bezeichnet.

Prävalenz Nach Schätzungen sind 1-2% der weiblichen Bevölkerung in Deutschland an Bulimie erkrankt. Die Krankheit beginnt meist in der späten Adoleszenz (18–20 Jahre), tritt aber auch in den Dreißigern noch häufig auf. Besonders betroffen scheinen Ober- und Hochschulabsolventinnen zu sein. Das Verhältnis von Männern zu Frauen entspricht dem bei Anorexie (1 : 11).

Ursachen Prädestiniert für diese Erkrankung sind Personen, die ein gestörtes Selbstwertgefühl haben und/oder schwer ihre Emotionen und Impulse unter Kontrolle halten können. Auslöser sind in den meisten Fällen entweder eine (tatsächliche oder vorgestellte) Trennung von einer Bezugsperson, zu der eine gefühlsmäßige Bindung besteht, oder der Druck, das vorherrschende Schlankheitsideal erfüllen zu wollen.

Komorbide Störungen sind Depression, Alkohol-/Drogensucht und histrionische, narzisstische, antisoziale sowie Borderline-Persönlichkeitsstörung.

Störungsmodell Diäten als Mittel zur Steigerung der Attraktivität:

Konflikte um Selbstwert, Zuwendung und Attraktivität → Verschiebung der Konflikte auf Essen und Körper → Diäthalten aus Streben nach Schlankheitsideal → Essanfälle und dagegen steuernde Verhaltensweisen → Entgleisen der Regulation von Hunger und Sättigung, Gefühle von Schuld, Scham, Ekel, Minderwertigkeit und Unattraktivität → Verstärkung der Ausgangsproblematik.

Folgeschäden Typisch sind starke Gewichtsschwankungen um das Normalgewicht, die bei Frauen menstruelle Unregelmäßigkeiten zur Folge haben können. Daneben werden auch Muskelschwäche, Austrocknungserscheinungen und Haarausfall beobachtet. Regelmäßiges Erbrechen führt zu Speiseröhrenentzündungen, Zahnschäden, Schwellungen der Speicheldrüsen („Hamsterbacken") sowie Schwielen und Narben auf dem Zeigefinger. Bei gleichzeitiger Einnahme von Laxativa und Diuretika können so starke Störungen des Elektrolythaushalts (v.a. eine Abnahme der Kaliumkonzentration im Blut) auftreten, dass der Tod durch Herzrhythmusstörungen bzw. Herzversagen eintritt.

Therapie Ambulante psychotherapeutische Maßnahmen (tiefenpsychologisch und verhaltenstherapeutisch), einzeln oder in der Gruppe, in Kombination mit Ernährungsberatung (◆ Tabelle 13-7) haben sich bewährt (50-74% vollständige Heilung). Fallweise ist zusätzlich eine Psychopharmakotherapie erforderlich.

Negative prognostische Faktoren sind hohe „Purging"-Frequenz zu Behandlungsbeginn, < 70 % Reduktion des „Purgings" nach 6 therapeutischen Sitzungen, Substanzmissbrauch und impulsives Verhalten.

Früherkennung ◆ Tabelle 13-8 zeigt Warnhinweise für bulimisches Verhalten.

Binge Eating Disorder (BED)

Diagnose Folgende Kriterien gelten für das Binge Eating Disorder (BED, Ess-Sucht):
- Auftreten von Essanfällen wie bei der Bulimie, wobei keinerlei kompensatorische Maßnahmen ergriffen werden,
- mindestens drei weitere Symptome:
  - Essen ohne Hunger
  - hastiges Essen
  - Essen bis zum Völlegefühl
  - Rückzug beim Essen
  - Ekel, Deprimiertheit oder Schuldgefühle beim Essen,
- eine Häufigkeit von mindestens 2 Essanfällen pro Woche über einen Zeitraum von mindestens 6 Monaten,
- Leidensdruck.

Prävalenz Es wird angenommen, dass 4 % der Bevölkerung unter BED leiden, wobei nur halb so viele Männer betroffen sind wie Frauen.

Ursachen Typischerweise tritt BED bei Personen auf, die ein geringes Selbstwertgefühl haben und/oder nicht wissen, wie sie mit Spannungszuständen umgehen sollen. In der Herkunftsfamilie dominieren Konfliktunfähigkeit, geringer affektiver Ausdruck, hohe Erwartungen, Überbehütung, aber auch (emotionale) Vernachlässigung.

Komorbide Störungen sind depressive Episoden, Angststörungen und Neurosen.

Störungsmodell Essen zur Regulation emotionaler Spannungszustände:

Konflikte um Selbstwert, Autonomie und Zuwendung bei gleichzeitiger Unfähigkeit, mit innerer Anspannung angemessen umzugehen → Verschiebung der Konflikte und Emotionen auf das Essen → Essanfälle → Entgleisung der Regulation von Hunger und Sättigung, Gefühle von Schuld, Scham und Ekel → Verstärkung der Ausgangsproblematik.

Folgeschäden Übergewichtsbedingt kann es zu Fertilitätsstörungen, zum Metabolischen Syndrom und zu Gelenkverschleiß kommen. Außerdem kann Überessen einen Magenriss zur Folge haben.

Therapie Ambulante Psychotherapie und Ernährungsberatung (◆ Tabelle 13-7) sind die Mittel der Wahl, wobei auch in therapeutischen Wohngruppen gute Erfolge erzielt werden können.

Übungsfragen finden Sie im Anhang

Kapitel 14

Diätetik

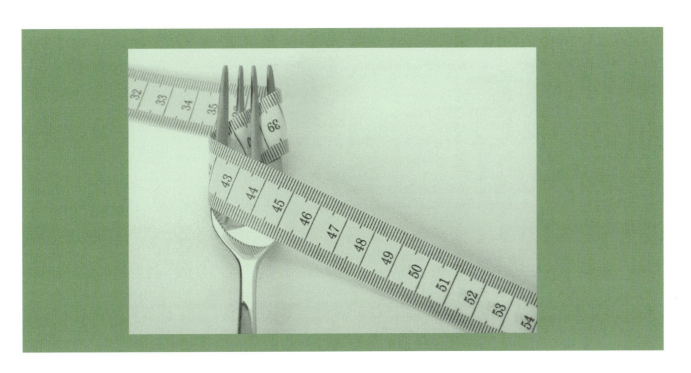

Prävention ernährungsmitbedingter Krankheiten

Metabolisches Syndrom

Mehr als die Hälfte aller Todesfälle in Deutschland sind mit ernährungsmitbedingten Krankheiten assoziiert, allen voran koronare Herzerkrankung (KHK) und Diabetes mellitus als Folgeerkrankungen von Übergewicht (BMI ≥ 25 kg/m²) bzw. Adipositas (BMI ≥ 30 kg/m²). Gemäß den Ergebnissen der Nationalen Verzehrsstudie II aus dem Jahr 2008 beträgt der Anteil Übergewichtiger oder Adipöser bei den 14- bis 17-Jährigen 18 % (Jungen) resp. 16 % (Mädchen), bei den 18- bis 80-Jährigen 66 % (Männer) bzw. 51 % (Frauen). Im Schnitt ist jeder fünfte Bundesbürger adipös: rund 10 % der Jugendlichen im Vergleich zu 30 % der über 60-Jährigen. Vom metabolischen Syndrom betroffen waren im Jahr 2005 durchschnittlich 22,7 % der männlichen und 18,0 % der weiblichen Bevölkerung zwischen 18 und 99 Jahren, wobei zwischen der Prävalenz und dem Lebensalter eine positive Korrelation besteht.

Intraabdominelles Fett ist ursächlich an der Entstehung des metabolischen Syndroms beteiligt (◆Abbildung 14-1). Vergrößerte Fettzellen, im Fettgewebe vorhandene Bindegewebszellen und vermehrt in das viszerale Fettge-

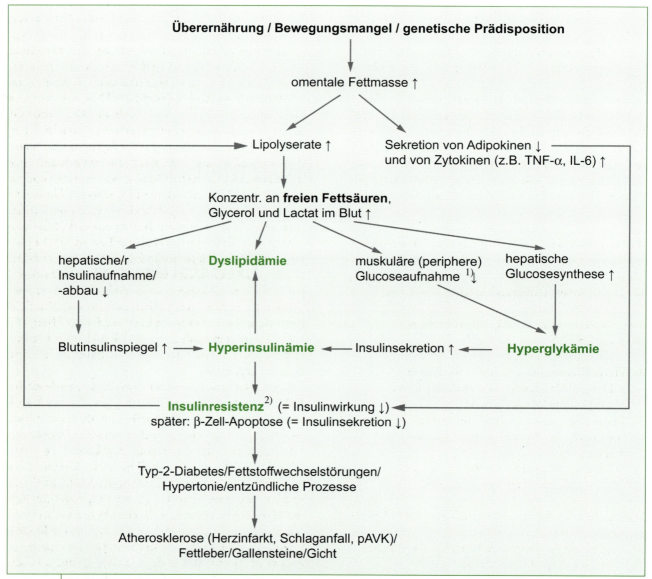

Abb. 14-1: Zusammenhang zwischen intraabdominellen Fettdepots und metabolischem Syndrom
[1] Einerseits besteht eine Konkurrenz zwischen freien Fettsäuren und Glucose als Energielieferanten, andererseits wird die Insulinsignalübertragung gehemmt, sodass zunehmend Fettsäuren zu Lasten von Glucose oxidiert werden. [2] Zunächst kommt es zu einer Verminderung der Insulinrezeptoren bei unveränderter Signalweiterleitung, dann zur Downregulation der Trypsinkinaseaktivität des Insulinrezeptors und damit der proximalen Wirkungskaskade. pAVK = periphere Arterielle Verschluss-Krankheit (der Beine)

webe einwandernde Makrophagen bedingen einen Rückgang der Sekretion von protektiv wirkenden Adipokinen (Leptin, Adiponektin) bei gleichzeitiger Erhöhung der Sekretion proinflammatorischer Zytokine (TNF-α, IL-6, PAI-1). Hieran ist eine erhöhte intrahepatische Bildung von C-reaktivem Protein gekoppelt, die wiederum mit Entzündungsprozessen an Gefäßendothelzellen assoziiert ist, die der Reduktion der Insulinsensitivität jeweils vorausgehen. In diesem Zustand ist die Wirkung des Insulins auf die Aufnahme von Glucose in die Fettzellen vermindert, wodurch die Plasmakonzentration an Glucose ansteigt, was reaktiv eine Steigerung der Insulinkonzentration zur Folge hat.

Bei Vorliegen einer verringerten adipozytären Insulinsensitivität – bzw. bei zunehmender Insulinresistenz – ist die hemmende Wirkung des Insulins auf die Lipolyse im peripheren Fettgewebe reduziert. Es gelangen vermehrt freie Fettsäuren aus den Adipozyten zu den Skelettmuskelzellen, deren Insulinsensitivität dadurch vermindert wird, sodass weniger Glucose aus dem Blut aufgenommen und verstoffwechselt wird, und in die Hepatozyten, deren Insulinsensitivität dadurch ebenfalls abnimmt, wodurch die Gluconeogenese angekurbelt wird. Dies verstärkt die Hyperglykämie/-insulinämie weiter. Steigende Plasma-Konzentrationen an Glucose und Insulin bewirken darüber hinaus eine Hemmung der β-Oxidation in den Hepatozyten bei gleichzeitiger Ankurbelung der Synthese freier Fettsäuren. Diese werden zusammen mit aus den Adipozyten stammenden Fettsäuren vermehrt in Triglyceride eingebaut, woraus schließlich ein Anstieg der VLDL-Konzentration im Plasma (Hyperlipidämie) und eine hepatische Steatose (Fettleber) resultieren.

Die Internationale *Diabetes Federation* hat folgende Kenngrößen zur Diagnose des metabolischen Syndroms festgelegt:
- Taillenumfang (Europäer): ≥ 80 cm für Frauen, ≥ 94 cm für Männer

sowie zwei oder mehr der folgenden Faktoren:
- Serumtriglyceride: ≥ 150 mg/dl oder medikamentöse Hypertriglycerid-Behandlung
- HDL-Cholesterin: ≤ 50 mg/dl für Frauen, ≤ 40 mg/dl für Männer oder medikamentöse Hypercholesterinämie-Behandlung
- Blutdruck: systolisch ≥ 130 mm Hg oder diastolisch ≥ 85 mm Hg oder medikamentöse Hypertonie-Behandlung
- Nüchternplasmaglucose: ≥ 100 mg/dl oder bereits diagnostizierter Typ-2-Diabetes.

Maßnahmen zur Therapie, aber auch zur Prävention des metabolischen Syndroms umfassen:
- Energierestriktion bei bestehendem Übergewicht
- vermehrte körperliche Aktivität
- Fettmodifikation
- Reduktion der glykämischen Last
- Limitation der Kochsalzzufuhr
- Zigarettenabstinenz
- ggf. medikamentöse Behandlung.

Zur *Gewichtsreduktion* ist eine Energiedichte von ≤ 125 kcal pro 100 g feste Nahrung anzustreben. Weil sowohl die Gesamtfettzufuhr als auch die glykämische Last der Nahrung mit dem Adipositasrisiko korrelieren, Proteine andererseits besonders sättigend wirken, wird in den DRI zur Prävention ernährungsmitbedingter Krankheiten eine Hauptnährstoffverteilung von 20–35 Energie-% Fett, 45–65 Energie-% Kohlenhydraten und 10–35 Energie-% Protein empfohlen. Hierbei sollen zugesetzte Zucker höchstens 25 % der Gesamtenergiezufuhr ausmachen, ω3-Fettsäuren 0,6–1,2 und ω6-Fettsäuren 5–10 Energie-%. Die Zufuhr an gesättigten und *trans*-Fettsäuren sowie Cholesterin soll so gering wie möglich sein. Auf eine adäquate Ballaststoffzufuhr ist zu achten (Frauen 25 g/d, Männer 38 g/d).

Eine Gewichtsreduktion verbessert nachweißlich das Lipidprofil (verminderte Triglycerid-, erhöhte HDL-Konzentration) und fördert die Insulinsensitivität. Langkettige ω3-Fettsäuren (ALA, EPA, DHA) vermindern die Triglyceride (VLDL) und wirken außerdem antiinflammatorisch, antithrombotisch und antiarrhythmisch (vgl. ◆ Tabelle 5-2, S. 60). Monoenfettsäuren hemmen einen Anstieg des Gesamt- und LDL-Cholesterins, wenn sie im Austausch gegen gesättigte und *trans*-Fettsäuren verzehrt werden, und eine Abnahme des HDL-Cholesterins sowie einen Anstieg der Triglyceride (VLDL), wenn sie Stärke in der Nahrung ersetzen. ω6-Fettsäuren im Übermaß fördern die Entstehung einer Dyslipoproteinämie (oxidiertes LDL) und wirken inflammatorisch und vasokonstriktorisch. Cholesterin erhöht bei Hyperrespondern (ca. 50 % der Bevölkerung) den LDL-Spiegel. Gesättigte und *trans*-Fettsäuren sowie schnell absorbierbare Kohlenhydrate begünstigen erhöhte Triglycerid- und LDL-Konzentrationen. Eine hohe glykämische Last ist mit Adipositas, erhöhten Triglyceriden (VLDL), vermindertem HDL, kleinen, dichten LDL-Partikeln (Typ B) sowie erhöhten postprandialen Glucose- und Insulinkonzentrationen assoziiert. Dagegen wirken Ballaststoffe hemmend auf die Entwicklung einer Insulinresistenz und einer Dyslipidämie. Eine Kost mit reduzierter glykämischer Last verbessert die Insulinsensitivität sogar und unter Umständen auch das Lipidprofil.

Es gilt als erwiesen, dass Low-carb-Diäten, bei denen die Kohlenhydrataufnahme auf 20–100 g pro Tag beschränkt wird, während Fette und Proteine ad libitum verzehrt werden dürfen, zu einem schnellen initialen Gewichtsverlust und verbesserter Glucosetoleranz führen. Dabei verschlechtert sich das Lipidprofil nicht. Im Gegenteil, es kann sich verbessern, wenn überwiegend pflanzliche Fette und Proteine verzehrt werden. Langfristig sinkt der Nutzen dieser Diäten jedoch, weil die Lebensmittelauswahl relativ einseitig ist, was erfahrungsgemäß eine schlechte Compliance mit sich bringt. Ein dauerhaft praktizierbarer Ansatz, nicht nur zur Gewichtsabnahme, sondern auch zur Prophylaxe der Gewichts(wieder)zunahme, besteht in einer moderaten Erhöhung der Proteinzufuhr (20–25 Energie-%) bei gleichzeitiger Verminderung der glykämischen Last der Kost (vgl. S. 72 f.) *und* einer Restriktion der Fettzufuhr auf 30 Energie-%.

Mediterrane Kost

Dem Verbraucher ist mit empfohlenen Energie- und Nährstoffzufuhrdaten wenig gedient; er benötigt konkrete Handlungsanweisungen. Diese müssen einerseits gesundheitsprotektiven Aspekten Rechnung tragen, andererseits verständlich und praktikabel sein. Diesen Anforderungen wird eine an mediterranen Prinzipien (reichlich pflanzliche Nahrung, Olivenöl, moderater Verzehr tierischer Lebensmittel, wenig Süßigkeiten, ein Glas Wein zum Essen) orientierte Kost gerecht, die zur Veranschaulichung als Lebensmittel-Kreisdiagramm dargestellt werden kann (◆ Abbildung 14-2).

Die Grundlage einer Kost, die vor ernährungsmitbedingten Krankheiten schützt, bilden Obst, Gemüse, Kartoffeln und Getreide. Die Deutsche Gesellschaft für Ernährung (DGE) empfiehlt 5 Portionen Obst und Gemüse pro Tag (etwa 650 g), wobei das Gemüse überwiegen sollte. Je eine Portion Obst und Gemüse kann auch als Saft oder Smoothie verzehrt werden.

Beim Getreide und den daraus hergestellten Erzeugnissen sind Vollkornvarianten raffinierten Produkten in jedem Fall vorzuziehen. Hülsenfrüchte sollten vermehrt in den Speiseplan aufgenommen werden. Nüsse und Samen in moderaten Mengen bieten sich als Snack für zwischendurch an. Zur Zubereitung von Speisen sollten vorrangig Raps-, Oliven- und Walnussöl Verwendung finden.

In einer gesundheitsprotektiven Kost spielen auch tierische Lebensmittel eine Rolle. Milch und Milchprodukte sollten täglich mehrfach auf den Tisch kommen, wobei fettarme Produkte vorzuziehen sind. Auch bei Fleisch und Fleischprodukten empfiehlt sich die Wahl von mageren Sorten (eher weißes als rotes Fleisch). Eier sollten in Maßen verzehrt werden, Fisch ein- bis zweimal pro Woche (bevorzugt fetter Seefisch).

Bei der Flüssigkeitszufuhr sind mindestens 1,5 Liter pro Tag anzuraten, wobei kalorienarme Getränke präferiert werden sollten. Alkohol darf getrunken werden, vorzugsweise aber nicht täglich. Für Männer liegt die tolerierbare Tagesmenge bei 0,5 l Bier, 0,2 l Wein oder 5 cl Schnaps, für Frauen gilt die Hälfte.

Grundsätzlich ist es wichtig, vielseitig zu essen, d.h. aus den verschiedenen Lebensmittelgruppen ein möglichst breites Spektrum an Produkten auszuwählen. Außerdem ist darauf zu achten, die Speisen mit wenig Wasser bei möglichst niedrigen Temperaturen und möglichst kurz zu garen. An Stelle von Salz sollte verstärkt auf Kräuter und Gewürze zurückgegriffen werden. Nicht zuletzt sollte bewusst gegessen werden.

Neben der Ernährung ist auf regelmäßige körperliche Aktivität (ca. 30 Minuten pro Tag) zu achten.

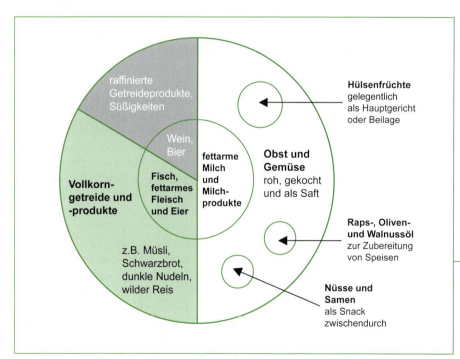

Abb. 14-2: Wünschenswerte Verteilung der verschiedenen Lebensmittel(gruppen) nach mediterranem Vorbild
Hinzu kommen kalorienarme/-freie Getränke

Ernährung in verschiedenen Lebensphasen

Säuglingsalter

In den ersten Lebensmonaten ist der Wasserbedarf des Säuglings aufgrund der relativ großen Körperoberfläche und der noch nicht voll ausgebildeten maximalen renalen Konzentrationsfähigkeit höher als bei Schulkindern und Erwachsenen. Aus diesem Grund und weil die Funktionen des Verdauungsapparates und des Intermediärstoffwechsels erst mit Vollendung des ersten Lebensjahres vollständig ausgebildet sind, ist eine ausschließliche Fütterung von flüssiger Nahrung innerhalb der ersten 4–6 Monate angezeigt. Von da an soll kontinuierlich die Anpassung an die Aufnahme fester Nahrung erfolgen.

Der rasche Aufbau von Körpersubstanz in den ersten Monaten, der sich in täglichen Gewichtszunahmen von 20–30 g widerspiegelt, ist maßgeblich für den hohen Richtwert für die Energiezufuhr (112 kcal/kg KG).

Voll gestillte Säuglinge nehmen zunächst die immunglobulinreiche Kolostralmilch (Vormilch) auf, dann die energiereiche transitorische Milch (Übergangsmilch) und ab dem 10. bis 15. Tag die reife Frauenmilch (Muttermilch). Letztere deckt etwa die Hälfte des Energiebedarfs des Säuglings durch ihren Fettanteil. Pro 100 ml liefert sie durchschnittlich 69 kcal und enthält 4,0 g Fett, 7,1 g Kohlenhydrate, 1,2 g Eiweiß und 0,2 g Mineralstoffe. Kuhmilch (pasteurisierte Vollmilch) liefert demgegenüber 65 kcal und enthält 3,5 g Fett, 4,8 g Kohlenhydrate, 3,3 g Eiweiß und 0,7 g Mineralstoffe je 100 ml.

Aus immunologischer Sicht eignet sich Muttermilch besser für den Säugling als Kuhmilch, und auch aus ernährungsphysiologischer Sicht lassen sich Vorteile aufzeigen. Zu nennen sind dabei der höhere Fettgehalt, der mit einer höheren Konzentration an ungesättigten Fettsäuren korreliert, der höhere Lactosegehalt, der möglicherweise einen positiven Einfluss auf die Absorption bestimmter essenzieller Nährstoffe ausübt (Ca, Fe, Zn), der niedrigere Eiweißgehalt, der nicht auf Kosten des Anteils unentbehrlicher Aminosäuren geht und möglicherweise einen Hinweis auf die eingeschränkte Proteinverdaulichkeit im frühen Säuglingsalter gibt, der höhere Gehalt an den Vitaminen A, D, E und C sowie der niedrigere Natriumgehalt.

Im Vergleich zu nicht gestillten Säuglingen weisen gestillte Säuglinge eine geringere Neigung zu neonatalem Übergewicht und neonataler Hyperinsulinämie sowie ein geringeres Langzeitrisiko für die Entwicklung von Adipositas auf. Die Risikoreduktion beträgt etwa 4% pro Stillmonat bis zu einer Stilldauer von 7–9 Monaten.

Für die Ernährung **nicht oder nur teilweise gestillter Säuglinge** ist es erforderlich, die keimfrei gemachte Kuhmilch durch Zusatz von Fett und Kohlenhydraten und durch Verdünnung der hohen Eiweiß- und Mineralstoffkonzentration dem Nährstoffbedarf des Säuglings anzupassen (Halbmilch oder Zweidrittelmilch). Auf dieser Grundlage werden Milchfertignahrungen industriell hergestellt, wobei *adaptierte Nahrungen* der chemischen Zusammensetzung der reifen Frauenmilch so weit wie möglich angeglichen sind, während *teiladaptierte Nahrungen* Pflanzenöle, Stärke und andere Zucker als Lactose enthalten. *Folgemilchpräparate* sind für die Ernährung nach dem 5.–6. Monat gedacht.

Besteht die Säuglingsnahrung anfänglich ausschließlich aus Milch, so können ab der 6. Lebenswoche Obst- und Gemüsesäfte zugefüttert werden. Vom 5. Monat an soll die Milchnahrung zunehmend durch *Beikost* ersetzt werden, weil die Ernährungsbedürfnisse des Säuglings durch Milchnahrung allein nicht mehr gedeckt werden. Als erste Beikost eignet sich besonders gut ein Brei aus Gemüse, Kartoffeln und Fleisch, um dem Kind gut verfügbares Eisen und Zink zuzuführen. In etwa monatlichem Abstand können zusätzlich ein Getreide-Milch- und ein Getreide-Obst-Brei eingeführt werden. Etwa ab dem 10. Monat kann (zunächst weiches) Brot gegeben werden. Ein allmählicher Übergang zur *Familienkost* erfolgt mit etwa 1 Jahr.

Die pro Tag aufgenommene Gesamtmenge an Nahrung erhöht sich stetig von 600 g im ersten Monat auf 1000 g im 12. Monat. Es ist darauf zu achten, dass sie auf 4–5 Mahlzeiten verteilt wird. So gliedert sich die Familienkost in zwei Brotmahlzeiten, eine warme Mahlzeit und zwei Zwischenmahlzeiten.

Wachstumsalter

Kleinkinder (ab dem 2. Lebensjahr) werden schrittweise mit den Essgewohnheiten der Erwachsenen vertraut gemacht. Die Energiezufuhr muss dem Bewegungsdrang des Kleinkindes angepasst werden. Als Richtwert bis zum 4. Lebensjahr gelten 1300 kcal/d, bis zum 6. Lebensjahr 1800 kcal/d.

Weil Kleinkinder einen höheren Wasserbedarf haben als Schulkinder und Erwachsene, ist auf eine ausreichende Flüssigkeitszufuhr zu achten. Bevorzugt sollen energiearme Getränke wie (ungesüßte) Früchte- und Kräutertees oder verdünnte Obstsäfte gereicht werden. Der Genuss von Trinksauermilcherzeugnissen ist im Hinblick auf die Calcium-Versorgung ebenfalls sinnvoll, wobei jedoch eine Trinkmenge von einem halben Liter pro Tag nicht überschritten werden soll, weil sonst der Appetit verringert und dadurch die Nährstoffzufuhr in Form fester Nahrung eingeschränkt wird.

Es ist ferner Wert zu legen auf ein vielseitiges Angebot an vitamin-, mineralstoff- und ballaststoffreichen Lebensmitteln wie Obst, Gemüse und Getreideprodukten sowie an Fleisch, Eiern und Milchprodukten zur Deckung des Eiweiß- und Eisenbedarfs.

Schulkinder und Jugendliche sollen ebenso wie Kleinkinder eine abwechslungsreiche, gemischte Kost zu sich nehmen. Es ist darauf zu achten, dass die Nährstoffrelation ausgewogen ist und die Kalorienzufuhr auf mehrere kleine Mahlzeiten verteilt wird. In Anbetracht der Häufigkeit von Karies und Übergewicht soll der Konsum von Erfrischungsgetränken, Süßigkeiten und Knabberartikeln stark eingeschränkt werden. Ferner ist mit Salz sparsam umzugehen bzw. sind bevorzugt Gewürze zu verwenden. Vollkornprodukte, Obst und Gemüse (roh oder nährstoffschonend zubereitet) dürfen auf dem Speiseplan nicht fehlen. Wichtig ist ferner eine ausreichende Zufuhr biologisch hochwertigen Eiweißes sowie essenzieller Fettsäuren.

Laut NVS II unterschreiten die meisten Kinder und Jugendlichen die D-A-CH-Refernzwerte für Ballaststoffe, Vitamin D und E, Folat, Calcium, Eisen und Jod. Dagegen ist die Proteinzufuhr verhältnismäßig hoch und das Fettsäuremuster ungünstig.

Schwangerschaft und Stillzeit

Während der **Schwangerschaft** verläuft die Gewichtszunahme der werdenden Mutter parallel zum Wachstum der Leibesfrucht. Die optimale Gewichtszunahme normalgewichtiger Frauen bis zum Geburtstermin beträgt etwa 11,5–16 kg. Untergewichtige Frauen sollen 12,5–18 kg zunehmen, übergewichtige 7–9,5 kg, adipöse 5–9 kg.

Im zweiten und dritten Schwangerschaftsdrittel werden von normalgewichtigen Frauen zwischen 200 und 300 kcal/d zusätzlich benötigt. Da der Energiebedarf im Vergleich zum Bedarf an zahlreichen essenziellen Nährstoffen nur geringfügig erhöht ist, muss weniger die Quantität der Nahrung als vielmehr deren Qualität verändert werden, d.h. es müssen Lebensmittel mit hoher Nährstoffdichte ausgewählt werden. Ferner ist auf eine ausgewogene Relation der Hauptnährstoffe zu achten.

Eine Schwangerschaft erfordert ab dem vierten Monat, ausgehend von dem zusätzlichen Stickstoffbedarf für den Fötus und unter Berücksichtigung von Bioverfügbarkeit und biologischer Wertigkeit, eine tägliche Zulage von 10 g Protein. Die Fettzufuhr soll nicht oder maximal um 5 Energie-% erhöht werden, wobei darauf zu achten ist, dass zwecks Risikoreduktion für Frühgeburten und Optimierung der visuellen und kognitiven Entwicklung des Fötus täglich 200 mg langkettige ungesättigte Fettsäuren (DHA) verzehrt werden. Die Kohlenhydrate sollen überwiegend in Form ballaststoffreicher Lebensmittel zugeführt werden (unerlässlich für eine geregelte Darmfunktion).

Die Zufuhrempfehlungen sind für alle Vitamine mit Ausnahme von Ascorbinsäure, Biotin und Pantothensäure sowie für Ca, Mg, P, Fe, Zn und J höher angesetzt als bei nichtschwangeren Frauen. Eine Bedarfsdeckung wird durch eine abwechslungsreiche Kost, in der Lebensmittel mit hoher Nährstoffdichte bevorzugt werden, erreicht. Besonders zu empfehlen sind (fettarme) Milch und Milchprodukte, Vollkornerzeugnisse, Obst und Gemüse (auch als Rohkost), Seefisch, mageres Fleisch, Leber von Jungtieren und Öle mit hohem Gehalt an ω3- und Monoen-Fettsäuren. Auf eine ausreichende Flüssigkeitszufuhr ist zu achten. Alkohol, Coffein und Nikotin sind zu meiden.

Für die **Stillzeit** gelten weitgehend dieselben Richtlinien wie für die Schwangerschaft. Ausgehend von einer durchschnittlichen Milchbildung von 800 ml pro Tag und unter Berücksichtigung eines mittleren Energiegehalts von 69 kcal/100 ml Milch, erhöht sich die empfohlene Energiezufuhr für stillende Frauen um 560 kcal/d. Was die Eiweißaufnahme betrifft, so gilt eine Zulage von 15 g/d als ausreichend (knapp 2 g pro 100 ml sezernierte Milch). Der Richtwert für die Zufuhr von Fett beträgt 30–40 Energie-% und liegt damit maximal 5 % über dem entsprechenden Wert für nichtschwangere Frauen. Der Bedarf an Vitaminen und Mineralstoffen liegt in der Stillperiode im Vergleich zur Schwangerschaft teilweise noch etwas höher. Auf eine hohe Nährstoffdichte der Gesamtnahrung ist also trotz des erhöhten Energiebedarfs zu achten. Weil auch ein gesteigerter Wasserbedarf besteht, sollen täglich mindestens 2 l Flüssigkeit in Form von möglichst ungesüßten Getränken zugeführt werden. Alkohol, Coffein und Nikotin sind weiterhin zu meiden, da diese Stoffe mit der Muttermilch in den kindlichen Organismus gelangen.

Als Hinweis möge gelten, dass nicht länger als 6 Monate ausschließlich gestillt werden soll, zum einen, weil die Milchmenge dieselbe bleibt, während sich der Energiebedarf des Säuglings erhöht, zum anderen, weil die Frauenmilch mit Schadstoffen aus der Umwelt – insbesondere chlororganische Pestizidrückstände, wie p,p'-Dichlordiphenyltrichlorethan (DDT), p,p'-Dichlordiphenyldichlorethen (DDE), γ-Hexachlorcyclohexan (HCH) und Hexachlorbenzol (HCB) sowie industriell verwendete chlorierte Kohlenwasserstoffe wie polychlorierte Biphenyle (PCB), polychlorierte Dibenzodioxine (PCDD) und polychlorierte Dibenzofurane (PCDF) – belastet sein kann. Diese Kontaminanten sollen die Mutter allerdings nicht dazu veranlassen, vom ersten Tag an zum Fläschchen zu greifen (vgl. Abschnitt zur Ernährung im Säuglingsalter).

Seniorenalter

Nach WHO erfolgt der Übergang ins Alter mit 60–65 Jahren. „Junge Alte" sind die bis 74-Jährigen, „Betagte und Hochbetagte" die bis 89-Jährigen, „Höchstbetagte" die bis 99-Jährigen und „Langlebige" die über 99-Jährigen. Eine Ernährung, die den altersbedingten Veränderungen des Organismus (Abnahme des Muskel- und Zunahme des Fettanteils) angepasst ist, trägt zur Gesunderhaltung bei. In diesem Zusammenhang gilt es zu berücksichtigen, dass der BMI zwischen 24 und 29 kg/m^2 liegen sollte.

Aufgrund der Verminderung der stoffwechselaktiven Zellmasse und der Einschränkung der körperlichen Aktivität ist der Energiebedarf reduziert. Als Richtwerte für die Energiezufuhr werden für Männer über 65 Jahre 1900 kcal/d angegeben, für Frauen 1700 kcal/d.

Bei abnehmendem Energiebedarf und gleichzeitig konstantem bis steigendem Bedarf an essenziellen Nährstoffen kann eine ausreichende (bedarfsdeckende) Zufuhr dieser Nährstoffe nur über eine Erhöhung der Nährstoffdichte der Nahrung gewährleistet werden. Der Fettanteil der Kost soll 25–30 % des Brennwerts nicht übersteigen. Ferner sollen bevorzugt pflanzliche Fette verzehrt werden, einerseits um eine ausreichende Aufnahme an essenziellen Fettsäuren zu sichern, andererseits um einer überhöhten Zufuhr an gesättigten Fettsäuren, Cholesterin und Purinen vorzubeugen.

Aufgrund der Häufigkeit von Übergewicht, verminderter Glucosetoleranz und Altersdiabetes wird vor dem Verzehr größerer Mengen an Süßigkeiten gewarnt. Vollkornerzeugnisse, Gemüse und Obst sind als Kohlenhydratquellen vorzuziehen. Lebensmittel mit niedrigem glykämischen Index (GI) setzen den Blutglucosespiegel geringeren Schwankungen aus als solche mit hohem GI, und außerdem liefern sie mehr Ballaststoffe, die der Darmträgheit entgegenwirken, Vitamine und Mineralstoffe.

Der Eiweißbedarf ändert sich im Alter nicht. Unter Berücksichtigung des verminderten Energiebedarfs sind fettarme Milch(produkte), Fisch und mageres Fleisch geeignete Proteinquellen. Der Bedarf an Vitaminen und Mineralstoffen ist im Alter zwar ebenfalls unverändert, aber auch hier gilt, dass eine Bedarfsdeckung nur mit relativ hohen Nährstoffdichten zu erreichen ist. Untersuchungen belegen bei Personen ab 65 Jahren eine kritische Versorgung mit Vitamin C und D sowie Calcium. Bei Heimpatienten besteht die Gefahr einer Unterversorgung mit Energie, Kohlenhydraten, Ballaststoffen, den Vitaminen D, E, C, B_1, B_2, B_6, B_{12}, Folat sowie mit Calcium, Eisen, Fluor, Jod und Zink.

Zur Vorbeugung von Osteoporose sollen regelmäßig Milch- und Molkeprodukte als Calciumquellen verzehrt werden; außerdem kann es erforderlich sein, Vitamin D zu supplementieren, weil die Syntheserate mit zunehmendem Alter rückläufig ist. Zur Vorbeugung von Bluthochdruck ist ein weitgehender Ersatz von Salz durch Gewürze ratsam. Weiterhin ist auf eine Wasserzufuhr durch Getränke von 1–1,5 l/d zu achten, weil das Durstgefühl im Alter weniger ausgeprägt ist. Der Alkoholkonsum soll in Grenzen gehalten werden.

Ist der pH-Wert im Magen erhöht (z.B. durch Schleimhautatrophie oder Medikamente), sollte der Verzehr von nitratreichem Trinkwasser und nitritreichen Fleischerzeugnissen (Pökelware) eingeschränkt werden, weil bei suboptimaler Protonenkonzentration Nitrit (NO_2^-), das in der Mundhöle aus Nitrat (NO_3^-) gebildet wird oder aus der Nahrung stammt, in N-Nitroso-Verbindungen (Nitrosamine/-amide) umgewandelt werden kann, die starke Präkanzerogene sind.

Älteren Menschen, insbesondere Alleinstehenden, denen es Mühe macht oder denen der Aufwand zu groß ist, einzukaufen und zu kochen, ist anzuraten, eine Möglichkeit der Versorgung durch Dritte in Anspruch zu nehmen, sei es nun Essen auf Rädern oder Beköstigung außer Haus. Neben einer vollwertigen, vielseitigen Ernährung ist zudem auf genügend Bewegung, nach Möglichkeit im Freien (Vitamin-D-Synthese), zu achten. Bei Appetitverlust, Kau- und Schluckstörungen, chronischen Erkrankungen, Polypharmakotherapie, Veränderungen des sozialen Umfelds, depressiven Verstimmungen, demenziellen Einschränkungen und verminderter Mobilität ist eine laborchemische Diagnostik auf Anzeichen von *Malnutrition* indiziert (◆ Tabelle 14-1). Hinweisend darauf sind auch ein BMI < 20 kg/m² und ein Gewichtsverlust von > 10 % in den letzten 10 Monaten.

Gefährdet im Sinne einer Mangelernährung sind generell Personen mit einer Energiezufuhr unter 1000 kcal/d. Im häuslichen Bereich ist mit einer Rate von bis zu 30 % zu rechnen, in Heimen mit bis zu 50 % und in Kliniken mit 30–60 %, wie verschiedene Screening-Instrumente (z.B. Mini Nutritional Assessment, MNA) zeigen. Energiereiche Zusatznahrungen wie z.B. Trinksupplemente können eingesetzt werden, um den Ernährungsstatus und die Lebensqualität zu verbessern. Vielfach ist sogar eine Reduktion von Morbidität und Mortalität möglich.

Parameter	Schwergrad der Mangelernährung			
	normal	mild	schwer	sehr schwer
Albumin [g/l]	35–45	29–34	23–28	< 22
Cholesterin [mmol/l]	3,0–5,2	2,0–2,9	1,0–1,9	< 1,0
Eisen [µmol/l]	9,5–33	5,0–9,4	2,5–4,9	< 2,5
Vitamin B_{12} [pmol/l]	> 300	< 250	< 150	< 100
Folat [nmol/l]	395–1585	300–394	100–299	< 100
Zink [µmol/l]	10,7–22,9	9,0–10,6	6,0–8,9	< 6,0
Hämoglobin [g/l]	12,5–14,5	9,5–12,4	8,0–9,4	< 8,0
Lymphozyten [1/µl]	1800–4000	1000–1799	500–999	< 500

Tab. 14-1: Laborchemische Parameter der Malnutritionsdiagnostik

Ernährung des Sportlers

Für alle Sporttreibenden – ob Freizeit- oder Leistungssportler – ist eine Basisernährung geeignet, die den Empfehlungen der DGE für eine vollwertige Ernährung des Durchschnittsbürgers entspricht. Sie soll den Bedarf an allen essenziellen Nährstoffen decken, den Kohlenhydratanteil in der Nahrung auf Kosten des Fettanteils erhöhen und hochwertiges Eiweiß liefern.

Bei Einhaltung einer abwechslungsreichen Mischkost aus vollwertigen Lebensmitteln ist die zusätzliche Aufnahme von isolierten Nährstoffen oder Nährstoffgruppen in Form von Tabletten und dergleichen überflüssig.

Obwohl oft in Frage gestellt, führt ein Leistungssportler, vorausgesetzt er deckt seinen gesteigerten Energiebedarf durch eine ausgewogene und vielseitige Ernährung, alle Nährstoffe in Mengen zu, die ausreichen, um ihren gegebenenfalls ebenfalls erhöhten Bedarf (durch Verluste oder Aufbau von Körpersubstanz) auszugleichen. Für keinen Nährstoff besteht nämlich ein zum Energieverbrauch überproportionaler Bedarf. Da dieser Zusammenhang sowohl für Schnellkraft- und Schnelligkeitsausdauer- als auch für Kraftausdauer- und Ausdauerdisziplinen Gültigkeit hat (die vier Gruppen unterscheiden sich hinsichtlich der Energiebereitstellung: anaerob-alaktazid, anaerob-laktazid, anaerob-laktazid bis aerob, aerob), ist es unnötig, zwischen disziplin- oder gar sportartspezifischen „Diäten" zu unterscheiden.

Im Allgemeinen sollen Leistungssportler mindestens 50 % der Nahrungsenergie in Form von Kohlenhydraten zuführen, wobei Lebensmittel mit niedrigem und mittlerem GI zu bevorzugen sind. Aus ballaststoffreicher Mischkost wird Glucose langsamer absorbiert, wodurch der Blutzuckerspiegel weniger stark ansteigt, aber länger erhöht bleibt (kein Hungerast).

Bei hoher Belastungsintensität hat der Glycogenabbau den größten Anteil an der ATP-Synthese (Glycogen liefert im Vergleich zu Fett sowohl pro Zeiteinheit als auch pro Liter verbrauchten Sauerstoffs mehr Energie). Die Muskelglycogenreserven reichen für höchstens 60 Minuten aus, um die für die Kontraktionen erforderliche Energie bereitzustellen. Bei niedriger bis mittlerer Intensität wird das ATP zu einem großen Teil aus der Fettsäurenoxidation gewonnen, wodurch die Glycogenvorräte geschont werden. Dennoch kommt den Glycogenreserven auch bei diesen Ausdauerbelastungen eine große Bedeutung zu, weil immer eine Mischung aus Glycogen und Fettsäuren verbraucht wird. Eine lokale Maximalauffüllung der Glycogenspeicher kann dadurch erreicht werden, dass eine Muskelglycogen entleerende Trainingseinheit mit einer kohlenhydratreichen Kost (> 60 Energie-% Kohlenhydrate während drei Tagen) kombiniert wird. Diese Technik wird als Superkompensation oder *carbohydrate loading* bezeichnet.

Um sicherzustellen, dass die Glycogendepots stets gut gefüllt sind, sind höchstens 35 % der Nahrungsenergie in Form von Fett zuzuführen. Eine Reduktion unter 25 % ist jedoch nicht wünschenswert, da dann eine ausreichende Versorgung mit essenziellen Fettsäuren und fettlöslichen Vitaminen nicht mehr sichergestellt ist.

Eine Menge von 15 % der Nahrungsenergie in Form von Proteinen reicht völlig aus, um Substanzerhaltung und Muskelaufbau zu gewährleisten (s. S. 52). Eine stark überhöhte Eiweißzufuhr von 3–4 g/kg KG täglich kann für den Sportler eher nachteilig sein, weil Eiweiß, das nicht als Baustoff Verwendung findet, vom Organismus energetisch verwertet wird, und weil beim Abbau der Proteine Harnstoff entsteht, der in hohen Konzentrationen auf lange Sicht große Anforderungen an die glomeruläre Filtration stellt. Im Fall hoher täglicher Proteinzufuhren ist es ratsam, zur Entlastung der Nieren die Flüssigkeitsaufnahme so zu steigern, dass die Urinproduktion je Gramm Nahrungsprotein, welches pro Kilogramm Körpergewicht zugeführt wird, etwa 1,5 Liter beträgt.

Der Ausgleich von Flüssigkeitsverlusten muss umso schneller erfolgen, je länger die sportliche Aktivität dauert und je höher Außentemperatur und Luftfeuchtigkeit sind. Ob die Wasserbilanz stimmt, lässt sich mittels Gewichtskontrolle vor und nach dem Training feststellen.

Sofern kein Vitaminmangel vorliegt, ist von Vitaminzulagen abzuraten, weil eine Zufuhr über den Bedarf hinaus nicht zu einer Leistungsverbesserung führt. Statt dessen können wie im Fall hochdosierter Vitamin-E-Präparate Nebenwirkungen wie Übelkeit, Erbrechen, Muskelschwäche und Erschöpfung auftreten.

Eine Supplementierung mit Mineralstoffen über den Tagesbedarf hinaus hat, sofern kein Mangel besteht, ebenfalls keinen leistungssteigernden Effekt. Es genügt, wenn die Verluste über Schweiß und Urin durch die Aufnahme mit der Nahrung (und Flüssigkeit) ausgeglichen werden. Einer Überwachung bedürfen allenfalls Eisen, Calcium und Magnesium.

Auf Angaben zur Energiezufuhr wird verzichtet, weil der Energiebedarf in Abhängigkeit von Sportart sowie Belastungsintensität und -dauer starken Schwankungen unterliegt. Die Energiebilanz ist ausgeglichen, wenn das Gewicht über einen längeren Zeitraum konstant bleibt.

Vor intensivem Training und Wettkampf ist darauf zu achten, dass die letzte Hauptmahlzeit stärkereich ist sowie mindestens drei Stunden zurückliegt, denn Skelettmuskulatur und Verdauungstrakt können nicht gleichzeitig maximal durchblutet werden. Ein letzter zucker- und stärkehaltiger Imbiss kann 30 Minuten vor dem Start eingenommen werden.

An Trainingstagen mit mehreren Trainingseinheiten bzw. bei Wettkämpfen mit mehreren über den Tag verteilten Starts sind kleinere stärke-/zuckerreiche Mahlzeiten zwischen den Einheiten bzw. Starts zu verzehren, wodurch der Blutglucosespiegel stabilisiert wird. Aufgrund der stressbedingt hohen Catecholaminkonzentration im Blut ist bei gut trainierten Sportlern nicht mit einer hyperinsulinämischen Hypoglykämie zu rechnen. Auf eine drastische

Reduktion des Fettanteils in den Zwischenmahlzeiten muss unbedingt geachtet werden, um die die Leistungsfähigkeit einschränkende Magen-Darm-Passage des Chymus so kurz wie möglich zu halten.

Die letzte Flüssigkeitszufuhr vor der Belastung soll eine Menge von 500 ml nicht überschreiten. Außerdem sollte sie 30 Minuten zurückliegen.

Während der Leistung haben Kohlenhydratgaben keine Vorteile, sofern die Glycogenspeicher gut gefüllt sind und die Belastungsdauer unter 60 Minuten liegt. Überschreitet die Belastung 60 Minuten, empfiehlt es sich, gelegentlich einen kleinen stärke-/zuckerreichen Imbiss (z.B. eine Banane) zu sich zu nehmen, oder, wenn die Zeit dazu nicht ausreicht, Glucosepolymerlösungen (z.B. mit Maltodextrin angereicherte Saftschorle) zu trinken. Diese dürfen allerdings nicht hyperton sein, d.h. nicht mehr als 15 % Maltodextrin enthalten, denn sonst kommt es zur Wassersekretion in den Dünndarm. Aus demselben Grund sollen Glucoselösungen weniger als 5 % Glucose enthalten.

Zum Ausgleich der Wasserbilanz im Verlauf der Belastung ist die Flüssigkeit in mehreren kleinen Portionen (150–200 ml, mäßig warmes bis kaltes Getränk) in Abständen von ca. 15 Minuten zuzuführen. Empfehlenswert sind hypotone Getränke (Schweiß ist hypoton) wie z.B. Mischungen aus Obst- und Gemüsesäften mit Mineralwasser im Verhältnis 1 : > 1. Der höhere Glucose- und Natriumgehalt in Isogetränken wirkt sich geringfügig beschleunigend auf die Wasserabsorption im Dünndarm aus, ohne die Magenentleerung zu verzögern. Ebenfalls zur Rehydratation geeignet sind Mineralwässer mit > 250 mg Na^+/l. Abzulehnen sind dagegen hypertone Getränke wie Cola und Limonaden, weil sie die Magenentleerung und die Wasserabsorption im Darm verzögern, stark kohlensäurehaltiges Mineralwasser, weil Kohlensäure die Aufnahme größerer Flüssigkeitsmengen erschwert, sowie coffeinhaltige und alkoholische Getränke, weil sie zentraldiuretisch wirken.

Nach der Belastung ist neben dem Ausgleich der Flüssigkeitsbilanz die Kohlenhydratzufuhr vorrangig, weil die Muskeln innerhalb der ersten 24 Stunden der Erholungsphase aufgrund gesteigerter Glycogensynthaseaktivität für die Glycogenresynthese am empfänglichsten sind. Je kohlenhydratreicher die ersten Mahlzeiten sind, umso mehr Glycogen wird in Muskeln und Leber eingelagert.

In (Ausnahme-)Situationen, wenn eine ausreichende Nährstoffzufuhr über die Nahrungsaufnahme nicht gewährleistet ist, kann der Einsatz von Nährstoffsupplementen oder sogar von Infusionslösungen erforderlich sein. Beispiele für solche Situationen sind:

- ungewohnte klimatische Bedingungen (z.B. in den Tropen, wo Schweißverluste ohne entsprechenden Energieverbrauch auftreten),
- hypokalorische Ernährung zwecks Einhaltung eines definierten Gewichts (z.B. Ballettänzer, Turner, Eiskunstläufer) oder Erreichung einer möglichst niedrigen Gewichtsklasse (z.B. Ringer, Gewichtheber, Boxer),
- ein Energiebedarf, der die maximale Darmaufnahmekapazität von 6 000 kcal übersteigt (z.B. Radrennfahrer),
- eine Steigerung des Belastungsumfangs auf eine Dauer, die die verfügbare Zeit für die Nahrungsaufnahme so einschränkt, dass die nötige Energiemenge und damit die nötigen Nährstoffmengen nicht mehr in Form einer vollwertigen und damit voluminösen Lebensmittelzusammenstellung zugeführt werden können (z.B. Ultradistanzläufer).

In jedem Fall soll die Entscheidung über den Einsatz von Nahrungsergänzungsmitteln, für die unbedingt gelten muss, dass sie zumindest nicht schaden, jedoch dem Sportler überlassen bleiben. Grundsätzlich ist eine ärztliche Kontrolle der Blutwerte ratsam.

An dieser Stelle sei noch darauf hingewiesen, dass eine Substitution mit Nähr- und Wirkstoffen psychische Effekte auf die Leistungsfähigkeit haben kann. Glaubt ein Athlet an die „ergogene Kraft" eines Supplements bei regelmäßiger Einnahme, kann die kontinuierliche Verwendung desselben eine (befristete) physische Leistungssteigerung bewirken. Sie kann aber ebenso einen Leistungsabfall verursachen, beispielsweise dann, wenn dem Sportler kurz vor seinem Wettkampf einfällt, dass er die (rechtzeitige) Einnahme vergessen hat.

Leistungsförderer Der wissenschaftliche Nachweis einer leistungsfördernden Wirkung von sog. ergogenen Hilfen, die nicht auf der Dopingliste stehen, wie z.B. Carnitin, Coenzym Q_{10}, Pyruvat, Hydroxycitrat (HCA), Hydroxymethylbutyrat (HMB), konjugierte Linolsäure (CLA), verzweigtkettige Aminosäuren (BCAA) oder Taurin, konnte nicht erbracht werden.

Lediglich hochdosiertes Kreatin vermag die Ermüdung bei schnellkraftorientiertem Training hinauszuzögern, wodurch sich das Trainingspensum erhöhen lässt. Allerdings wirkt Kreatin nur bei jedem zweiten Anwender und ausschließlich bei sich wiederholenden Kurzzeitbelastungen von hoher Intensität. Nach der Supplementation werden häufiger Muskelkrämpfe beobachtet. Außerdem wird vermehrt Wasser in die Muskelzellen eingelagert, was eine Erhöhung des Verletzungsrisikos und eine Zunahme des Körpergewichts um rund 2 kg zur Folge hat.

Aus den genannten Gründen wird von der Einnahme ergogener Hilfen abgeraten, zumal solche Präparate den Sportler dazu verleiten können, leistungsrelevante Trainings- und Ernährungsmaßnahmen zu vernachlässigen, sodass sogar mit Leistungseinbußen gerechnet werden muss.

Diätetische Maßnahmen bei Erkrankungen

Lebensmittelunverträglichkeit

Der Begriff Lebensmittelunverträglichkeit umfasst im Wesentlichen toxische, hypersensitive, psychosomatische und malabsorptive Reaktionen auf Lebensmittel (◆ Abbildung 14-3). Die Lebensmittelhypersensitivität wird unterteilt in Lebensmittelallergien und -intoleranzen. Bei der Allergie, wovon 2 % der Bevölkerung betroffen sind, ist die Symptomatik auf immunologische Mechanismen zurückzuführen, bei der Intoleranz nicht.

Eine **Enterotoxikose** kann durch Proteine (z.B. Ektotoxine aus mit Staphylokokken, Bazillen, Clostridien oder Schimmelpilzen kontaminierten Speisen), Peptide (z.B. Amanitin aus Knollenblätterpilzen), biogene Amine (z.B. Histamin aus verdorbenen Fischkonserven) und Schwermetalle hervorgerufen werden. Die Folgen einer solchen Vergiftung hängen von der Art und Menge des aufgenommenen Toxins ab. In einigen Fällen bleibt es bei vorübergehenden gastrointestinalen Beschwerden, andere können tödlich verlaufen.

Eine **Lebensmittelallergie** wird durch Substanzen ausgelöst, die als Antigene wirken. Die klinischen Symptome werden bei den *Reaktionstypen* I bis III Antikörper-vermittelt, beim Typ IV Immunzell-vermittelt ausgelöst. Die Spezifität der Reaktion ist objektivierbar. Im Serum sind gegen das Lebensmittelallergen gerichtete spezifische Immunglobuline bzw. sensibilisierte T-Lymphozyten, Monozyten und eosinophile Granulozyten nachweisbar.

Der Reaktionstyp I, die anaphylaktische Sofortreaktion, tritt am häufigsten auf. Diese IgE-vermittelte Überempfindlichkeitsreaktion verläuft nach folgendem Mechanismus: Nach vorausgegangener Sensibilisierung führt eine Komplexbildung zwischen Lebensmittel-Antigenen und IgE-Antikörpern auf den Mastzellmembranen der Dünndarmmukosa zur Degranulierung dieser Zellen. Es kommt zur Freisetzung von Mediatoren (Histamin, Serotonin, Bradykinin) und zur Erhöhung der Permeabilität der Mukosazellmembranen. Letzteres führt zu einer gesteigerten Absorption der Antigene. Daraufhin werden im Blut vermehrt Immunkomplexe aus IgE und IgA bzw. IgE und IgG gebildet, welche für das Auftreten der Allergie-Symptome kurz nach der oralen Aufnahme verantwortlich sind. Histamin und die anderen Botenstoffe wirken vasodilatatorisch. Die Gefäßerweiterung hat eine lokale Rötung und Erwärmung der Schleimhaut zur Folge. Eine Reizung freier Nervenendigungen geht mit Schmerzen einher. Langfristig wirkt Histamin auf Endothelzellen entzündlich.

Zur *Diagnose* IgE- und Zell-vermittelter Lebensmittelallergien wird in der Praxis – nach eingehender Anamnese zur Eingrenzung der möglichen Auslöser der Sensibilisierung – ein Hauttest (Prick-, Scratch-, Patch- oder Intrakutantest) durchgeführt, der bei Verdacht auf ein bestimmtes Lebensmittel durch einen Bluttest (Radio-Allergen-Sorbent-Test zum Nachweis spezifischer IgE) ergänzt werden kann. Anwendung finden auch Diätverfahren, die allerdings eine Belastung für den Patienten darstellen können und Durchhaltevermögen erfordern. Bei der *allergenarmen Suchdiät* setzt sich die Kost aus einer Sorte Fleisch (z.B. Huhn oder Lamm), einem Kohlenhydratträger (z.B. Kartoffeln oder Reis), einer Gemüse- und einer Obstsorte sowie einem Multivitaminpräparat zusammen, denen in bestimmten Zeitabständen die verdächtigen Lebensmittel zugesetzt werden. Bei der *Eliminationsdiät* werden die entsprechenden Lebensmittel nacheinander für mindestens drei Wochen vom Speiseplan gestrichen. Ist das Allergen ermittelt und der Patient nach strikter Eliminierung beschwerdefrei, kann bei chronischen Krankheitsbildern zusätzlich ein *oraler Provokationstest* vorgenommen werden, bei dem die allergen wirksamen Lebensmittel gezielt verabreicht werden, um die Verschlimmerung der klinischen Symptome zu verfolgen. Bei akuter Symptomatik ist der Provokationstest kontraindiziert, weil die Beschwerden verstärkt würden.

Die *klassischen Symptome* der Lebensmittelallergie sind gastrointestinaler, dermatologischer und respiratorischer Art. Beobachtet werden Erbrechen, Durchfall und Koliken, Urtikaria, Angioödem, Dermatitis und Exantheme, Rhinitis und Bronchialasthma. Im Extremfall kommt es zum anaphylaktischen Schock. Auch migräneartige Kopf-

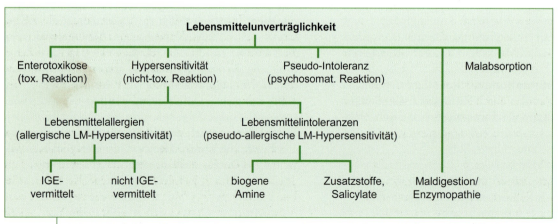

Abb. 14-3: Schematische Darstellung der verschiedenen Lebensmittelunverträglichkeiten

schmerzen werden immer wieder als Folge einer Lebensmittelallergie diskutiert, denn bei vielen Patienten treten sie nach Elimination des Allergens aus der Kost oder nach einer Therapie zur Desensibilisierung nicht mehr auf. Darüber hinaus muss an Kreuzallergien, z. B. mit Birkenpollen, gedacht werden.

Die *diätetische Therapie* der Lebensmittelallergie besteht in der Elimination des Allergens aus der Kost. In vielen Fällen wird das Allergen nach einer Phase des strengen Meidens in kleinen Mengen toleriert, sodass die Diät gelockert werden darf. Insbesondere bei Kindern kann sich eine Allergie nach ein bis zwei Jahren sogar verlieren.

Von großer praktischer Bedeutung ist die Kuhmilchallergie, die bei Kindern während der ersten beiden Lebensjahre auftreten kann. Reagieren Säuglinge, die gestillt werden, allergisch auf bestimmte Nahrungsbestandteile, muss die Mutter darauf achten, dass sie die entsprechenden Allergene meidet. Häufige Auslöser einer Lebensmittelallergie sind Eier, Milch, Käse, Fisch, Schalentiere, Getreide, Gewürze, Sellerie, Karotten und Zitrusfrüchte. Ist bei einer multiplen Allergie ein Verzicht auf alle allergen wirksamen Lebensmittel nicht möglich, bietet sich eine Behandlung mit dem Dinatriumsalz der Cromoglycinsäure an.

Eine **Lebensmittelintoleranz** bzw. **Pseudo-Allergie** ist dadurch gekennzeichnet, dass der Verzehr bestimmter Lebensmittel dieselben Symptome hervorruft, die bei allergischen Reaktionen beobachtet werden, ohne dass es zur Bildung von substanzspezifischen Antikörpern kommt. Die Reaktion ist also bereits nach Erstkontakt zu beobachten. Einige Lebensmittel, wie Erdbeeren, Tomaten oder Schalentiere, enthalten Verbindungen, die eine *unspezifische Mediatorfreisetzung* – Histamin, Prostaglandine und Leukotriene aus Gewebsmastzellen und Blutbasophilen – bewirken. Aufgrund der vasoaktiven und entzündlichen Wirkungen treten Beschwerden auf, die mit denen bei einer Lebensmittelallergie vergleichbar sind. Bei entsprechend veranlagten Personen können auch Lebensmittel pseudo-allergisch wirksam sein, die natürlicherweise einen hohen Gehalt an vasoaktiven biogenen Aminen aufweisen, z. B. Sauerkraut (Histamin), Bananen (Serotonin) oder Schokolade (Phenylethylamin). Darüber hinaus lassen sich allergieähnliche Erscheinungen auch auf gewisse Zusatzstoffe (Farb-, Aroma- und Konservierungsstoffe) und Rückstände (z. B. Salicylate) zurückführen. Wie bei der Allergie sind die jeweils auslösenden Lebensmittel zu meiden.

Im Gegensatz zu Lebensmitteln, die z. B. den gelben Farbstoff Tartrazin (E 102) oder das Konservierungsmittel Benzoesäure (E 210) enthalten, können solche, die verunreinigt sind, nur schwer aus der Kost eliminiert werden. Werden die Beschwerden durch Rückstände ausgelöst, die meist weit verbreitet und schwer zu erkennen sind, sollte eine spezifische Hyposensibilisierung erwogen werden.

Eine **Pseudo-Intoleranz** ist psychosomatischen Ursprungs und äußert sich in einer Aversion gegen die angebotene Nahrung. Schmerzen, hervorgerufen durch einen Tumor oder eine Stenose, können die Ursache sein. Ebenso Brechreiz, der aufgrund störender Gerüche oder bei Anorexie-Patienten auftreten kann. Auch Völlegefühl durch fettes Essen kann eine Ablehnung weiterer Nahrungsaufnahme mit sich bringen.

Eine **Malabsorption** ist eine Lebensmittelunverträglichkeit, die mit Blähungen, Schmerzen und Durchfall einhergeht. Sie kann durchaus bei darmgesunden Personen auftreten, z. B. wenn der Körper nicht an ballaststoffreiche Kost (viel Vollkorngetreide und Gemüse) gewöhnt ist, oder Leguminosen in größeren Mengen verzehrt werden. Die nicht (vollständig) verdauten Nahrungsbestandteile – Cellulose, Hemicellulosen, β-Glucane, Pektine, Stachyose, Verbascose – gelangen in die tieferen Darmabschnitte, wo sie bakteriell vergoren werden. Dies geht mit Wasser- und Gasbildung einher. Auch Stärke kann in den Dickdarm gelangen. Wenn das Klebereiweiß Gluten an Stärke bindet, wird diese unvollständig hydrolysiert. Zuckeraustauschstoffe, die in größeren Mengen aufgenommen werden, als von der Dünndarmmukosa absorbiert werden können, binden im Dickdarm osmotisch Wasser. Dasselbe gilt für Mono- und Disaccharide, wenn sie den Dickdarm erreichen. Eine Magensturzentleerung, hervorgerufen durch überstürzten Genuss einer großen Menge eines kalten, zuckerreichen Getränks, kann eine Ursache hierfür sein.

Bei der Fructosemalabsorption (s. dort) kommt es bedingt durch einen Defekt des intestinalen Transportproteins GLUT5 zu osmotischen Durchfällen. Sie geht häufig mit Sorbitmalabsorption einher.

Die Zöliakie (s. dort) ist ein Beispiel für eine Malabsorption auf der Basis einer Schädigung der Dünndarmschleimhaut, wobei das Klebereiweiß Gluten die Schleimhautläsionen hervorruft. Eine Beseitigung der massiven Durchfälle ist nur durch Elimination von Gluten aus der Nahrung möglich (glutenfreie Lebensmittel).

Eine **Maldigestion** wird durch intestinale Enzym*defizite* ausgelöst.

Die Lactoseintoleranz (s. dort) beruht auf einer stark eingeschränkten Lactase-Sekretion der Mukosazellen und geht mit starken Durchfällen einher. Linderung schaffen die Elimination von Lactose aus der Kost (lactosefreie Lebensmittel) sowie die orale Einnahme von Lactase.

Ein *Defekt* an Enzymen, die am Intermediärstoffwechsel von Phenylalanin, verzweigtkettigen Aminosäuren, Galactose oder Fructose beteiligt sind, kann infolge einer Schädigung des zentralen Nervensystems gegebenenfalls zum Tod führen. Als Therapie der **Enzymopathien** Phenylketonurie, Ahornsirupkrankheit, Galactosämie und Fructoseintoleranz (s. dort) kommt nur die Elimination des auslösenden Nährstoffs aus der Nahrung in Frage.

Gemäß *Lebensmittelkennzeichnungsverordnung* müssen die folgenden 12 Hauptauslöser von Unverträglichkeitsreaktionen auf der Zutatenliste verpackter Lebensmittel angegeben werden: Glutenhaltige Getreide, Krebstiere, Eier, Fisch, Erdnüsse, Soja, Milch, Schalenfrüchte, Sellerie, Senf, Sesamsamen und jeweils daraus hergestellte Erzeugnisse sowie Schwefeldioxid und Sulfite (ab 10 mg/l).

Erkrankungen der Verdauungsorgane

Der Besprechung der diätetischen Behandlung der Krankheiten, die das Verdauungssystem betreffen, sind Bemerkungen zur leichten Vollkost und zu den MCT-Fetten vorangestellt.

Leichte Vollkost Bei Bestehen einer gastroenterologischen Erkrankung, die durch gezielte diätetisch-therapeutische Maßnahmen nicht beeinflusst werden kann – z.B. Magen-/Zwölffingerdarmgeschwür, Morbus Crohn, Colitis ulcerosa, chronische Pankreatitis, Leberzirrhose, chronische Hepatitis – ist es angezeigt, unspezifische Intoleranzerscheinungen, die durch Lebensmittel ausgelöst werden können, weitestgehend zu vermeiden. Dieser Forderung kommt die leichte Vollkost, auch allgemeine Schonkost oder gastroenterologische Basisdiät genannt, nach.

Gemäß Definition der Deutschen Arbeitsgemeinschaft für Ernährung und Diätetik unterscheidet sich die leichte Vollkost dadurch von der Vollkost, dass Lebensmittel oder Speisen, die erfahrungsgemäß häufig – z.B. bei mehr als 5% eines Patientenkollektivs – Unverträglichkeiten auslösen, nicht verwendet werden. (Nach Angaben der DGE muss eine Vollkost den Bedarf an essenziellen Nährstoffen decken, in ihrem Energiegehalt dem Energiebedarf angepasst sein, präventiv-medizinische Erkenntnisse der Ernährungsforschung berücksichtigen und in ihrer Zusammensetzung den üblichen Ernährungsgewohnheiten gerecht werden, soweit die erstgenannten Forderungen dadurch nicht tangiert werden.)

In der Praxis wird den Kranken empfohlen, unter Wahrung der Regeln für eine Vollkost alle Lebensmittel wegzulassen, die nach ihrer persönlichen Erfahrung Beschwerden wie Druck, Völlegefühl, Schmerzen, Übelkeit, Blähungen, Neigung zu Diarrhö usw. verursachen. Ernährungserhebungen haben gezeigt, dass Unverträglichkeitserscheinungen besonders häufig nach dem Verzehr von Hülsenfrüchten, Gurkensalat, frittierten Speisen, Weißkohl, kohlensäurehaltigen Getränken, Grünkohl, fetten Speisen und Paprikagemüse auftreten.

Bei der *Zubereitung der leichten Vollkost im Krankenhaus* sind folgende Richtlinien in Anlehnung an die Empfehlungen der DGE zu beachten:

- Anders als bei der Vollkost soll die Ballaststoffzufuhr 25 g/d nicht überschreiten, weil ballaststoffreiche Lebensmittel eher Unverträglichkeiten hervorrufen als ballaststoffarme.
- Es ist zu berücksichtigen, dass ein „leicht Kranker" bei Bettlägerigkeit einen etwa 10% niedrigeren Energiebedarf hat als ein „Leichtarbeiter", wogegen der Energiebedarf eines Patienten im fortgeschrittenen Krankheitsstadium um bis zu 20% erhöht sein kann.
- Bei einer Verteilung der täglichen Energiezufuhr auf fünf Mahlzeiten soll etwa ein Drittel der empfohlenen Menge auf das Mittagessen und je ein Viertel auf Frühstück und Abendessen entfallen.
- Wegen des meist erhöhten Proteinbedarfs Kranker aufgrund von Gewebeneubildung und Infektabwehr soll die Eiweißzufuhr mit 15 Energie-% an der Obergrenze der Empfehlung für Gesunde liegen.
- Aufgrund der Vergesellschaftung von biologisch hochwertigem Protein mit relativ großen Mengen an Fett, Cholesterin und Purinen in Fleisch und anderen tierischen Lebensmitteln sollen günstige Kombinationen pflanzlicher Eiweißträger vermehrt zum Einsatz kommen.
- Obwohl eine Fettzufuhr von 25–30 Energie-% angemessen wäre, wird für die Krankenhausernährung als Zugeständnis hinsichtlich der Praktikabilität eine Fettzufuhr von 35 Energie-% empfohlen.
- Generell ist die Aufnahme ungesättigter Fettsäuren auf Kosten gesättigter zu steigern.
- Auf die Kohlenhydrate entfallen die verbleibenden 50 Energie-%, womit die Grenze des praktisch Möglichen erreicht zu sein scheint.
- Stärkehaltige Lebensmittel sollen bevorzugt bzw. der Süßigkeitenkonsum gering gehalten werden.
- Eine Reduktion des Kochsalzverzehrs auf 5–6 g/d wäre erstrebenswert, ist in der Praxis aber nicht leicht zu realisieren.
- Auf eine bedarfsdeckende Zufuhr an Vitaminen und Mineralstoffen ist zu achten.
- Auf nährstoffschonende Zubereitung und möglichst kurze Warmhaltezeiten soll Wert gelegt werden.
- Das Angebot einer leichten Vollkost in Krankenhäusern kommt den Patienten insofern entgegen, als Listen mit erlaubten und verbotenen Lebensmitteln und Speisen, die erfahrungsgemäß hauptsächlich verunsichern, dadurch überflüssig werden.

MCT-Fette Der teilweise Ersatz von Fetten, die einen hohen Anteil an langkettigen Triglyceriden (*long chain triglycerides*, LCT) aufweisen, durch solche, die vorwiegend aus mittelkettigen Triglyceriden (*middle chain triglycerides*, MCT) bestehen, kann bei der diätetischen Behandlung gastroenterologischer Erkrankungen, die mit einem Malassimilationssyndrom einhergehen, Vorzüge bieten, die auf den besonderen Eigenschaften dieser Fette hinsichtlich Digestion und Absorption beruhen:

- Unter Einwirkung der Pankreaslipase werden MCT im Dünndarmlumen schneller hydrolysiert als LCT (Indikation: Kurzdarmsyndrom).
- Bei Lipase-Mangel können MCT als intakte Moleküle absorbiert und anschließend in der Darmwand hydrolysiert werden (Indikation: Pankreatektomie, chronische Pankreatitis).
- Die Gegenwart von Gallensalzen ist weder für die Hydrolyse der MCT noch für die Aufnahme der

mittelkettigen Fettsäuren in die Mukosazellen erforderlich (Indikation: verminderte Gallensekretion, chologene Diarrhö).
- Der Dünndarm hat eine größere Absorptionskapazität für MCT als für LCT (Indikation: Morbus Crohn, Strahlenschädigung des Dünndarms).
- Bei verminderter Triglyceridsynthese in der Dünndarmmukosa ist die Ausnutzung von MCT besser als die von LCT (Indikation: Zöliakie).
- Zum Abtransport der MCT-Spaltprodukte aus der Darmwand sind Chylomikronen, deren Bildung bei reduzierter oder fehlender Proteinsynthese in der Mukosa gedrosselt oder vollständig blockiert ist, nicht erforderlich (Indikation: A-β-Lipoproteidämie).
- Aufgrund des Transports der mittelkettigen Fettsäuren über das Pfortaderblut ist der Lymphaustritt aus den intestinalen Lymphgefäßen ins Darmlumen gering (Indikation: enterales Eiweißverlustsyndrom, gestörter Lymphabfluss).
- Im Gewebe erfolgt die Oxidation der mittelkettigen Fettsäuren schneller als die der langkettigen, weil sie die innere Mitochondrienmembran Carnitin-unvermittelt durchqueren können (Indikation: primärer oder sekunkärer Carnitin-Mangel).

Bei der praktischen Anwendung der MCT, die als Margarine und Öl vertrieben werden, muss berücksichtigt werden, dass sie bei einem Energiegehalt von 8,3 kcal/g etwa 1 kcal/g weniger Energie liefern als LCT. Der Austausch von LCT durch MCT muss langsam erfolgen, da ein plötzlicher Verzehr großer Mengen von MCT-Fetten mit Nebenwirkungen wie abdominellen Schmerzen, Übelkeit, Erbrechen und Kopfschmerzen einhergehen kann.

Bei einer Ausgangsmenge von 10–20 g/d, langsamer Steigerung der Zufuhr und gleichmäßiger Verteilung auf mehrere Mahlzeiten werden Tagesmengen von 100–150 g im Bedarfsfall gut toleriert. Bei langfristigem Einsatz von MCT-Fetten muss der Bedarf an essenziellen Fettsäuren durch zusätzliche Gabe linol- und linolensäurereicher Öle gedeckt werden (ceres mct Diät-Margarine® enthält z. B. einen Zusatz von 5 % Linolsäure bei einem Gehalt von 91 % MCT und 4 % sonstigen Fettsäuren). Die Absorption fettlöslicher Vitamine bei Verwendung von MCT-Fetten ist ausreichend.

Aus küchentechnischer Sicht ist zu beachten, dass sich bei Erhitzung von MCT-Öl über 120–130 °C Rauch entwickelt und MCT-Margarine bei Temperaturen über 200 °C zerfällt. MCT-Fette eignen sich demzufolge nicht zum Anbraten, Schmoren oder Grillen. Verwendung finden sie insbesondere als Streichfett, Salatöl oder Zusatz zu nach dem Garen noch warmen Speisen. Langes Warmhalten oder Wiederaufwärmen von mit MCT-Fetten zubereiteten Speisen ist zu vermeiden, da ein bitterer Nachgeschmack entstehen kann.

I. Zähne

Karies Die Zahnfäulnis ist die Folge einer irreversiblen Zerstörung der Hartsubstanzen durch säurebildende und proteolytische Mikroorganismen. Mehrere Ernährungsfaktoren sind an der Entstehung dieser häufigen und weit verbreiteten Krankheit beteiligt.

Eine entscheidende Bedeutung kommt den Kohlenhydraten in der Nahrung zu, die von dem bakteriellen Belag auf der Zahnoberfläche vergoren werden. Die Bakterien der sich entwickelnden Plaque nutzen Saccharose, Glucose, Fructose, Maltose und Lactose zur Energiegewinnung, wobei organische Säuren wie Acetat, Lactat und Propionat entstehen. Reicht die neutralisierende Wirkung des alkalischen Speichels nicht aus, um auf der Zahnoberfläche einen pH-Wert von > 5,7 zu gewährleisten, so kommt es zu einer Demineralisation des Zahnschmelzes und damit zum Beginn der Karies. Auch von Lebensmitteln, die aufbereitete Stärke in großen Mengen enthalten (z. B. Kartoffelchips und Kräcker), geht ein Kariesrisiko aus, denn die Stärke haftet an der Zahnoberfläche und wirkt über einen längeren Zeitraum kariogen.

Sehr aggressiv in Bezug auf das Herauslösen von Mineralstoffen aus der Zahnhartsubstanz wirken zudem die in der Nahrung vorkommenden organischen Säuren Citrat und Malat, wobei die Wahrscheinlichkeit, mit der eine Läsion (Erosion) entsteht, ebenso wie im Fall des Zuckers, sowohl von der Konzentration der alimentären Noxe als auch von der Häufigkeit und Dauer ihrer Einwirkung bestimmt wird.

Der wichtigste karieshemmende Faktor ist *Fluorid*, weil es als wesentlicher Bestandteil des Schmelzmaterials für die Stabilität des Zahnschmelzes und damit für die Resistenz gegenüber kariogenen Noxen verantwortlich ist. Weiterhin von Bedeutung sind Calcium und Phosphat als Hauptbestandteile der Zahnhartsubstanz.

Bis zum Zahndurchbruch wird der Schmelz über Blut- und Gewebeflüssigkeit mit Fluorid versorgt. Ein Fluoridmangel während der Zahnentwicklung kann hypoplastische Veränderungen am Schmelz und am Dentin zur Folge haben, ein Fluoridüberschuss eine so genannte Dentalfluorose (braune, bandartige Verfärbungen des Schmelzes). Braune Flecken auf der Zahnoberfläche können aber auch aus einem Mangel an Vitamin D in der postnatalen Phase resultieren.

II. Speiseröhre

Refluxoesophagitis Die durch Rückfluss von Magen- und/oder Dünndarminhalt hervorgerufene Entzündung der Speiseröhre ist Folge eines ungenügenden Tonus des gastrooesophagealen Verschlusses und wird durch Umstände, die zu einem Druckanstieg im Bauchraum führen, begünstigt. Neben Vornüberbeugen, Husten und Pressen erhöhen auch große Mahlzeiten sowie Fettansatz im Bereich der Bauchdecke den intraabdominellen Druck und damit den Reflux. Auch Genussmittel wie Kaffee und Alkohol können Beschwerden auslösen.

Die Zusammensetzung der Nahrung hat einen wesentlichen Einfluss auf den Tonus des distalen Oesophagus. Kleine, eiweißreiche Mahlzeiten wirken über eine Erhöhung der Gastrinkonzentration im Serum tonussteigernd (positiv zu bewerten), kohlenhydrat- bzw. fettreiche Speisen über eine vermehrte Freisetzung von Cholezystokinin dagegen tonusmindernd (negativ).

Die meist erforderliche medikamentöse Therapie kann durch Normalisierung des Körpergewichts, Verzicht auf coffeinhaltige und alkoholische Getränke (je nach individueller Verträglichkeit) und diätetische Maßnahmen unterstützt werden. Die Nährstoffrelation soll 20 Energie-% Eiweiß, 25–30 Energie-% Fett und 50–55 Energie-% Kohlenhydrate betragen. Als Eiweißquellen sind magere eiweißreiche Lebensmittel zu bevorzugen. Zu meiden sind fette, süße, saure, scharf gewürzte, sehr kalte und sehr heiße Speisen. Die Mahlzeiten sollen in kleinen Portionen über den ganzen Tag verteilt eingenommen werden.

III. Magen und Zwölffingerdarm

Akute Gastritis Die Therapie der akuten Magenschleimhautentzündung besteht im Ausschalten der auslösenden Noxe wie z.B. mit Bakterien und/oder deren Toxinen kontaminierte Nahrung, Alkohol oder Medikamente. Von diätetischer Seite bewährt sich am schnellsten und sichersten eine Hungerkur von ein bis drei Tagen.

Ulcus ventriculi und **Ulcus duodeni** Das Abheilen von Magen- und Zwölffingerdarmgeschwüren kann nur durch körperliche Ruhe und Milieuwechsel, nicht aber mit speziellen diätetischen Maßnahmen beschleunigt werden. Indiziert ist eine leichte Vollkost, auf mehrere kleine Mahlzeiten pro Tag verteilt. Milch, Bier, Weißwein, Kaffee, Tee und scharfe Gewürze sollen aufgrund ihrer anregenden Wirkung auf die Säuresekretion des Magens weitgehend gemieden werden.

Die beim blutenden Geschwür oft praktizierte Nahrungskarenz ist wegen der entstehenden intensiven Hungerperistaltik zu unterlassen. Dasselbe gilt für die zahlreichen so genannten Ulcus-Diäten (Milch-Sahne-Alkali-Diät nach Sippy, chlorfreie Diät, Diät nach Kalk und von Bergmann, Diät nach Ewald und Lenhartz), deren Ziel darin besteht, die Säureproduktion im Magen zu verringern. Denn sie decken nicht den Bedarf an essenziellen Nährstoffen und teilweise auch nicht den an Energie. Zudem ist entgegen der allgemeinen Ansicht die Säuresekretion bei Verabreichung dieser Diätformen nicht geringer als unter Normalkost.

Dumping-Syndrom (Postgastrektomie-Syndrom)
Der nach Magenresektion bzw. -teilresektion auftretende Symptomenkomplex (Schwächegefühl, Tachykardie, Schweißausbruch, Völlegefühl, Erbrechen, Durchfall) ist diätetischen Maßnahmen zugänglich. Hierbei muss in erster Linie ein durch schnellen Übertritt leicht absorbierbarer Kohlenhydrate aus dem Restmagen hervorgerufener hoher osmotischer Druck im oberen Dünndarm mit nachfolgendem rapiden Anstieg der Blutglucosekonzentration und daraus resultierender hyperinsulinämischer Hypoglykämie verhindert werden.

Dementsprechend sind Mono- und Disaccharide zu meiden, ballaststoffreiche Vollgetreideerzeugnisse dagegen zu bevorzugen. Die Nährstoffrelation soll bei 50–55 Energie-% Kohlenhydraten, 30–35 Energie-% Fett und 15 Energie-% Eiweiß liegen. Mehrere über den Tag verteilte kleine Mahlzeiten sowie Flüssigkeitszufuhr nach der Nahrungsaufnahme wirken sich günstig aus.

IV. Dünndarm

Lactoseintoleranz (Lactasemangelsyndrom)
Die Unverträglichkeit von Milchzucker beruht auf einem Mangel an Lactase in der Dünndarmschleimhaut, infolge dessen die Spaltung der Lactose ganz oder teilweise unmöglich ist. Die Therapie des Symptomkomplexes aus Verdauungsstörungen, Durchfall und saurem Stuhl nach Verzehr von Lactose besteht im Meiden dieses hauptsächlich in Milch und Milcherzeugnissen vorkommenden Disaccharids. Milchzucker wird vielen Lebensmitteln während der Herstellung zugesetzt und ist Grundsubstanz zahlreicher Tabletten; dies erschwert das Einhalten einer lactosefreien Diät.

Ungeeignete Lebensmittel neben Milch, Buttermilch, Sahne, Kondensmilch und Milchpulver sind Eiscreme, Sahnebonbons, Schokolade, Instantprodukte, Fertiggerichte, Kleieprodukte, Süßstoffe, fettreduzierte Wurstwaren und verschiedene Brotsorten.

Butter und Käsesorten mit geringem Lactosegehalt (< 0,1 g Lactose/100 g in Lab- und Sauermilchkäse) werden in der Regel gut toleriert. Dasselbe gilt für fermentierte Milcherzeugnisse (Sauermilch-, Jogurt-, Kefirerzeugnisse), da die bei der Herstellung zugesetzten Bakterien den Magen passieren und im Darm noch erhebliche Mengen an Milchzucker abbauen können.

15–20 % der Deutschen und nahezu 100 % der Schwarzafrikaner sind von der fehlenden Lactaseaktivität betroffen. Meist werden 5 g Lactose als Einzelportion toleriert.

Fructosemalabsorption Hierbei führt ein angeborener oder erworbener Defekt des intestinalen Glucose-Transporters GLUT5 zu einer vorübergehend oder dauerhaft auftretenden, unvollständigen Fructoseabsorption. Sorbit, das mit Fructose um denselben Transporter konkurriert, hemmt die Fructoseaufnahme weiter, wogegen Glucose dessen Restaktivität stimuliert, weshalb Saccharose relativ gut vertragen wird.

Leitsymptome der Fructosemalabsorption sind Blähungen und osmotischer Durchfall, denn die Darmflora verstoffwechselt die nicht-absorbierte Fructose zu kurzkettigen Fettsäuren, Kohlendioxid und Wasserstoff, der weiter in Methan umgewandelt werden kann. Die Diagnose erfolgt über eine dreistündige Messung des Gehalts an Wasserstoff und Methan in der Atemluft nach oraler Belastung mit 25 g Fructose (H_2-Atem[gas]test).

Ziel der Ernährungstherapie ist die Anpassung der Fructosezufuhr an die individuell verträgliche Menge. Eine fructose- bzw. obstfreie Dauerernährung ist nicht angezeigt. Das konkrete therapeutische Vorgehen bei Fructosemalabsorption besteht in einer 3-phasigen Kostumstellung, wodurch die Expression des GLUT5-Transporters (vgl. S. 182) gesteigert und damit eine Verträglichkeit von Fructose in physiologischen Mengen erreicht wird:

1. Karenzphase (max. 2 Wochen): durch starke Beschränkung der Fructosezufuhr und Verzicht auf Zuckeralkohole (z.B. Sorbit) bei gleichzeitiger Orientierung an den Prinzipien der leichten Vollkost wird weitgehende Beschwerdefreiheit erreicht.
2. Testphase (max. 6 Wochen): bei weiterem Verzicht auf Zuckeralkohole wird die Lebensmittelauswahl durch Wiedereinführung verschiedener Obstsorten – Steinfrüchte (Aprikosen, Nektarinen, Zwetschgen, Pflaumen), Zitrusfrüchte (Mandarinen, Grapefruits, Zitronen, Orangen), Südfrüchte (Bananen, Ananas, Kiwis) und Beerenfrüchte (Brombeeren, Himbeeren, Erdbeeren) – erweitert und die individuelle Fructose-Verträglichkeit ermittelt.
3. Dauerernährung: ein individueller Ernährungsplan hilft, den Nährstoffbedarf zu decken und bei Obstverzehr im Toleranzbereich Symptomfreiheit beizubehalten; hierbei wird die Absorptionskapazität für Fructose durch zeitgleiche Aufnahme von Glucose und ggf. Kombination mit protein- und fettreichen Lebensmitteln (z.B. Käse, Nüsse) unterstützt.

Aufgrund des Fructosegehalts bzw. des Fructose-/Glucose-Verhältnisses ist bei Quitten, Äpfeln, Birnen, Kirschen, Trauben, Honig- und Wassermelonen, Mangos, Papayas sowie Trockenfrüchten und Fruchtsäften auf kleine Verzehrsmengen zu achten.

Zöliakie (gluteninduzierte Enteropathie) Verursacht wird die sog. *einheimische Sprue* durch eine Schädigung der Dünndarmschleimhaut als Folge einer Überempfindlichkeit gegen das in den Getreidearten Weizen, Dinkel, Roggen, Hafer, Gerste, Kamut, Grünkern, Zweikorn (Emmer), Einkorn, Bulgur und Couscous vorkommende Klebereiweiß Gluten bzw. dessen Fraktion Gliadin. Der Schweregrad der Schleimhautschädigung ist unterschiedlich und damit auch die daraus resultierende Beeinträchtigung der Nährstoffabsorption. Besonders von der Malabsorption betroffen ist das Nahrungsfett, das vermehrt im Stuhl ausgeschieden wird (Steatorrhö). Bei schweren Verlaufsformen mit Zottenatrophie kann es zu einer sekundären Milchzuckerunverträglichkeit kommen.

Bereits im ersten Lebensjahr können die typischen Symptome auftreten, zu denen Diarrhö, rezidivierende Bauchschmerzen, Müdigkeit, Inappetenz und muskuläre Hypotonie zählen. Mit zunehmendem Alter kommt es eher zu atypischen Symptomen wie Obstipation, Nagelauffälligkeiten, Haarausfall, Anämie und Vitaminmangelerscheinungen.

Die Grundpfeiler der Zöliakie-Diagnostik bilden: Anamnese (Symptomatik), Serologie (Endomysium-IgA-Autoantikörper), Histologie (Biopsie der Duodenalschleimhaut) und Ansprechen auf glutenfreie Diät.

Die diätetische Behandlung besteht im konsequenten Meiden der oben genannten Getreidesorten sowie aller aus ihnen hergestellten Produkte wie z.B. Mehl, Grieß, Graupen, Flocken, Brot, Gebäck, Teigwaren und Bier. Vorsicht geboten ist bei Lebensmitteln, die als Bindemittel Gluten enthalten, wie Wurstwaren, Frischkäsezubereitungen, Fischkonserven, Fertiggerichte und Instantprodukte, sowie bei Dragees und Tabletten.

Des Weiteren muss der Fettverzehr in Abhängigkeit vom Ausmaß der Steatorrhö eingeschränkt werden. In der Frühphase der Therapie ist außerdem eine Reduktion der Fettzufuhr oder, damit eine ausreichende Energieversorgung gewährleistet ist, ein teilweiser Ersatz der üblichen Nahrungsfette durch MCT-Fette erforderlich.

Zur Ernährung geeignet sind alle Lebensmittel, die von Natur aus glutenfrei sind, wie Mais, (Wild-)Reis, Hirse, Buchweizen, Quinoa, Amaranth, Johannisbrotkernmehl, Maisgries, Mais-, Reis- und Kartoffelstärke, Sojamehl, Sojabohnen, Milch(produkte), Fleisch, Fisch, Eier, Nüsse, Hülsenfrüchte, Kartoffeln, Gemüse, Obst, Honig, Marmelade usw., industriell hergestellte Produkte mit dem Herstellerhinweis glutenfrei (< 20 mg Gluten/kg) sowie speziell für eine glutenfreie Kost hergestellte Lebensmittel (eine Liste kann bei der Deutschen Zöliakiegesellschaft angefordert werden).

Akute Enteritis Für die akute Dünndarmentzündung gilt wie für die akute Gastritis, dass die Erkrankung nach Ausschaltung der auslösenden Noxe, meist Bakterien (z.B. Salmonellen), schnell abheilt. (Sind sowohl Magen als auch Dünndarm betroffen, spricht man von Gastroenteritis, kommt auch noch der Dickdarm hinzu, von Gastroenterocolitis.)

Da die Erkrankung oft mit starken Durchfällen und folglich erheblichen Wasser- und Elektrolytverlusten einhergeht, besteht die diätetische Behandlung hauptsächlich in einer oralen Flüssigkeits- und Mineralstoffsubstitution, wobei in weniger ausgeprägten Fällen Tee mit einem Zusatz von Kochsalz ausreichend ist (Teefasten von ein bis zwei Tagen Dauer). Bei länger dauernder Diarrhö sind orale Gaben spezieller Glucose-Elektrolytlösungen, die die Wasser- und Natriumabsorption aus dem Darmlumen beschleunigen, indiziert. Nur in schweren Fällen muss auf parenterale Ernährung zurückgegriffen werden.

Ein weiteres Ziel der Therapie ist die Schaffung eines Milieus im Darmlumen, welches das Wachstum pathogener

Keime hemmt. Es werden unverdauliche Kohlenhydrate wie Pektin oder Bestandteile des Johannisbrotkernmehls in Form diätetischer Lebensmittel verabreicht, weil sie zum einen Wasser binden und zum anderen von der Darmflora zu organischen Säuren abgebaut werden. Die hieraus resultierende pH-Wert-Senkung hemmt das Wachstum pathogener Keime.

Aufgrund des Gehalts an Pektin in Äpfeln und Karotten zeigen sowohl die Rohapfeldiät nach Moro und Heisler (250–300 g rohe, mit der Schale geriebene Äpfel zu jeder Mahlzeit) als auch die Karottensuppe nach Moro (500 g gekochte, mit dem Kochwasser pürierte Karotten, auf 1 l mit Wasser aufgefüllt und mit 3 g Kochsalz abgeschmeckt) positive Effekte.

Morbus Crohn (Enteritis regionalis) Eine spezifische Diät, womit die plurisegmentäre (mehrere Darmabschnitte sind betroffen), stenosierende (verengend), granulomatöse (verursacht knotige Gewebeneubildungen) Entzündung der Dünndarmschleimhaut positiv beeinflusst werden könnte, ist nicht bekannt. Jedoch kann mit ausschließlich parenteraler Ernährung bzw. mit einer chemisch definierten Formeldiät (Elementardiät) in bis zu 70 % der Fälle eine Besserung erzielt werden, die der nach medikamentöser Behandlung vergleichbar ist. Beide Therapiemöglichkeiten erfolgen in Anpassung an den Energie- und Nährstoffbedarf des Patienten und dienen gleichzeitig dem Ausgleich der nicht selten bestehenden Defizite an essenziellen Nährstoffen. Denn bedingt durch verminderte orale Nahrungsaufnahme (z.B. durch Angst vor Beschwerden nach den Mahlzeiten), Maldigestion/-absorption, erhöhten Nährstoffverlust, Medikamente und Infektionen kann es zu Hypalbuminämie, Anämie sowie Mangel an Vitamin D, Folsäure, Vitamin B_{12}, Selen und Zink kommen. Die Dauer der künstlichen Ernährung richtet sich nach dem Krankheitsverlauf und liegt normalerweise bei 2–6 Wochen.

Außerhalb der akuten Schübe wird nach dem Prinzip der leichten Vollkost ernährt. Die klinische Erfahrung zeigt, dass eine ballaststoffhaltige Kost von vielen Patienten gut toleriert wird. Lebensmittelunverträglichkeiten müssen individuell ausgetestet werden.

Kontraindiziert ist eine ballaststoffhaltige Nahrung, wenn Stenosen am Darm nachweisbar sind. Insbesondere bei Lumeneinengungen sind sehr grobe und faserige Lebensmittel, die durch Kauen nicht ausreichend mechanisch zerkleinerbar sind, wie z.B. Sauerkraut, Pilze, Spargel, Weintrauben oder Orangen, zu meiden, weil hierdurch neben abdominellen Missempfindungen in seltenen Fällen ein Darmverschluss ausgelöst werden kann.

Besteht bei ausgedehntem Morbus Crohn (kann den gesamten Verdauungstrakt befallen) eine Steatorrhö, so kann durch fettarme, eiweißreiche Ernährung ein Rückgang der Fettausscheidung im Stuhl erreicht werden. Zur Gewährleistung einer ausreichenden Energiezufuhr kann Nahrungsfett z. T. durch MCT-Fette ersetzt werden. Bei Auftreten einer Lactoseintoleranz muss Lactose gemieden und/oder das Enzym Lactase eingenommen werden. Regelmäßiger Verzehr von Probiotika wirkt entzündungshemmend.

Dünndarmresektions-Syndrom (Kurzdarm-Syndrom) Auch nach ausgedehnter operativer Entfernung des Dünndarms (bis auf eine Restlänge von 15 cm) kann mit Hilfe diätetischer Maßnahmen der Bedarf an essenziellen Nährstoffen und Energie noch gedeckt werden. Berücksichtigt werden muss, dass die Nährstoffausnutzung unmittelbar nach der Resektion am schlechtesten ist, es aber infolge einer gewissen Anpassung des Restdarmes zu einer Verbesserung kommt. Weil die für die Adaptation der verbliebenen Dünndarmschleimhaut erforderliche Zellproliferation erst dann einsetzt, wenn Nahrung oral aufgenommen wird, soll die Phase der nach der Operation erforderlichen ausschließlich parenteralen Ernährung so kurz wie möglich sein. Die Umstellung auf eine aus konventionellen Lebensmitteln bestehende Kost kann überlappend erfolgen.

Sieht man von dem Unvermögen ab, Vitamin B_{12} nach Entfernung des Ileums zu absorbieren, so sind nach Dünndarmresektionen Fett und Lactose diejenigen Nahrungsbestandteile, die besonders schlecht ausgenutzt werden und zur Verhinderung von Passagebeschleunigung und Diarrhö zu meiden sind.

Im Interesse einer ausreichenden Energieversorgung ist das konventionelle Fett soweit wie möglich durch besonders leicht verdauliche und schnell absorbierbare MCT-Fette zu ersetzen. In jedem Fall muss bei der praktischen Durchführung der Diätbehandlung darauf geachtet werden, dass die Nährstoffe in leicht aufschließbarer Form verabreicht werden, damit während der relativ kurzen Verweildauer im Restdarm eine möglichst optimale Verdauung ablaufen kann, und dass die Restfunktion des Darmes möglichst während des gesamten Tages genutzt wird. Demnach soll die Nahrung ballaststoffarm sein, gut gekaut werden und in kleinen Mengen über den Tag verteilt aufgenommen werden.

Weil einige Nahrungsbestandteile unverdaut mit dem Stuhl ausgeschieden werden, muss die Energiezufuhr höher sein als bei Gesunden (2500–3500 kcal/d).

Fällt das terminale Ileum – der Reabsorptionsort für die Gallensalze – aus, so treten diese in den Dickdarm über, wo sie aufgrund ihrer osmotischen und peristaltiksteigernden Wirkung die so genannte *chologene Diarrhö* hervorrufen. Bei andauernden Gallensalzverlusten mit dem Stuhl verringert sich ihre Konzentration in der Gallenflüssigkeit. Wird die kritische Grenze für die Micellenbildung unterschritten, kommt es zu einer verminderten Ausnutzung der Nahrungsfette im Dünndarm und damit zur Steatorrhö.

Als weitere Folge der gestörten Fettabsorption können verstärkt unlösliche Kalkseifen aus freien Fettsäuren und Calcium entstehen. Weil hierdurch die Calciumkonzentration abnimmt, wird die Bildung von unlöslichem Calciumoxalat reduziert, sodass freie Oxalsäure aus der Nahrung in größerem Umfang absorbiert wird. Die Folge ist eine Erhöhung der Oxalsäureausscheidung im Urin, was die Gefahr der Oxalatsteinbildung in den harnableitenden Wegen steigert. Die Therapie der chologenen Diarrhö, die mit erheblichen Fettverlusten im Stuhl einhergeht, besteht zum einen im Ersatz der üblichen Nahrungsfette durch

MCT-Fette und zum anderen im Meiden oxalsäurereicher Lebensmittel wie Mangold, Rhabarber, Tomaten, Spinat, Rote Rüben und Kakao.

Gelingt es in seltenen Fällen nicht, auf oralem Weg eine ausgeglichene Wasser- und Elektrolytbilanz sicherzustellen, so ist eine parenterale Substitution erforderlich. Auf Dauer kann sie durch rektale Applikation von Elektrolytlösungen ersetzt werden.

V. Dickdarm

Obstipation, Divertikulose Üblicherweise werden Funktionsstörungen des Dickdarms (Verstopfung) bzw. Wandveränderungen (Ausstülpungen) der Dickdarmschleimhaut mit Hilfe ballaststoffreicher Kost behandelt. Da der therapeutische Effekt der Ballaststoffe im Wesentlichen auf einer Vermehrung des Stuhlvolumens basiert, sind Getreide-„Fasern" (Müsli, Vollkornbrot) wegen ihres hohen Quelleffekts besonders empfehlenswert.

Ist eine Kostumstellung nicht möglich, so kann die übliche Nahrung mit Speisekleie, Flohsamen oder industriell hergestellten Präparaten angereichert werden. Pflaumen, Feigen und das synthetische Disaccharid Lactulose (β-Galactopyranosyl-Fructose) haben ebenfalls einen laxierenden Effekt.

Insgesamt sollen pro Tag etwa 60 g Ballaststoffe aufgenommen werden. Dabei muss berücksichtigt werden, dass eine ballaststoffreiche Ernährung, insbesondere aber die Einnahme von Speisekleie, immer mit einer hohen Flüssigkeitszufuhr zu kombinieren ist.

Da mit diätetischen Maßnahmen in der Regel keine Soforteffekte zu erzielen sind, ist es wichtig, die bis zum Beginn der Diätbehandlung benutzten Abführmittel nicht abrupt abzusetzen, sondern etwa eine Woche lang überlappend mit der ballaststoffangereicherten Kost einzunehmen und anschließend mengenmäßig langsam zu reduzieren. Bei Therapiebeginn können abdominelle Missempfindungen und Blähungen auftreten, die jedoch nach einer Eingewöhnungszeit von maximal einer Woche in der Regel wieder verschwinden.

Colitis ulcerosa Die diätetische Behandlung der unspezifischen Entzündung der Dickdarmschleimhaut entspricht im Wesentlichen der bei Morbus Crohn (s. dort): leichte Vollkost unter Auschluss individueller Unverträglichkeiten; spezifische Maßnahmen bei Vorliegen von Stenosen, Steatorrhö, Lactoseintoleranz, Resektionen und Mangelernährung (Nährstoffsubstitution). Für die so genannte Colitisdiät, eine „Schonkost" mit geringem Anteil an Ballaststoffen und Gewürzen, konnten keine Vorteile gegenüber der leichten Vollkost nachgewiesen werden.

Diskutiert wird eine diätetische Behandlung der Colitis ulcerosa mit Hilfe einer Erhöhung des Angebots an ω3-Fettsäuren auf täglich 3–4 g während 12 Wochen in Form von Fischöl, weil eine vermehrte Zufuhr von Eicosapentaensäure eine Steigerung der Leukotrien-B_5-Synthese bei gleichzeitiger Verminderung der Leukotrien-B_4-Synthese bewirkt. Leukotrien B_5 ist hinsichtlich der Förderung entzündlicher Gewebereaktionen etwa dreimal weniger biologisch aktiv als Leukotrien B_4.

Neuere Studien zeigen einen positiven Effekt von Probiotika für die Remissionsinduktion bzw. -erhaltung nach leichten bis mittelschweren akuten Phasen.

VI. Leber

Fettleber Die Behandlung der Leberverfettung besteht in der Elimination der auslösenden Noxe. Bei der so genannten Mastfettleber ist demnach eine Reduktion des Körpergewichts (max. 0,5 kg/Woche) durch Einstellung einer negativen Energiebilanz, bei der alkoholischen Fettleber eine Alkoholabstinenz indiziert. Bei Einhalten einer kalorienreduzierten und alkoholfreien (leichten) Vollkost ist eine weitgehende bis vollständige Rückbildung der Steatose möglich. Weil Fette mit hohem Anteil an mehrfach ungesättigten Fettsäuren die Fettmobilisation beschleunigen, sind diese Fette in der Diät zu bevorzugen. Außerdem ist auf eine geringe glykämische Last der Kost zu achten.

Hepatitis Sowohl bei der akuten als auch bei der chronischen Leberentzündung ist als diätetische Maßnahme die leichte Vollkost angezeigt, wobei besondere Unverträglichkeiten in der Frühphase berücksichtigt werden müssen.

Die so genannte Leberschonkost hat keinen therapeutischen Wert. Weil sie trotzdem häufig verordnet wird, seien die Grundsätze kurz erwähnt: 1,0–1,5 g Eiweiß/kg KG/d, 30–70 g Fett/d, reichlich Kohlenhydrate in leicht aufschließbarer Form, kein Gemüse mit hohem Anteil an Ballaststoffen, keine Vollkornerzeugnisse, kein rohes Obst.

Abgesehen davon, dass eine solch eiweißreiche, fettarme Diät (Magerquark) dem Leberkranken die Freude am Essen nimmt, und die Ballaststoffarmut Verdauungsprobleme nach sich zieht, birgt die Leberschonkost die Gefahr einer ungenügenden Versorgung sowohl mit Energie als auch mit eben den Nahrungsbestandteilen (Vitamine, Mineralstoffe), von denen ein positiver Effekt auf die Erkrankung erwartet wird.

Leberzirrhose Patienten, die an dieser chronisch-entzündlichen Lebererkrankung mit knotigem Umbau des Parenchymgewebes und Umgestaltung des Gefäßapparates leiden, werden nach den Prinzipien der leichten Vollkost ernährt, solange die Leberfunktion ausreichend ist (kompensierte Form). Auf Alkohol ist vollständig zu verzichten. Sobald funktionale Einschränkungen der Leber in Erscheinung treten (dekompensierte Form), die mit Komplikationen wie Ösophagusvarizen, Aszites und hepatischer Encephalopathie einhergehen, ist die Energie- und Proteinzufuhr zu erhöhen, um einer Mangelernährung vorzubeugen. Empfohlen wird eine tägliche Aufnahme von 35–40 kcal (147–168 kJ)/kg KG und 1,2–1,5 g Protein/kg KG. Die Erfahrung zeigt, dass pflanzliche Proteine besser verträglich sind als tierisches Eiweiß und Milchprodukte besser als Fleischerzeugnisse. Von praktischer Bedeutung ist, dass Ballaststoffe die

Leber entlasten können, indem sie toxische Abbauprodukte im Darm binden und dadurch deren Ausscheidung begünstigen. Darüber hinaus wirkt sich regelmäßiger Verzehr ballaststoffreicher Lebensmittel positiv auf den Blutzuckerspiegel aus, was in Anbetracht der Tatsache, dass bei vielen Patienten mit Leberzirrhose eine diabetische Stoffwechsellage vorliegt, günstig zu bewerten ist. Bei fortgeschrittener Zirrhose mit schwerer Mangelernährung ist es erforderlich, hochmolekulare Trink- und Sondennahrung mit hoher Energiedichte einzusetzen und Mikronährstoffe zu substituieren.

Bei Ösophagus- und Fundusvarizen sollte zum Schutz der leicht verletzbaren Blutgefäße auf eine weiche Kost (evtl. püriert) umgestellt werden. Kommt es zu Aszites und Ödemen, muss die Natriumaufnahme auf 3 g Kochsalz/d verringert und die Flüssigkeitszufuhr auf 100–1000 ml/d eingeschränkt werden. Treten Zeichen einer hepatischen Encephalopathie auf, muss die Proteinzufuhr quantitativ und qualitativ verändert werden.

Die hepatische Encephalopathie ist eine Störung im zentralen Nervensystem, die durch mangelnde Entgiftung bestimmter aus dem Proteinstoffwechsel stammender Substanzen sowie durch Imbalance der Plasmaaminosäurekonzentrationen hervorgerufen wird. Ziel der Ernährungstherapie ist zum einen die Reduktion toxischer Proteinstoffwechselprodukte durch Verminderung der Eiweißzufuhr ohne Beeinträchtigung der Bedarfsdeckung, zum anderen der Ausgleich der Aminosäureimbalance durch Vermehrung der verzweigtkettigen und Verminderung der aromatischen Aminosäuren im Plasma. Die Eiweißaufnahme muss an den Schweregrad der Encephalopathie angepasst werden. Bei dauerhaft erhöhten Ammoniakkonzentrationen im Blut ist es erforderlich, die individuell verträgliche Proteinmenge zu ermitteln, indem die Proteinzufuhr nach kurzfristiger starker Einschränkung allmählich bis zum individuellen Schwellenwert – gekennzeichnet durch das Wiederauftreten neuropsychiatrischer Symptome – erhöht wird. Die Bevorzugung pflanzlicher Proteinquellen hat sich in der Praxis bewährt. Darüber hinaus kann eine Supplementierung mit verzweigtkettigen Aminosäuren hilfreich sein.

VII. Gallenblase

Cholelithiasis Eine spezielle Diät bei Gallensteinen gibt es nicht. Den Patienten ist eine ausgewogene Ernährung in Form leichter Vollkost zu empfehlen. Die Überlegenheit der so genannten Gallenschonkost konnte experimentell nie bestätigt werden. Eine solche fettarme, „leichtverdauliche" Diät gilt bei Erkrankungen der extrahepatischen Gallenwege jedoch als wesentlicher Bestandteil der Therapie, obwohl die Nahrungsfette einen anregenden Effekt auf den Gallenfluss haben (positiv zu bewerten).

Eine Fettreduktion in der Diät erscheint wenig angezeigt, wenn man davon absieht, dass große Fettmengen zu einer plötzlichen Kontraktion der Gallenblase und damit durch Austreiben eines Steines zur Kolik führen können. Bei ungenügender Galleproduktion ist die Verwendung von MCT-Fetten sinnvoll.

Noch nicht ausreichend geklärt ist, ob die Befolgung einer cholesterinarmen Diät (< 100 mg/d) zusätzlich zu der Einnahme von Chenodesoxycholsäure (Medikament zur Auflösung von Cholesterinsteinen) die Steinauflösung beschleunigt. Ebenfalls noch in der Diskussion ist der Wert einer ballaststoffreichen Kost frei von Zucker, Weißmehlprodukten und poliertem Reis zur Rezidivprophylaxe nach erfolgter Litholyse.

Sicher ist, dass ein hoher Anteil an Ballaststoffen in der Nahrung die Cholesterinkonzentration in der Gallenflüssigkeit erniedrigt. Ferner konnte gezeigt werden, dass bei regelmäßigem Verzehr von Weizenkleie die Lithogenität der Gallenflüssigkeit sinkt.

VIII. Bauchspeicheldrüse

Akute Pankreatitis Primäres Ziel der Behandlung der akuten Bauchspeicheldrüsenentzündung ist die Wiederherstellung der Schmerzfreiheit. Ausgehend von der Vorstellung, dass eine „Schonung" des Organs dessen Heilung begünstigt, wird die Nahrung so zusammengestellt, dass je nach Schweregrad der Krankheit die Bauchspeichelsekretion so wenig wie möglich angeregt wird. Eine sekretorische „Ruhigstellung" des Organs wird dadurch erreicht, dass die Freisetzung von Sekretin und Cholezystokinin aus der Dünndarmschleimhaut und damit die Stimulation der exkretorischen Funktion des Pankreas weitgehend vermieden wird.

Bei leichter bis mittelschwerer akuter Pankreatitis sollte zunächst für die Dauer von 2–5 Tagen völlig auf orale Flüssigkeits- und Nahrungszufuhr verzichtet werden. Daran sollte sich eine leichte Vollkost mit hohem Anteil an Kohlenhydraten und moderaten Gehalten an Protein und Fetten anschließen. Bei guter Verträglichkeit kann nach 3–7 Tagen zur Vollkost übergegangen werden. Nach Abklingen der akuten Entzündung normalisiert sich die exokrine Funktion der Bauchspeicheldrüse, sodass weitere diätetische Maßnahmen nicht erforderlich sind. Lediglich Alkohol sollte nicht oder nur in kleinen Mengen genossen werden, weil er oft auslösender Faktor einer akuten Pankreatitis ist.

Bei schwerem Krankheitsverlauf empfiehlt sich eine kontinuierliche nasojejunale Ernährung mit Oligopeptiddiäten. Nur bei Nichterreichen des Ernährungsziels oder bei Vorliegen von Komplikationen sollte auf totale parenterale Ernährung zurückgegriffen werden, wobei All-in-One-Lösungen zu bevorzugen sind. Bei guter Verträglichkeit sollte die parenterale Ernährung mit kleinen Mengen (30 ml/h) Sondennahrung unterstützt werden.

Chronische Pankreatitis Die Schmerzen, die bei chronischer Bauchspeicheldrüsenentzündung imponieren, sind auf eine irreversible Gewebezerstörung mit Funktionseinschränkung des Organs zurückzuführen. Bei 30–50 % der Patienten ist die Fettverdauung gestört, was sich in Steatorrhö äußert. Die Folgen sind zum Teil erheblicher Gewichtsverlust und schwere Mangelernährung. 30–70 % der Patienten entwickeln nach 7–15 Jahren einen Typ-2-Diabetes mellitus.

Langfristiges Ziel der Ernährungstherapie bei chronischer Pankreatitis ist die Deckung des Nährstoff- und Energiebedarfs. Hierbei ist ein Fettanteil von 35–40 Energie-% in einer unter Umständen hyperkalorischen Kost anzustreben. Eine fettarme Ernährung ist kontraindiziert. Als Startdosis für die Wiederherstellung der Fettverdauung gelten 25000–40000 I.E. Lipase für Hauptmahlzeiten und 10000 I.E. Lipase für fettarme Zwischenmahlzeiten, wobei die Einnahme der Präparate über die Dauer der Mahlzeiten verteilt erfolgen sollte. Bei Steigerung der Nahrungsaufnahme muss die Enzymsubstitution angepasst werden: pro g Fett können 2000 I.E. Lipase veranschlagt werden. Nur bei persistierender Steatorrhö unter Enzymsubstitution ist die Fettzufuhr auf 30 Energie% zu reduzieren und der Einsatz von MCT-Fetten zu erwägen. Die Speisen sollten leicht verdaulich sein, auf mehrere kleine Mahlzeiten verteilt werden und reich an Protein (1–1,5 g/kg KG), fettlöslichen Vitaminen und Calcium sein. Eine lebenslange Alkohol- und Nikotinkarenz sollte angestrebt werden. Eine gestörte Glucosetoleranz ist medikamentös zu behandeln.

Bei einem akuten Schub hängt der orale Kostaufbau vom Schweregrad ab. Eine übergangsweise enterale Ernährung kann erforderlich sein.

Pankreasresektion Die diätetische Therapie nach Bauchspeicheldrüsen-Operationen richtet sich nach dem Umfang der Resektion. Im Vordergrund steht – neben bedarfsangepasster Enzymsubstitution und individueller Einstellung des Diabetes mellitus – die Vermeidung von Mangelernährung. Bei Appetitlosigkeit ist eine sog. Wunschkost unter Berücksichtigung ernährungsphysiologischer Gesichtspunkte sinnvoll. Die Fettzufuhr sollte 35–40 Energie% betragen, was hochdosierte Lipasegaben unabdingbar macht. Zur Vermeidung von Spätfolgen wie Osteoporose und Anämie können ggf. Mikronährstoffe supplementiert werden.

Mukoviszidose (zystische Fibrose, CF) ist eine erbliche Stoffwechselstörung, die in einer generalisierten Dysfunktion exokriner Drüsen resultiert. Durch vermehrte Produktion und erhöhte Viskosität des Sekrets der mukösen Drüsen in Bronchien und Verdauungstrakt kommt es zu Atemnot, Maldigestion, Malabsorption sowie erhöhten Flüssigkeits- und Elektrolytverlusten. Die häufigste Komorbidität ist der Diabetes mellitus Typ 3c, auch CFRD *(cystic fibrosis related diabetes)* genannt.

Ziel der Ernährungstherapie ist die Erreichung eines optimalen Ernährungszustands durch orale Substitution von Pankreasenzymen einerseits und bedarfsgerechte Energiezufuhr (120–150 % der D-A-CH-Referenzwerte), ausreichend Fett (40 Energie-%) und ausreichend Protein (200 % der Norm) andererseits. Darüber hinaus ist der Salzgehalt der Nahrung zu erhöhen, weil im Schweiß vermehrt Natrium und Chlorid ausgeschieden werden. Bei Auftreten des CFRD sollte Insulin gespritzt werden. Mit zunehmendem Lebensalter kann Sondenernährung erforderlich werden.

Erkrankungen des Stoffwechsels

Diabetes mellitus

Beim Diabetes mellitus, der sog. Zuckerkrankheit, handelt es sich gemäß Definition um eine chronische Störung des Kohlenhydratstoffwechsels, die sich durch Plasmaglucosekonzentrationen von > 6 mmol/l (110 mg/dl) im Nüchternzustand und > 11 mmol/l (200 mg/dl) zwei Stunden nach isolierter Zufuhr von 75 g Glucose nachweisen lässt, außerdem durch einen HbA_{1c}-Wert ≥ 6,5 % (◆ Tabelle 14-2).

Der HbA_{1c} – eine glycosylierte Form des Hämoglobins mit langer biologischer Halbwertzeit – stellt einen metabolischen Langzeitwert dar, wogegen die Zwei-Stunden-Plasmaglucose kurzfristige Spitzenwerte wiedergibt, wie sie auch postprandial (nach dem Essen) auftreten. Wird im Rahmen eines oralen Glucosetoleranztests (oGTT) zwei Stunden nach Aufnahme von 75 g Glucose ein Plasmaglucosespiegel zwischen 7,7 und 11 mmol/l (◆ Tabelle 14-2) ermittelt, spricht man von gestörter Glucosetoleranz.

Der **Typ-1-Diabetes** (kindlicher oder juveniler Diabetes) ist durch eine entweder viral oder autoimmunologisch ausgelöste Zerstörung der β-Zellen der Langerhans'schen Inseln des Pankreas mit daraus resultierendem absoluten In-

	Normalwerte des Gesunden	Gestörte Glucosetoleranz	Diabetes mellitus	
Plasmaglucose, nüchtern	< 110 mg/dl	< 110 mg/dl	> 110 mg/dl	Tab. 14-2: Diagnostische Richtwerte bei Diabetes
Plasmaglucose, 2 h nach Aufnahme von 75 g Glucose	< 140 mg/dl	140–200 mg/dl	> 200 mg/dl	
HbA_{1c}	4,0–6,4 %		6,5–14 %	

sulinmangel gekennzeichnet. Die Substitution von Insulin ist unbedingt erforderlich.

Der **Typ-2-Diabetes** (Erwachsenen- oder Altersdiabetes), die etwa 10-mal häufigere Erscheinungsform, ist durch eine polygenetische Anlage mit Adipositas-assoziierter Insulinresistenz und progressivem Versagen der pankreatischen β-Zellen charakterisiert, d.h., durch Störungen in der Insulinwirkung und -sekretion, die durch exogene Faktoren wie hyperkalorische Ernährung, hochglykämisch-fettreiche Ernährung und mangelnde Bewegung hervorgerufen werden.

Zentraler pathophysiologischer Faktor für die Entstehung des Typ-2-Diabetes ist die intraabdominelle Fettmasse (s. S. 198, ◆Abbildung 14-1). Je stärker die Fettleibigkeit ist, umso mehr des Proteins PEDF (*pigment epithelium-derived factor*) – das Muskeln und Leber unempfindlich gegen Insulin macht – wird von den Adipozyten ausgeschüttet und umso insulinresistenter wird die Person. Die Insulinresistenz, die durch einen Rückgang sowohl der Aktivität als auch der Anzahl der Insulinrezeptoren gekennzeichnet ist, äußert sich folgendermaßen: die basale Insulinkonzentration ist um den Faktor 2 bis 3 erhöht, die Insulinsekretionskapazität ist um 40 Prozent und mehr eingeschränkt, und nach Kohlenhydratzufuhr steigt der Insulinspiegel verzögert, dann aber nicht selten überschießend an (teils durch verminderte Clearance, teils durch echte Sekretionssteigerung). Es ist anzunehmen, dass sowohl die verstärkt im Blut zirkulierende Glucose als Ausgangssubstanz für reaktive Sauerstoffspezies als auch die vermehrt aus dem Fettgewebe freigesetzten Fettsäuren als Auslöser von Entzündungsreaktionen eine progrediente, irreversible Schädigung der β-Zellen des Pankreas zur Folge haben (Gluco- bzw. Lipotoxizität), sodass schließlich aus einem relativen ein absoluter Mangel an Insulin wird. Im Tierversuch konnte gezeigt werden, dass der Verzehr von Kohlenhydraten – im Rahmen einer fettreichen Kost – auch direkt zu einem messbaren Anstieg von oxidativem Stress in den β-Zellen führt, wodurch diese schneller altern und früher absterben. Im Gegensatz zu Typ-1-Diabetikern, bei denen die Insulin-Substitution zwingend erforderlich ist, können Typ-2-Diabetiker je nach Schweregrad der Erkrankung mit Insulin behandelt werden, müssen es aber nicht (NIDDM, *non insulin dependent diabetes mellitus*; s.u.).

Durch den beim Diabetes mellitus bestehenden absoluten oder relativen Mangel an endogenem Insulin kommt es zu einer verzögerten und unvollständigen Verwertung der zugeführten Glucose im Organismus mit pathologischen Veränderungen im Kohlenhydrat-, Fett- und Proteinstoffwechsel. Die klassischen Symptome der diabe-

---

Insulinresistenz bei noch ausreichender Insulinsekretion,
gekennzeichnet durch erhöhten postprandialen Blutzucker bei normalem Nüchternwert
→ Nicht-insulinotrope orale Antidiabetika (OAD):
- Metformin (Biguanid, das die hepatische Gluconeogenese hemmt und die periphere Glucoseverwertung fördert)
- Metformin + Acarbose (vermindert Glucoseabsorption im Darm)
- Metformin + Sulfonylharnstoff (sensibilisiert β-Zellen und stimuliert Insulinsekretion)
- Metformin + Glitazon (verbessert Insulinwirkung an Fettgewebe, Muskulatur und Leber)

Insulinresistenz mit zusätzlich verminderter Insulinsekretion,
gekennzeichnet durch erhöhten postprandialen Blutzucker selbst nach kleinen Mahlzeiten und erhöhten Nüchternwert[1]
→ Vorstufen der Insulintherapie:
- GLP-1-Analoga („Inkretin-Mimetika") } steigern die prandiale Insulinsekretion, hemmen die
- DPP-4-Hemmer („Inkretin-Verstärker") } Glucagonfreisetzung, verzögern die Magenentleerung
→ Insulintherapie bei noch vorhandener körpereigener Sekretion:
- Basalinsulin-unterstützte orale Therapie (B.O.T.): Metformin kombiniert mit Basalinsulin[2]
- Prandiale Insulintherapie: Prandialinsulin[3] vor den Hauptmahlzeiten
→ Insulintherapie bei nicht mehr vorhandener körpereigener Sekretion:
- Konventionelle Insulintherapie (CT): Mischinsulin aus NPH-Insulin[4] und Normalinsulin[5]
- Intensivierte konventionelle Insulintherapie (ICT): Basal- und Prandialinsulin

Tab. 14-3: Behandlungsansätze für Typ-2-Diabetiker
[1] Hohe frühmorgendliche Blutzuckerwerte resultieren nicht aus einer kohlenhydratreichen Mahlzeit am Vorabend, sondern aus einem hohen nächtlichen Glucagonspiegel. Glucagon (Insulin-Antagonist) erhöht die Blutglucosekonzentration durch Stimulierung der Glycogenolyse und Gluconeogenese in der Leber. In der Nüchternphase wird vermehrt Glucose von der Leber ans Blut abgegeben, wenn die Insulinwirkung auf die Leber Insulinresistenz-bedingt nicht ausreicht.
[2] Basalinsulin, auch Verzögerungs-, Intermediär- oder Langzeitinsulin genannt, wirkt bis zu 24 Stunden mit einem Maximum nach 10–12 Stunden. Es soll den tageszeitlich schwankenden Insulinbedarf decken.
[3] Prandialinsulin ist ein kurzwirksames Insulin-Analogon (kommt natürlicherweise nicht vor). Es wirkt 3–5 Stunden mit einem Maximum nach 1–3 Stunden. Es ist für die schnelle Senkung von nach Mahlzeiten auftretenden Blutzuckerspitzenwerten vorgesehen.
[4] NPH-Insulin (NPH = Neutral Protamin Hagedorn) ist eine besondere Form von Basalinsulin, das Protamin als Verzögerungsfaktor enthält. Es wirkt 12-14 Stunden mit einem Maximum nach 4-8 Stunden. Es wird zunehmend von langwirksamen Insulin-Analoga (kommen natürlicherweise nicht vor) abgelöst.
[5] Normalinsulin, auch Human- oder Altinsulin genannt, wirkt 6–8 Stunden mit einem Maximum nach 1–3 Stunden.

tischen Stoffwechsellage bestehen in Polyurie, Polydipsie, Hyperglykämie, Glucosurie, Hyperlipidämie, Ketonurie, Gewichtsverlust und Dysmineralämie. Mit fortschreitendem Verlauf drohen makrovaskuläre Veränderungen an Herz, Gehirn und peripherem Gefäßsystem sowie mikrovasukläre Schädigungen an Augen, Nieren und Nervensystem. Die Manifestation solcher Spätfolgen ist stark abhängig von der Qualität der Stoffwechselführung und damit von der Therapie. Neben der Insulinsupplementierung (Typ-1 und Typ-2) und/oder der Verabreichung von oralen Antidiabetika (Typ-2) bedarf der Diabetiker deshalb einer angepassten Diät und einer ausgeglichenen Muskelarbeit. Diese drei Säulen werden nachfolgend näher beschrieben.

Bei der **medikamentösen Behandlung** des *Typ-1-Diabetikers* muss das Insulin ersetzt werden, das vom Körper nicht mehr gebildet wird. Sowohl die basale (Abdeckung des Grundbedarfs zwischen den Mahlzeiten und während der Nacht) als auch die prandiale Versorgung (Abdeckung des mahlzeitenbezogenen Bedarfs) müssen sichergestellt sein. Drei Behandlungsvarianten stehen zur Verfügung:
- die konventionelle Insulintherapie (CT),
- die intensiviert-konventionelle Insulintherapie (ICT), auch Basis-Bolus-Insulintherapie, und
- die kontinuierliche subkutane Insulininjektionstherapie (CSII), kurz Insulinpumpentherapie.

Bei der konventionellen Insulintherapie wird ein Mischinsulin substituiert, das in der Regel 30% Normal- und 70% NPH-Insulin (eine besondere Form von Basalinsulin) enthält. Die gesamte Dosis wird auf zwei Drittel morgens und ein Drittel abends verteilt. Der Vorteil dieser Therapieform besteht in der geringen Applikationsfrequenz, der Nachteil in der fehlenden Flexibilität bei der Nahrungsaufnahme und Lebensgestaltung. Die Kohlenhydratzufuhr ist gleichmäßig auf 5–7 Mahlzeiten zu verteilen, wobei zwei Drittel der festgelegten Gesamtkohlenhydratmenge bis 17 Uhr verzehrt sein sollten. Da ein restriktiver Ernährungsplan mit festen Berechnungseinheiten (BE) eingehalten werden muss, kommt der Ernährungsberatung eine besonders große Bedeutung zu.

Bei der Basis-Bolus-Insulintherpie werden Basalinsulin (2- bis 3-mal pro Tag) und Prandialinsulin (mahlzeitenbezogen) getrennt substituiert. Die pro Einzelmahlzeit und Tag verzehrte Kohlenhydratmenge kann frei gewählt werden, und es ist grundsätzlich möglich, die Kohlenhydrate auf 3–4 Mahlzeiten zu verteilen. Die Menge des zu spritzenden Prandialinsulins wird aus der Höhe der in der Mahlzeit enthaltenen BE und dem aktuellen Blutzuckerwert berechnet, was eine fundierte Ernährungsberatung erforderlich macht. Durch eine nahezu optimale Blutzuckereinstellung und die Flexibilität im Alltag ermöglicht diese Methode ein hohes Maß an Lebensqualität.

Bei der Insulinpumpentherapie wird die physiologische Insulinsekretion am besten imitiert. Die Insulinpumpe ist ein kleines Infusionsgerät, das am Körper getragen wird und über einen Katheter und eine subkutan liegende Nadel dem Organismus rund um die Uhr Insulin zuführen kann. Dabei wird zwischen einer vorprogrammierten „Basalrate" für den tageszeitlich schwankenden Insulinbedarf und einer zusätzlichen „Korrekturgabe" für den mahlzeitenbezogenen Insulinbedarf unterschieden. Es wird jedoch nur eine Sorte Insulin (meist Normalinsulin) verabreicht, die sehr fein dosiert werden kann. Wegen der Möglichkeit der exakten und engmaschigen Dosierung ist diese Methode besonders zur Behandlung von ausgeprägten Blutzuckerschwankungen geeignet. Durch die normnahe Blutzuckereinstellung und den Wegfall des Spritzens schafft die Insulinpumpe ein besonders hohes Maß an Lebensqualität.

Beim *Typ-2-Diabetiker* ist eine medikamentöse Therapie dann indiziert, wenn eine Ernährungsumstellung mit Gewichtsreduktion (s.u.) nicht ausreicht, um den HbA_{1c}-Wert unter 6,5% zu senken. Begonnen wird meist mit oralen Antidiabetika (OAD), in erster Linie Metformin, das bei nicht zufriedenstellender Wirkung mit Acarbose, einem Sulfonylharnstoff oder einem Glitazon kombiniert wird (◆ Tabelle 14-3). Liegt der HbA_{1c} nach 3-monatiger Behandlung weiterhin über 6,5%, wird häufig Metformin am Morgen mit Basalinsulin zur Nacht kombiniert. In schweren Fällen kann auch die (intensivierte) konventionelle Insulintherapie zur Anwendung kommen (◆ Tabelle 14-3).

Es ist zu beachten, dass psychische Belastungen (Stress), Infekte, Fieber, Operationen und Medikamente (z.B. Cortison) den Insulinbedarf erhöhen, während Sport ihn senkt.

Regelmäßige **körperliche Aktivität** wirkt insofern therapeutisch gegen Diabetes mellitus, als sie eine nachhaltige Anregung der Verwertung von Glucose und Fettsäuren in den Skelettmuskelzellen sowie eine Steigerung der Insulinrezeptorendichte bewirkt. Als geeignet haben sich sowohl aerobes als auch kraftorientiertes Ausdauertraining erwiesen. Die Empfehlung für das aerobe Ausdauertraining lautet: mindestens 150 Minuten pro Woche bei 40–60% der maximalen Sauerstoffaufnahme oder 90 Minuten pro Woche bei mehr als 60% der maximalen Sauerstoffaufnahme, verteilt auf mindestens drei Tage pro Woche mit weniger als zwei konsekutiven Tagen ohne Sport. Für das Kraft-Ausdauertraining gilt: mindestens 3 Durchgänge mit 8–10 Wiederholungen bei sumbaximaler Intensität für alle großen Muskelgruppen an mindestens drei Tagen pro Woche mit weniger als zwei konsekutiven Tagen ohne Sport.

Die **Ernährung** spielt in Abhängigkeit von der Pathophysiologie bei der Therapiestrategie beider Krankheitsbilder eine unterschiedliche Rolle. Patienten mit *Typ-1-Diabetes* sollten sich an den Grundsätzen einer bedarfsgerechten, ausgewogenen und vollwertigen Ernährung orientieren. Außerdem sollten sie auf Kohlenhydrate mit hohem glykämischen Index weitestgehend verzichten bzw. diese nicht isoliert zu sich nehmen, sondern Lebensmittel mit hohem Anteil an langsam absorbierbaren Kohlenhydraten bzw. Ballaststoffen bevorzugen. Ausreichend häufige Blutzuckerselbstkontrollen (Kapillarblut) und eine „vorausschauende" Nahrungsaufnahme im Sinn einer Abstimmung von Nahrungsart und -menge mit Insulinzufuhr und körperlicher Aktivität sind die Grundlage für eine Reduktion des Risikos diabetischer Komplikationen wie Hyper- und Hypoglykämie.

Bei Patienten mit *Typ-2-Diabetes*, die zu 80 % übergewichtig oder adipös sind, stellt eine Gewichtsabnahme die erste und wichtigste Behandlungsmaßnahme dar, denn durch eine Normalisierung der Körpermasse erhöht sich die periphere Insulinempfindlichkeit, verbessert sich die Glucosetoleranz und sinkt die Serumlipidkonzentration. Empfohlen wird eine moderate Kalorienrestriktion (auf ca. 80 % des Richtwerts für die Energiezufuhr) bei bedarfsgerechter, ausgewogener und vollwertiger Kost, einhergehend mit einer Intensivierung der körperlichen Aktivität und einer problembezogenen Verhaltenstherapie. Idealerweise sollte die Zufuhr an Alkohol, Zucker und Fett reduziert werden, ohne die Zufuhr an Kohlenhydraten insgesamt und an Proteinen zu vermindern. Zur Unterstützung der Wirksamkeit oraler Antidiabetika (OAD) besteht allerdings die Möglichkeit, die verzehrte Kohlenhydratmenge auch insgesamt zu beschränken.

Bezüglich Energie- und Nährstoffbedarf unterscheidet sich der Diabetiker nicht vom Stoffwechselgesunden. Anzustreben ist eine Mischkost gemäß den Referenzwerten von DGE, ÖGE und SGE mit einer Makronährstoff-Verteilung von 45–50 Energie-% Kohlenhydraten, 30 Energie-% Fetten, 20 Energie-% Proteinen und 0–5 Energie-% Alkohol. Es ist auf die glykämische Last (s. S. 73) der Nahrung zu achten, außerdem sollten täglich 50 g Ballaststoffe verzehrt werden. Die Fettzufuhr soll zu je einem Drittel auf gesättigte, einfach ungesättigte und mehrfach ungesättigte Fettsäuren verteilt und eine Cholesterinaufnahme von 300 mg/d nicht überschritten werden. Bei bestehender Nephropathie muss die Proteinzufuhr auf 0,8 g/kg/d eingeschränkt werden. Alkohol sollte, wenn überhaupt, mahlzeitenbezogen konsumiert werden, weil er eine hypoglykämische Wirkung hat. Eine Verteilung der Nahrungsaufnahme auf mindestens 5 Mahlzeiten ist wünschenswert.

Nicht zu empfehlende Speisen und Getränke sind:
- mit Saccharose gesüßte Getränke wie Fruchtsirup, Limonaden, Energy-Drinks,
- Erzeugnisse mit hohem Eigenanteil an leicht absorbierbaren Kohlenhydraten wie Malzbier, Obstsäfte, Trockenfrüchte (z.B. Datteln), Honig, Süßigkeiten,
- mit Saccharose „veredelte" Produkte wie Speiseeis, Pudding, Kuchen, Kekse, Obstkonserven, Fertiggerichte,
- alkoholische Getränke mit „Restsüße" wie Federweißer, Dessertweine, Liköre,
- fetthaltige Lebensmittel mit Zuckerzusatz wie Sahne, Soße, Mayonnaise.

Die empfehlenswerten Speisen gliedern sich in:
- „insulinabhängige" Kohlenhydratträger, deren Zufuhr im Rahmen der zulässigen Kohlenhydrataufnahmemenge lebensmittelgruppenspezifisch eingehalten werden muss: Getreide(erzeugnisse) – möglichst ballaststoffreich, Kartoffeln, Obst, Milch(produkte),
- „insulinunabhängige" Kohlenhydratträger, die auf die erlaubte Gesamtkohlenhydratmenge eines Tages angerechnet werden müssen: Gemüse, Zuckeraustauschstoffe,
- Protein- und Fettträger, deren Verzehr die festgelegte Menge der täglichen Zufuhr an Protein und Fett nicht überschreiten soll: Fleisch(produkte) – möglichst fettarm, Fisch(waren), Milchprodukte ohne Zuckerzusatz – möglichst fettarm, Eier, Streich- und Kochfette, Hartschalenobst,
- Lebensmittel des üblichen Verzehrs, die in keine der genannten Kategorien fallen: kalorienarme Getränke, Würzmittel.

Als Grundlage für die Abschätzung des Kohlenhydratgehalts der Kost dient als Hilfsrechengröße die **Berechnungs- bzw. Broteinheit (BE)**, wodurch mit Hilfe von Tabellen der Austausch verschiedener Lebensmittel untereinander erleichtert wird:

> 1 BE = 12 g KH,
> das entspricht 25 g Weißbrot (1 dünne Scheibe).

Die Tatsache, dass 25 g Weißbrot gleichviel Kohlenhydrate liefern wie 30 g Vollkornbrot, dieselbe blutzuckersteigernde Wirkung aber erst bei einer Zufuhr von 54 g Vollkornbrot erreicht wird, zeigt, dass es nicht ganz korrekt ist, lediglich äquivalente Kohlenhydratmengen zu berücksichtigen bzw. den unterschiedlichen Einfluss verschiedener Kohlenhydratträger auf die Plasmaglucosekonzentration zu vernachlässigen.

Lebensmittel-Kennzeichnungen wir „Für Diabetiker geeignet" sind ebenso wie die Angabe von Berechnungseinheiten ab 2012 nicht mehr zulässig, weil Diabetiker keine speziellen **diätetischen Lebensmittel** benötigen. Diabetiker-Brot, -Gebäck, -Schokolade, -Eiscreme, -Fertiggerichte, -Bier usw. sind in der Regel mit Fructose und Zuckeraustauschstoffen gesüßt, obwohl erwiesen ist, dass kleinere Mengen Saccharose (bis 30 g/d, mit anderen Nährstoffen innerhalb einer Mahlzeit verzehrt) beim Diabetiker nicht zu Stoffwechselverschlechterungen führen. Es handelt sich meist um kalorienreiche Produkte, weshalb der „diätetische" Effekt fragwürdig ist. Der Vorteil von Fructose und Zuckeraustauschstoffen – Zuckeralkohole wie Sorbit, Xylit, Maltit, Mannit, Isomalt und Lactit – ist, dass sie insulinunabhängig in die Gewebe aufgenommen werden. Von Nachteil ist, erstens, dass sie bedingt durch die limitierte Aktivität der hepatischen Fructokinase bzw. Sorbit-Dehydrogenase langfristig die Glucosetoleranz und die Blutfettwerte (Triglyceride, LDL-Cholesterin) negativ beeinflussen und, zweitens, bedingt durch die begrenzte Absorptionskapazität im Dünndarm bei übermäßigem Verzehr gastrointestinale Beschwerden auslösen. Gelangen Fructose und Zuckeralkohole in tiefere Darmabschnitte, sobald die absorbierbare Menge überschritten ist, treten Blähungen und Durchfall auf, weshalb die tägliche Zufuhr auf 50 g, verteilt auf mehrere Mahlzeiten, beschränkt werden sollte. Ein weiterer ungünstiger Effekt von Fructose, der den Einsatz in diätetischen Lebensmitteln fragwürdig macht, ist, dass sie das Hungergefühl verstärkt.

Süßstoffe wie Cyclamat, Saccharin, Aspartam, Acesulfam, Sucralose, Neotam, Neohesperidin, Thaumatin und Steviolglycoside (Steviosid, Rebaudiosid A) sind in der Diabetiker-Kost einsetzbar, weil sie den Insulinbedarf nicht beeinflussen. Außerdem ist ihr Energiegehalt vernachlässigbar, was für übergewichtige Diabetiker von Vorteil ist. Allerdings bleibt das Verlangen nach süß Schmeckendem durch regelmäßigen Genuss von z. B. Light-Getränken bestehen und damit die Tendenz, Lebensmittel mit hohem glykämischen Index solchen mit niedrigem weiterhin vorzuziehen, da kein Umlernen erfolgt.

Diäten, die Kohlenhydrate größtenteils in Form ballaststoffreicher Lebensmittel liefern, verbessern nachgewiesenermaßen alle Parameter des Kohlenhydratstoffwechsels und außerdem das Lipidprofil des Diabetikers. Des Weiteren ist belegt, dass der Verbrauch an Insulin bzw. oralen Antidiabetika durch eine tägliche Zulage von 20-30 g Guar reduziert werden kann. Senkende Effekte auf die postprandiale Plasmaglucosekonzentration sind bei Supplementation mit Traganth, Pektin und Methylcellulose beschrieben worden.

Hyperlipoproteinämie und Atherosklerose

Die Entwicklung atherosklerotischer Gefäßveränderungen mit all ihren schwerwiegenden Folgen, insbesondere dem Herzinfarkt und dem Schlaganfall, wird durch eine Reihe von Risikofaktoren begünstigt. Neben Stress, Bluthochdruck, Zigarettenrauchen und Hyperhomocysteinämie (Folatmangel) kommt der Erhöhung der Blutlipidkonzentration eine große Bedeutung zu. Da diese maßgeblich von der Ernährung beeinflusst wird, ist der Einsatz diätetischer Maßnahmen zur Therapie von Hyperlipoproteinämien und damit zur Atheroskleroseprophylaxe besonders positiv zu bewerten.

Es mehren sich Befunde, die dafür sprechen, dass das Fortschreiten atherosklerotischer Gefäßprozesse durch gezielte Ernährung (◆ Tabelle 14-4) nicht nur gestoppt, sondern tendenziell sogar rückgängig gemacht werden kann. Auch die Rate an Infarktrezidiven lässt sich senken. Es muss allerdings berücksichtigt werden, dass 70–75 % aller Hyperlipidämiker nur unbefriedigend auf eine rein diätetische Behandlung ansprechen. Besonders bei Patienten mit erhöhtem endogenen LDL-Cholesterin ist der zusätzliche Einsatz von Medikamenten erforderlich.

Als Hyperlipidämien, oder exakter Hyperlipoproteinämien (HLP) – ein Anstieg der Blutlipide ohne Vermehrung der für den Transport erforderlichen Trägerproteine ist nicht möglich –, werden Fettstoffwechselstörungen bezeichnet, die mit einer erhöhten Blutfettkonzentration einhergehen. Während die primären Hyperlipoproteinämien genetisch bedingt und ausschließlich einer symptomatischen Therapie zugänglich sind, besteht bei den sekundären Formen ein Kausalzusammenhang mit einer Grundkrankheit, deren Behandlung dann im Vordergrund steht, oder mit exogenen Faktoren wie Nahrungsaufnahme oder Medikamentengebrauch, deren Handhabung verändert werden kann.

FREDERICKSON und LEVY haben die primären Hyperlipoproteinämien in Typen eingeteilt. Besonders häufig tritt der Typ IV auf (50–60 %), der durch eine erhöhte Triglyceridkonzentration bei meist normalem Cholesterinspiegel, aber reduziertem HDL gekennzeichnet ist. Häufig sind ferner der Typ IIb (20–25 %), bei dem sowohl die Triglycerid- als auch die (LDL)-Cholesterinkonzentration erhöht ist, und der Typ IIa (10–15 %), der mit einem erhöhten (LDL)-Cholesterinspiegel bei normaler Triglyceridkonzentration einhergeht. Die sekundären Hyperlipoproteinämien, die durch Krankheiten bzw. exogene Ursachen hervorgerufen werden, können den primären Typen zugeordnet werden. Auffallend oft besteht ein Zusammenhang zwischen HLP-Typ IV und Diabetes mellitus, Hyperurikämie, nephrotischem Syndrom, Pankreatitis, Gravidität, hyperkalorisch-kohlenhydratreicher Ernährung, Alkoholismus oder Kontrazeptiva-Einnahme. Der HLP-Typ II(a) tritt regelmäßig in Kombination mit Anorexie, Hypothyreose, lipidreicher Ernährung (insbesondere reich an gesättigten Fettsäuren und Cholesterin) oder Corticosteroid-Applikation auf.

Evidenzgrad	Risiko-Erhöhung	Risiko-Verminderung
Überzeugend	Übergewicht gesättigte Fettsäuren (v.a. Myristin-, Palmitinsäure) trans-Fettsäuren hoher Alkoholkonsum hohe Natriumaufnahme	körperliche Aktivität langkettige ω3-Fettsäuren bzw. Fisch und Fischöle Gemüse und Obst Alkohol in Maßen Kalium
Wahrscheinlich	Cholesterin ungefilterter Brühkaffee	α-Linolensäure und Ölsäure Nüsse und Vollkornmüsli Folsäure Pflanzensterine und -stanole
Möglich	Laurinsäure β-Carotin-Supplemente	Sojaprodukte Flavonoide

Tab. 14-4: Epidemiologisch ermittelter Zusammenhang zwischen Ernährung und kardiovaskulären Erkrankungen

Eine **Hyperlipoproteinämie** bedarf, falls keine weiteren ausgeprägten Risikofaktoren für die Entstehung kardiovaskulärer Erkrankungen vorliegen wie z.B. Hypertonie oder Zigarettenrauchen, dann einer Behandlung, wenn die Fettkonzentrationen im Serum pathologische Werte annehmen. Bestehen mehrere Risikofaktoren gleichzeitig, ist es zweckmäßig, die Diättherapie bereits bei Serumwerten im Grenzbereich (zwischen normal und pathologisch) einzusetzen.

- Für Triglyceride liegt dieser Grenzbereich bei ≤ 150 mg/100 ml (≤ 2 mmol/l),
- für Cholesterin bei 200–240 mg/100 ml (5–6 mmol/l) und
- für LDL-Cholesterin bei 130–160 mg/100 ml (3,5–4,0 mmol/l).

Bei der **Hypertriglyceridämie** (HLP-Typ IV) kommen folgende Ernährungsempfehlungen in Betracht, wenn zusätzlich das HDL-Cholesterin zu niedrig ist:

- Gewichtsreduktion bei Übergewicht (Sport!),
- Beschränkung des Fettanteils der Nahrung auf 30 Energie-%, der gesättigten Fettsäuren auf 10% und der *trans*-Fettsäuren auf <1%,
- Modifikation der Fettzufuhr im Sinne einer gesteigerten Aufnahme von Monoen- und ω3-Fettsäuren,
- Reduktion der Cholesterinzufuhr auf 300 mg/d,
- Einhaltung eines Nahrungskohlenhydratanteils von 55 Energie-% bei mind. 30 g Ballaststoffen/d,
- Meiden von Lebensmitteln mit hohem GI,
- maßvoller Umgang mit Alkohol.
- Ferner soll auf ein reichliches Angebot an Vitaminen und Mineralstoffen geachtet sowie die Nahrungsaufnahme auf 5–6 Mahlzeiten pro Tag verteilt werden.

Bei der **Hypercholesterinämie** (HLP-Typ IIa) stehen folgende diätetische Maßnahmen im Vordergrund:

- phasenweise Senkung des Fettanteils der Nahrung auf 30, 25 bzw. 20 Energie-% (nach Ermessen des Arztes), der *trans*-Fettsäuren auf <1%,
- Modifikation des Fettsäuremusters der Kost im Sinne einer Verteilung der Gesamtfettaufnahme auf ≤1/3 gesättigte, >1/3 einfach ungesättigte und <1/3 mehrfach ungesättigte Fettsäuren,
- phasenweise Reduktion der Cholesterinzufuhr auf 300, 200 bzw. 100 mg/d,
- phasenweise Erhöhung des Nahrungskohlenhydratanteils auf 55, 60 bzw. 65 Energie-%,
- Erhöhung der Ballaststoffaufnahme auf 35 g/d,
- Einschränkung des Kaffeekonsums.
- Des Weiteren wird eine gelegentliche Zufuhr von Alkohol (max. 20–30 g/d) empfohlen sowie der Verzehr von drei Portionen Hülsenfrüchten pro Woche.

Bei der **kombinierten Hypertriglyceridämie und Hypercholesterinämie** (HLP-Typ IIb) gelten dieselben Therapieratschläge wie bei der Hypercholesterinämie. Zusätzlich wird empfohlen, bestehendes Übergewicht abzubauen, die glykämische Last der Kost zu verringern sowie Stress zu reduzieren.

Der Effekt von Nahrungsfetten auf die Blutfettwerte kann wie folgt zusammengefasst werden (s.a. ◆ Tabelle 5-2, S. 60): ω6-Fettsäuren senken den Gesamt- und LDL-Cholesterinspiegel im Serum – allerdings bei gleichzeitiger Erhöhung des Anteils an stark atherogen wirkendem oxidierten LDL –, wogegen ω3-Fettsäuren die Triglyceridkonzentration vermindern. Eine an langkettigen ω3-Fettsäuren (EPA und DHA) reiche Kost, wie sie die Eskimos verzehren, senkt nachweislich das Risiko, an Herzinfarkt oder ischämischem Schlaganfall zu versterben, weil diese Fettsäuren Ausgangssubstanzen für die Synthese antiinflammatorischer Mediatoren sind, die Endothelfunktionen der Gefäße verbessern, atheroskerotische Plaques stabilisieren (d.h. deren Ruptur verzögern) und sowohl die Thrombozytenaggregation reduzieren als auch die Thrombozytenhaftfähigkeit an geschädigten Endothelarealen vermindern. Darüber hinaus wirken langkettige ω3-Fettsäuren vorbeugend gegen plötzlichen Herztod in Folge von Herzrhythmusstörungen und senken bei Hypertonikern den Blutdruck.

Einfach ungesättigte Fettsäuren, die an Stelle von gesättigten und trans-Fettsäuren verzehrt werden, führen zu einer Abnahme des Gesamt- und LDL-Cholesterinspiegels. Werden sie an Stelle von Stärke verzehrt, senken sie die Triglycerid- und erhöhen die HDL-Konzentration. Die Empfehlung, einfach ungesättigte Fettsäuren als Hauptfettquelle zu verwenden, fokussiert auf deren Schutzfunktion vor Oxidation von LDL-Partikeln. Gesättigte und *trans*-Fettsäuren erhöhen – ebenso wie Cholesterin bei Hyperrespondern – die LDL-Fraktion im Serum.

Lebensmittel mit hohem GI (reich an Fructose, Glucose und Saccharose), die eine schnelle und starke Ausschüttung von Insulin aus der Bauchspeicheldrüse bewirken, verstärken die Triglyceridsynthese in der Leber, was nicht nur mit einer Erhöhung der triglyceridreichen VLDL im Serum einhergeht, sondern wahrscheinlich auch die atherosklerotische Plaquebildung in den Gefäßwänden begünstigt. Demgegenüber vermindern Lebensmittel mit hohem Ballaststoffanteil die Triglyceride im Serum. Die wasserlöslichen Ballaststoffe der Weizenkleie bewirken einen Anstieg der HDL-Fraktion, während diejenigen aus Hafer und Bohnen einen senkenden Effekt auf den Gesamt- und LDL-Cholesterinspiegel haben. Dieser soll daraus resultieren, dass der Cholesterinpool als Folge einer höheren Gallensäureausscheidung mit den Fäzes kleiner und die Cholesterinabsorption im Dünndarm geringer wird. Auch die unlöslichen Ballaststoffe aus dem Johannisbrot vermögen den Serumcholesterinspiegel zu senken.

In größeren Mengen begünstigt Alkohol die Synthese von VLDL und hemmt zudem deren Abbau. Die Folge ist ein erhöhter Triglyceridspiegel im Serum. Ein alkoholisches Getränk pro Tag dagegen erhöht die HDL-Konzentration.

Im Bereich Functional Food konnte nachgewiesen werden, dass Phytosterine und -stanole, wie sie Milchmischerzeugnissen zugesetzt werden, den Gesamt- und LDL-Cholesterinspiegel senken, allerdings auch die Carotinoide im Blut.

Hyperurikämie und Arthritis urica

Bei erblicher Veranlagung wird die Entstehung einer krankhaft erhöhten Harnsäurekonzentration im Serum durch eine purinreiche, hyperkalorische Ernährung und Alkohol gefördert. Die Hyperurikämie ist Folge eines gestörten Purinstoffwechsels im Sinn einer zu hohen Harnsäuresynthese, einer zu geringen Harnsäureausscheidung oder einer Kombination von beidem. Die Gicht (Arthritis urica) stellt die klinische Manifestation einer bestehenden Hyperurikämie dar. Bei einer Serum-Harnsäurekonzentration von > 6,5 ml/100 ml kann es zur Auskristallisation von Natriumurat in Gelenken (z.B. Großzehengrund- und Handgelenk) und Geweben (z.B. Nieren) kommen. Abgelagerte Natriumurat-Kristalle können in der Folge entzündliche Reaktionen bis hin zu Gelenkdeformationen und Niereninsuffizienz auslösen.

Unter eiweißarmer, purinfreier Diät ist die Harnsäuresynthese und -ausscheidung am geringsten. Legt man Eiweiß zu, steigen Harnsäuresynthese und -ausscheidung an. Gibt man zusätzlich Purine, erhöht sich die Harnsäuresynthese weiter, was in einem Anstieg der Serumkonzentration resultiert. Für die praktische diätetische Behandlung Gichtkranker kann daraus gefolgert werden, dass purinhaltige Lebensmittel (s. S. 37) weitestgehend zu meiden sind.

Da insbesondere Innereien, Fleisch und Fisch einen hohen Puringehalt aufweisen, kann bereits durch Umstellen auf Milch, Milchprodukte und Eier (ovolaktovegetarische Kost) eine erhebliche Reduktion der Purinaufnahme erreicht werden, wobei der relativ hohe Puringehalt von Spinat, Erbsen, Spargel, grünem Salat und Blumenkohl berücksichtigt werden muss.

Der Verzehr von purinfreiem Eiweiß braucht bei Verringerung der Purinzufuhr mit der Nahrung auf 125–150 mg Purine/d (300 mg Harnsäure/d) nicht eingeschränkt zu werden. Bezüglich des Kohlenhydrat- und Fettanteils in der Nahrung lässt sich daher auch dieselbe Nährstoffrelation wie bei der ausgewogenen Mischkost realisieren. Bei übergewichtigen Patienten ist eine Reduktionsdiät mit begrenzter Purinzufuhr angezeigt. Da die Gewichtsabnahme mit einer Erniedrigung der Serumharnsäurekonzentration verbunden ist (außer bei Anwendung des totalen Fastens, hier steigt sie, weil Ketosäuren die Harnsäureausscheidung einschränken), reicht die Phase der hypokalorischen Ernährung in vielen Fällen als Therapie aus.

Da die nach Alkoholkonsum auftretende Hyperlactazidämie die Harnsäureausscheidung über die Nieren hemmt, ist die Alkoholaufnahme so gering wie möglich zu halten. Andererseits ist auf eine ausreichende Flüssigkeitszufuhr zu achten. Kaffee, Tee und Kakao können entgegen früherer Ansicht genossen werden, weil die in ihnen enthaltenen Methylpurine nicht zu Harnsäure abgebaut werden.

Seit Medikamente zur Verfügung stehen, die entweder die Harnsäureausscheidung über die Nieren fördern (Urikosurika) oder die Harnsäuresynthese hemmen (Xanthinoxidase-Hemmer), hat die purinarme Diät im Rahmen der Gichtbehandlung an Bedeutung verloren. Im Wesentlichen dient sie heute der Unterstützung medikamentöser Maßnahmen. Da unter Gicht aber nicht ausschließlich Gelenkentzündungen und Nierensteine (s. S. 223) zu verstehen sind, sondern es sich um eine schwere Erkrankung handelt, die mit Adipositas, Hypertonie, Hyperlipoproteinämie, Fettleber, Diabetes mellitus, Atherosklerose usw. einhergehen kann, bedarf der Patient zusätzlich zur eingeschränkten Purinzufuhr meist noch einer durch die Begleiterkrankungen bzw. Stoffwechselstörungen vorgezeichneten Diättherapie.

Osteoporose

Für die Entstehung dieser über das alters- und geschlechtsbezogene Mittelmaß hinausgehenden Verminderung von Knochengewebe ist die Höhe der Calciumzufuhr mit der Nahrung von entscheidender Bedeutung. Ist sie unzureichend (verminderter Serum-Ca-Spiegel), kommt es zunächst über vermehrte Sekretion von Parathormon zu einer Steigerung der renalen Calciumreabsorption, d.h. einer Verminderung der Calciumverluste mit dem Harn, sowie zu einer Beschleunigung der $1,25\text{-}(OH)_2\text{-}D_3$-Bildung in den Nieren, wodurch die intestinale Calciumabsorption heraufgesetzt wird. Kann mit Hilfe dieser Mechanismen eine im Normbereich liegende Serumcalciumkonzentration nicht aufrechterhalten werden, bewirkt dasselbe Hormon über eine Stimulation der Osteoklasten (Knochen abbauende Zellen) eine Mobilisation von Calcium aus den Knochen.

Den höchsten Kalksalzgehalt und damit die höchste mechanische Stabilität hat das Skelett zwischen dem 20. und 30. Lebensjahr *(peak skeletal mass)*. Danach überwiegt der die Knochensubstanz abbauende Prozess der Osteoklasten gegenüber dem der aufbauenden Osteoblasten. Wegen dieses altersbedingten physiologischen Knochenabbaus nimmt die Skelettmasse pro Jahr um etwa 1% (von der jeweils noch vorhandenen Masse) ab. Die daraus resultierende Abnahme der Knochendichte, die letztlich ein höheres Frakturrisiko zur Folge hat, kann durch eine die Zufuhrempfehlung (1000 mg Ca/d) übersteigende Calciumzufuhr nicht verhindert werden. Zur Prophylaxe ist demzufolge für eine optimale Mineralstoffeinlagerung in der Phase des Knochenaufbaus, d.h. für eine angemessene Calciumaufnahme in der Jugend (1200 mg Ca/d), zu sorgen. Bei hohem Ausgangsgehalt verstreicht dann vergleichsweise viel Zeit, bis die Knochenstabilität relevant vermindert ist. Da Vitamin D die Calciumabsorptionsrate positiv beeinflusst, ist außerdem auf eine bedarfsdeckende Zufuhr oder adäquate Sonnenexposition zu achten. Regelmäßige körperliche Aktivität (z.B. Gehen oder Laufen) ist ebenfalls empfehlenswert, weil mechanische Belastung der Knochen die Osteoblastentätigkeit fördert. Zu warnen ist dagegen vor Untergewicht und unzureichender Proteinaufnahme.

Bei Frauen wird die Osteoporose durch die geringere Östrogensynthese nach dem Klimakterium gefördert, da die hemmende Wirkung des in den Ovarien gebildeten Geschlechtshormons auf die Osteoklastentätigkeit herabgesetzt ist. Eine Reihe prospektiver Studien lässt allerdings den Schluss zu, dass eine Calciumaufnahme von 1200–

1500 mg/d den Verlust an Knochensubstanz bei postmenopausaler Osteoporose reduziert. Neben der Optimierung der Calciumversorgung bietet sich eine Substitution mit Östrogenen an. In neuerer Zeit wird auch eine Supplementierung mit Vitamin K und Fluor empfohlen.

Generell wird zur Osteoporose-Prophylaxe eine Kost reich an prebiotischen Milcherzeugnissen und Molkeprodukten empfohlen. Neben Calcium liefern sie auch Eiweiß, welches der Erneuerung des Proteingerüsts der Knochen dient. Von einer exzessiven Proteinzufuhr, besonders tierischer Herkunft, ist jedoch abzuraten, weil eine solche wegen der Säurebildung durch Oxidation schwefelhaltiger Aminosäuren in der Leber zu einer verstärkten Freisetzung von Calcium aus den Knochen und einer vermehrten Ausscheidung von Calcium im Urin führen würde. Bei alimentärer Säurebelastung reichen – gerade im Alter – die bestehenden Kompensationsmöglichkeiten nicht aus, sodass zur Abpufferung der H^+-Ionen zusätzlich Calcium mobilisiert werden muss. Die Bildung von Bicarbonat aus Salzen von anorganischen Kationen (Na, K, Ca, Mg) mit organischen Säuren (Citrat u. a.) in der Leber erhöht die Pufferkapazität des Körpers. Demgemäß gewährleisten Alkalisalze aus der Nahrung eine Entlastung der Puffersysteme des Organismus. Zu den basenbildenden Lebensmitteln gehören Kartoffeln, Gemüse, Obst, Fruchtsäfte (v.a. Zitrussäfte) und bicarbonatreiches Mineralwasser (> 1500 mg HCO_3^-/l). Sie wirken der Säurelast entgegen, die anorganische Anionen (SO_4, P, Cl), wie sie hauptsächlich aus proteinreichen Lebensmitteln tierischer Herkunft und aus phosphathaltigen Getränken stammen, mit sich bringen (◆ Tabelle 14-5).

Lebensmittel	PRAL [mEq/100 g]	Lebensmittel	PRAL [mEq/100 g]
Spinat	−14,0	Milch und Molke	1,0
Karotten	−4,9	Parboiled Reis	1,7
Kiwi	−4,1	Milchschokolade	2,4
Kartoffeln	−4,0	Linsen	3,5
Grüne Bohnen	−3,1	Weizenmischbrot	3,8
Tomaten	−3,1	Weichkäse	4,3
Zitronen	−2,5	Spaghetti	6,5
Äpfel	−2,2	Fisch	6,8–7,9
Lauch	−1,8	Fleisch	7,8–9,9
Peperoni	−1,4	Leberwurst	10,6
Broccoli	−1,2	Quark	11,1
Zucker	−0,1	Salami	11,6
Fette und Öle	0,0	Hartkäse	19,2

Tab. 14-5: Basisch und sauer wirkende Lebensmittel
PRAL = Potenzielle renale Säurebelastung

Durch Enzymdefekte bedingte Stoffwechselstörungen (Enzymopathien)

Phenylketonurie Bei dieser Stoffwechselkrankheit ist als Folge eines angeborenen Defekts der Phenylalaninhydroxylase in der Leber die Umwandlungsrate der Aminosäure Phenylalanin in Tyrosin herabgesetzt. Das sich ansammelnde Phenylalanin wird teilweise in Phenylpyruvat umgewandelt, welches in höheren Konzentrationen eine Gehirnschädigung hervorrufen kann, die zu geistiger Retardierung führt.

Therapiert wird mit einer Diät, die den individuellen Phenylalaninbedarf des Kindes gerade deckt. Ermöglicht wird eine solche phenylalaninarme Kost, die gleichzeitig alle anderen unentbehrlichen Aminosäuren in bedarfsdeckenden Mengen enthalten muss, durch den Einsatz von Eiweißhydrolysaten, aus denen Phenylalanin zum Teil entfernt wurde. Bei konsequenter Einhaltung der Diät entwickeln sich die Kinder normal und kommen ins geschlechtsreife Alter. Eine Phenylalaninembryofetopathie kann nur durch eine strenge, bereits vor der Konzeption begonnene diätetische Behandlung verhindert werden. Seit Kurzem ist eine medikamentöse Behandlung mit Sapropterinhydrochlorid (Cofaktor der Phenylalaninhydroxylase) möglich.

Ahornsirupkrankheit Infolge eines angeborenen Enzymdefekts ist der Abbau der verzweigtkettigen Aminosäuren Valin, Leucin und Isoleucin gestört. Der Urin, mit dem die Aminosäuren bzw. ihre Umwandlungsprodukte ausgeschieden werden, hat einen charakteristischen Geruch, der zu der Krankheitsbezeichnung geführt hat. Da ohne Behandlung bereits in den ersten Lebenswochen infolge einer Schädigung des zentralen Nervensystems der Tod eintritt, muss mit einer valin-, leucin- und isoleucinarmen Diät schon begonnen werden, bevor neurologische Schäden entstanden sind. Weil alle hochwertigen Eiweiße einen hohen Anteil an den genannten verzweigtkettigen Aminosäuren haben, wird versucht, den Proteinbedarf mit Aminosäuregemischen zu decken.

Galactoseintoleranz (Galactosämie) Die Galactoseunverträglichkeit beruht auf einem angeborenen Defekt der Galactose-1-phosphat-Uridyl-Transferase, dem Enzym, das die Umwandlung von Galactose-1-phosphat in UDP-Galactose katalysiert. Als Folge kommt es zu einer Anhäufung von Galactose-1-phosphat besonders in Leber und Gehirn, wodurch Leberschäden, geistige Retardierung sowie Katarakte hervorgerufen werden.

Zu verhindern sind diese Schädigungen nur durch eine früh einsetzende galactosefreie Diät. Da Milch im Säuglingsalter die einzige Galactosequelle ist, muss demzufolge milchfrei ernährt werden. Unter Verwendung industriell hergestellter Milchersatzpräparate ist eine optimale Ernährung von Säuglingen, die an dieser Stoffwechselerkrankung leiden, möglich.

Fructoseintoleranz Verursacht wird die hereditäre Fructoseunverträglichkeit durch eine starke Einschränkung der Aktivität des Enzyms Fructose-1-phosphat-Aldolase, welches die Aufspaltung von Fructose-1-phosphat in D-Glycerinaldehyd und Dihydroxyacetonphosphat katalysiert. Die Folge ist eine Anreicherung von Fructose-1-phosphat in Darmwand, Nieren und Leber. Hierdurch wird die Gluconeogenese blockiert. Symptome im Säuglingsalter sind Erbrechen und Hypoglykämie (Zittern, Schwitzen, Blässe), Symptome im Kleinkindesalter zusätzlich Gedeihstörungen, Ikterus, Lebervergrößerung sowie zunehmende Einschränkung der Leber- und Nierenfunktion (Zirrhose, Proteinurie).

In Erscheinung tritt die Krankheit, sobald die Nahrung des Säuglings erstmals Fructose enthält, z.B. bei der Umstellung von Muttermilch auf teiladaptierte oder Folgemilch oder bei der Einführung von Beikost. Die Therapie muss mittels einer Diät erfolgen, bei der etwa 90% der Fructose aus der Kost eliminiert werden. Verboten sind demnach alle Lebensmittel, die Fructose, Saccharose oder Sorbit (wird in der Leber in Fructose umgewandelt) enthalten.

Weitere Krankheitsbilder

Erkrankungen der Nieren

Nephrolithiasis Bei Patienten mit Nierensteinen muss zur Verdünnung der steinbildenden Substanzen im Harn die Flüssigkeitszufuhr so bemessen sein, dass 1,5–2,5 l Urin pro Tag ausgeschieden werden. Da die Löslichkeiten aller Kristallbildner vom pH-Wert des Harns abhängen, versucht man insbesondere durch die Wahl der Getränke, den Urin auf den jeweils erwünschten pH-Bereich einzustellen. Einen pH-senkenden Effekt (bei Struvit- und Carbonatapatitsteinen) haben z.B. die Mineralwässer Maria-Luisen-Quelle und Appolinaris-Brunnen sowie die Biersorten Pils und Kölsch, pH-steigernd dagegen wirken u.a. Orangensaft und Altbier (bei Harnsäure- und Calciumoxalatsteinen).

Als zusätzliche Maßnahme zur Vorbeugung der Ausbildung weiterer Nierensteine kann die Aufnahme steinbildender Substanzen mit der Nahrung bzw. ihre Produktion im Körper verringert werden.

Die Oxalsäurezufuhr mit der Nahrung hat einen mäßigen Einfluss auf den Oxalsäuregehalt des Harns. Durchschnittlich stammen 90% der im Harn ausgeschiedenen Oxalsäure aus dem Stoffwechsel von Glyoxylat und Ascorbinsäure und nur 10% aus der Nahrung. Es wird nämlich nur ein geringer prozentualer Anteil der oral aufgenommenen Oxalsäure absorbiert. Dennoch kommt es nach dem Genuss oxalsäurereicher Lebensmittel wie Spinat, Spargel, Rhabarber und Rote Bete sowie Kakao und Tee zu einer deutlichen Mehrausscheidung von Oxalsäure im Urin. Auch Calciumoxalatkristalle können vermehrt im Harn nachgewiesen werden. Deshalb sollen oxalsäurereiche Lebensmittel weitestgehend gemieden werden. Dasselbe gilt für harnsäuernde Produkte. Die Calciumzufuhr dagegen ist zu erhöhen. Denn je höher das molare Verhältnis von Calcium zu Oxalsäure im Urin ist (beim Gesunden 5:1 bis 10:1), umso weniger Calciumoxalat kristallisiert aus. Dies ist bei einem Verhältnis von 1:1 der Fall.

Die Ausscheidung von Phosphat im Urin ist von der Höhe der oralen Phosphorzufuhr abhängig. Lebensmittel mit besonders hohem Phosphorgehalt sind Kakao, Nüsse, Hart- und Schnittkäse, Leber, Fleisch und Fisch, getrocknete Hülsenfrüchte sowie Colagetränke. Sie sollen bei Personen, die zu Calciumphosphatsteinen neigen, so selten wie möglich auf dem Speiseplan stehen.

Voraussetzung für die Bildung von Harnsäuresteinen ist die Auskristallisation der Harnsäure, die durch niedrige Harn-pH-Werte, wie sie für harnsäuresteinbildende Patienten typisch sind, begünstigt wird. In diesem Zusammenhang ist zu erwähnen, dass die meisten purinreichen Lebensmittel nicht nur zu einer Mehrproduktion von Harnsäure führen, sondern gleichzeitig auch senkend auf den pH-Wert des Urins wirken, denn tierisches Protein wirkt säurebildend (s. S. 222). Die anzuwendende Diät entspricht der bei Gicht empfohlenen Kost (s. S. 221). Außerdem ist die Zufuhr harnsäuernder Getränke verboten.

Nephrotisches Syndrom Die infolge einer Schädigung der Glomerulumschlingen auftretende Nierenerkrankung ist vorwiegend durch eine Proteinurie und deren Folgen – Hypoproteinämie, Ödembildung – gekennzeichnet. Aufgrund der Tatsache, dass das Fortschreiten der dem nephrotischen Syndrom zugrunde liegenden Nierenerkrankung durch eine Eiweißaufnahme im Bereich der empfohlenen Zufuhr (0,8 g/kg KG), und nicht darüber, verzögert wird, muss die Proteinzufuhr beim nephrotischen Syndrom in Abhängigkeit vom Ausmaß der Proteinurie relativ niedrig bemessen werden. Dabei ist das Risiko einer Unterversorgung an unentbehrlichen Aminosäuren zu berücksichtigen.

Weil sich beim nephrotischen Syndrom infolge der Hypoproteinämie und des hierdurch bedingten Flüssigkeitsaustritts aus der Blutbahn ein sekundärer Hyperaldosteronismus entwickelt, ist aufgrund der daraus resultierenden gesteigerten Natriumretention eine Reduktion der Natriumzufuhr erforderlich.

Früher wurde, ausgehend von der Annahme, dass bei renalen Eiweißverlusten von 20–30 g/24 h eine Erhöhung der oralen Eiweißaufnahme um 50–75 g notwendig ist, eine Ernährung mit 1,5–2,0 g Protein/kg KG/d empfohlen. Hierbei wurde jedoch außer Acht gelassen, dass sich das Ausmaß der Proteinurie mit steigender Eiweißkonzentration im Plasma erhöht (Clearance-Gesetz).

Akute Glomerulonephritis Obwohl es zweifelhaft ist, ob akute entzündliche (infektiös-toxische) Veränderungen an den Nieren (insbesondere an den Glomeruli) durch diätetische Maßnahmen beeinflusst werden können, kommen der Diät bei der Behandlung der akuten Glomeruli-Entzündung mit Oligo-/Anurie zwei Bedeutungen zu. Erstens muss die Zufuhr von Eiweiß, Wasser und Elektrolyten der Nierenfunktion angepasst werden (s. chronische Niereninsuffizienz), zweitens muss den Folgen einer verminderten Natriumausscheidung – Hypervolämie, Bluthochdruck, Ödemneigung – durch eine natriumarme Ernährung entgegengewirkt werden.

In der akuten Krankheitsphase soll bei reichlicher Energiezufuhr die Eiweißaufnahme auf den Bedarf begrenzt, die Flüssigkeitszufuhr genau dosiert und die Kost „salzlos" sein, d.h. maximal 1 g Kochsalz (17 mmol Na$^+$) pro Tag enthalten. Mit zunehmender Besserung der Nierenfunktion und Normalisierung der Harnstoffkonzentration im Serum sowie der Blutdruckwerte können Eiweiß, Wasser und Kochsalz zugelegt werden, wobei in der Anfangsphase eine eiweißarme (etwa 40 g Eiweiß/d) und relativ salzarme (3–4 g NaCl/d) Diät beibehalten werden soll.

Chronische Glomerulonephritis Eine spezifische Diät, die den Verlauf der chronischen Entzündung der Glomeruli positiv beeinflusst, ist nicht bekannt. Eine frühzeitige Reduktion der Eiweißzufuhr kann jedoch das Fortschreiten der Erkrankung und somit die Entwicklung einer Niereninsuffizienz verzögern.

Mögliche Begleiterkrankungen wie Bluthochdruck und Ödemneigung können je nach Schweregrad eine Reduktion der Natriumzufuhr auf 1–4 g NaCl/d erforderlich machen.

Akute Niereninsuffizienz Durch eine optimale Deckung des Bedarfs an Energieträgern und unentbehrlichen Aminosäuren kann die Lebenserwartung bei akutem Nierenversagen in erheblichem Maß gesteigert werden. Da in den meisten Fällen infolge der zugrunde liegenden Krankheit eine ausreichende orale Nahrungszufuhr nicht möglich ist, muss entweder auf Sonden- oder auf parenterale Ernährung zurückgegriffen werden.

Chronische Niereninsuffizienz In der Prädialysephase besteht das Ziel der diätetischen Therapie der sich langsam entwickelnden exkretorischen Insuffizienz der Nieren darin, die Menge der anfallenden harnpflichtigen Substanzen so gering zu halten, dass ihre Ausscheidung trotz der eingeschränkten Funktion des Organs noch gewährleistet ist. Betroffen sind insbesondere der Harnstoff als Endprodukt des Eiweißstoffwechsels, aber auch Elektrolyte, in erster Linie Kalium und Phosphat.

Die wichtigste Maßnahme bei der diätetischen Behandlung der chronischen Niereninsuffizienz besteht in einer Restriktion der Eiweißaufnahme. Hierdurch kann der Dialysebeginn um mehr als ein Jahr hinausgezögert werden. Die Einschränkung des Proteinanteils der Nahrung muss so bemessen sein, dass der Bedarf an unentbehrlichen Aminosäuren gedeckt wird. Neben einer optimalen Eiweißauswahl muss ferner darauf geachtet werden, dass keine Unterversorgung mit anderen essenziellen Nährstoffen oder Energie eintritt.

Die tägliche Wasserzufuhr soll die Menge des 24-Stunden-Urins plus 500 ml nicht überschreiten, um das Risiko der Entstehung von Lungen- und Hirnödemen so gering wie möglich zu halten.

Zur Prävention einer Hyperkalämie sind Lebensmittel mit hohem Kaliumgehalt wie Kakao, Weizenkleie, Tomatenmark, Kartoffeltrockenprodukte, Trockenobst, Nüsse, Hülsenfrüchte, einige Gemüse, Pilze, Fleisch und Fisch zu meiden. Um einer Hyperphosphatämie vorzubeugen, soll der Verzehr phosphatreicher Lebensmittel wie Käse, Milch, Eier und Vollgetreideprodukte eingeschränkt werden.

Eine Erhöhung der Calciumzufuhr auf 1–2 g/d in Form von Milchprodukten wäre aufgrund der gesenkten Absorptionsquote als Folge der verminderten Umwandlung von 25-Hydroxy-Cholecalciferol in 1,25-Dihydroxy-Cholecalciferol indiziert, ist bei gleichzeitiger Phosphatrestriktion jedoch nicht realisierbar, weshalb der Einsatz von Supplementen empfohlen wird. Eine (streng) natriumarme Diät ist nur bei bestehenden Ödemen und Hypertonie angezeigt.

Die tägliche Energieaufnahme soll 35 kcal/kg KG nicht unterschreiten, um einen Proteinkatabolismus zu verhindern. Die Erfahrung zeigt, dass die Eiweißzufuhr ab einer Serumharnstoffkonzentration von 100 mg% auf 0,5–0,6 g/kg KG/d reduziert werden muss, um einem Übergang von der kompensierten Retention in die Präurämie entgegenzuwirken. Steigt die Harnstoffkonzentration auf 200 mg% und mehr an, muss die Eiweißaufnahme auf 0,3–0,4 g/kg KG/d beschränkt werden, da sonst ein Übergang in die Urämie (> 300 mg% → Dialysepflicht) droht. Zur Gewährleistung einer ausgeglichenen Stickstoffbilanz müssen streng eiweißarme Diäten Proteine mit hoher biologischer Wertigkeit in günstiger Kombination enthalten.

Giovanetti und Maggiore empfehlen eine weitgehend eiweißfreie, den Energiebedarf deckende Grundkost mit einer Zulage an Protein sehr hoher biologischer Wertigkeit in einer Menge, die den Bedarf an unentbehrlichen Aminosäuren gerade deckt. Die Diät ist italienischen Essgewohnheiten angepasst und besteht aus eiweißarmen Teigwaren, Gemüse und Fett sowie zwei Hühnereiern täglich als Quelle hochwertigen Proteins.

Die Kartoffel-Ei-Diät nach Kluthe und Quirin liefert täglich etwa 0,35 g Eiweiß/kg KG bei einer Energiezufuhr von 35 kcal/kg KG und basiert auf der Erkenntnis von Kofrányi, dass die Kombination von Kartoffel- mit Eiprotein in einem Verhältnis von rund 2:1 das Proteingemisch mit der höchsten biologischen Wertigkeit aller untersuchten Eiweißmischungen darstellt (s. S. 51). Die Diät ist an mitteleuropäische Essgewohnheiten angelehnt und setzt sich aus folgenden Eiweißquellen zusammen: Kartoffeln, Eier, eiweißarmes Brot, eiweißarme Teigwaren, Reis, Stärkemehl, Gemüse, Obst, vegetarische Pasten mit standardisiertem niedrigen Eiweißgehalt, Sahne, dazu Fette. Pro 70 kg Körpergewicht und Tag liefert sie 6,7 g Kartoffel-, 4,5 g Ei-, 4,4 g Zerealien-, 4,8 g Gemüse-, 1,5 g Obst-, 0,3 g Hefe- und 1,4 g Milchprotein.

Bei der Schwedendiät nach Bergström und Fürst handelt es sich nicht um eine selektiv proteinarme Diät, sondern um eine gemischt proteinarme mit einer Zulage unentbehrlicher Aminosäuren. Innerhalb eines erlaubten Bereiches von 20–25 g Eiweiß pro Tag kann der Patient die Proteinquelle frei wählen und somit die Kost abwechslungsreicher gestalten (geringe Mengen an Fisch, Fleisch und Wurst sind erlaubt). Um den Bedarf unentbehrlicher Aminosäuren zu decken, müssen täglich 6,5 g davon in Form von Kapseln eingenommen werden. Hinsichtlich der Parameter zur Beurteilung der Proteinbedarfsdeckung wie Stickstoffbilanz und Serumferritinkonzentration verhält sich die Schwedendiät günstiger als die Kartoffel-Ei-Diät. Nachteilig sind jedoch die höheren Kosten.

Einen Ansatz für weitere Behandlungsmöglichkeiten chronisch Niereninsuffizienter bildet der Einsatz von Ketoanaloga der Aminosäuren Valin, Leucin, Isoleucin und Phenylalanin sowie des Hydroxyanalogons von Methionin, weil diese Substanzen nach Anlagerung von Ammoniak in die Proteinsynthese eingeschleust werden können.

Ernährung bei Hämodialyse Bezüglich der Zufuhr von Flüssigkeit, Kalium, Phosphat, Natrium und Energie gelten in der Blutfiltrationsphase dieselben Regeln wie in der Prädialysephase.

Unterschiede bestehen hinsichtlich der Aufnahme von Eiweiß, Vitaminen und Mineralstoffen, weil während der Behandlung mit der künstlichen Niere neben den harnpflichtigen Substanzen auch solche ins Waschwasser übertreten, deren Entfernung aus dem Blut unerwünscht ist. Dies trifft insbesondere für (unentbehrliche) Aminosäuren, wasserlösliche Vitamine, Calcium und Eisen zu.
Um Proteinmangelerscheinungen vorzubeugen, soll die Zufuhr biologisch hochwertigen Proteins etwa 1,0–1,2 g/kg KG/d betragen und an Dialysetagen sogar das Doppelte. In der Regel werden im Anschluss an die Dialyse unentbehrliche Aminosäuren in Form von Kapseln oder als Infusion appliziert, weil eine Verbesserung des Proteinstatus von Urämikern, die regelmäßig dialysiert werden, durch eine Erhöhung der oralen Eiweißzufuhr auf mehr als 1,0–1,2 g/kg KG/d wegen des damit verbundenen vermehrten Anfalls an Stickstoffdonatoren nicht möglich ist. Auch hier bildet der Einsatz von Ketoanaloga eine diätetische Therapiemöglichkeit.

Da wasserlösliche Vitamine in gleicher Weise wie Aminosäuren in das Dialysat übergehen, empfiehlt sich zur Sicherung der Bedarfsdeckung eine Gabe von Multivitaminpräparaten ohne Zusätze fettlöslicher Vitamine (sie gehen bei der Dialyse nur in unbedeutendem Umfang verloren, weil sie an Trägerproteine gebunden sind).

Vitamin A darf in keinem Fall substituiert werden, weil die Konzentration an retinolbindendem Protein im Serum von Dialysepatienten erhöht ist, wodurch hohe, zu toxischen Nebenwirkungen führende Retinol-Konzentrationen begünstigt werden. Auf eine reichliche Vitamin-D-Zufuhr mit der Nahrung ist dagegen zu achten, weil die Bildung von 1,25-Dihydroxy-Vitamin D_3 in der erkrankten Niere verringert ist.

Eine Calciumsupplementation ist unbedingt erforderlich, da die intestinale Absorption dieses Elektrolyts aufgrund der reduzierten Serumkonzentration an aktivem Vitamin D_3 vermindert ist, und zusätzlich während der Dialyse Verluste auftreten. Eisengaben sind ebenfalls indiziert, weil, bedingt durch die Blutwäsche, pro Jahr etwa 2 g dieses Spurenelements verloren gehen.

Bei dialysepflichtigen Patienten mit Hyperlipoproteinämie Typ IV (Hypertriglyceridämie) haben sich ω3-Fettsäuren in Form von Lachsöl oder Fischölkapseln bewährt.

Erkrankungen des Herz-Kreislauf-Systems

Hypertonie (Hypertension) Bei arteriellem Bluthochdruck, für den sich keine organische Ursache nachweisen lässt, wird das Ausmaß der Druckerhöhung durch eine Reihe von Ernährungsfaktoren maßgeblich beeinflusst. In erster Linie ist es die Höhe der fast ausschließlich in Form von Kochsalz erfolgenden Natriumaufnahme mit der Nahrung, die in individuell unterschiedlichem Maß einen Blutdruckanstieg bewirkt, verstärkt noch durch eine Unterversorgung mit Calcium oder Magnesium. Darüber hinaus begünstigt auch das sich durch hyperkalorische Ernährung entwickelnde Übergewicht das Auftreten dieser Erkrankung.

Bei bestehendem Übergewicht ist zunächst eine Normalisierung des Körpergewichts angezeigt. Bei vernünftiger Lebensmittelauswahl geht die Brennwertverminderung der Kost bereits mit einer Reduktion der Natriumzufuhr einher. Nichtsdestotrotz sollten natriumsensitive Übergewichtige auch gezielte Maßnahmen ergreifen, damit die blutdrucksenkende Wirkung stärker ausfällt. Auch normalgewichtige, natriumsensitive Hypertoniker, die ihren Blutdruck ohne Medikamente senken wollen, müssen gezielt die Kochsalzaufnahme mit der Nahrung verringern.

In Abhängigkeit vom Ausmaß der Blutdruckerhöhung kann die Diät *streng natriumarm* mit 0,4 g Na^+/d (1 g NaCl/d), *natriumarm* mit 1,2 g Na^+/d (3 g NaCl/d) oder *gelockert natriumarm* mit 2,0 g Na^+/d (5 g NaCl/d) sein. Weil die Realisierung dieser Empfehlungen in der Praxis oft schwierig ist, wird in vielen Fällen eine mäßige Kochsalzeinschränkung mit der Einnahme von Saluretika (Substanzen, die die Na^+-Ausscheidung über die Nieren fördern) kombiniert.

Eine mögliche Erleichterung bei der Einhaltung einer kochsalzverminderten Diät stellt die Zuhilfenahme von industriell gefertigten natriumreduzierten Lebensmitteln des üblichen Verzehrs dar. Der Na^+-Gehalt dieser Lebensmittel, die gemäß der Nährwertkennzeichnungs-Verordnung von den Herstellern entsprechend deklariert werden dürfen, liegt im Bereich von 250–500 mg Na^+/100 g des verzehrsfertigen Produkts. Gemäß der Diät-Verordnung dürfen Lebensmittel unter der Bezeichnung natriumarm bzw. streng natriumarm nur dann in den Handel gebracht werden, wenn pro 100 g verzehrsfertiger Ware weniger als 120 bzw. weniger als 40 mg Natrium enthalten sind. Eine weitere Hilfe sind Kochsalzersatzmittel, die Kalium an Stelle von Natrium enthalten.

Möglicherweise wird in absehbarer Zeit auch ein „salzfreies Salz" auf der Basis von Ornithyltaurin oder ähnlichen Peptiden mit kochsalzähnlichem Geschmack für diätetische Zwecke zur Verfügung stehen.

Neben der Verwendung von kaliumreichen Kochsalzersatzmitteln sollen Hypertoniker auch sonst auf eine hohe Kaliumzufuhr mit der Nahrung achten, weil diesem Elektrolyt eine, wenn auch im Verhältnis zum blutdrucksteigernden Effekt des Natriums geringe, blutdrucksenkende

Wirkung nachgewiesen werden konnte. Ob einer hohen Calciumzufuhr eine Bedeutung für die Behandlung der Hypertonie zukommt, ist noch nicht entschieden.

Langkettige ω3-Fettsäuren (ca. 15g/d) dagegen wirken erwießenermaßen blutdrucksenkend. Außerdem ist belegt, dass eine Umstellung von Normalkost auf vegetarische Ernährung bzw. der Verzehr von 6 Portionen Obst und Gemüse pro Tag den Blutdruck senkt. Dasselbe gilt für das tägliche Trinken von 3 Tassen Hibiskustee.

Der Genuss von Kaffee oder schwarzem/grünem Tee hat einen so geringen blutdrucksteigernden Effekt – er wird mit maximal 10 mm Hg während 1–3 Stunden angegeben –, dass kein Grund zur Coffeinkarenz besteht (ausgenommen hiervon sind lediglich Personen mit extremen Druckwerten). Alkohol hingegen soll gemieden werden, weil er bei Hypotonikern eine drucksteigernde Wirkung zeigt bzw. weil ein Übergang zur Abstinenz sowohl einen Blutdruckabfall als auch eine Gewichtsabnahme mit sich bringt.

Zu einer Zeit, als es noch keine antihypertensiv wirkenden Medikamente gab, kam der Reisdiät nach KEMPNER, die sich aus 250–350 g in Wasser oder Fruchtsaft ohne Zusatz von Kochsalz und Fett gekochtem Reis (< 20 mg Na^+/l), Obst und Obstsäften zusammensetzt, eine besondere Bedeutung zu. Die tägliche Natriumzufuhr bei dieser Kost beträgt etwa 2,6 mmol (60 mg) bei einer Energiezufuhr von 2000 kcal und einer Eiweißzufuhr von 20 g. Weil die Diät den Bedarf an (Energie und) Eiweiß nicht deckt, soll sie nur noch kurzfristig in Form von Schalttagen angewandt werden.

Herzinsuffizienz Die diätetische Therapie bei eingeschränkter Herzmuskelfunktion gilt den typischen kardialen Ödemen. Weil eine Wasserretention im Gewebe nur möglich ist, wenn Natriumionen retiniert werden (136 mmol Na^+ bzw. 8 g Kochsalz „binden" etwa 1 l Wasser), muss zwecks Ausschwemmung dieses Wassers entweder die Natriumzufuhr verringert oder mit Hilfe von Diuretika die Natriumausscheidung über die Nieren erhöht werden. Wird die Natriumaufnahme reduziert, kann die Flüssigkeitszufuhr normal belassen werden, weil Wasser ohne gleichzeitige Anwesenheit von Natrium auch bei Herzinsuffizienz ausgeschieden wird.

Eine Kostform mit niedrigem Natriumgehalt ist die KARELL-Diät, bei der lediglich 800 ml Milch pro Tag getrunken werden, was einer Natriumzufuhr von 17 mmol bzw. einer Kochsalzaufnahme von 1 g entspricht.

Eine noch niedrigere Natriumzufuhr erreicht der Patient mit den bereits besprochenen Reistagen nach KEMPNER (s. Ernährung bei Hypertonie im vorangehenden Abschnitt) oder mit Obst- und Safttagen. Weil diese streng natriumarmen Kostformen den Energie- und Eiweißbedarf nicht decken, sollen sie nur kurzfristig zur Anwendung kommen.

In der Praxis hat die streng kochsalzarme Diät im Rahmen der Therapie bei Herzinsuffizienz aufgrund der Möglichkeit der medikamentösen Steigerung der Natriumausscheidung an Bedeutung verloren.

Hyperkinetisches Syndrom

Als mögliche Ursache für das Hyperkinetische Syndrom (Aufmerksamkeitsdefizit-Hyperaktivitäts-Syndrom, ADHS), eine Verhaltensstörung im Kindesalter, die mit motorischer Unruhe, Konzentrationsschwierigkeiten, Impulsivität im Denken und Handeln, Leistungs- und Kontaktstörungen sowie Stimmungs- und Affektlabilität einhergeht, werden verschiedenste Lebensmittelbestandteile bzw. -zusatzstoffe diskutiert.

Besondere Bedeutung hat die „Phosphat-Therorie" erlangt, wonach die Symptomatik durch Vermeidung des Konsums von Produkten, denen Phosphat (meist $Na_2H_2P_2O_7$) zugesetzt ist wie z.B. Halbfertig- und Fertigprodukte, sowie durch Einschränkung des Verzehrs von Lebensmitteln, die natürlicherweise reich an Phosphat sind wie z.B. Milch(pulver) und Vollkornbrot, abgeschwächt oder sogar aufgehoben wird. Im Idealfall werden auch Zucker und Süßigkeiten vom Speiseplan gestrichen. Erlaubt sind dagegen Gemüse (viel Rohkost), Kartoffeln, Weizen- und Roggenmehl, Reis, Teigwaren, Fleisch, Fisch, Butter, Oliven- und Distelöl sowie in begrenzten Mengen Obst, fettreiche Käsesorten und Eigelb.

Es gibt jedoch keinen gesicherten Hinweis darauf, dass oral aufgenommenes Phosphat ursächlich an der Entstehung des Hyperkinetischen Syndroms beteiligt ist, und unter klinischen Bedingungen konnte bei Phosphatrestriktion kein Rückgang der Symptomatik beobachtet werden. Insofern ist anzunehmen, dass in Einzelfällen, wo das Gegenteil berichtet wurde, entscheidende „antigene" Lebensmittel aus der Kost eleminiert wurden.

Demenzielles Syndrom

Bei der Demenz handelt es sich um einen erworbenen Verlust höherer geistiger Funktionen, die definitionsgemäß das Gedächtnis betreffen und nicht mit einer Bewusstseinseintrübung einhergehen. Die daraus resultierenden Störungen können vielgestaltig sein, vorübergehend oder dauerhaft, haben in jedem Fall aber eine eingeschränkte Alltagsbewältigung zur Folge. Wegen der möglichen Vielgestaltigkeit der konkreten Symptome spricht man auch vom Demenziellen Syndrom.

Demente Senioren mit großem Bewegungsdrang (innere Unruhe), erhöhtem Grundumsatz oder Begleiterkrankungen können einen Energiebedarf von bis zu 3500 kcal/d haben. Gleichzeitig kann die Nahrungsaufnahme durch einen oder mehrere der folgenden Faktoren gestört sein:

- Hunger und Durst können nicht gedeutet oder artikuliert werden.
- Unverständnis und Angst bewirken eine Verweigerungshaltung.
- Der Zweck des Sitzens vor dem Teller ist in Vergessenheit geraten.
- Der Umgang mit Besteck wird nicht mehr beherrscht.
- Hinzu kommen körperliche Beschwerden, Schwierigkeiten beim Kauen sowie Schluckstörungen.

Um einen akzeptablen Ernährungsstatus zu gewährleisten, sollten folgende Maßnahmen ergriffen werden:
- Wöchentliche Gewichtskontrolle
- Verteilung der Energiezufuhr auf häufige Mahlzeiten mit kleinem Volumen und hoher Energiedichte
- Kalorische Aufwertung der Speisen durch Pflanzenöle, Butter und Sahne
- Ständige Verfügbarkeit von (warmen) Getränken zum Schutz vor Entwässerung
- Anregung des Appetits mit Hilfe von Aperitifs oder einem Glas Bier
- Angebot einer Auswahl von an Kinderzeiten erinnernden, landsmannschaftlichen, gut gewürzten und süßen Speisen
- Farblich kontrastreiche Anrichtung der Speisen
- Einsatz von Fingerfood und Gläschenkost für Säuglinge

In jedem Fall sollte die Ernährung so lange wie möglich oral erfolgen.

Diabetes mellitus erhöht, bedingt durch verringerte Glucoseoxidation im Gehirn (zerebrale Hyperinsulinämie/Insulinresistenz, oxidativer Stress), das Risiko, an Alzheimer- (primär-degenerativ) oder vaskulärer (sekundär-symptomatisch) Demenz zu erkranken.

Rheumatoide Arthritis

Die rheumatoide Arthritis ist eine chronisch-entzündliche Autoimmunerkrankung und gehört zum Rheumatischen Formenkreis. Unter dieser Bezeichnung wird eine Vielzahl von Erkrankungen unterschiedlichster Ausprägungen und Krankheitsverläufe subsummiert, denen gemeinsam ist, dass sie an den Bewegungsorganen auftreten und fast immer mit Schmerzen und häufig mit Bewegungseinschränkungen verbunden sind. Es werden vier Hauptgruppen von Rheuma unterschieden:

- Degenerative Gelenk- und Wirbelsäulenerkrankungen (z.B. Arthrose),
- Entzündlich-rheumatische Erkrankungen (z.B. rheumatoide Arthritis),
- Weichteilrheumatische Erkrankungen (z.B. Fibromyalgie) und
- Stoffwechselerkrankungen mit rheumatischen Beschwerden (z.B. Gicht, s. dort).

Die Ursachen für die rheumatoide Arthritis sind weitgehend unbekannt. Genetische Faktoren tragen zum Erkrankungsrisiko bei, ebenso Rauchen, Übergewicht und Ernährungsfehler. Studien zufolge erhöht der Verzehr von rotem Fleisch und Kaffee das Risiko, an Arthritis zu erkranken, während es durch fetten Fisch (auch Fischölkapseln), Olivenöl und einen hohen Obst- und Gemüseverzehr gesenkt wird, also offenbar durch antiinflammatorisch wirkende Lebensmittelinhaltsstoffe. Die Ernährungstherapie stellt eine bedeutsame Ergänzung zur medikamentösen Behandlung dar, wobei Effekte erst nach etwa drei Monaten erkennbar werden, sich bis 12 Monate nach Beginn der Ernährungsumstellung aber noch verstärken.

Eine zentrale Rolle in der Ernährungstherapie spielt die Verminderung des Verhältnisses von proinflammatorisch wirkender Arachidonsäure aus tierischen Fetten (außer Fisch) zu den antagonistisch wirkenden langkettigen ω3-Fettsäuren aus Fisch und Pflanzenölen, welche die Aktivität der Cyclooxigenase herabsetzen. Bei herkömmlicher Kost sind 3 g Eicosapentaen- (EPA) und Docosahexaensäure pro Tag erforderlich, um die Beschwerden zu lindern. Bei gleichzeitiger Verminderung der Arachidonsäurezufuhr reicht eine tägliche Dosis von 300–900 mg EPA aus.

Für die Praxis gelten folgende Empfehlungen:

- Normalisierung des Körpergewichts
- Meiden arachidonsäurereicher Lebensmittel wie Schweineschmalz (1700 mg/100 g), Schweineleber (870 mg/100 g), Eigelb (300 mg/100 g) und Leberwurst (230 mg/100 g)
- Beschränkung des Verzehrs von (arachidonsäurereichem) Schweine-, Geflügel-, Rind- und Kalbfleisch (50–120 mg/100 g) oder daraus hergestellter Wurst auf 2 Portionen pro Woche
- Bevorzugung fettarmer Milch- und Milchprodukte
- Erhöhung des Verzehrs von Fischen, deren Fett reich an ω3-Fettsäuren ist, z.B.
Hering (750–2000 mg EPA/100 g),
Thunfisch (1400 mg EPA/100 g),
Makrele (1000 mg EPA/100 g),
Lachs (750 mg EPA/100 g),
auf 2 Portionen pro Woche
- Verwendung von linolensäurereichem Raps-, Walnuss- und Leinöl sowie monoensäurereichem Olivenöl
- Verzehr von 5 Portionen Obst und Gemüse pro Tag
- Zurückhaltung beim Konsum von Kaffee und Alkohol
- Verzicht auf Nikotin
- Regelmäßige Bewegung
- Substitution von Calcium und Vitamin D zur Prävention der begleitend auftretenden Osteoporose

Bei einem akuten Schub kann sich totales Fasten über einen Zeitraum von etwa 2 Wochen als hilfreich erweisen.

Maligne Tumoren

Als Karzinom (Krebs), maligner Tumor oder bösartige Geschwulst werden Gewebe bezeichnet, die durch unkontrolliertes Zellwachstum entstehen und Organe schädigen sowie deren Funktionen beeinträchtigen. Es besteht die Möglichkeit, dass Zellen sich ablösen und in anderen als den ursprünglich betroffenen Körperregionen ansiedeln (Metastatsierung). Tumorentstehung und -wachstum werden überwiegend von Lebensalter, genetischer Disposition und Exposition (v. a. Lebensführung, Ernährungsverhalten) bestimmt. Nach Schätzungen sind Ernährungsfaktoren wie beispielsweise Alkohol, rotes Fleisch und Kochsalz (◆ Tabelle 14-6) an der Entwicklung von etwa 35 % aller onkologischen Erkrankungen beteiligt. Neben Herz-Kreislauf- gehören Krebserkrankungen zu den häufigsten Todesursachen in den Industrieländern (Deutschland: rund 25 % der Mortalitätsfälle).

Tumorerkrankungen gehen in den meisten Fällen mit Mangelernährung und ungewollter Gewichtsabnahme (> 5 % innerhalb von 3 Monaten bzw. > 10 % innerhalb von 6 Monaten) einher. Eine Mangelernährung droht bei unzureichender Nahrungsaufnahme (< 60 % des berechneten Energiebedarfs während mehr als einer Woche), anhaltender Diarrhö, Polychemotherapie, Strahlenbehandlung und wiederholten Nüchternphasen zur Diagnostik und Operationsvorbereitung. Im fortgeschrittenen Stadium stellt sich als schwerste Form der Mangelernährung eine Tumorkachexie ein. Hierunter versteht man ein Syndrom mit progredientem Gewichtsverlust, zunehmender körperlicher Schwäche, verminderter immunologischer Abwehr, Anämie sowie Anorexie, die durch vorzeitiges Sättigungsgefühl, Aversion gegen bestimmte Lebensmittel und Veränderungen im Geschmacks- und Geruchsempfinden gekennzeichnet ist. Dieses sog. Anorexie-Kachexie-Syndrom beeinträchtigt die Tumortherapie durch erhöhte Komplikationsraten (z. B. Wundheilungsstörungen, Infektionen) und vermindert sowohl die Lebensqualität als auch die Lebenserwartung des Krebskranken.

Der Mangelernährung bzw. Tumorkachexie kann mit diätetischen Maßnahmen entgegengewirkt werden, mit denen bereits in einem frühen Erkrankungsstadium begonnen werden sollte. Hierbei muss insbesondere der erhöhte Energie- und Proteinbedarf beachtet werden. Bewährt hat sich die intensivierte orale Ernährungstherapie, worunter diätetische Schulung und Motivation von Patient und Angehörigen, Kontrolle der Nährstoffaufnahme sowie Angebot einer vollwertigen, abwechslungsreichen, individuell zusammengestellten Wunschkost verstanden werden.

Epidemiologische Studien belegen, dass verschiedene Ernährungsfaktoren, wie z. B. eine hohe Zufuhr von Gemüse, Obst, Milcherzeugnissen und Ballaststoffen (◆ Tabelle

	Mund/Rachen	Speiseröhre	Magen	Colon	Rektum	Pankreas	Leber	Lunge	Nieren	Prostata	Ovarien	Uterus	Brust
Obst und Gemüse	↓	↓	↓	↓	(↓)			↓	(↓)	–	–		(–)
Fisch				(↓)	(↓)					(–)			(–)
Milch/Milcherzeugnisse				↓	↓					(↑)			
Eier													(↑)
Rotes Fleisch/Fleischwaren	(↑)	(↑)	↑	↑	(↑)								(↑)
Kochsalz			↑										
Ca-reiche Lebensmittel				↓	↓					↑			
Se-reiche Lebensmittel										↓			
Folat-reiche Lebensmittel				↓									
β-Carotin								↑ [1]		(↑)			
ω3-Fettsäuren				(↓)	(↓)					(–)	(–)		
Gesättigte Fettsäuren				–	–	–	–	–	–	–		–	(↑) [2]
Gesamtfettzufuhr				–	–	–	–	–	–	–		–	(↑) [2]
Glykämischer Index				(–)	(–)	(–)							
Ballaststoffe				(↓)	↓	(↓)							(–) [2]
Alkohol	↑	↑	(↑)	↑	↑	(↑)	↑	(–)	–	(–)	(–)		↑
Aflatoxine							↑						

Tab. 14-6: Zusammenhang zwischen Ernährung und Tumorentstehung
↓ Risiko senkend, ↑ Risiko erhöhend, – kein Einfluss;
ohne Klammer: wahrscheinlicher Effekt, mit Klammer: möglicher Effekt; [1] bei Rauchern, [2] postmenopausal

14-6), wahrscheinlich das Risiko senken, an bestimmten Krebsarten zu erkranken. Daraus leitet der *World Cancer Research Fund* (WCRF) folgende Empfehlungen zur Prophylaxe ebenso wie für bereits Erkrankte ab:

- Normalgewicht durch eine Energiezufuhr von 30–40 kcal (125–165 kJ)/kg/d anstreben
- Körperliche Betätigung zu einem Bestandteil des täglichen Lebens machen
- Convenience-Produkte in begrenztem Umfang verzehren, zuckerhaltige Getränke meiden
- Überwiegend pflanzliche Lebensmittel, täglich mindestens 5 Portionen, verzehren
- Den Verzehr von rotem Fleisch (Rind-, Schweine-, Schaf-, Ziegenfleisch) begrenzen, verarbeitetes (z.B. geräuchertes, gepökeltes) Fleisch meiden
- Den Alkoholkonsum weitgehend einschränken bzw. völlig einstellen
- Den Salzkonsum begrenzen
- Den Nährstoffbedarf ausschließlich durch Lebensmittel decken, keine Nahrungsergänzungsmittel verwenden

Außerdem ist auf eine ausreichende Flüssigkeitszufuhr zu achten. Bei zytostatischer und radiologischer Therapie müssen Abbauprodukte zerfallener Zellen über die Nieren ausgeschieden werden, außerdem erhöhen Fieber, Erbrechen und Durchfall den Flüssigkeitsbedarf. Es sollten mindestens 1,5-2,0 l/d getrunken werden, wobei Wasser (mit wenig oder ohne Kohlensäure), Kräuter- und Früchtetees sowie mit Wasser verdünnte Gemüse- und Obstsäfte besonders geeignet sind.

Die Ernährungstherapie muss im Hinblick auf den Nährstoffbedarf, die Kostform und die Applikationsart individuell geplant werden. Neben den persönlichen Vorlieben des Patienten sind auch krankheits- und therapieassoziierte Beschwerden zu berücksichtigen, wie z.B.:

- Appetitlosigkeit und Geschmacksveränderungen → kleine Portionen alle 2-3 Stunden, evtl. auch nachts; appetitanregende Getränke; Vermeidung von Essensgerüchen
- Kau- und Schluckbeschwerden, Entzündungen des oberen Verdauungstrakts → pürierte Kost; mild gewürzte Speisen; keine stark säurehaltigen Lebensmittel oder kohlensäurehaltigen Getränke
- Übelkeit und Erbrechen → lauwarme, mild gewürzte Speisen; trockene Lebensmittel (z.B. Zwieback); Vermeidung von Lieblingsgerichten, um Aversionen vorzubeugen
- Völlegefühl, Flatulenz und Diarrhö → laktose- und ballaststoffarme Kost; keine blähenden Gemüsesorten; ausreichende Flüssigkeitszufuhr; Fenchel-, Kümmel- und Pfefferminztee

Da die Nahrungsaufnahme physiologisch und komplikationslos erfolgen soll, ist möglichst lange Zeit eine orale Ernährung anzustreben. Erst wenn diese nicht mehr ausreicht, um den individuellen Bedarf an Energie und Nährstoffen zu sichern, ist die Applikation einer Zusatznahrung bzw. eine künstliche Ernährung indiziert.

Es gibt keine wissenschaftliche Evidenz, dass mit Hilfe sog. „Krebsdiäten" maligne Tumore geheilt oder die Bildung von Metastasen verhindert werden kann. Vielmehr besteht die Gefahr, dass den Patienten falsche Hoffnungen gemacht werden und solche Diäten, wenn sie unphysiologisch zusammengesetzt sind, Nährstoffdefizite auslösen oder eine bereits bestehende Mangelernährung verstärken. Außerdem kann kranken Menschen durch eine einseitige Kost ein wesentlicher Teil der verbliebenen Lebensqualität genommen werden.

Erworbenes Immunschwäche-Syndrom (AIDS)

Der Ausbruch der Immunschwächekrankheit AIDS *(acquired immuno-deficiency syndrome)*, der eine Infektion mit HIV *(human immunodeficiency virus)* vorausgeht, kann durch Applikation hochaktiver antiretroviraler Medikamente verzögert werden. Diese sog. HAART-Therapie bringt zum einen Fettverschiebungen, z.B. subkutane Atrophie und intraabdominelle Hypertrophie, zum anderen Fettstoffwechselstörungen mit sich. Während Erstere einer diätetischen Behandlung nicht zugänglich sind, lassen sich Letztere durch eine energetisch angepasste, fettmodifizierte (mehr langkettige ω3-Fettsäuren) und pflanzenbetonte Ernährungsweise positiv beeinflussen.

Nach Ausbruch der Krankheit stellen massive Gewichtsverluste und von Diarrhö oder Fieber begleitete Infektionen das größte Problem dar. Dieses sog. *Wasting*-Syndrom führt häufig zum Tod. Es besteht eine Korrelation zwischen Verlust der Widerstandskraft gegenüber opportunistischen Erregern aller Art bzw. Sterbezeitpunkt und Abnahme der fettfreien Körpermasse. Der Abbau fettfreier Körpermasse wird zum einen durch die *acute phase response*, d.h. durch Veränderung des Stoffwechselzustands als Folge der HIV-Infektion selbst, zum anderen durch *protein energy malnutrition*, eine multifaktoriell bedingte Unterversorgung mit Eiweiß bei gleichzeitigem Energiedefizit, verursacht.

Gründe für das Auftreten der Protein-Energie-Unterversorgung sind Veränderungen im Intermediärstoffwechsel (z.B. eine HIV-infektionsbedingte Steigerung des Grundumsatzes), Störfaktoren bei der Nahrungsaufnahme (z.B. soziale Isolation, körperliche Schwäche, Schmerzen als Folge von Herpes-simplex-Infektionen oder Oesophagitis, durch Medikamente verursachte Anorexie, erhöhte Zytokinausschüttung oder neurologische Erkrankungen) sowie Störungen bei der Verdauung und/oder Absorption von Nährstoffen (z.B. Malassimilation als Folge entzündlicher Darmerkrankungen, Wechselwirkungen mit Medikamenten).

Bei der diätetischen Behandlung stehen die Verhinderung der Kachexie (Auszehrung) sowie der Ausgleich von Substratdefiziten im Vordergrund. In der symptomatischen Phase ist der Energiebedarf im Vergleich zu Gesunden um 10–15 % erhöht, steigt der Proteinbedarf auf 1,2–2,0 g/kg KG (im Extremfall 3,0 g/kg KG) an, sollte die Fettzufuhr 1,2–1,8 g/kg KG betragen und die Zufuhr nutritiver Antioxidantien heraufgesetzt werden.

Hinsichtlich des subjektiven Wohlbefindens ist die enterale der parenteralen Ernährung vorzuziehen. Zur Vermeidung von Diarrhöen, die auf einen Befall mit pathogenen Keimen zurückzuführen sind, muss großer Wert auf die Lebensmittelhygiene gelegt werden.

Als Komplikation der abrupten Beendigung einer durch Nährstoffunterversorgung bedingten katabolen Stoffwechsellage durch bedarfsgerechte Nahrungszufuhr (enteral oder parenteral) kann es zu schwerwiegenden, als *Refeeding*-Syndrom bezeichneten Stoffwechselstörungen mit multiplen klinischen Erscheinungen kommen. Die Ursache liegt in dem plötzlichen Vorhandensein von Glucose als überwiegender Energiequelle bzw. in der durch die Glucosezufuhr stimulierten Insulinfreisetzung, die zu einem Glucose-, Wasser-, Phosphat- und Elektrolyteinstrom aus dem Extra- in den Intrazellulärraum führt. Dabei bewirkt der Phosphateinstrom in die Zellen zusammen mit dem bereits durch die Katabolie erniedrigten Phosphatpool eine deutliche Herabsetzung des Serumphosphatspiegels.

Neben der für das *Refeeding*-Syndrom charakteristischen Hypophosphatämie, deren klinische Folgen Störungen der Erythrozyten- und Leukozytenfunktion, neuromuskuläre Dysfunktion und reduzierte Myokardfunktion bis hin zu kardialer Insuffizienz sind, können sich eine Hypokaliämie und eine Hypomagnesämie entwickeln.

Zur Verhinderung der genannten klinischen Erscheinungsbilder muss die Energiezufuhr langsam bis zum Erreichen der dem Bedarf entsprechenden Höhe gesteigert werden. Die Serumkonzentrationen der Elektrolyte, insbesondere Phosphat, sind durch Substitution zu normalisieren.

Operative Eingriffe

Die Ernährungstherapie vor und nach Operationen, die sog. perioperative Ernährung, hat zum Ziel, präoperativ existierende Versorgungsdefizite auszugleichen und den postoperativ bestehenden Flüssigkeits- und Nährstoff(zusatz)bedarf zu decken. Untersuchungen haben gezeigt, dass hierdurch Morbidität und Mortalität erheblich verringert werden können.

Der Ernährungsstatus vor einer Operation ist häufig als Folge der Grunderkrankung mangelhaft. Verantwortlich hierfür sind entweder eine unzureichende Nährstoffaufnahme, hervorgerufen durch Inappetenz, Schmerzen oder Passagehindernisse im Intestinaltrakt, eine unvollständige Nährstoffausnutzung oder ein vermehrter intestinaler Nährstoffverlust. Da die Rate an postoperativen Komplikationen umso höher ist, je schlechter der Ernährungszustand ist, wird präoperativ eine mindestens zweiwöchige parenterale Zufuhr aller Nährstoffe (100 g Aminosäuren) bei einer Gesamtenergie von 3 000 kcal/d empfohlen.

Die Ernährung nach einer Operation muss in erster Linie dem erhöhten Bedarf an Energie und Proteinen im sog. Postaggressionsstoffwechsel Rechnung tragen. Bei größeren Eingriffen ist zudem zu berücksichtigen, dass es postoperativ zu einer 1–2 Tage dauernden Entleerungsstörung des Magens und einer 2–5 Tage dauernden Atonie des Dickdarms kommt (postoperativer Ileus). Weil der Dünndarm weder atonisch noch in seiner Absorptionsfunktion wesentlich beeinträchtigt ist, kann er unmittelbar nach der Operation für die Flüssigkeits- und Nährstoffaufnahme genutzt werden. Mittels Sonde intrajejunal applizierte Formeldiäten haben sich in der Praxis bewährt.

Künstliche Ernährung

Künstliche Ernährung ist immer dann angezeigt, wenn ein Patient „normale" Nahrung nicht oral aufnehmen kann, darf oder will, also z.B. bei Bewusstlosigkeit, nach Operation oder bei Anorexie. Die Nährstoffzufuhr erfolgt entweder enteral durch den Mund (orale Trink- und Zusatznahrungen), über eine Magen-, Duodenum- oder Jejunumsonde (Sondennahrung) mit bilanzierten Flüssignahrungen oder aber parenteral über einen Venenkatheter mit speziellen Nährstofflösungen.

Besteht die Wahl, ist der Sondenernährung gegenüber der parenteralen Ernährung der Vorzug zu geben, weil sie physiologischer, sicherer, einfacher in der Durchführung und kostengünstiger ist.

Enterale Ernährung mittels Sonde

Ist bei intakter Funktion der Verdauungs- und Absorptionsorgane eine ausreichende perorale Nährstoffzufuhr nicht möglich, kann die Nahrung in flüssiger Form über eine durch Nase, Rachen und Speiseröhre in den Magen bzw. Dünndarm eingeführte Sonde aus Polyurethan oder Silikonkautschuk verabreicht werden. In seltenen Fällen werden Sonden auch durch die Bauchdecke direkt in den Magen (perkutane Gastrostomie) oder in das Lumen des oberen Jejunums (Feinnadelkatheter-Jejunostomie) platziert.

Die Sondennahrung muss in ihrer Zusammensetzung den Grundsätzen für die angemessene Nährstoffzufuhr entsprechen und darüber hinaus mögliche Abweichungen des Bedarfs von der Norm als Folge einer Grundkrankheit (z.B. Stoffwechselerkrankungen, Verbrennungen, Fieber, postoperative Phase) berücksichtigen. Sie muss homogen und gut löslich, gut verträglich und frei von Krankheitserregern sein. Ferner soll sie eine hohe Energiezufuhr pro Volumeneinheit bieten, appetitlich aussehen und möglichst gut schmecken, damit der Patient infolge von Aufstoßen und Regurgitation keinen Widerwillen gegen die Kost entwickelt.

In der Praxis wird für die Sondenernährung entweder eine sondengängig gemachte (d.h. homogenisierte und verflüssigte) Normalkost oder eine industriell hergestellte Formeldiät verwendet, wobei auf die erstgenannte Möglichkeit aufgrund der Gefahr einer bakteriellen Kontamination und der hohen Personalkosten eher verzichtet wird.

Formeldiäten (bilanzierte Diäten) sind hervorragend für die Sondenernährung geeignet, weil in flüssiger Form gut applizierbar und in vielen Variationen bezüglich Nährstoffmenge und -relation angeboten. Sie haben eine exakt definierte Zusammensetzung und kommen größtenteils in pulvriger oder flüssiger Form in den Handel. Nach Vorschriften der Diätverordnung werden sie in nährstoffdefinierte, chemisch-definierte und nährstoff-modifizierte Formeldiäten eingeteilt.

Nährstoff-definierte Formeldiäten enthalten Stärke und/oder Maltodextrin, Milch-, Soja- oder Eiereiweiß, LCT-Fette, Vitamine und Mineralstoffe. Ballaststoffe sind nur in Spuren enthalten, können aber zugesetzt werden. Einsatz findet diese *hochmolekulare Form der Sondennahrung* bei Patienten, die eine intakte Verdauungs- und Absorptionsfunktion aufweisen, und bei denen es keine Kontraindikation gegen eine der Vollkost entsprechende Nährstoffrelation gibt. Es besteht die Möglichkeit, die Zusammensetzung an besondere Bedürfnisse anzupassen.

Indikationen für eine nährstoff-definierte bilanzierte Diät sind Bewusstseinsstörung, neurogene Schluckstörung, mechanische Behinderung der Nahrungspassage, respiratorische Insuffizienz und psychische Krankheit.

Chemisch-definierte Formeldiäten, auch als Elementardiäten, Peptiddiäten oder Astronautenkost bezeichnet, sind aus Oligo-, Di- und Monosacchariden, Oligopeptiden bzw. L-Aminosäuren, MCT-Fetten, Vitaminen und Mineralstoffen zusammengesetzt. Zur Deckung des Bedarfs an essenziellen Fettsäuren enthalten sie einen geringen Zusatz an Triglyceriden. Anwendung findet diese *niedermolekulare Form der Sondenernährung* dann, wenn bei Funktionseinschränkungen der Verdauungs- oder Absorptionsorgane eine aus polymeren Nährstoffen bestehende Kost nicht ausgenutzt werden kann oder wenn durch eine Entlastung bzw. Ruhigstellung von Organen mit einem Heileffekt zu rechnen ist. Weil die Nährstoffe vorwiegend in leicht absorbierbarer Form vorliegen, sind zur Ausnutzung dieser Diät nur sehr wenig Verdauungsenzyme erforderlich. Die Produktion aller Verdauungssekrete ist gering, die Absorption erfolgt im oberen Dünndarm schnell und quantitativ, das Stuhlvolumen ist stark vermindert und der Bakteriengehalt der Fäzes reduziert.

Indiziert sind chemisch-definierte bilanzierte Diäten bei folgenden Erkrankungen des Verdauungstraktes: Kurzdarmsyndrom, Morbus Crohn, Colitis ulcerosa, akute Pankreatitis, exokrine Pankreasinsuffizienz (insbesondere bei Mukoviszidose), Strahlenenteritis, Fisteln, Zustand nach Operation.

Nährstoff-modifizierte Formeldiäten werden für spezielle Stoffwechselsituationen angeboten, z.B. proteinreiche Diäten zur Dekubitusprophylaxe, energieangereicherte, aber eiweiß-, Na-, K- und P-reduzierte Diäten bei chronischer Niereninsuffizienz oder mit immunmodulierenden Substanzen angereicherte Diäten bei milder Sepsis sowie prä- und postoperativ.

Für die Applikation von Sondennahrung gibt es verschiedene Möglichkeiten:

Bei der kontinuierlichen Zufuhr wird die flüssige Nahrung stetig entweder über eine Tropfsonde unter Ausnutzung der Schwerkraft aus einem Vorratsbehälter oder über eine tragbare Ernährungspumpe mit einstellbarer Fördergeschwindigkeit in den Magen bzw. Dünndarm infundiert.

Bei der portionierten Zufuhr wird die Nahrung als Bolus verabreicht, wobei die Menge zwischen 50 und 200 ml schwankt, und der Zeitabstand zwischen den einzelnen Applikationen etwa 10 Minuten beträgt. Die Laufsonde, mit der innerhalb von 5–10 Minuten ca. 100 ml Nahrung zugeführt werden, gilt als Bindeglied zwischen kontinuierlicher und portionierter Zufuhr. Die Applikation mittels Tropfsonde bzw. Ernährungspumpe hat die Verabreichung als Bolus weitgehend abgelöst, weil sowohl die Zahl von Unverträglichkeitsreaktionen als auch der Wartungsaufwand bei der kontinuierlichen Zufuhr geringer ist als bei der portionierten.

Als Komplikation bei Sondenernährung gilt das Dumping-Syndrom (Magen-Darm-Beschwerden mit Störung der Kreislauffunktion), das vor allem bei zu hoher Osmolarität der Nahrung und bei Infusion zu großer Einzelportionen in den Dünndarm beobachtet werden kann. An Bedeutung verloren hat die durch bakterielle Verunreinigung hervorgerufene Diarrhö.

Parenterale Ernährung

Kann bei fehlender oder unzureichender peroraler Nahrungsaufnahme eine Sondenernährung nicht durchgeführt werden, bleibt als letzte Möglichkeit zur bedarfsdeckenden Versorgung des Patienten mit Energie und Nährstoffen die Zufuhr der Nahrung unter Umgehung des Gastrointestinaltrakts, d.h. direkt in die Blutbahn.

Da die parenterale Ernährung meist bei Schwerkranken mit erhöhtem Energiebedarf zur Anwendung kommt, spricht man auch von Hyperalimentation, obwohl es sich nicht um eine Überernährung im eigentlichen Sinn handelt.

Es ist unphysiologisch, Nährstoffe unter Umgehung des Verdauungstrakts direkt in die Blutbahn zu infundieren. Dies erklärt, warum nur nach besonderen Kriterien hergestellte, zusammengesetzte und verabreichte Lösungen ohne Nebenwirkungen toleriert werden und sowohl den Energie- als auch den Nährstoffbedarf decken können.

Infusionslösungen unterschiedlichster Zusammensetzung werden von der Industrie angeboten. Die Zufuhr von 1000 ml einer 10%-igen Aminosäurelösung, von 2000 ml einer 10%-igen Glucose- oder Fructoselösung und von 500 ml einer 20%-igen Fettemulsion würde 2100 kcal liefern und den Bedarf an essenziellen Amino- und Fettsäuren, Vitaminen und Mineralstoffen decken. Dasselbe gilt für die so genannten vollständigen Infusionslösungen, auch als AIO-Lösungen (AIO für *all in one*) bezeichnet, die Fett, Glucose (oder Sorbit bzw. Xylit) und Aminosäuren im Gemisch enthalten.

Aminosäurelösungen dienen der Deckung des Proteinbedarfs bei intakter Nieren- und Leberfunktion. Sie enthalten neben den unentbehrlichen auch entbehrliche Aminosäuren als Stickstoffquellen. Die Empfehlung für die Aminosäurenzufuhr liegt bei 0,8–1,6 g/kg KG/d. Besteht eine Niereninsuffizienz oder Leberfunktionseinschränkung, kann das Aminosäurenmuster den spezifischen Bedürfnissen angepasst werden.

Kohlenhydratlösungen sind Energieträger, können aber nicht den Energiebedarf eines ganzen Tages decken, weil blutisotone Lösungen niedrige Konzentrationen an Einfachzuckern bzw. Zuckeralkoholen erfordern, was gleichbedeutend ist mit viel Wasser (bis zu 10 l). Hypertone Lösungen wären venenunverträglich.

Fettemulsionen, die mit Hilfe von Emulgatoren hergestellt werden, werden zur Deckung des Energiebedarfs herangezogen. Da 10–20%-ige Fettemulsionen toleriert werden, kann bei dem hohen Energiegehalt der Fette hiermit das Problem der großen Volumenzufuhr umgangen werden. Für die Praxis wird eine Zufuhr von Fett und Kohlenhydraten im Verhältnis 1:1 empfohlen.

Indikationen für die parenterale Ernährung sind insbesondere erhebliche Störungen von Verdauung und Absorption sowie Erkrankungen der Abdominalorgane und postoperative Zustände, bei denen der Gastrointestinaltrakt vorübergehend außer Funktion gesetzt werden muss.

Die Durchführung der parenteralen Ernährung richtet sich nach der Dauer der Anwendung. Kurzfristig kann sie peripher-venös erfolgen, langfristig muss ein zentral-venöser Zugang gelegt werden, der die Gefahr einer Kathetersepsis birgt. Aufgrund der geringen Komplikationsrate und der einfachen Handhabung bieten sich Kathetersysteme an, die aus einer subkutan implantierten Infusionskammer (Port) und einem in der Vena subclavia implantierten Silikonkatheter bestehen. Wird die mit einer selbstschließenden Silikonmembran versehene Infusionskammer mit einer speziellen Injektionskanüle durch die Haut punktiert (bis zu 2000 Mal möglich), kann die Infusionslösung über die dann in der Kammer liegende Kanüle appliziert werden und fließt schließlich über den Katheter ins venöse Blut ab.

Ist eine permanente parenterale Ernährung erforderlich, z.B. nach ausgedehnter Dünndarmresektion, besteht die Möglichkeit, einen Katheter in die Vena subclavia einzuführen, über eine Strecke von 10–15 cm unter der Haut zu verlegen und dann zwischen Brustwarze und Brustbein aus der Haut herauszuführen. Über den bleibenden Zugang kann der Patient dann selbst die Infusionslösung applizieren (heimparenterale Ernährung).

Komplikationen – neben der Kathetersepsis – sind die durch fehlenden Kontakt der Dünndarmmukosa mit Speisebrei hervorgerufene Verkleinerung der Dünndarmzotten, die mit einer Reduktion der Disaccharidase-Aktivität einhergeht, sowie die durch Glutaminmangel der Enterozyten induzierte Herabsetzung der Barrierefunktion der Darmschleimhaut, die eine Bakterien- bzw. Pilzsepsis zur Folge haben kann. Durch Zusatz sogenannter stabiler Dipeptide wie z.B. Alanyl-Glutamin zur Infusionslösung kann der Glutaminmangel in den Mukosazellen verhindert werden.

Immunonutrition

Das Immunsystem ist zentraler Bestandteil der Abwehrkräfte. Diese schützen den Organismus sowohl vor im Körperinneren entstehenden pathogenen Strukturen (z.B. Tumor-, autoantikörperproduzierende Zellen) als auch vor von außen eindringenden Erregern (z.B. Bakterien, Viren).

An der angeborenen (unspezifischen) Immunität sind auf physikalisch-biochemischer Ebene die äußere Schutzbarriere mit Haut, Schleimhaut, Talgdrüsen und symbiotischen Darmbakterien beteiligt, auf humoraler Ebene die löslichen Mediatorsubstanzen (Botenstoffe), Akutphaseproteine und das Komplementsystem sowie auf zellulärer Ebene im Wesentlichen die Phagozyten (Makrophagen, z.B. Blut-Monozyten, und Mikrophagen, z.B. neutrophile Granulozyten) und die Natürlichen Killerzellen.

Zur erworbenen (spezifischen) Immunität, die zeitlich verzögert, aber deutlich wirkungsvoller auf Antigene reagiert, zählen insbesondere die T- und B-Lymphozyten (zellulär) sowie die Immunglobuline (humoral). Antigene, die von Makrophagen aufgenommen, intrazellulär aufgearbeitet und anschließend an ihrer Oberfläche präsentiert werden, regen die Lymphozyten-Proliferation und die Bildung von Gedächtniszellen an. Aus B-Lymphozyten entwickeln sich Immunglobulin-(Antikörper-)bildende Plasmazellen. T-Lymphozyten differenzieren sich in verschiedene Tochterzellen wie T-Helfer-, Natürliche Killer- und zytotoxische Zellen, die gegenüber viral infizierten und Tumor-Zellen abtötende Wirkungen aufweisen.

Die wichtigsten immunologischen Mediatoren sind die Zytokine und die Eicosanoide (Prostaglandine, Leukotriene). Sowohl die Zytokine, die v.a. von Makrophagen (Tumor-Nekrose-Faktor-α, Interleukin-1-α) und T-Helferzellen (Interleukin-2) sezerniert werden, als auch die Eicosanoide, die von Makrophagen, Mikrophagen und

Lymphozyten gebildet werden, wirken regulierend auf das Wachstum und die Entwicklung von Immunzellen und sind somit an der Modulation von Entzündungsreaktionen beteiligt.

Antiinflammatorisch im Sinn einer Reduktion der Synthese proinflammatorischer Zytokine (TNF-α, IL-1, IL-6, IL-12) wirken:

- eine Reduktion der Körperfettgehalts,
- eine Verminderung des ω6- zu ω3-Fettsäuren-Verhältnisses,
- eine erhöhte Zufuhr von sekundären Pflanzenstoffen wie Carotinoiden und Flavonolen,
- ein gesteigerter Verzehr von Pro- und Prebiotika.

Ernährung und Immunsystem stehen miteinander in Wechselbeziehung. Einerseits wirkt sich eine Verschlechterung des Immunstatus durch metabolischen Stress (z.B. Infektionskrankheit) negativ auf den Ernährungsstatus aus. Andererseits schwächen Unterernährung (z.B. Anorexie, Protein-Energie-Malnutrition), aber auch Überernährung (v.a. überreichliche Fettzufuhr) und ernährungsmitbedingte Krankheiten (z.B. Diabetes mellitus) die körpereigene Abwehr. Abhilfe schafft eine bedarfsangepasste Zufuhr an Energie, Stickstoff, essenziellen und immunmodulierenden Nährstoffen (s.u.), letztere gegebenenfalls in Form von Supplementen.

In der klinischen Ernährungstherapie steht der Begriff Immunonutrition für die Anreicherung von Nährlösungen mit immunaktiven Nährstoffen. Diese angereicherten Nährlösungen werden insbesondere nach elektiven Operationen, bei schweren Verletzungen, großflächigen Verbrennungen, starken Infektionen und milder Sepsis eingesetzt. Diese Stoffwechselzustände, die unter der Bezeichnung Postaggressionssyndrom zusammengefasst werden, gehen mit erhöhten Stickstoffverlusten (Eiweißkatabolismus), verschlechterter Glucoseverwertung, gesteigerter Lipolyse und durch entzündliche Prozesse gekennzeichneter Immunsuppression einher.

An traumatisierten Patienten durchgeführte Interventionsstudien mit überwiegend parenteral zugeführten speziellen Nährlösungen haben eine Stärkung der Immunabwehr, eine Verringerung von Gewebeschäden sowie einen Rückgang von Morbidität und Mortalität gezeigt.

In neuerer Zeit wird der Begriff Immunonutrition auch im Zusammenhang mit der oralen Anwendung pharmakologischer Dosen spezifischer Nährsubstrate verwendet, die das Immunsystem modulieren, d.h. stimulieren oder supprimieren, sollen. Ziel ist, den Verlauf von Krankheiten wie AIDS, Rheuma, Krebs und Herz-Kreislauf-Erkrankungen günstig zu beeinflussen. Die Umsetzung solcher Ernährungkonzepte verspricht eine Verbesserung der Immunantwort, einen Rückgang entzündlicher Reaktionen und eine positive Beeinflussung der Barrierefunktion des Darms. Bei gesunden, vollwertig ernährten Personen bietet eine Supplementierung mit immunmodulierenden Nährstoffen unter präventiven Gesichtspunkten keinen wissenschaftlich begründeten Vorteil.

Zu den **Nährstoffen mit immunmodulierenden Wirkungen**, die in klinischen Studien untersucht wurden, zählen Nucleotide, Peptide und Aminosäuren, Polyenfettsäuren, antioxidativ wirkende Vitamine und Spurenelemente sowie sekundäre Pflanzenstoffe.

Nucleotide werden von gesunden Personen (Ausnahme: Säuglinge) in bedarfsgerechten Mengen endogen synthetisiert. Metabolischer Stress vermindert jedoch die Eigensynthese durch Unterdrückung der Expression der für die de-novo-Synthese verantwortlichen Enzyme. Eine unzureichende Verfügbarkeit von Purinen und Pyrimidinen führt zu einer Reduktion der Proliferation und Differenzierung von Lymphozyten sowie zu einer Beeinträchtigung von Integrität und Funktion der Darmmukosa. Supplementierung mit Nucleotiden wirkt sich positiv auf den Genesungsprozess aus.

Glutathion, ein Tripeptid (L-γ-Glutamyl-Cysteinyl-Glycin), bei dessen Synthese die Verknüpfung von Glutamat und Cystein den geschwindigkeitsbestimmenden Schritt darstellt, ist ein wichtiges endogenes Antioxidans und wird als quantitativ bedeutsamster Radikalfänger eingestuft. Für die Redox-Funktion des Moleküls ist die Sulfidgruppe des Cysteins verantwortlich. An der Entgiftung körperfremder Substanzen ist Glutathion ebenso beteiligt wie am Stoffwechsel von Prostaglandinen und Leukotrienen. Im Tierversuch wirkt das Molkenprotein Lactoferrin antikanzerogen, indem es den Glutathion-Gehalt in Lymphozyten und gesundem Gewebe erhöht, während es den in Krebszellen absenkt.

L-Glutamin nimmt im Plasma 20%, im Skelettmuskel über 60% des Pools freier Aminosäuren ein, was die zentrale Rolle dieser Aminosäure im Stickstoff-Metabolismus bzw. als Stickstoff-Transporteur zwischen den Organen unterstreicht. Darüber hinaus ist Glutamin ein wichtiger Energielieferant für die Zellen des Gastrointestinaltrakts und außerdem nachhaltig an der Regulation der Muskelproteinbilanz beteiligt. Hyperkatabole bzw. hypermetabole Krankheitszustände gehen mit einer ausgeprägten Glutamin-Verarmung des Muskelgewebes einher. Die Eigensynthese vermag den erhöhten Verbrauch durch immunkompetente Zellen wie Lymphozyten und Makrophagen nicht zu decken. Parenterale Zufuhr von gut löslichen und stabilen glutaminhaltigen Dipeptiden (Alanyl-Glutamin, Glycyl-Glutamin) begünstigt den Heilungsverlauf bei metabolischem Stress durch Verbesserung der Immunantwort und Aufrechterhaltung der Immunfunktion des Darms. Im Leistungssport wird der Einsatz von Supplementen diskutiert, weil übertrainierte Sportler erniedrigte Glutaminkonzentrationen im Plasma aufweisen.

L-Arginin-Supplemente wirken sich vermutlich günstig auf die nach schweren Verletzungen und Operationen sowie bei Sepsis verminderte Immunantwort aus. Die Lymphozyten benötigen diese Aminosäure für ihr normales Wachstum sowie für die Induktion ihrer Funktionen. Außerdem ist Arginin Ausgangssubstanz für die Synthese von Stickstoffmonoxid (NO), einem bedeutenden Immunregulator. NO dient der unspezifischen Abwehr zahreicher pathogener Faktoren. Beim Gesunden reicht die endogen gebildete Menge an Arginin aus, um physiologische Konzentrationen in Muskeln und Bindegewebe aufrechtzuerhalten. Ausreichende Eiweißzufuhr garantiert überdies die Deckung des Arginin-Bedarfs für eine optimale Proteinsynthese und adäquate Bildung von Wachstumshormonen.

L-Cystein wird von gesunden Personen in ausreichenden Mengen aus Methionin gebildet (Ausnahme: Neugeborene). Die Aminosäure verbessert verschiedene Funktionen des zellulären Immunsystems; z.B. erhöht sie die zytotoxische Aktivität der T-Helferzellen. Makrophagen fungieren als Cystein-Transporter. Zukünftig sollen Cystin-haltige Peptide bei klinischen Zuständen mit Immunsuppression (z.B. Transplantationen) oder bei Erkrankungen mit verminderter Immunkompetenz (z.B. AIDS, Krebs) eingesetzt werden.

Taurin wird unter physiologischen Bedingungen in adäquaten Mengen aus Cystein gebildet (Ausnahme: Säuglinge). Die Aminosulfonsäure hat eine Schlüsselrolle bei der Modulation des programmierten Zelltods (Apoptose) verschiedener Zellarten. Bei Patienten mit Traumen und Infektionen wurden niedrige extra- und intrazelluläre Taurinspiegel beobachtet. Beim gesunden Erwachsenen scheint jegliche Supplementierung (z.B. durch Getränke) wenig sinnvoll. Eine Stärkung des Immunsystems oder der körperlichen bzw. geistigen Leistungsfähigkeit ist nicht zu erwarten.

Fettsäuren der ω3- und ω6-Familie sind auf mehrere Arten an der Regulation der Immunantwort beteiligt. Als Bestandteile von Zellmembran-Phospholipiden beeinflussen sie die Membranfluidität und damit die Aktivität von z.B. Zytokin-Rezeptoren. Als Vorstufen von z.T. antagonistisch wirkenden Eicosanoiden greifen sie maßgeblich in die Regulation von Entzündungsprozessen, aber auch von Thrombozytenaggregation und Gefäßtonus ein. Wegen der proinflammatorischen Wirkungen der aus Arachidonsäure (ω6) synthetisierten Prostaglandine der 2-er-Reihe und Leukotriene der 4-er-Reihe – im Gegensatz zu den antiinflammatorischen Wirkungen der aus Eicosapentaensäure (ω3) synthetisierten Prostaglandine der 3-er-Reihe und Leukotriene der 5-er-Reihe – wird sowohl aus therapeutischer als auch aus präventiver Sicht empfohlen, die Zufuhr an ω6-Fettsäuren zu Gunsten der ω3-Fettsäuren zu vermindern. Eine Reduktion des ω6- zu ω3-Verhältnisses auf weniger als 5:1 ist anzustreben.

Gesunden Erwachsenen wird geraten, Sonnenblumen- und Maiskeimöl durch Rapsöl zu ersetzen und die Kost mit Meeresfisch zu ergänzen. Bei bestimmten Patientengruppen kann zusätzlich der Einsatz von Fischölpräparaten angezeigt sein. Diese vermindern nachweislich die bei rheumatischer Arthritis, Morbus Crohn, Colitis ulcerosa, Multipler Sklerose und Psoriasis auftretenden Entzündungssymptome.

Bei den *Antioxidanzien* hat metabolischer Stress eine Abnahme der Gewebekonzentrationen zur Folge. Dies ist ein Hinweis auf einen erhöhten Bedarf, der bedingt sein kann durch verstärkte Sauerstoffradikal-Bildung sowie vermehrte Synthese von Cofaktor-haltigen Akutphaseproteinen und anderen Eiweißen, die bei gesteigerter Zytokinsekretion gebildet werden. Vitamin-A-Mangel wirkt sich negativ auf die Zytotoxizität und die Interferon-Bildung aus, Vitamin-C-Mangel vermindert die Lymphozyten-Blastogenese und Vitamin-E-Mangel beeinträchtigt die Lymphozyten-Funktionen. Ein Mangel an Selen beeinträchtigt die Phagozyten-Funktionen und reduziert die Glutathionperoxidase-Aktivität, ein Mangel an Zink beeinträchtigt die Funktionen der Makrophagen, der T-Helferzellen und der Natürlichen Killerzellen sowie die Interleukin-1-Aktivierung.

Interventionsstudien an traumatisierten Patienten lassen vermuten, dass eine Supplementierung mit den genannten Mikronährstoffen den Immunstatus verbessert. Der Einfluss von Polyphenolen, Carotinoiden, Sulfiden, Saponinen und Phytinsäure auf das Immunsystem ist im Kapitel „besondere Nahrungsinhaltsstoffe" (sekundäre Pflanzenstoffe, S. 149 ff.) beschrieben.

Reduktionskost

Da Übergewicht als Folge vermehrter Depotfettbildung dann entsteht, wenn dem Organismus mehr Energie zugeführt wird, als er verbraucht (positive Energiebilanz), sind umgekehrt diätetische Maßnahmen zur Gewichtsreduktion dann wirksam, wenn sie dem Körper weniger Energie zuführen, als er verbraucht (negative Energiebilanz). Auf diesem Prinzip basieren die Kostformen zur Verminderung des Körpergewichts.

Voluminöse, ballaststoff- und wasserreiche Lebensmittel eignen sich besonders gut als Grundlage für Schlankheitsdiäten, weil sie eine geringe Energiedichte bei gleichzeitig hohem Sättigungseffekt haben (fördert das Durchhaltevermögen). Neben dem Energiegehalt muss aber auch der Nährstoffgehalt der Speisen berücksichtigt werden. Eine hohe Nährstoffdichte ist unbedingte Voraussetzung dafür, dass selbst bei längerfristiger Anwendung energiereduzierter Kostformen eine Deckung des Bedarfs an essenziellen Nährstoffen gewährleistet ist.

Die Höhe der Energiezufuhr richtet sich nach dem Energiebedarf und der angestrebten mittleren Gewichtsreduktion, wobei berücksichtigt werden muss, dass der Organismus sich in individuell unterschiedlichem Maße an eine verringerte Energiezufuhr adaptiert. Davon ausgehend, dass ein Energiedefizit von 1000 kcal/d einer Gewichtsabnahme von etwa 1 kg wöchentlich entspricht, soll mit einer 1000–1500-kcal-Diät begonnen werden. In extremen Fällen kann die Energieaufnahme bis auf 300–500 kcal/d gesenkt werden, wobei jedoch zu berücksichtigen ist, dass bei weniger als 800–1000 kcal/d die Zufuhr einiger essenzieller Nährstoffe selbst bei hoher Nährstoffdichte der Gesamtnahrung unzureichend ist. Unter diesen Umständen sind Supplemente erforderlich.

Unbestritten ist, dass die besten Langzeiteffekte durch eine Kombination von eingeschränkter Kalorienzufuhr mit gesteigerter körperlicher Betätigung erzielt werden. Darüber hinaus soll die Schlankheitskur mit einem Lerneffekt verbunden sein, der langfristig eine Umstellung der Ernährungs- (und Aktivitäts-)Gewohnheiten und damit eine Normalisierung des Körpergewichts auf Dauer gewährleistet. Unterstützend können pflanzliche oder tierische Quellstoffe (z. B. verkapselt) eingesetzt werden, die in Kontakt mit Flüssigkeit stark an Volumen zunehmen und durch Magendehnung das Sättigungsgefühl verstärken.

Energiereduzierte Mischkost

Die energiereduzierte Mischkost ist die sinnvollste diätetische Maßnahme zur Gewichtsreduktion. Es handelt sich um eine Ernährungsform mit verminderter Energiezufuhr, ausgewogener Nährstoffrelation und abwechslungsreicher Lebensmittelauswahl, auf 4–5 Mahlzeiten pro Tag verteilt.

Die am häufigsten angewandte Variante, die 1000-kcal-Reduktionskost, setzt sich meist aus 130 g Kohlenhydraten, 45 g Protein und 30 g Fett zusammen. Sie ermöglicht unter Berücksichtigung einer hohen Nährstoffdichte der Nahrung die Versorgung mit allen Nährstoffen in bedarfsgerechter Höhe und sichert eine Gewichtsabnahme von durchschnittlich 1 kg pro Woche ohne Nebenwirkungen. Ferner lässt sie sich den Lebensgewohnheiten anpassen, kann ohne das Risiko einer Gesundheitsschädigung über einen langen Zeitraum durchgeführt werden und ermöglicht die Umstellung auf ein langfristig besseres Ernährungsverhalten.

Unentbehrliche, in definierten Mengen zu genießende Lebensmittel sind Gemüse, Obst, fettarme Milch(produkte), Vollkornerzeugnisse und Fisch. Ergänzend, in reduzierten Mengen erlaubt sind mageres Fleisch, Pflanzenöle und Eier. Überflüssig und zu meiden sind Süßigkeiten, Erfrischungsgetränke und Fast Food. Ballaststoffreichen Produkten soll in jedem Fall der Vorzug gegeben werden, weil sie dem Hunger vorbeugen (Fülleffekt). Daneben ist auf eine ausreichende Zufuhr von Flüssigkeit in Form von Mineralwasser, Tee und/oder Kaffee zu achten.

Calcium, Coffein und geringe Mengen Alkohol scheinen im Rahmen der Lipolyse in den Adipozyten die Wärmebildung durch *futile cycles* zu erhöhen.

Beispiele für ausgewogene energiereduzierte Diäten zeigt ◆ Tabelle 14-7.

Very low caloric diets, die weniger als 600 kcal/d liefern, werden zwar als sehr effektiv beschrieben, erfüllen aber die Forderung der Bedarfsdeckung mit essenziellen Nährstoffen nicht. Hinzu kommt, dass die schnelle Gewichtsabnahme wesentlich auf Verluste an Wasser und auch an fettfreier Körpermasse zurückzuführen ist (um einen Verlust an Körpersubstanz zu verhindern, müsste der Eiweißanteil der Nahrung auf mindestens 60 % erhöht werden). Die Mehrzahl der Patienten bricht eine solche Diät frühzeitig ab, weil Beschwerden wie Hunger, Schwindelgefühl, Schwäche, Kopfschmerzen, Reizbarkeit und Verstimmung auftreten.

Formuladiäten

Formuladiäten sind industriell hergestellte Lebensmittel oder Nährstoffgemische mit konstantem Nährstoffgehalt, die als Pulver oder Granulat, welche nach Anrühren in Wasser verzehrt werden, oder als verzehrsfertige Happen in den Handel kommen.

Die pro Tag empfohlene Energie- und Nährstoffmenge sowie die Nährstoffrelation der im Handel erhältlichen Formuladiäten sind unterschiedlich. Die Diätverordnung schreibt bei Tagesrationen einen physiologischen Brennwert von höchstens 1200 kcal, einen Proteingehalt von mindestens 50 g (überwiegend hochwertiges tierisches oder diesem biologisch gleichwertiges Eiweiß), einen Gehalt an essenziellen Fettsäuren von mindestens 7 g (berechnet als Linolsäure) und einen Gehalt an verwertbaren Kohlenhydraten von mindestens 90 g (höchstens zur Hälfte Lactose) vor, ferner bedarfsdeckende Mengen an Vitaminen und Mineralstoffen.

14 Diätetik

Name	Konzept	Vorteile	Nachteile	Erfolg
Erwachsene – Gruppenprogramme				
Ich nehme ab (DGE)	Selbsthilfe- bzw. Gruppenprogramm in 12 Schritten, das Ernährungsumstellung mit Bewegung und Entspannung verbindet	▪ umfangreiches Rezeptbuch ▪ dauerhafte Änderung des Lebensstils als übergeordnetes Ziel ▪ Gruppendruck fördert Durchhaltevermögen	▪ keine	langfristig durch Lerneffekt
Gewicht im Griff (Verbraucherzentrale NRW)	4- oder 10-wöchiges Gruppenprogramm, basierend auf energiereduzierter Mischkost; Bewegung wird thematisiert	▪ keine Verbote ▪ gut im Alltag umsetzbar ▪ Gruppendruck fördert Durchhaltevermögen	▪ keine	langfristig bei Verhaltensänderung
Genuss ohne Reue (Netzwerk Gesunde Ernährung)	Gruppenprogramm auf Basis von Vollwert-Ernährung mit mehrtägigen kalorienreduzierten Frischkostphasen; Motivation zu Bewegung	▪ keine Verbote ▪ alltagstauglich ▪ Gruppendruck fördert Durchhaltevermögen	▪ evtl. Magen-Darm-Beschwerden bei Umstellung auf überwiegend unerhitzte pflanzliche Kost (viele Ballaststoffe)	langfristig bei Verhaltensänderung
Weight Watchers	Lebensmittel erhalten „Points", die auf Eiweiß-, Fett-, Kohlenhydrat-, Ballaststoffgehalt und Sättigung basieren; Bewegungsanleitung und Verhaltenstraining integriert	▪ keine Verbote ▪ flexible Mahlzeitengestaltung ▪ einfache Durchführung ▪ Gruppendruck fördert Durchhaltevermögen ▪ online-Unterstützung	▪ keine Verzehrseinschränkung für Obst (0 Punkte) ▪ Beitragszahlung ▪ nicht an jedem Ort (aber im Internet)	langfristig, wenn Gruppe persönlich zusagt und regelmäßig besucht wird
Erwachsene – Heimprogramme				
Fit for Fun	fettreduzierte Mischkost mit Bewegung und Entspannung als festen Bestandteilen	▪ keine Verbote ▪ alltagstauglich ▪ Entspannung integriert	▪ keine	langfristig durch Lerneffekt
Schwertfisch-Konzept	Einsparung von 250 kcal/d durch Nahrungsrestriktion und Verbrennung von 250 kcal/d durch Bewegung; auch als Dreimonatskurs	▪ Verhaltensaspekte thematisiert	▪ keine	langfristig durch Lerneffekt
Volumetrics	energiearme Nahrung mit hohem Anteil an Gemüse, Obst und Vollkornprodukten, die über das Volumen der Nahrung sättigt	▪ abwechslungsreich ▪ keine strikten Rezeptvorgaben ▪ alltagstauglich	▪ keine	langfristig, wenn Auswahl voluminöser Lebensmittel beibehalten wird
Ideal-Diät (ähnlich: Glyx-Diät nach Hamm)	Einteilung der Lebensmittel nach dem Ampel-System unter Berücksichtigung des glykämischen Index	▪ einfache Durchführung	▪ keine, wenn Energierestriktion eingehalten wird	langfristig, wenn Ampel-Einteilung verinnerlicht wird
Brigitte-Diät	Bausteinsystem mit kombinierbaren Rezepten; fett- und zuckerreduzierte Mischkost mit 1000-1500 kcal/d; Bewegung wird thematisiert	▪ viele Variationsmöglichkeiten ▪ Dauerernährung ▪ Lerneffekt	▪ hoher Zeitaufwand ▪ kleine Mengen (aber Fertigprodukte erhältlich)	langfristig, wenn Rezepte nach Gewichtsabnahme weiter verwendet werden
Haas-Diät	ca. 1000 kcal/d als Vollkorngetreideprodukte, Hülsenfrüchte, Obst, Gemüse; ergänzt durch kleine Mengen Fisch und Geflügel	▪ sehr sättigend	▪ hoher Zeitaufwand ▪ kleine Mengen	langfristig, wenn Konzept der ausgewogenen Mischkost beibehalten wird
Ornish-Diät	vorwiegend lakto-vegetabile Kost mit viel Gemüse, Obst und Vollkorn; sehr fettarm und kohlenhydratreich	▪ hohe Ballaststoffzufuhr	▪ extreme Fettreduktion auf Dauer schwierig zu realisieren	langfristig, wenn lakto-vegetabile Ernährungsweise beibehalten wird

Tab. 14-7: Ausgewogene energiereduzierte Diäten für Erwachsene und Kinder (s. auch Folgeseite)

Reduktionskost

Name	Konzept	Vorteile	Nachteile	Erfolg
Heizmann-Konzept („Ich bin dann mal schlank")	eiweißreiche Mischkost mit Gemüse, Eiweiß und hochwertigem Öl ganztags, Obst und „guten" Kohlenhydraten morgens und mittags und weitgehender Vermeidung „schlechter" Kohlenhydrate; Empfehlung von Krafttraining	■ sehr sättigend ■ schmackhaft ■ abwechslungsreich ■ Visualisierung der Lebensmittel-Qualität und -Quantität durch 4-farbige Ernährungs-„Uhr" ■ langsame Ernährungsumstellung (24 Monate)	■ eiweißlastig in Anlehnung an das „Essprogramm der Urzeit"	langfristig, wobei der Eiweißanteil 20-25 Energie-% nicht überschreiten sollte
Strunz-Diät	anfänglich Formula-Diät mit Eiweißshakes und rohem Obst und Gemüse, anschließend mediterrane Kost zzgl. Eiweißshakes und Mikronährstoffpräparaten; Sportprogramm	■ hoher Obst- und Gemüseverzehr	■ Eiweißdrinks überflüssig ■ zu hohe Zufuhrempfehlungen für Vitamine und Mineralstoffe ■ hoher Zeitaufwand ■ teuer	langfristig, wobei eiweißreiche pflanzliche Lebensmittel (z. B. Tofu, Leguminosen, Nüsse) im Rahmen einer mediterranen Kost Eiweiß-Shakes vorzuziehen sind
	**Erwachsene – Internetprogramme**			
Nutropoly	energiereduzierte Mischkost nach Punkten („Nutry"), die Kalorien-, Ballaststoff- und Fettgehalt berücksichtigen; Aufstockung des Punkte-Kontos durch Bewegung	■ keine Verbote ■ flexible Mahlzeitengestaltung ■ teilnehmerorientierte Empfehlungen	■ keine	langfristig bei Verhaltensänderung
Gesund Abnehmen (Apotheken Umschau)	12-Wochen-Training in energiereduzierter Mischkost nach Punkten (Beschränkung), die Fett- und Kohlenhydratgehalt berücksichtigen	■ keine Verbote ■ flexible Mahlzeitengestaltung ■ individuelle Tipps	■ Sport wird empfohlen, wirkt sich aber nicht auf Punktebilanz aus	langfristig bei Verhaltensänderung
Abnehmen mit Genuss – AOK (Nachfolger der „Pfunds-Kur")	bis zu 12 Monate Training in fettreduzierter Mischkost und Motivation zu mehr Bewegung; umfangreiches Informationsmaterial	■ keine Verbote ■ flexible Mahlzeitengestaltung ■ individuelle Beratung via eMail, Post und Telefon	■ gebührenpflichtig (aber Rückerstattung für AOK-Versicherte)	langfristig bei Verhaltensänderung
	**Kinder**			
Obeldicks	für 8- bis 16-Jährige; optimierte Mischkost (FKE) mit Ampelsystem; 3 Monate Intenivtraining, 6 Monate Etablierung, 3 Monate „betreute Entlassung"; halbjährliche Verlaufskontrolle über 5 Jahre	■ kombinierte Ernährungs-, Bewegungs- und Verhaltenstherapie ■ individuelle Beratung ■ Elternschulung	■ keine	langfristig durch Lerneffekt
Moby Dick	für 5- bis 17-Jährige; energiereduzierte Mischkost; 1 Jahr Therapieprogramm, 6 Monate Präventionsphase	■ keine Verbote ■ kombinierte Ernährungs-, Bewegungs- und Verhaltenstherapie ■ individuelle Beratung ■ Elternschulung	■ keine	langfristig durch Lerneffekt
FITOC (FITOC-Maxi für 12- bis 16-Jährige)	für 8- bis 11-Jährige; 1600 kcal/d als Mischkost; 8 Monate Intensivphase, 4 Monate „Überwachung"	■ keine Verbote ■ kombinierte Ernährungs-, Bewegungs- und Verhaltenstherapie ■ individuelle Beratung ■ Elternschulung	■ keine	langfristig durch Lerneffekt

Tab. 14-7: Ausgewogene energiereduzierte Diäten für Erwachsene und Kinder (Fortsetzung)

Der eingestellte Gehalt an essenziellen Nahrungsbestandteilen und Energie hat für den Patienten den Vorteil, dass die gewünschte Nährstoff- und Energiezufuhr ohne Rechnen und Wiegen eingehalten werden kann. Von Nachteil ist, dass es nicht viele Geschmacksvarianten gibt. Neben der Eintönigkeit im Geschmack erzeugt auch die flüssige oder breiige Konsistenz vieler Präparate oft Widerwillen und Ablehnung, sodass die Diät in vielen Fällen nicht so lange eingehalten wird, bis es zu einer ausreichenden Gewichtsreduktion gekommen ist.

Totales Fasten

Das Totale Fasten (Nulldiät) ist die extremste Reduktionsdiät zur Therapie von Übergewicht. Bei völligem Nahrungs(energie)entzug werden nur kalorienfreie Getränke sowie Vitamine und Mineralstoffe in Form von Präparaten aufgenommen. Hierbei wird der Forderung nach Deckung des Bedarfs aller essenziellen Nahrungsbestandteile durch exogene Zufuhr nicht Rechnung getragen. Die Folgen sind negative Stickstoffbilanz (Mindestbedarf an Protein zum Ausgleich der obligaten N-Verluste nicht gedeckt; Gluconeogenese aus Aminosäuren wegen unzureichender Kohlenhydratversorgung gesteigert) sowie Unterversorgung mit essenziellen Amino- und Fettsäuren.

Die Abnahme des Blutzuckerspiegels bewirkt nach 2–3 Tagen einen Rückgang des Hungergefühls, weshalb viele Patienten einen vollständigen Verzicht auf Nahrung einer energiereduzierten Kost vorziehen.

Vollständiges Fasten führt zu einer raschen Gewichtsabnahme. Während sechswöchiger Nahrungskarenz beträgt sie im Mittel 460 g/d bei fettleibigen Männern bzw. 380 g/d bei Frauen. In der Initialphase ist der Gewichtsverlust am größten, weil die fehlende Energie größtenteils aus Glycogen und Eiweiß bereitgestellt wird. Etwa ab dem 8. Behandlungstag nimmt das Körpergewicht, bedingt durch den kontinuierlich steigenden Fettanteil an der Deckung des Energiedefizits, stetig langsamer ab. Der Grund für die Differenz der Gewichtsverluste liegt in der unterschiedlichen Wasserbindung bzw. dem unterschiedlichen Brennwert der drei Energielieferanten. Abzüglich des gebundenen Wassers liefern Glycogen und Körpereiweiß jeweils rund 4 kcal/g, Körperfett dagegen 9 kcal/g. Einschließlich des Wassers – Glycogen und Eiweiß binden rund die 3-fache Menge ihres Eigengewichtes an Wasser, Fett nur ungefähr die 0,3-fache – beträgt der Kilokaloriengehalt von Glycogen und Eiweiß jeweils etwa 1,0/g und der von Fett 7,0/g. Rechnerisch ergibt sich daraus unter Annahme eines Energiedefizits von 1400 kcal/d eine Reduktion des Körpergewichts um 1,4 kg/d bei ausschließlichem Glycogen- und Proteinkatabolismus bzw. um 200 g/d bei reinem Fettabbau. (Bei den Angaben zum Wasserbindungsvermögen von Körpersubstanzen wurde nicht zwischen Leber- und Muskelglycogen bzw. Plasma-, Leber- und Muskelprotein differenziert. Ein genauer Wert kann nur für Muskelglycogen angegeben werden: pro g bindet es 2,7 g Wasser.)

Zu Beginn des postabsorptiven Stadiums kommt es zu einer Bereitstellung von Glucose aus den 150 g Glycogen, die in der Leber gespeichert sind. Da die auf diese Art mobilisierbare Glucosemenge nicht einmal ausreicht, um den Mindestbedarf des Gehirns (144 g) und der Erythrozyten (36 g) für 24 Stunden zu decken, verstoffwechselt die Leber zusätzlich C_3-Metabolite zu Glucose, d.h. vom ersten Tag der Fastenkur an entsteht Glucose gluconeogenetisch aus Lactat, Pyruvat und Glycerol.

Die 250 g Glycogen, die größtenteils in der Skelettmuskulatur lokalisiert sind (wenn sie nicht infolge körperlicher Belastung zur Energiebereitstellung verbraucht wurden) können aufgrund des Fehlens der Glucose-6-Phosphatase in den Muskelzellen nicht direkt in Form von Glucose ans Blut abgegeben werden. Zur Stabilisierung des Blutzuckerspiegels besteht jedoch die Möglichkeit der Einschleusung von bis zu 80 % der Reserven in den *Cori-Zyklus*: Nach Abbau des Glycogens über Glucose-6-phosphat zu Pyruvat gelangt dieses, zu Lactat reduziert und in geringeren Mengen auch unverändert, mit dem Blut zur Leber, wo unter Energieverbrauch Glucose zurückgebildet wird, welche über die Blutbahn wieder die Muskeln erreicht. Denselben Zyklus der Glucosewiederverwertung durchläuft auch das in den Erythrozyten gebildete Lactat. Hinzu kommt eine Glucose-Neusynthese aus Glycerin, welches aus dem Triglyceridabbau im Fettgewebe stammt.

Vom 2. Tag an steigt, bedingt durch die Hyperglucagonämie bzw. die daraus resultierende Hypoinsulinämie, die Konzentration freier Fettsäuren im Plasma an. Denn die hemmende Wirkung des Insulins auf die hormonsensitive Lipase im Fettgewebe lässt nach.

Die Leber oxidiert die anflutenden Fettsäuren zu Acetyl-CoA, welches dann teils zur Energiebereitstellung in den Citratzyklus eingeschleust, teils der Ketogenese zugeführt wird. Die gebildeten Ketosäuren werden zunächst noch ausschließlich von den Muskeln aufgenommen, wo sie als Energiequelle Verwendung finden. Um die Hypoglykämie in Grenzen zu halten, wird ferner auch die Form der Gluconeogenese unumgänglich, die mit einem Abbau von Muskelprotein einhergeht. Über den *Alanin-Zyklus* wird Alanin, das im Muskel zu zwei Dritteln durch Transaminierungen entsteht und nur zu einem Drittel als solches der Proteolyse entstammt, zur Leber transportiert und dort nach Desaminierung zu Pyruvat in Glucose umgewandelt, welche ans Blut abgegeben wird. Das im Muskel gebildete Alanin setzt sich aus Pyruvat und einer NH_2-Gruppe zusammen, wobei noch nicht gesichert ist, woher die beiden Komponenten kommen. Ein Glucose-Recycling würde stattfinden, wenn das Pyruvat aus dem Muskelglycogen und die NH_2-Gruppe aus den verzweigtkettigen Aminosäuren (Val, Leu, Ile) stammen würde, eine Glucose-Neusynthese, wenn die Pyruvat liefernden Aminosäuren (Gly, Ser, Cys) sowohl den C_3-Körper als auch die NH_2-Gruppe zur Verfügung stellen würden.

Einen anderen Weg der Glucose-Neusynthese beschreitet der *Glutamin-Zyklus*: Glutamat, das zu zwei Dritteln aus den α-Ketoglutarat liefernden Aminosäuren (Arg, Pro, His) und zu einem Drittel aus dem Plasma stammt, wird im

Muskel zu Glutamin transaminiert. Dieses erreicht über die Blutbahn sowohl die Nieren als auch die Leber. Hier werden zwei Aminogruppen abgespalten, die dann in Form von NH_4^+ bzw. Harnstoff den Körper verlassen, und das verbleibende α-Ketoglutarat wird der Gluconeogenese zugeführt. Zusätzlich zu Alanin und Glutamin erreichen auch geringere Mengen anderer glucogener bzw. gemischt gluco-/ketogener Aminosäuren (alle außer Lys und Leu) die Leber, wo sie der Neusynthese von Glucose dienen können.

Vom 4. Tag an steigt die Ketogenese aus freien Fettsäuren drastisch an. Das Gehirn adaptiert zunehmend an die Verwertung von Ketosäuren und baut etwa die Hälfte der energieliefernden Glucose nur noch anaerob zu Lactat und Pyruvat ab, welche dann den *Cori-Zyklus* (s. S. 83) durchlaufen. In den Muskeln geht die Ketosäuren-Oxidation zu Gunsten der Fettsäure-Oxidation zurück.

Vom 7. Tag an ist die Ketogenese wieder rückläufig und erreicht nach zwei bis drei Wochen ein Plateau.

Vom 10. Tag an sinkt die Aminosäuren-Freisetzung aus den Muskeln (insbesondere von Glutamin und Alanin) allmählich um bis zu 65 % ab, sodass der tägliche Eiweißverbrauch innerhalb von zwei bis drei Wochen auf ein Minimum von 15–25 g zurückgeht, während die Mobilisation von Depotfett bis auf einen Anteil von 95 % an der Energiebereitstellung ansteigt.

Trotzdem katabolisiert der Hungernde innerhalb von 4 Wochen etwa 700–900 g Eiweiß. Da funktionell wichtige Proteine wie Enzyme, Plasmaproteine und Muskelbestandteile nicht angegriffen werden dürfen, stehen von den 10 kg Körpereiweiß weniger als ein Drittel zur Energiegewinnung zur Verfügung. Hierdurch wird die Dauer des Hungerns auf drei Monate limitiert. Länger reichen auch die Energievorräte in Form von 12 kg Fettgewebe bei einem 70 kg schweren Mann nicht aus, einen anfänglichen Energieverbrauch von 1800 kcal/d sowie eine Drosselung des Grundumsatzes um 20 % im Verlauf des Energieentzugs vorausgesetzt.

Obwohl die bis zu 80 kg betragenden Fettreserven adipöser Menschen eine längere Fastendauer gestatten würden, liegt die zeitliche Begrenzung aufgrund der Gefahr eines lebensbedrohlichen Abbaus an Körperprotein auch hier bei 9–12 Wochen.

Zur Verhütung einer Azidose soll die Flüssigkeitszufuhr während der Nulldiät 3 l pro Tag nicht unterschreiten. Mit Zunahme der Energiegewinnung aus Körperfett kommt es nicht nur zu einer Erhöhung der Konzentration an freien Fettsäuren und Ketosäuren im Serum, sondern auch zu einer Steigerung des Harnsäuregehalts (Gichtanfall-Risiko), weil die Fähigkeit der Nieren zur Harnsäureausscheidung durch die Exkretion von Ketonkörpern eingeschränkt wird.

Aufgrund von Natriumverlusten im Stadium der Hungerdiurese kommt es zu einer Abnahme des Extrazellulärvolumens um mehr als 20 %, wodurch Kreislaufregulationsstörungen entstehen können.

Des Weiteren tritt bei langzeitigem Fasten eine Hypokaliämie auf, die möglicherweise für bedrohliche Herzrhythmusstörungen verantwortlich ist. Bedingt durch den Eiweißmangel können nach mehr als 90-tägigen Fastenperioden morphologische Veränderungen am Herzmuskel auftreten. Es sind sogar vereinzelt Todesfälle beschrieben worden.

Obwohl Fastenkuren von Patienten, bei denen keine Kontraindikationen bestehen, in der Regel ohne ernste Störungen toleriert werden, sollen sie ausschließlich unter stationären Bedingungen vorgenommen werden. Da die Angaben über Langzeiterfolge in Abhängigkeit von der Beratung hinsichtlich einer Änderung der Verzehrsgewohnheiten im Anschluss an die Nulldiät zwischen 0 und 85 % schwanken, empfehlen verschiedene Autoren, diese drastische Methode zur Gewichtsreduktion nur bei Übergewicht von mindestens 30 %, vor größeren chirurgischen Eingriffen und zur Unterstützung orthopädischer Maßnahmen anzuwenden.

Modifiziertes (proteinsparendes) Fasten

Aufgrund des Abbaus körpereigener Eiweiße und möglicher Nebenwirkungen wird das totale Fasten heute weitgehend durch das modifizierte Fasten ersetzt. Bei einer Verabreichung von etwa 30 g biologisch hochwertigem Protein, wenig Kohlenhydraten (30 g) und essenziellen Fettsäuren (2 g), ausgewählten Vitamin- und Mineralstoffsupplementen sowie reichlich Flüssigkeit stellt sich nach etwa zweiwöchiger Behandlung eine ausgeglichene Stickstoffbilanz ein. Bei der geringen Energiezufuhr von weniger als 300 kcal/d beträgt die Gewichtsabnahme innerhalb von 4 Wochen im Durchschnitt 11,0 kg bei Männern und 10,8 kg bei Frauen.

Im Vergleich zum totalen Fasten liegt der mittlere tägliche Gewichtsverlust beim modifizierten Fasten nur geringfügig niedriger. Die Differenz lässt sich durch den geringeren Abbau an Körperprotein erklären.

Während des proteinsparenden Fastens sind Allgemeinbefinden und Leistungsfähigkeit deutlich besser als während der Nulldiät. Gesamteiweiß, Albumin und Kreatinin im Blut bleiben weitgehend konstant, die Harnsäure steigt weniger an und Hyperlipidämien werden stärker gesenkt. Es kann jedoch als Folge einer sehr schnellen Gewichtsabnahme, auch dann, wenn eine gewisse Eiweißzufuhr erfolgt, bei manchen Patienten zu einer erheblichen Mobilisierung von Eiweiß aus dem Myokard kommen, wodurch das Herz elektrisch instabil wird. Herzrhythmusstörungen mit plötzlichem Herztod können bei langfristig sehr niedriger Energiezufuhr nicht ausgeschlossen werden.

Die Durchführung von *protein-sparing modified fasts* soll in jedem Fall einer ärzlichen Kontrolle unterliegen. Nach Beendigung der Therapie ist darauf zu achten, dass die Nahrungszufuhr für etwa 4 Wochen auf 1000 kcal/d beschränkt wird.

Diäten mit extremen Nährstoffrelationen

Das ganze Spektrum von kohlenhydratreichen über fettarme oder eiweißreiche bis hin zu kohlenhydratarmen Diäten wird in bestimmten Zeitabständen in der Laienpresse propagiert oder in reißerischer Aufmachung in Buchform veröffentlicht. Diese Diäten beruhen allesamt auf der Tatsache, dass eine Kost, die sich vorwiegend aus einem oder zwei Hauptnährstoffen zusammensetzt, eine Reduktion der Energiezufuhr mit sich bringt, sodass die Gewichtsabnahme letztlich aus einer hypokalorischen Ernährung resultiert.

Hierbei ist zu beachten, dass die meisten Diäten mit extremen Nährstoffrelationen unausgewogen sind und auf Dauer sowohl zu einer Unterversorgung mit essenziellen Nährstoffen als auch zu einer Überversorgung mit nichtessenziellen Nährstoffen führen können. In vielen Fällen wird eine derartige Diät zwar aufgrund ihrer Eintönigkeit nach kurzer Zeit abgebrochen, häufig wird sie aber, nach Wiederzunahme der abgenommenen Pfunde, durch eine andere einseitige Kostform ersetzt.

Problematisch am Jo-Jo-Effekt (*yo-yo-dieting*) ist, dass das stetige Auf und Ab des Körpergewichts bei wiederholten, nur kurze Zeit dauernden Phasen einer extremen Reduktionsdiät („Hungersnot") langfristig eine Gewichtsabnahme immer schwieriger macht, weil der Grundumsatz immer weiter absinkt, bis ein Minimum erreicht ist.
In ◆ Tabelle 14-8 ist eine Reihe von Diäten mit extremen Nährstoffrelationen zusammengestellt.

Bei Fettsüchtigen in deutschen Kliniken sind die besten Erfolge hinsichtlich der Geschwindigkeit der Gewichtsabnahme bei voller Leistungsfähigkeit durch eine drastische Reduktion der Kohlenhydratzufuhr auf 50–80 g/d bei einer Eiweißaufnahme von 80–100 g/d und einem Fettverzehr von 140–150 g/d erzielt worden. Hierbei wurde auf einen möglichst hohen Anteil mehrfach ungesättigter Fettsäuren am Gesamtfett geachtet, um einer Hypertriglyceridämie und Hypercholesterinämie vorzubeugen.

Als besonders praktikabel haben sich derartige kohlenhydratarme (*low carb*), relativ eiweiß- und fettreiche Diäten erwiesen, weil sie einen hohen Sättigungseffekt haben und daher das Durchhaltevermögen stärken. Der Grund für die stärkere Gewichtsabnahme Adipöser bei Kohlenhydratrestriktion ist nicht bekannt.

Medikamentöse Unterstützung der Gewichtsabnahme

Bei starkem Übergewicht (BMI > 30 kg/m^2) kann der Arzt den Lipaseblocker Xenical (Wirkstoff Orlistat) verordnen.

Orlistat hemmt die Pankreaslipasen, wodurch rund 30 % des Nahrungsfettes der Verdauung entgehen und zur Ausscheidung gelangen. Wenn mehr als 70 g Fett pro Tag verzehrt werden, treten als Nebenwirkungen Blähungen und Fettstühle auf.

Rimonabant, der Wirkstoff des Medikaments Acomplia, ist ein Antagonist des appetitfördernden Endocannabinoid-Systems. Es blockiert CB1-Rezeptoren im ZNS und in der Peripherie (Fettgewebe, Leber, GIT, Muskeln), wodurch Hungergefühl und Nahrungsaufnahme reduziert werden. Neben einer Abnahme von Körpergewicht und Taillenumfang bewirkt es eine Verbesserung der HbA$_{1c}$- und Triglyceridwerte im Blut. Als Nebenwirkungen werden Schwindel, Übelkeit, Erbrechen und Durchfall beschrieben. Außerdem sind negative Auswirkungen wie Angststörungen und Depressionen beobachtet worden. Die FDA verweigerte 2007 in den USA daher die Zulassung. Auch in der EU ist das Medikament nach Erlass der Europäischen Arzneimittelbehörde (EMA) seit Herbst 2008 nicht mehr zugelassen: Die Risiken des Medikaments würden den potenziellen Nutzen überwiegen.

Sibutramin, der Wirkstoff des Appetitzüglers Reduktil, entfaltet eine zentralnervöse Wirkung. Durch eine Hemmung der Serotonin-/Noradrenalin-Wiederaufnahme bewirkt es eine Reduktion der Nahrungsaufnahme. Außerdem erhöht es die Thermogenese im Körper. Als Nebenwirkungen können Müdigkeit, Mundtrockenheit und Verstopfung auftreten. In einigen Fällen wurden eine Erhöhung des Blutdrucks und der Herzfrequenz beobachtet. Da es unter der Einnahme von Sibutramin außerdem zu schweren kardiovaskulären Komplikationen wie Herzinfarkt, Schlaganfall, Herzstillstand mit Wiederbelebung und zu Todesfällen gekommen ist, wurde das Präparat auf Empfehlung der EMA Anfang 2010 EU-weit vom Markt genommen.

Reduktionskost

Name	Konzept	Bewertung	Vorteile	Nachteile
Eiweiß- und fettbetonte Diäten (*low carb diets*)				
South-Beach-Diät (AGATSTON)	anfänglich viel Fleisch und Fisch bei starker Einschränkung der Kohlenhydratzufuhr; später schrittweise Einführung von Obst, Gemüse, Süßkartoffeln, Hülsenfrüchten, Vollkorn; schließlich keine Verbote mehr, aber Berücksichtigung des glykämischen Index	nur nährstoffbedarfsdeckend bei ausreichendem Verzehr von Vollkorngetreideprodukten	▪ sehr sättigend ▪ schmackhaft ▪ Berücksichtigung der Fettqualität ▪ einfache Durchführung	▪ in Anfangsphase zu wenig Kohlenhydrate und Ballaststoffe
MOMTIGNAC-DIÄT	Einschränkung der Insulin-Sekretion durch Mahlzeiten aus Kombinationen von (1) Proteinen und Fetten und (2) Proteinen und Kohlenhydraten mit (sehr) niedrigem glykämischen Index; Gewichtsstabilisierung nach erfolgter Gewichtsreduktion	nur nährstoffbedarfsdeckend bei Vollkornbrot oder -flocken zum Frühstück (erlaubt) und reichlichem Verzehr von stärkearmem Gemüse und Hülsenfrüchten	▪ sehr sättigend ▪ schmackhaft ▪ Berücksichtigung der Fettqualität (in neueren Publikationen) ▪ Gewichtsstabilisierungsphase, in der Lebensmittel mit höherem GI mit solchen mit niedrigem GI kombiniert werden	▪ je nach Lebensmittelauswahl zu wenig Kohlenhydrate/Ballaststoffe und zu viel Eiweiß/Purine ▪ Sinn der Trennung von Kohlenhydraten und Fetten nicht ersichtlich, zumal Zugabe von Fett die Insulinreaktion auf Kohlenhydrate durch Absorptionsverzögerung vermindert
Steinzeit-Diät (WORM)	Energierestriktion; „paläolithische" Lebensmittel, d.h. Obst, Gemüse, Nüsse, (Wild-)Fleisch, Fisch	unzureichende Kohlenhydrat- und Ballaststoffzufuhr; daraus resultierende Unterversorgung mit Folat und Vitamin B_6	▪ sehr sättigend ▪ schmackhaft ▪ günstige Wirkung auf Blutfettwerte	▪ Erhöhung der Homocysteinkonzentration im Blut (Risiko für Herz-Kreislauf-Erkrankungen) ▪ zu viel Eiweiß, Purine, Fett und Cholesterin ▪ riskant bei Gicht und Nierenfunktionsstörung ▪ keine Dauerkost
LOGI-Methode (LUDWIG)	uneingeschränkt erlaubter Verzehr von Lebensmitteln mit niedrigem glykämischen Index	unzureichende Kohlenhydrat- und Ballaststoffzufuhr; daraus resultierende Unterversorgung mit Folat und Vitamin B_6	▪ sehr sättigend ▪ schmackhaft ▪ günstige Wirkung auf Blutfettwerte	▪ Erhöhung der Homocysteinkonzentration im Blut (Risiko für Herz-Kreislauf-Erkrankungen) ▪ zu viel Eiweiß, Purine, Fett und Cholesterin ▪ riskant bei Gicht und Nierenfunktionsstörung ▪ keine Dauerkost
Neue ATKINS-Diät	anfänglich 20 g Kohlenhydrate pro Tag aus Fleisch, Geflügel, Fisch, Schalentieren, Fetten, Ölen, Blattsalaten und stärkearmem Gemüse; danach Steigerung der Kohlenhydratzufuhr um 3 g pro Tag bis zur „individuellen kritischen Schwelle" und Erweiterung des Lebensmittelspektrums; Meiden von Milch, Fruchtsaft, Zucker, Weißmehl und raffinierten Lebensmitteln; Nahrungsergänzungsmittel; Weizenkleie bei Obstipation	unzureichende Kohlenhydrat- und Ballaststoffzufuhr; daraus resultierende Unterversorgung mit Folat und Vitamin B_6	▪ sehr sättigend ▪ schmackhaft ▪ günstige Wirkung auf Blutfettwerte	▪ Erhöhung der Homocysteinkonzentration im Blut (Risiko für Herz-Kreislauf-Erkrankungen) ▪ zu viel Eiweiß, Purine, Fett und Cholesterin ▪ riskant bei Gicht und Nierenfunktionsstörung ▪ keine Dauerkost

Tab. 14-8: Diäten mit extremen Nährstoffrelationen (Fortsetzung auf nächster Seite)

Name	Konzept	Bewertung	Vorteile	Nachteile
Kohlenhydratbetonte Diäten				
Kartoffel-Diät	fettarme Kartoffelgerichte, ergänzt durch Gemüse, Salat, Eier und Magerquark	Unterversorgung mit Folat und Jod	▪ sehr sättigend ▪ variationsreich ▪ preiswert	▪ keine dauerhafte Änderung des Essverhaltens ▪ hohe glykämische Last
Reis-Diät	800 kcal/d in Form von Reis mit Apfelmus; nach 4 Wochen zusätzlich Fleisch und Gemüse	Unterversorgung mit Eiweiß, essenziellen Fettsäuren, Vitaminen und Mineralstoffen	▪ gut sättigend ▪ preiswert	▪ kein Langzeiterfolg ▪ eintönig
Zitronensaft-Kur	ausschließlich Zitronensaft mit Ahornsirup und Cayenne-Pfeffer	Fehlernährung	▪ (schneller Gewichtsverlust)	▪ kurzfristiger Scheinerfolg ▪ medizinisch riskant
Eiweiß- und kohlenhydratbetonte Diäten				
Mayo-Diät	Fleisch, Eier (bis 3 Stück/d), Obst, Gemüse, kein Fett, wenig Flüssigkeit	Unterversorgung mit Wasser und Nährstoffen	▪ einfach ▪ preiswert	▪ kurzfristiger Scheinerfolg ▪ geringe Compliance ▪ Obstipation
Hollywood-Kur	ca. 450 kcal/d in Form von Fleisch, Fisch, Eiern, Ananas, Grapefruit, Tomaten; wenig Flüssigkeit	Unterversorgung mit Energie, Wasser und Nährstoffen	▪ einfach ▪ zeitsparend	▪ kurzfristiger Scheinerfolg ▪ geringe Compliance ▪ Obstipation
Humplik-Diät	bis zu 6000 kcal/d, v.a. in Form von Fleisch, Gemüse und Obst; Fett und Zucker sind verboten	Überversorgung mit Energie (keine Kost benötigt zur Verdauung mehr Energie als sie liefert)	▪ ständiges Knabbern von Obst und Gemüse	▪ Gewichtszunahme
Eiweißbetonte Diäten				
Neue Markert-Diät	eiweißbetonte Mischkost mit geringer glykämischer Last, die durch Eiweißdrinks u. Mikronährstoffpräparate ergänzt wird	Deckung des Nährstoffbedarfs zum Teil über Nahrungsergänzungsmittel	▪ kein Abbau von Muskelgewebe	▪ sehr geringe Nahrungsmengen ▪ teuer ▪ als Dauerkost ungeeignet
3D-Diät (Lagerfeld-Diät)	ca. 800 kcal/d in Form einer sehr eiweißreichen Kost, die durch Eiweißdrinks und Mikronährstoffpräparate ergänzt wird; Ablehnung von Sport	Deckung des Nährstoffbedarfs zum Teil über Nahrungsergänzungsmittel	▪ kein Abbau von Muskelgewebe	▪ sehr geringe Nahrungsmengen ▪ teuer ▪ langfristig gesundheitlich bedenklich (z.B. Abbau von Knochengewebe durch Säurelast)
Quark-Diät / Fisch-Blitzdiät	ca. 900 kcal/d in Form von 1 kg Magerquark oder -fisch; zusätzlich wenig Obst oder Gemüse	Unterversorgung mit essenziellen Nährstoffen	▪ kein Abbau von Muskelgewebe	▪ kein Langzeiterfolg ▪ geringe Auswahl ▪ fader Geschmack ▪ gesundheitlich bedenklich (s.o.)
Banting-Diät	„Fleisch-Kur"; Eingeschränkung der Flüssigkeitszufuhr	Fehlernährung	▪ kein Abbau von Muskelgewebe	▪ kein Langzeiterfolg ▪ geringe Compliance ▪ gesundheitlich bedenklich (s.o.)

Tab. 14-8: Diäten mit extremen Nährstoffrelationen (Fortsetzung)

Alternative und unkonventionelle Ernährungsweisen

Während gegen alternative Ernährungsweisen, die trotz strenger Befolgung weltanschaulich oder religiös geprägter Regeln einen Verzehr ernährungsphysiologisch hochwertiger Lebensmittel auf Dauer gewährleisten, nichts einzuwenden ist, sind unkonventionelle Ernährungsformen, die von philosophischem Gedankengut oder irrationalen Motiven und Emotionen getragen und wie Glaubenslehren mit Heilserwartungen verbunden werden, mit Vorsicht zu genießen.

Obwohl Außenseiterdiäten, die eine Heilung von Krankheiten bzw. lebenslange Gesundheit allein durch den gesteigerten Verzehr oder die Vermeidung bestimmter Lebensmittel versprechen, durchaus sinnvolle Ernährungsratschläge beinhalten können, muss generell davor gewarnt werden, erprobte und anerkannte Heilverfahren durch fragwürdige Diätempfehlungen ohne nachgewiesenen therapeutischen Effekt zu ersetzen. In der Regel berufen sich die Verfechter dieser unkonventionellen Diäten nur auf positive Einzelbeobachtungen, die sie in unzulässiger Weise unkritisch verallgemeinern.

Vollwertige Kostformen

Als **vollwertig** gilt eine Ernährungsweise dann, wenn sie den Empfehlungen der DGE zur wünschenswerten Nährstoffzufuhr im Sinne einer ausgewogenen Mischkost nachkommt, und ihre Lehrinhalte mit den von der DGE aufgestellten Richtlinien konform sind. Dieser Begriffsbestimmung werden die Reformernährung, die vollwertige Ernährung nach KOLLATH, die Vollwertkost nach BRUKER sowie die Vollwerternährung nach VON KOERBER, MÄNNLE und LEITZMANN im Großen und Ganzen gerecht.

Alle vier Kostformen ermöglichen bei richtiger Lebensmittelkombination eine bedarfsdeckende Versorgung mit allen essenziellen Nährstoffen, die Erhaltung von Gesundheit und Leistungsfähigkeit sowie eine ökologische Lebensweise (Vermeidung von Veredelungsverlusten, Energieeinsparung, Umweltschonung). Sie sind als Dauerernährung für nahezu alle Bevölkerungsgruppen geeignet. Aufgrund ihres hohen Gehalts an essenziellen Nährstoffen und Ballaststoffen sowie des geringen Gehalts an schnell resorbierbaren Kohlenhydraten, gesättigten sowie *trans*-Fettsäuren, Cholesterin und Purinen werden präventive Auswirkungen auf ernährungsmitbedingte Krankheiten diskutiert.

Abweichend von der Auffassung der DGE beurteilen die Vertreter der vollwertigen Kostformen die Lebensmittel vorrangig nach ihrem Verarbeitungsgrad und leiten daraus ihre Ernährungsratschläge ab. Der Wertstufeneinteilung der Lebensmittel auf der Basis ihrer Naturbelassenheit kann die DGE aus ernährungsphysiologischen und hygienisch-toxikologischen Gründen nicht folgen. In vielen Fällen stellt die Lebensmittelverarbeitung keine Wertminderung dar, sondern ist für die Verzehrstauglichkeit sogar zwingend erforderlich.

Die **Reformernährung** ist aus der Ende des 19. Jahrhunderts in Deutschland als geistige Bewegung begründeten „Lebensreform", welche eine gesunde Lebensweise, naturnahe Ernährung sowie natürliche Heilverfahren vertrat, hervorgegangen. Bei dieser Kostform basiert die ernährungsphysiologische Einstufung der Lebensmittel auf dem naturgegebenen Potenzial an essenziellen Nährstoffen und damit auch auf dem Grad der Naturbelassenheit.

Vollwertlebensmittel sollen eine ausreichende Aufnahme bekannter und bisher nicht bekannter essenzieller Nährstoffe gewährleisten. Empfohlen wird der regelmäßige Verzehr von vegetabiler Frischkost (Gemüse, Obst) und Vollgetreidenahrung (Gerichte aus Vollgetreideschroten und -flocken). Der Proteinbedarf soll vorwiegend aus pflanzlicher Nahrung, Milch(produkten) und Eiern gedeckt werden. Einzuschränken ist der Verzehr von Fleisch(waren). Gemieden bzw. nur in geringen Mengen konsumiert werden sollen Lebensmittel, die bei hohem Energiegehalt kaum essenzielle Nährstoffe liefern wie Auszugsmehle, Zucker und raffinierte Fette. Naturbelassene Erzeugnisse einer biologisch orientierten Landwirtschaft sollen bevorzugt werden.

Das Hauptgewicht der Empfehlungen bei der **vollwertigen Ernährung** liegt auf der Forderung, die Nahrung so natürlich wie möglich zu belassen. KOLLATH teilt die Lebensmittel gemäß ihrer „natürlichen Rangordnung" in sechs Wertstufen ein:

1. natürliche Lebensmittel
   (Getreide, Nüsse, Früchte, Rohmilch, Eier)
2. mechanisch veränderte Lebensmittel (Vollkornmehl, Buttermilch, Molke, Butter, kaltgepresste Öle)
3. enzymatisch veränderte Lebensmittel (vergorene Fruchtsäfte, Sauerkraut, Jogurt, Sauermilch, Wein, Bier)
4. erhitzte Lebensmittel (Vollkornbrot, gekochte Gemüse, gekochte Milch)
5. konservierte Lebensmittel (Weißbrot und Feingebäck, sterilisierte oder gefrorene Früchte und Gemüse, geräucherte, gesalzene oder gefrorene Fleisch- und Fischwaren, Trockenmilch)
6. präparierte Lebensmittel (Stärkepulver, Zucker, Fleischextrakt, Branntwein, Vitaminmischungen)

Die Nahrung der ersten vier Wertstufen bildet die „Kulturkost". Mischungen hieraus sollen eine vollwertige Ernährung gewährleisten, wobei eine anteilmäßige Verteilung von 10:20:30:40 als optimal erachtet wird. Die beiden letzten Wertstufen sind charakteristisch für die „Zivilisationskost". Sie sollen weitestgehend gemieden werden. KOLLATH formuliert als allgemeingültige Ernährungsregeln folgende Forderungen:

- Erhitze nur, was erhitzt werden muss.
- Bevorzuge pflanzliche Kost, einen Teil davon roh, und Getreideprodukte aus Vollkorn.
- Verwende Fleisch nur als gelegentliche Zugabe.
- Vermeide Konserven und Präparate sowie alle bedenklichen Genussmittel.
- Iss maßvoll und einfach, jedoch vollwertig und abwechslungsreich.

Bei der **Vollwertkost** wird der Wert der Nahrung anhand ihrer „Lebendigkeit und Natürlichkeit" gemessen. Gemäß der Wertstufeneinteilung von BRUKER sind Lebensmittel, die nach seiner Einschätzung noch einen eigenen Stoffwechsel haben (gekeimtes Getreide, frisches Obst und Gemüse, Nüsse, Vorzugsmilch) zu bevorzugen. Nicht empfehlenswert sind dagegen bearbeitete (gekochte, gegarte, konservierte) Lebensmittel, in denen die für den Stoffwechsel unentbehrlichen „Vitalstoffe" reduziert sein sollen.

Der Verzehr von Vollkornprodukten und Frischkost ist zu steigern, der von Zucker, Milch(produkten), Eiern und besonders Fleisch einzuschränken. Naturbelassene Lebensmittel sollen verarbeiteten Produkten vorgezogen werden.

Bei der **Vollwerternährung** wird die Nahrung hinsichtlich ihres lebensmitteltechnologischen Verarbeitungsgrades nach vier Wertstufen beurteilt:

1. unerhitzte, d.h. unveränderte oder mechanisch/enzymatisch veränderte Lebensmittel (gekeimtes Getreide, rohes Vollkornschrot, frisches Gemüse und Obst, Nüsse, Samen, kaltgepresste Öle, Vorzugsmilch, Rohmilchprodukte, Mineralwasser)
2. hitzebehandelte Lebensmittel (Vollkornprodukte, erhitztes Gemüse und Obst, ungehärtete Pflanzenmargarine, pasteurisierte Milch und Milcherzeugnisse, Fisch, Fleisch, Eier, Kräuter- und Früchtetee)
3. verarbeitete Lebensmittel (Auszugsmehlprodukte, polierter Reis, Gemüse- und Obstkonserven, Kartoffeltrockenprodukte, raffinierte Fette und Öle, ultrahocherhitzte Milch, Milchpulver, Wurstwaren, Schwarztee, Bohnenkaffee, Wein, Bier)
4. isolierte und daraus zusammengesetzte Lebensmittel (Stärke, Zucker, Kochsalz, Schmalz, Süßigkeiten, Limonaden, Spirituosen, künstliche Süß- und Aromastoffe, Nährstoffpräparate)

VON KOERBER, MÄNNLE und LEITZMANN fordern, dass die tägliche Kost zu 50% aus Lebensmitteln der ersten und zu 40% aus solchen der zweiten Wertstufe besteht. Die Lebensmittel der dritten Stufe sollen nach Möglichkeit nicht täglich verzehrt und die der vierten weitestgehend gemieden werden. Des Weiteren ist der Verzehr von Fleisch und Eiern einzuschränken sowie auf Nikotin zu verzichten. Als weitere Empfehlung gilt der Einsatz nährstoffschonender Garverfahren. Darüber hinaus soll die Nahrung möglichst aus kontrolliertem biologisch-ökologischen Anbau stammen sowie frei von Schad- und Zusatzstoffen sein.

Vegetarismus

Beim Vegetarismus handelt es sich um eine Kostform, die von getöteten Tieren stammende Lebensmittel ablehnt und dementsprechend vorzugsweise aus pflanzlichen Lebensmitteln besteht. Die Entscheidung für den Vegetarismus kann religiös-ethische (Töten als Tabu, 20%), gesundheitliche (Vorbeugung ernährungsmitbedingter Krankheiten, 25%), ökonomisch-ökologische (Vermeidung von Veredelungsverlusten, 40%) und/oder ernährungsphysiologisch-hygienische (Mensch wird entwicklungsgeschichtlich als Pflanzenfresser betrachtet, 15%) Gründe haben.

Man unterscheidet drei Grundformen vegetarischer Ernährung: die Veganer (20%) verzichten auf alle Lebensmittel tierischer Herkunft, die Laktovegetarier (30%) verzehren neben pflanzlicher Kost auch Milcherzeugnisse und die Ovolaktovegetarier (50%) außerdem Eier. Alle Vegetarier bevorzugen Rohkost, verzichten weitgehend auf Alkohol und Nikotin und legen Wert auf regelmäßige körperliche Betätigung.

Eine **lakto- oder ovolaktovegetarische Kost** ist bei guter Kenntnis ernährungsphysiologisch hochwertiger Lebensmittel(kombinationen) geeignet, den Bedarf an allen essenziellen Nährstoffen – außer möglicherweise Eisen – zu decken, und daher empfehlenswert.

Bei **streng vegetarischer Ernährung** gelten Protein, Vitamin B_{12}, Calcium, Eisen und Jod als kritische Nährstoffe. Durch geeignete Kombination pflanzlicher Proteinquellen (z.B. Getreideprodukte + Hülsenfrüchte) kann eine bedarfsdeckende Zufuhr unentbehrlicher Aminosäuren sichergestellt werden. Symptome eines Vitamin-B_{12}-Mangels treten oft erst nach Jahren auf, weil die Reservekapazität des Körpers groß ist und gelegentlich bakteriell fermentierte oder verunreinigte pflanzliche Kost verzehrt wird. Eine ausgeglichene Calciumbilanz ist erreichbar, weil bei vergleichsweise niedrigem Calciumspiegel im Blut die intestinale Absorption erhöht und die renale Exkretion verringert ist. Da Eisen aus pflanzlichen Lebensmitteln schlechter absorbiert wird als Häm-Eisen, ist eine Substitution mit diesem Spurenelement unter Umständen (insbesondere bei Frauen) erforderlich. Wenn kein Jodsalz verwendet wird, sind auch hier Supplemente erforderlich. Personen mit erhöhtem Nährstoffbedarf ist von dieser Kostform abzuraten. Für Säuglinge, Kinder und Heranwachsende birgt sie das Risiko einer Nährstoffunterversorgung.

Die Vorteile der vegetarischen Kost liegen im überwiegenden Anteil an Vollkornprodukten, Gemüse und Obst in der Nahrung, was einer hohen Zufuhr an Lebensmitteln mit niedrigem und mittlerem glykämischen Index entspricht. Durch den Verzicht auf Fleisch werden weniger gesättigte Fettsäuren, Cholesterin und Purine aufgenommen. Epidemiologische Studien ergaben bei Vegetariern im Vergleich zu Nicht-Vegetariern eine geringere Inzidenz von Übergewicht, Bluthochdruck, Hypercholesterinämie, Gallensteinen, Obstipation und Divertikulose.

Dies gilt nicht für Personen die zwar kein Fleisch essen, deren Anteil an Convenience-Produkten in der Kost aber vergleichsweise hoch ist. Sie werden umgangssprachlich als „Pudding-Vegetarier" bezeichnet.

Fernöstliche Ernährungsweisen

Fünf-Elemente-Ernährung (China)

Die Fünf-Elemente-Ernährung ist – neben Kräuterheilkunde, Akupunktur, Tuina-Massage und Qi Gong – eine der fünf Säulen der jahrtausendealten Traditionellen Chinesischen Medizin (TCM). Sie dient der Gesunderhaltung von Körper, Geist und Seele. Dabei erfolgt die Nahrungsauswahl individuell nach Konstitution und Jahreszeit, und zwar lebensmittel- und nicht nährstoffbezogen.

Die Elementelehre besagt, dass zwischen Mensch und Natur eine wechselseitige Beziehung besteht und alle Elemente – Holz, Feuer, Erde, Metall und Wasser – eine Einheit bilden und sich gegenseitig beeinflussen. Ein harmonisches Miteinander der Elemente bildet die Basis für Gesundheit, indem sichergestellt wird, dass der Organismus ausreichend mit Lebensenergie (Qi), Blut (Xue) und Körpersäften (Yin Je) versorgt ist. Ungleichgewichte dagegen können krank machen.

- Das Holzelement verkörpert den Frühling und steht für Anfang, Wachstum und Entwicklung. Der saure Geschmack dieses Elements wirkt adstringierend und leitet die Energie nach innen und unten, wodurch die Flüssigkeit im Körper bewahrt wird. Auf den Funktionskreis Leber/Galle wirken saure Lebensmittel wie z. B. Südfrüchte oder Früchtetees entspannend.
- Das Feuerelement ist das Element des Sommers, des Blühens und Reifens. Sein bitterer Geschmack leitet Energie nach unten und trocknet Nässe. Bittere Lebensmittel wie z. B. Salate und Kräuter stärken den Funktionskreis Herz/Dünndarm.
- Das Erdelement, das dem Altweibersommer entspricht, ist das ausgleichende Element innerhalb der fünf Elemente. Es stellt die Mitte dar, die alles zusammenhält. Der süße Geschmack des Erdelements wirkt nährend, befeuchtend und auf alle Organe harmonisierend. Süße Lebensmittel wie z. B. (gut gekaute) Vollkorngetreideprodukte, (gekochtes) Gemüse oder Nüsse verbessern die Qi-bildenden Verdauungsaktivitäten des Funktionskreises Milz-Pankreas/Magen.
- Das Metallelement repräsentiert den Herbst, die Ernte und den beginnenden Abschied. Der scharfe Geschmack dieses Elements zerstreut Kälte und löst Stagnation. Scharfe Lebensmittel wie z. B. bestimmte Gemüsesorten (Rettich) oder Gewürze beeinflussen speziell den Funktionskreis Lunge/Dickdarm.
- Das Wasserelement symbolisiert den Winter, die Zurückgezogenheit und das Alter. Sein salziger Geschmack wirkt abführend, schleimlösend und aufweichend. Salzige Lebensmittel wie Fische und Hülsenfrüchte binden Flüssigkeit an den richtigen Stellen und bauen Körpersäfte auf, indem sie insbesondere den Funktionskreis Nieren/Blase stärken.

Einen weiteren zentralen Aspekt in der Ernährung nach den Richtlinien der TCM bildet die thermische Wirkung der Lebensmittel und deren ausgewogene Kombination innerhalb einer Mahlzeit. Erfrischende, neutrale und warme Lebensmittel sollen – zu etwa gleichen Teilen – den Speiseplan dominieren, wogegen kalte und heiße Lebensmittel mit Bedacht zu genießen sind. Viele Lebensmittel haben die Eigenschaft, das Klima auszugleichen, in dem sie wachsen (z. B. wirken Südfrüchte kühlend auf den Organismus, wodurch sie Menschen in heißen Klimazonen helfen, mit der Hitze besser zurecht zu kommen).

- Kalte Lebensmittel sind u. a. alle Südfrüchte, Tomaten, Gurken, Joghurt und Mineralwasser. Sie wirken auskühlend auf den Körper, weshalb sie besonders in der kalten Jahreszeit mit Zurückhaltung verzehrt werden sollen.
- Erfrischende Lebensmittel sind die meisten Gemüse, Salate, einheimische Früchte und Sauermilchprodukte. Sie leisten einen wichtigen Beitrag zur Bildung der Körpersäfte. Im Übermaß verzehrt, rauben sie dem Organismus allerdings die Wärme, es sei denn, sie werden vor dem Verzehr erhitzt.
- Neutrale Lebensmittel sind die süßschmeckenden Gemüse (v. a. Möhren, Fenchel, Kürbis, Mais), Kartoffeln, Vollkorngetreide und Nüsse. Sie steigern die Vitalität und harmonisieren die Körperfunktionen. Vollkorngetreide wirkt sich besonders in gekochter Form positiv auf die Verdauung aus.
- Warme Lebensmittel sind die meisten getrockneten Kräuter und viele Gewürze (z. B. Zimt) sowie einige Fisch- und Fleischsorten. Sie wirken wärmend auf den Organismus, weshalb sie im Sommer eher sparsam verwendet werden sollen.
- Heiße Lebensmittel sind v. a. scharf angebratenes und gegrilltes Fleisch sowie scharfe Gewürze (z. B. Ingwer, Chili, Kardamom). Im Winter helfen sie, den Körper gegen Kälte zu schützen. Dennoch sollen sie sparsam verwendet werden, damit sie im Körper keine innere Hitze auslösen.

Obwohl die Einteilung der Lebensmittel nach Elementen und thermischer Wirkung aus westlicher Sicht schwer nachvollziehbar ist, bietet sich die Fünf-Elemente-Ernährung auch bei uns durchaus als vollwertige Kostform an. Besonders hervorzuheben ist, dass Aspekte wie Verträglichkeit und Jahreszeit berücksichtigt werden. Da das System sehr komplex ist – Mahlzeiten müssen je nach Konstitution und Gesundheitszustand entsprechend der thermischen Wirkung der Lebensmittel (die auch von der Zubereitung beeinflusst wird) sowie der Elementelehre individuell zusammengestellt werden –, empfiehlt es sich, einen fachkundigen Berater hinzuzuziehen.

Ayurvedische Kost (Indien)

Beim Ayurveda handelt es sich, wie bei der TCM, um ein jahrtausendealtes Gesundheitssystem, das neben einer differenzierten Ernährungslehre auch Kräuterheilkunde, Massage und Yoga umfasst. Es ist in Indien entstanden und lehrt „Das Wissen vom gesunden Leben".

Ein Grundgedanke im Ayurveda ist, dass sich alles Leben aus fünf Elementen zusammensetzt – Erde (Substanz), Wasser (Flüssigkeit), Feuer (Energie), Luft (Beweglichkeit) und Äther (die Materie umgebender Raum) –, die zu drei Doshas (Lebensenergien) zusammengefasst werden: Kapha (Struktur), Pitta (Umwandlung) und Vata (Bewegung). Diese Energien, die unsichtbar miteinander verbunden sind, bestimmen den Aufbau und die Funktionsweise von Körper, Geist und Seele. Sind sie individuell ausbalanciert, ist die Grundlage für ein Leben in Gesundheit geschaffen.

Wie in der TCM wird den Lebensmitteln mehr Bedeutung zugemessen als den darin enthaltenen Nährstoffen. Die Ernährung gilt als typgerecht, wenn sie die energetische Kraft des Hauptdoshas verringert und die der beiden untergeordneten Doshas stärkt.

- Bei Kapha-Typen überwiegt das wässrig-erdige Element. Sie sind ausgeglichen, gelassen und beständig und verfügen über eine ausgeprägte Lebenskraft und ein großes Durchhaltevermögen. Der Körperbau ist oft stämmig und sie neigen zu Korpulenz, weil die Verdauung träge ist. Kapha-Menschen legen Wert auf gutes Essen, wobei sie die Geschmacksrichtungen scharf, bitter und herb (zusammenziehend) bevorzugen sollen. Außerdem sollen sie darauf achten, hauptsächlich mäßig gegarte Speisen, frisches Obst, Salate und oberirdisch wachsende Gemüsearten zu essen sowie die Fettzufuhr einzuschränken.
- Bei Pitta-Typen, die oft durch hellrote Haare und eine rosige Gesichtsfarbe auffallen, ist das Hauptkennzeichen ein feuriges Naturell. Ehrgeiz, Zielstrebigkeit, aber auch Wutausbrüche sind ein häufiges Merkmal. Der Körperbau ist wohl proportioniert und sportlich. Pitta-Menschen haben großen Hunger, eine gute Verdauung und bevorzugen kühle Speisen und Getränke. Bei ihnen sollen die Geschmacksrichtungen süß, bitter und herb (zusammenziehend) dominieren. Im Sommer sind rohe Speisen für sie geeigneter als gekochte.
- Bei Vata-Typen dominiert das luftig-trockene Element. Sie sind lebhaft, mitreißend, kreativ und gesprächig, aber auch unberechenbar und sprunghaft. Sie sind Leichtgewichte, frieren schnell, haben unregelmäßig Hunger und neigen zu Verdauungsstörungen. Sie sollen überwiegend salzige, saure und süße Lebensmittel in gekochter Form verzehren und außerdem auf eine ausreichende Fettzufuhr achten.

Die Lebensmittel werden in drei Kategorien (Gunas) unterschiedlicher Qualität eingeteilt, wobei eine sattvische Ernährung anzusteben ist:

- Sattva-Guna: süß-saftige und ölige Lebensmittel wie Milchprodukte, Vollkorngetreide, Gemüse und Obst – sie verlängern das Leben und steigern die Zufriedenheit.
- Rajo-Guna: zu heiße, trockene, scharfe, bittere, salzige, saure Lebensmittel wie Chili, Zwiebel, Knoblauch oder Schnaps, im Übermaß konsumiert – sie überstimulieren Körper und Psyche.
- Tamo-Guna: überreife bis faule, abgestandene und wiederaufgewärmte Lebensmittel sowie Alkohol (regelmäßig und überreichlich konsumiert) – sie wirken destruktiv.

Darüber hinaus sind zehn ayurvedische Ernährungsregeln überliefert:

1. In ruhiger und entspannter Atmosphäre seine Mahlzeiten einnehmen und die Aufmerksamkeit auf das Essen richten.
2. Wert auf schmackhafte und ansprechend angerichtete Speisen legen.
3. Regelmäßig essen, ausgiebig kauen und die Mahlzeit beenden, sobald man sich gesättigt fühlt.
4. Mindestens drei Stunden zwischen den Mahlzeiten verstreichen bzw. sich vom Hungergefühl leiten lassen.
5. Idealerweise zu den Mahlzeiten schluckweise heißes Wasser trinken, keine kalten Getränke.
6. Vorwiegend saisonale Lebensmittel aus der Region verwenden, wobei etwa drei Viertel davon warm (aber nicht aufgewärmt) verzehrt werden sollen.
7. Auf die Verträglichkeit der Lebensmittel achten und mit Genuss essen.
8. Abends tierisches Eiweiß (v.a. Sauermilchprodukte) und Rohkost meiden.
9. Die Hauptmahlzeit möglichst mittags einnehmen.
10. Nach dem Essen einen Moment ausruhen.

Obwohl die Einteilung der Menschen in Konstitutionstypen und die der Lebensmittel nach qualitativen Eigenschaften aus westlicher Perspektive gewöhnungsbedürftig sind, ist die ayurvedische Ernährung – als vollwertige Kostform mit geringem Fleischanteil – als Dauerkostform durchaus geeignet. Besonders lobenswert ist, dass Lebensmittel auch nach saisonalen und regionalen Kriterien ausgewählt werden und dass neben der individuellen Verträglichkeit auch die Esskultur eine Rolle spielt.

Außenseiterdiäten

BIRCHER-BENNER-Kost
Die BIRCHER-BENNER-Kost basiert auf frischer, pflanzlicher Nahrung, ergänzt durch Milchprodukte und Eier. Die Hälfte der täglichen Nahrung soll in Form von Rohkost verzehrt werden. Konservierte Lebensmittel, Weißmehl und Zucker werden abgelehnt. Es handelt sich um eine Kost des Minimums, ausgehend von der Annahme, dass jedes „Zuviel" die Vitalität von Körper und Geist beeinträchtigt. Eine Hauptmahlzeit und zwei Nebenmahlzeiten täglich werden als ausreichend angesehen, Zwischenmahlzeiten abgelehnt, da sie den Verdauungstrakt unnötig belasten.

Abgesehen von der Einschränkung der Mahlzeitenzahl, ist diese ovolaktovegetarische Kostform durchaus vernünftig (geringe glykämische Last) und empfehlenswert.

WAERLAND-Kost
Die zentrale These des schwedischen Ernährungswissenschaftlers WAERLAND lautet, dass im Dickdarm nützliche, durch Pflanzenkost geförderte Gärungsbakterien, und schädliche, durch Fleischgenuss geförderte Fäulnisbakterien vorkommen. Erstere seien für die „innere Reinigung" des Körpers notwendig. WAERLAND postuliert nun, dass die Wahl zwischen pflanzlichen und tierischen Lebensmitteln nahezu gleichbedeutend sei mit der Wahl zwischen Gesundheit und Krankheit bzw. Leben und Tod. Er propagiert daher eine vegetarische Kost, bevorzugt roh verzehrt, als naturgegebene, die Gärungsbakterienflora stabilisierende Ernährungsweise.

Die Empfehlung einer solchen überwiegend pflanzlichen Kost mit hohem Ballaststoffgehalt ist durchaus vernünftig. Nicht akzeptabel aus ernährungswissenschaftlicher Sicht dagegen sind die dafür gegebenen Begründungen.

Mazdaznan-Ernährung
Diese Ernährungsform orientiert sich an der Mazdaznan-Lebenslehre, die auf den Thesen des persischen Propheten ZARATHUSTRA beruht, der die Ernährung als Schöpfungsprozess versteht. Die Entwicklung des Gehirns und, davon abhängig, des Fortschritts wird dadurch ermöglicht, dass sich der Mensch materielle Nahrung verschafft. Die prinzipielle Frage ist jedoch nicht, mit wie viel, sondern mit wie wenig es möglich ist, gesund und glücklich zu leben. Der Rhythmus der Nahrungsaufnahme soll durch die Tages- und Jahreszeiten bestimmt werden, die individuelle Gestaltung der Kost durch den Persönlichkeitstyp, der durch den Dualismus zwischen Elektrismus und Magnetismus geprägt ist. Zwecks Ausgleich der jeweiligen Veranlagung soll der „elektrische Mensch" säure- und zuckerreiche Nahrung (insbesondere Obst) bevorzugen, der „magnetische Mensch" dagegen salzhaltige Produkte (vorwiegend Gemüse und Getreideerzeugnisse). Fleisch gilt als unreines Lebensmittel und ist verboten. Eier und Milchprodukte sind dagegen erlaubt. Konservierte Nahrung wird völlig, reine Rohkost teilweise abgelehnt.

Aus ernährungswissenschaftlicher Sicht handelt es sich bei der Mazdaznan-Ernährung um eine abwechslungsreiche, ovolaktovegetarische Kostform, die durchaus empfehlenswert ist, solange auf die glykämische Last (Obst, Getreide) geachtet wird. Die ausgleichende Beeinflussung unbewiesener physikalischer Eigenschaften des Menschen mit Hilfe von Lebensmitteln unterschiedlicher Geschmacksqualitäten ist jedoch wissenschaflich nicht haltbar. Die naturphilosophischen Vorstellungen der Mazdaznan-Lehre entziehen sich der Bewertung.

Anthroposophische Kost
Gemäß der anthroposophischen Ernährungslehre des Philosophen STEINER und der ihr zugrunde liegenden biologisch-dynamischen Wirtschaftsweise wird der Wert der Nahrung, die den physischen Leib und die höheren Wesensglieder des Menschen (Ätherleib, Astralleib, Ich) stimulieren und erhalten soll, durch ihren Gehalt an „ätherischen Bildekräften" bedingt. In ganzheitlicher Betrachtung werden die Nahrungspflanzen dreigegliedert in Wurzel, Stängel/Blatt und Frucht/Blüte, deren Verzehr das Denken, Fühlen bzw. Wollen des Menschen beeinflussen soll, und die bestimmten Organen und Systemen entsprechen.

Wurzelgemüse wie beispielsweise Mohrrüben und Rettich gelten als Nahrung für Nerven und Sinne, Kohlsorten und Blattsalate dienen der Stärkung von Herz und Lungen, und Früchte und Samen regen Stoffwechsel und Potenz an. „Ausgewogene Nahrung" soll in gleichem Maße unter- wie oberirdisch gewachsene Pflanzenteile enthalten. Knollengewächse wie die Kartoffel gelten als schädlich, weil sie die Denkfähigkeit einschränken und die Entstehung von Tuberkulose fördern. Der Genuss von Fleisch und Eiern behindert den Menschen in seiner geistigen Reifung.

Kohlenhydrate bzw. „Zucker im natürlichen Verband" (Getreide, Obst, Gemüse) wirken nach STEINER positiv auf das Gehirn und auf das Ich. Eiweiß ist „Trägersubstanz des Lebendigen", führt bei überhöhter Aufnahme jedoch zu Fäulnis und Erkrankungen im Unterleib. Fett dient der Erzeugung von Wärme und gilt als Nervennahrung, soll zur Vorbeugung von Übergewicht und ernährungsabhängigen Krankheiten aber in Maßen verzehrt werden. Kieselsäureverbindungen kommt als Formbildnern des Lebens besondere Bedeutung zu. Der Verzehr von Getreideprodukten mit hohem Anteil an Silikaten soll Störungen der inneren Organe („Kieselorganismus") entgegenwirken.

Aus ernährungsphysiologischer Sicht handelt es sich bei der anthroposophisch orientierten Ernährung um eine vorwiegend laktovegetarische Kostform, die den Verzehr von Eiern einschränkt und gelegentlichen Fleischverzehr zulässt. Das Postulat des Zusammenhangs zwischen Pflanze und Körper bzw. Ernährung und Stoffwechsel ist aus naturwissenschaftlicher Sicht jedoch unhaltbar. Die Vorstellungen über Äther, Bildekräfte oder den Leib der Dinge sind als mystisch einzustufen.

Makrobiotik

Bei der Makrobiotik, deren Ursprung in der Lehre des chinesischen Zen-Buddhismus liegt, handelt es sich um eine weltanschaulich begründete Lebensweise, welche die Ansichten vertritt, dass ein gesunder Mensch alle notwendigen Nährstoffe durch Transformation selbst bilden kann und dass durch geeignete Ernährung und Lebensweise eine Verlängerung des Lebens möglich ist. Ausgehend von der Vorstellung, dass der Mensch Gesundheit, Lebenskraft sowie geistige und körperliche Aktivität verbessern kann, indem er sich von Pflanzenkost ernährt, sind Gemüse und Getreide die wichtigsten Bestandteile der Nahrung. Aufgrund der Tatsache, dass der Mensch durch sein Gebiss von Natur aus in der Lage ist, tierische Nahrung zu verzehren, werden vom Tier stammende Lebensmittel nicht grundsätzlich abgelehnt. Sie sollen aber aus ökologisch-ökonomischen Überlegungen heraus nur selten verzehrt werden.

Das Verhältnis der beiden entgegengesetzten Kräfte Yin und Yang soll in der Nahrung immer 5:1 betragen. Demzufolge besteht laut OSHAWA, dem Begründer dieser Kostform, die beste Ernährung im ausschließlichen Verzehr von Vollkorngetreideprodukten.

Diese höchste Stufe (7) kann erreicht werden, wenn von der niedrigsten Stufe (−3) aus nacheinander Nachtische, Salate/Früchte, tierisches Eiweiß, Suppen sowie Gemüse von der Kost ausgeschlossen werden. Flüssigkeit soll nur in solchen Mengen zugeführt werden, dass der Durst (gerade) gestillt ist. Kaffee, schwarzer Tee, süße Säfte, Limonaden und alkoholische Getränke sind zu meiden. Empfohlen werden naturbelassene Lebensmittel aus alternativem Anbau. Die Verwendung von Kunstdünger und Schädlingsbekämpfungsmitteln wird strikt abgelehnt.

Nach dieser Lehre sind alle Erkrankungen durch entsprechende Ernährungsumstellung heilbar. Als eigentliche Heilnahrung werden die Stufen 5 bis 7 angesehen. Die fünf unteren Stufen (−3 bis 2) ähneln im weitesten Sinn der vollwertigen Ernährung. Gelegentliche kurzfristige Anwendung dieser Kostform kann daher als Ausgleich für eine sonst überreiche Ernährungsweise dienen. Die fünf oberen Stufen (3 bis 7) sind als vegan und einseitig zu bezeichnen.

Eine Ernährung nach den strikten Regeln der Makrobiotik birgt ein erhebliches Risiko der Unterversorgung mit Energie und essenziellen Nährstoffen, allen voran einige Aminosäuren, die Vitamine D, C, B_2 und B_{12} sowie Calcium und Phosphat. Bei Kindern können sogar klinische Zeichen von Rachitis und Skorbut auftreten. Die Empfehlung, sich bei der Flüssigkeitszufuhr nur nach dem Durst zu richten, kann auf Dauer zu einer Beeinträchtigung der Nierenfunktion führen.

Die Vorstellung, dass der Körper auch essenzielle Nährstoffe synthetisieren kann, widerspricht wissenschaftlichen Erkenntnissen. Da Anhänger der Makrobiotik ärztliche Behandlung und medikamentöse Therapie ablehnen, und es aus diesem Grund zu Todesfällen gekommen ist, wurde die streng makrobiotische Ernährung in den USA als Gefahr für die Volksgesundheit eingestuft.

Die KUSHI-Diät ist eine ernährungsphysiologisch sinnvolle Variante der Makrobiotik, die in den USA vor allem zur Krebsprophylaxe empfohlen wird. Sie soll zu 50–60% aus Vollgetreide, zu 25–35% aus Frischgemüse, zu 10% aus Hülsenfrüchten oder Soja und zu 5% aus Algengemüse bestehen. Zusätzlich darf ein- bis zweimal pro Woche magerer weißfleischiger Fisch verzehrt werden. Nicht erlaubt sind Fleisch, Wild, Eier, Butter, Milch und Milchprodukte, Konserven, Tiefkühlkost sowie Vitamin- und Mineralstoffpräparate.

In Europa wurde die KUSHI-Diät durch DAGNELIE folgendermaßen ergänzt:
- zusätzlich 20–25 g Fett pro Tag, am besten in Form von Öl und Nüssen,
- 150–200 ml Milchprodukte täglich, vorzugsweise Sauermilcherzeugnisse,
- 100–150 g Fettfisch pro Woche,
- starke Zerkleinerung/Pürieren von Gemüse.

Diese Kostform erfüllt weitgehend sowohl die Anforderungen an eine gesunde Ernährung als auch die Ratschläge zur Krebsvorbeugung (s. S. 228, ◆Tabelle 14-6).

SCHNITZER-Kost

Diese Kostform basiert auf den Annahmen ihres Begründers, des Zahnmediziners SCHNITZER, dass sich der menschliche Organismus mit seinen Verdauungs- und Stoffwechselfunktionen während der Evolution an eine „Urnahrung" angepasst hat und dass der Mensch im Gegensatz zur allgemeinen Auffassung kein Allesesser (Omnivore), sondern ein Früchteesser (Frugivore) – Früchte im Sinn von Samen, Wurzelknollen und Blattschösslingen – ist. Nach den Empfehlungen von SCHNITZER soll der „ursprüngliche" Verzehr von Getreide, Wurzelgemüse und Blattsalat heute in Form der „Intensivkost" (1500 kcal/d) weitergeführt werden. Es handelt sich hierbei um eine streng vegetabile Rohkost aus naturbelassenen Lebensmitteln, die wirksame „lebende Fermente" enthalten soll.

Erhitzte Lebensmittel einschließlich Brot, raffinierte Kohlenhydrate einschließlich Honig und Säften sowie tierische Lebensmittel aller Art (selbst Milch) sollen gemieden werden. Zum Frühstück wird ein „Naturmüsli" aus frisch gemahlenem Vollkorngetreide, Zitronensaft, Obst und Nüssen (evtl. ergänzt durch ein Mineralstoffpräparat) empfohlen, zum Mittag- und Abendessen Salate, Getreideschrot, gekeimte Körner oder Sojabohnen. Als Getränke zu bevorzugen sind Leitungswasser, mineralstoffarmes Tafelwasser und Tee. Obst- und Gemüsesäfte sowie Milchprodukte gelten als Teilwertprodukte und sollen in geringen Mengen oder gar nicht konsumiert werden. Nicht erlaubt sind isolierte Zucker, Kaffee, Alkohol und Nikotin. Die Nahrung soll aus kontrolliertem biologischen Anbau stammen.

Als Vorteile dieser Kostform nennt SCHNITZER eine Optimierung von Vitalität, Ausdauer und Leistungsfähigkeit beim Gesunden sowie vorbeugende bzw. heilende Effekte bei sämtlichen Zivilisationskrankheiten und Reduktion von Übergewicht.

Obwohl ballaststoffreich, energie- und fettarm, ist diese Kostform als Dauerernährung aufgrund ihrer Einseitigkeit abzulehnen. Bedingt durch die fehlende Zufuhr tierischer Lebensmittel besteht die Gefahr einer unzureichenden Versorgung des Organismus mit Eiweiß, Calcium, Eisen, Jod und Vitamin B_{12}, weshalb besonders Personen mit erhöhtem Nährstoffbedarf von dieser Ernährungsform abzuraten ist. Der Anspruch auf Heilung fast aller Krankheiten ist wissenschaftlich unbewiesen und irreführend.

Die ebenfalls von SCHNITZER entwickelte „Normalkost" (2200 kcal/d) wird auf der Basis der Intensivkost um Vollkornbrot und -gebäck, Kartoffeln, Vollreis, Vorzugsmilch(produkte) und Eier erweitert. Diese ovolaktovegetarisch ausgerichtete Ernährungsform ist nur bei abwechslungsreicher Gestaltung als Dauerkost geeignet.

HAYsche Trennkost

Der Grundgedanke der von dem amerikanischen Arzt HAY entwickelten und von dem Mediziner WALB in Deutschland publik gemachten Trennkost lautet, dass der Mensch nicht mischen soll, was die Natur zu mischen unterließ. Das zu Grunde liegende „chemische Verdauungsgesetz" besagt, dass die in der Kost übliche Mischung von Eiweiß und Kohlenhydraten im Organismus nicht gleichzeitig verdaut werden kann. HAY ist der Ansicht, dass Stärke bei einer gemischten Zufuhr den Magen passiert und im Dünndarm zu Gärungsprozessen führt, weil die Kohlenhydratverdauung im Mund in einem basischen Milieu beginne, und die Eiweißverdauung im Magen in einem sauren Milieu erfolge, der Magen aber nicht gleichzeitig säure- und basenbildend verdauen könne. Daraus erwächst die Forderung, Eiweiß und Kohlenhydrate nicht innerhalb einer Mahlzeit zu verzehren.

Als konzentrierte eiweißreiche Lebensmittel gelten Fleisch, Wild, Geflügel, Fisch, Milch, magerer Käse und Eier, als konzentrierte kohlenhydratreiche Lebensmittel Vollkorngetreideprodukte, Kartoffeln, Trockenfrüchte und Honig und als neutrale Lebensmittel reine Fette und Öle, fettreiche Milchprodukte, Obst, Gemüse, Pilze, Nüsse und Gewürze. Letztere dürfen zusammen mit den für eine Mahlzeit ausgewählten Eiweiß- oder Kohlenhydratträgern verzehrt werden.

Neben der Mischung von Eiweiß und Kohlenhydraten sieht HAY im Verzehr „unnatürlicher", ballaststoffarmer Lebensmittel (polierter Reis, Weißmehl, Weißbrot, isolierter Zucker) die Ursache für eine Übersäuerung („chemische Gleichgewichtsstörung") des Organismus und für alle Zivilisationskrankheiten. Er empfiehlt deshalb eine Kost, die zu 80 % aus basenbildenden (Gemüse und Obst, vorwiegend als Rohkost) und zu 20 % aus säurebildenden (Vollkorngetreideprodukte, Milch, Eier, Fleisch, Fisch) Lebensmitteln bestehen soll. Ferner ist darauf zu achten, dass der Verzehr von Fett 30–60 g/d und der von Fleisch 100 g/d nicht überschreitet. Gemieden werden sollen getrocknete Hülsenfrüchte, Schwarztee, Kaffee, Kakao, Essig und Senf. Bei Befolgen dieser Ernährungsweise verspricht HAY neben gesteigertem Wohlbefinden die Vorbeugung und Heilung fast aller Krankheiten.

Die Forderung, die Zufuhr von eiweiß- und kohlenhydratreichen Lebensmitteln zu trennen, ist aufgrund des tatsächlichen Ablaufes der Verdauungsvorgänge (die Eiweißverdauung beginnt im Magen und wird im Dünndarm ebenso wie die Kohlenhydratverdauung unter schwach basischen Bedingungen fortgesetzt) unsinnig. Bezüglich der biologischen Wertigkeit von Protein hat sie sogar den Nachteil, dass der Ergänzungswert einiger Lebensmittel verloren geht (vgl. Kartoffel-Ei-Gemisch, S. 51). Der Anspruch der vorbeugenden oder heilenden Wirkung bei Krankheiten ist nicht durch klinische Studien belegt und deshalb ungerechtfertigt. Dass mit Hilfe der HAYschen Trennkost positive Effekte bei Hypercholesterinämie erzielt worden sind, darf nicht als Beweis für die Wirkung des Trennprinzips oder der übrigen, wissenschaftlich nicht begründeten Prinzipien dieser Kostform gedeutet werden. Sie sind vielmehr eine Folge der geringen Zufuhr an Energie und leicht verdaulichen Kohlenhydraten.

Obwohl die Empfehlung, häufiger Gemüse, Obst und Vollkornprodukte zu essen, zu befürworten ist, ist die HAYsche Trennkost als Dauerernährung nur bedingt zu empfehlen, weil sie die Forderung der Ausgewogenheit bezüglich der Nährstoffrelation nicht erfüllt. Besonders das $\omega 6$- zu $\omega 3$-Verhältnis dürfte nicht adäquat sein und der Anteil gesättigter Fette zu hoch.

Vor dem Hintergrund, dass eine Kombination von kohlenhydrat- und proteinreichen Lebensmitteln innerhalb einer Mahlzeit einen starken Anstieg der Insulinkonzentration bewirkt, entwickelte der deutsche Mediziner PAPE ein Gewichtsreduktionskonzept (InsuLean-Prinzip), das die Sekretion der Bauchspeicheldrüse schonen und trotzdem sättigen soll. Bei der sog. **Insulin-Trennkost** wird morgens eine kohlenhydrat- und abends eine proteinreiche Mahlzeit empfohlen, um den Insulinspiegel über Nacht niedrig zu halten und dadurch die Fettverbrennung anzuregen. Beim Mittagessen darf auf die Trennung von Kohlenhydraten und Proteinen verzichtet werden. Zwischenmahlzeiten sollen vermieden werden, um einer Hyperinsulinämie entgegenzuwirken. Allerdings dürften sich Nahrungspausen von mehr als fünf Stunden Dauer nicht gerade förderlich auf die Compliance auswirken.

EVERS-Diät

Die zur Behandlung der Multiplen Sklerose empfohlene Diät von EVERS basiert auf der Vorstellung, dass diese Erkrankung eine durch alimentäre Noxen erzeugte Stoffwechselstörung ist, die durch diätetische Maßnahmen positiv beeinflusst werden kann. Folgende Leitsätze hat er für die von ihm empfohlene Rohkostdiät aufgestellt:

Grundsätzlich soll jedes Lebensmittel so frisch und natürlich wie möglich, ohne vorherige Anwendung von Denaturierungsprozessen verzehrt werden. Demzufolge soll sich die Diät aus frisch gekeimtem Roggen und Weizen, groben Haferflocken, Vollkornbrot, Wurzelgemüse, Knollen, Obst und Schalenfrüchten zusammensetzen. Hinzu kommen dürfen an tierischen Produkten rohe Milch, Sahne, Butter, Quark, Honig, rohe Eier, rohes Hackfleisch, roher Schinken und roher Speck. Gelegentlich erlaubt sind naturreine Weine und Branntwein, verboten sämtliche aus Zucker und Weißmehl hergestellten Produkte und Genussmittel wie Kaffee, Tee, Kakao und Nikotin. Gewürze wie Salz und Pfeffer sind zu meiden.

Bei näherer Betrachtung der Zusammensetzung der EVERS-Diät fällt auf, dass sie aufgrund des hohen Anteils an Vollgetreide, Nüssen und Pflanzenölen sehr energie- und fettreich ist, wobei auch große Mengen an mehrfach ungesättigten Fettsäuren vorkommen. Pro Tag liefert sie 3500–4000 kcal bei einer Gesamtfettzufuhr von etwa 200 g und einem Anteil an mehrfach ungesättigten Fettsäuren von 12–15 %.

Möglicherweise kann die Multiple Sklerose durch hohe Zufuhr von Linolensäure (17–23 g/d) infolge einer vermehrten Synthese immunsuppressiv wirkender Prostaglandine positiv beeinflusst werden. Exakte Beweise für den therapeutischen Effekt der Evers-Diät gibt es aber nicht.

Rohkost-Ernährung

Unter Rohkost versteht man unerhitzte Nahrung sowohl pflanzlicher als auch tierischer Herkunft. Die verschiedenen unter diesem Begriff subsummierten Rohkostformen (z.B. Urkost, Vitalernährung, Hippokrates-, Instinkto-, Sonnen-, Hallelujah-Diät), die jeweils stark weltanschaulich geprägt sind, unterscheiden sich zum einen in der empfohlenen Menge an roher Nahrung (50–100 Gewichts-%), zum anderen im Verhältnis von pflanzlichen zu tierischen Lebensmitteln. Die meisten Rohkostformen sind vegan ausgerichtet und verzichten vollständig auf Gekochtes. Als roh gilt ein Lebensmittel, dessen Proteine nicht durch thermischen Einfluss denaturiert wurden (ab 40° C), weshalb auch Trockenobst, kaltgeschleuderter Honig und kaltgepresste Öle zur Rohkost zählen.

Wie viel unerhitzte Nahrung ein Mensch verträgt, ist individuell unterschiedlich. Während einige mit reiner Rohkost dauerhaft gut zurecht kommen, treten bei anderen, vor allem im Fall einseitiger Lebensmittelauswahl, kurz- oder langfristig Untergewicht, Frieren, Menstruationsstörungen, Osteoporose und Zahnprobleme auf. In wissenschaftlichen Studien hat sich ein Rohkostanteil von 50 Gewichts-% als geschmacklich ansprechend, praktikabel und gesundheitlich vorteilhaft erwiesen.

Im Vergleich zu erhitzter Nahrung liefern rohe Lebensmittel mehr hitzelabile Vitamine wie Vitamin C und Folsäure, außerdem mehr Mineralstoffe (z.B. Kalium, Magnesium) und sekundäre Pflanzenstoffe. Andererseits werden Nährstoffe, die durch Erhitzen besser verfügbar werden (z.B. β-Carotin), in geringeren Mengen aufgenommen. Bei einer veganen Rohkost-Ernährung ist die Energiezufuhr oft unzureichend. Dasselbe gilt für die Zufuhr von Nährstoffen, die überwiegend aus tierischen Lebensmitteln stammen, wie z.B. Proteine, Vitamin D, B_2 und B_{12}, Calcium, Eisen, Jod und Zink. Andererseits entfällt bei der veganen Rohkost das hygienische Risiko (Belastung mit pathogenen Keimen), das rohes Fleisch, rohe Milch und rohe Eier bergen.

Während nicht mit Gewissheit auszuschließen ist, dass sich ein zeitlich begrenzter, therapeutischer Einsatz von überwiegend unerhitzter pflanzlicher Kost auf den Verlauf verschiedener Erkrankungen positiv auswirken kann, ist von einer dauerhaften Ernährung nach den Prinzipien der Rohkost aus ernährungsphysiologischen und hygienischen Gründen eher abzuraten.

Auf Übungsfragen zur Diätetik wird verzichtet, weil die Antworten in den meisten Fällen eine Wiederholung des Textes darstellen würden.

Anhang

Referenzwerte
Rechenbeispiele
Übungs- und
Original-Klausurfragen
Literatur
Sachregister

Anhang

DRI für Energie, Wasser und Hauptnährstoffe für Erwachsene (2002)

	Energie [kcal/d]	Wasser[1] [l/d]	Protein[2] [g/d]	Fett[3] [g/d]	Linolsäure [g/d]	Linolensäure [g/d]	Kohlenhydrate[4] [g/d]	Ballaststoffe [g/d]
Männer	2300–2900	3,7	56	k.A.	17	1,6	>130	38
Frauen	1800–2200	2,7	46	k.A.	12	1,1	>130	25

Tab. 15-1: Dietary Reference Intakes (DRI) für Energie, Wasser und Hauptnährstoffe
[1] Gesamtwasserzufuhr über Getränke und feste Lebensmittel
[2] 15–35 Energie-%
[3] 20–35 Energie-%, so wenig wie möglich Cholesterin, gesättigte und *trans*-Fettsäuren
[4] 45–65 Energie-%, nicht mehr als 25 Energie-% zugesetzte Zucker

D-A-CH-Referenzwerte für Körpermaße, Energie, Wasser und Hauptnährstoffe (2000)

Altersgruppe	Körpergröße[1] [cm] m	w	Körpermasse[2] [kg] m	w	Energie[3] [kcal/d] m	w	Wasser[4] [ml/kg KG/d]	Protein [g/kg KG/d]	Fett [En.-%]	Ess. FS[5] [En.-%]
Säuglinge										
0–3 Monate	57,9	56,5	5,1	4,7	500	450	130	2,7–1,5	45–50	4,5
4–11 Monate	70,8	68,9	8,7	8,1	700	700	110	1,2	35–45	4,0
Kinder										
1–3 Jahre	90,9	90,5	13,5	13,0	1100	1000	95	1,0	30–40	3,5
4–6 Jahre	113,0	111,5	19,7	18,6	1500	1400	75	0,9	30–35	3,0
7–9 Jahre	129,6	129,3	26,7	26,7	1900	1700	60	0,9	30–35	3,0
10–12 Jahre	146,5	148,2	37,5	39,2	2300	2000	50	0,9	30–35	3,0
13–14 Jahre	163,1	160,4	50,8	50,3	2700	2200	40	0,9	30–35	3,0
Jugendliche										
15–18 Jahre	174,0	166,0	67,0	58,0	3100	2500	40	0,9	30	3,0
Erwachsene										
19–24 Jahre	176,0	165,0	74,0	60,0	3000	2400	35	0,8	30	3,0
25–50 Jahre	176,0	164,0	74,0	59,0	2900	2300	35	0,8	30	3,0
51–64 Jahre	173,0	161,0	72,0	57,0	2500	2000	30	0,8	30	3,0
≥65 Jahre	169,0	158,0	68,0	55,0	2300	1800	30	0,8	30	3,0
Schwangere ab 4. Monat						+255	35	0,8	30–35	3,0
Stillende 4–6 Monate						+635	45	0,8	30–35	3,0

Tab. 15-2: D-A-CH-Referenzwerte für Körpermaße, Energie, Wasser und Hauptnährstoffe
[1] Körpergröße = Referenzkörpergröße
[2] Körpermasse = Sollkörpergewicht; hierauf beziehen sich die Angaben „pro kg KG"
[3] Werte für mittlere körperliche Aktivität, entsprechend einem *physical activity level* (PAL) von 1,75 für 15- bis 24-Jährige, 1,70 für 25- bis 50-Jährige und 1,60 für ≥ 51-Jährige
[4] Wasserzufuhr durch Getränke und feste Nahrung
[5] hiervon jeweils 0,5 Energie-% ω3-Fettsäuren; verbleibende Menge ω6-Fettsäuren
En.-% = Prozent der Energiezufuhr, FS = Fettsäuren

D-A-CH-Referenzwerte für Vitamine (2000)

Altersgruppe	Vit. A [mg RÄ/d] m	Vit. A [mg RÄ/d] w	Vit. D [µg/d]	Vit. E* [mg TÄ/d] m	Vit. E* [mg TÄ/d] w	Vit. K* [µg/d] m	Vit. K* [µg/d] w	Vit. C [mg/d]	Thiamin [mg/d] m	Thiamin [mg/d] w	Riboflavin [mg/d] m	Riboflavin [mg/d] w	Pyridoxin [mg/d] m	Pyridoxin [mg/d] w	Biotin* [µg/d]	Pantothenat* [mg/d]	Niacin [mg NÄ/d] m	Niacin [mg NÄ/d] w	Folsäure [µg FÄ/d]	Cobalamin [µg/d]
Säuglinge																				
0–3 Monate	0,5	0,5	10	3	3	4	4	50	0,2	0,2	0,3	0,3	0,1	0,1	5	2	2	2	60	0,4
4–11 Monate	0,6	0,6	10	4	4	10	10	55	0,4	0,4	0,4	0,4	0,3	0,3	5–10	3	5	5	80	0,8
Kinder																				
1–3 Jahre	0,6	0,6	5	6	5	15	15	60	0,6	0,6	0,7	0,7	0,4	0,4	10–15	4	7	7	200	1,0
4–6 Jahre	0,7	0,7	5	8	8	20	20	70	0,8	0,8	0,9	0,9	0,5	0,5	10–15	4	10	10	300	1,5
7–9 Jahre	0,8	0,8	5	10	9	30	30	80	1,0	1,0	1,1	1,1	0,7	0,7	15–20	5	12	12	300	1,8
10–12 Jahre	0,9	0,9	5	13	11	40	40	90	1,2	1,1	1,4	1,2	1,0	1,0	20–30	5	13	13	400	2,0
13–14 Jahre	1,1	1,0	5	14	12	50	50	100	1,4	1,1	1,6	1,3	1,4	1,4	25–35	6	18	15	400	3,0
Jugendliche																				
15–18 Jahre	1,1	1,0	5	15	12	70	60	100	1,3	1,0	1,5	1,2	1,6	1,2	30–60	6	17	13	400	3,0
Erwachsene																				
19–24 Jahre	1,0	0,8	5	15	12	70	60	100	1,3	1,0	1,5	1,2	1,5	1,2	30–60	6	17	13	400	3,0
25–50 Jahre	1,0	0,8	5	14	12	70	60	100	1,2	1,0	1,4	1,2	1,5	1,2	30–60	6	16	13	400	3,0
51–64 Jahre	1,0	0,8	5	13	12	80	65	100	1,1	1,0	1,3	1,2	1,5	1,2	30–60	6	15	13	400	3,0
≥ 65 Jahre	1,0	0,8	10	12	11	80	65	100	1,0	1,0	1,2	1,2	1,4	1,2	30–60	6	12	13	400	3,0
Schwangere																				
ab 4. Monat	1,1		10	13		60		110		1,2		1,5		1,9	30–60	6		15	600	3,5
Stillende																				
4–6 Monate	1,5		10	17		60		150		1,4		1,6		1,9	30–60	6		17	600	4,0

Tab. 15-3: D-A-CH-Referenzwerte für Vitamine

* = Schätzwerte
RÄ = Retinol-Äquivalente
TÄ = Tocopherol-Äquivalente
NÄ = Niacin-Äquivalente
FÄ = Folat-Äquivalente

D-A-CH-Referenzwerte für Mineralstoffe (2000)

Altersgruppe	Na* [mg/d]	K* [mg/d]	Ca* [mg/d]	Mg [mg/d]		Cl* [mg/d]	P [mg/d]	Fe [mg/d]		Cu [mg/d]
				m	w			m	w	
Säuglinge										
0–3 Monate	100	400	220	24	24	200	120	0,5	0,5	0,2–0,6
4–11 Monate	180	650	400	60	60	270	300	8	8	0,6–0,7
Kinder										
1–3 Jahre	300	1000	600	80	80	450	500	8	8	0,5–1,0
4–6 Jahre	410	1400	700	120	120	620	600	8	8	0,5–1,0
7–9 Jahre	460	1600	800	170	170	690	800	10	10	1,0–1,5
10–12 Jahre	510	1700	1100	230	250	770	1250	12	15	1,0–1,5
13–14 Jahre	550	1900	1200	310	310	830	1250	12	15	1,0–1,5
Jugendliche										
15–18 Jahre	550	2000	1200	400	350	830	1250	12	15	1,0–1,5
Erwachsene										
19–24 Jahre	550	2000	1000	400	310	830	700	10	15	1,0–1,5
25–50 Jahre	550	2000	1000	350	300	830	700	10	15	1,0–1,5
51–64 Jahre	550	2000	1000	350	300	830	700	10	10	1,0–1,5
≥65 Jahre	550	2000	1000	350	300	830	700	10	10	1,0–1,5
Schwangere										
ab 4. Monat	550	2000	1000		310	830	800		30	1,0–1,5
Stillende										
4–6 Monate	550	2000	1000		390	830	900		20	1,0–1,5

Tab. 15-4: D-A-CH-Referenzwerte für Mineralstoffe
* Schätzwerte

Altersgruppe	Zn [mg/d]		F* [mg/d]		J [µg/d]	Mn* [mg/d]	Cr* [µg/d]	Mo* [µg/d]	Se* [µg/d]
	m	w	m	w					
Säuglinge									
0–3 Monate	1	1	0,25	0,25	40	0,3–0,6	1–10	7	5–15
4–11 Monate	2	2	0,5	0,5	80	0,6–1,0	20–40	20–40	7–30
Kinder									
1–3 Jahre	3	3	0,7	0,7	100	1,0–1,5	20–60	25–50	10–40
4–6 Jahre	5	5	1,1	1,1	120	1,5–2,0	20–80	30–75	15–45
7–9 Jahre	7	7	1,1	1,1	140	2,0–3,0	20–100	40–80	20–50
10–12 Jahre	9	7	2,0	2,0	180	2,0–5,0	20–100	50–100	25–60
13–14 Jahre	9,5	7	3,2	2,9	200	2,0–5,0	20–100	50–100	25–60
Jugendliche									
15–18 Jahre	10	7	3,2	2,9	200	2,0–5,0	30–100	50–100	30–70
Erwachsene									
19–24 Jahre	10	7	3,8	3,1	200	2,0–5,0	30–100	50–100	30–70
25–50 Jahre	10	7	3,8	3,1	200	2,0–5,0	30–100	50–100	30–70
51–64 Jahre	10	7	3,8	3,1	180	2,0–5,0	30–100	50–100	30–70
≥65 Jahre	10	7	3,8	3,1	180	2,0–5,0	30–100	50–100	30–70
Schwangere									
ab 4. Monat		10		3,1	230	2,0–5,0	30–100	50–100	30–70
Stillende									
4–6 Monate		11		3,1	260	2,0–5,0	30–100	50–100	30–70

Tab. 15-4: D-A-CH-Referenzwerte für Mineralstoffe (Fortsetzung)
* Schätzwerte; F = Fluoridgesamtzufuhr (Nahrung, Supplemente, Trinkwasser)

Daten zu den Vitaminen

	Organ-speicher-kapazität [mg]	Halb-wertszeit [Tage]	Reserve-dauer [Monate]	Plasmakonzentration bei bedarfsgerechter Versorgung		Plasmakonzentration bei unzureichender Versorgung		Ausscheidung
				[µg/dl]	[nmol/dl]	[µg/dl]	[nmol/dl]	[mg/d]
Vitamin A	250–540	0,3–0,5	12–24	26–79	92–276	15–24	53–84	Spuren
Vitamin D	–	–	2–4	<0,0045	<0,01	<0,0021	<0,0047	Spuren
Vitamin E	750	3–4	6–12	560–1560	1300–3620	<500	<1160	Spuren
Vitamin K	0,4	–	0,5–1,5	–	–	Prothrombin <0,7		Spuren
Vitamin C	3000	10–20	0,5–1,5	400–1200	2240–6720	<357	<2000	7–42
Thiamin	25–30	10–20	0,3–0,5	1,8–6,2	6,8–23,0	Harn-B_1/mol Kreatinin <28 µmol		1,2–3,6
Riboflavin	–	–	0,5–1,5	3,8–24,0	10–64	Harn-B_2/mol Kreatinin <12 µmol		0,3–2,5
Pyridoxin	5–150	–	0,5–1,5	3–8	17–46	Harn-B_6/mol Kreatinin <13 µmol		0,7–1,6
Biotin	–	–	–	0,04–0,08	0,15–0,30	<0,04	<0,15	0,01–0,04
Pantothensäure	28	–	–	22–190	100–863	<18	<82	2–7
Niacin	–	–	0,5–1,5	350–700	2870–5740	<75	<615	1,7–2,3
Folsäure	8–23	100	3–4	0,3–2,8	0,7–6,5	<0,3	<0,7	<0,02
Cobalamin	2–5	350–400	36–60	0,02–0,10	0,01–0,07	<0,015	<0,01	<0,001

Tab. 15-5: Daten zu den Vitaminen
(–) keine Angaben

	Z.-V. [%]	A.-Q. [%]	Verzehr, BRD [mg/d]	D-A-CH [mg/d]	RDA [mg/d]	AI [mg/d]	EAR [mg/d]	UL [mg/d]
Vitamin A	20	20	1,5–1,8 RÄ	0,8–1,0 RÄ	0,7–0,9 RÄ	–	0,5–0,6 RÄ	3 RÄ
Vitamin D	10	80	0,002–0,003	0,005	–	0,005–0,010	–	0,05
Vitamin E	10	30	12,0–13,7 TÄ	12–14 TÄ	15 TÄ	–	12 TÄ	1000 TÄ
Vitamin K	<10	40–80	–	0,06–0,08	–	0,09–0,12	–	–
Vitamin C	30	≤100	130–134	100	75–90	–	60–75	2000
Thiamin	30	–	1,2–1,6	1,0–1,2	1,1–1,2	–	0,9–1,0	–
Riboflavin	20	–	1,5–1,9	1,2–1,4	1,1–1,3	–	0,9–1,1	–
Pyridoxin	20	0–80	1,8–2,3	1,2–1,5	1,3–1,7	–	1,1–1,4	100
Biotin	20	50	0,040–0,045	0,03–0,06	–	0,03	–	–
Pantothensäure	30	–	1,5–5,0	6	–	5	–	–
Niacin	<10	–	27–36 NÄ	13–16 NÄ	14–16 NÄ	–	11–12 NÄ	35 NÄ
Folsäure	35	50	0,25–0,28 FÄ	0,4 FÄ	0,4 FÄ	–	0,32 FÄ	1 FÄ
Cobalamin	12	45	0,004–0,006	0,003	0,0024	–	0,002	–

Tab. 15-5: Daten zu den Vitaminen (Fortsetzung)
Z.-V. = Zubereitungsverluste, A.-Q. = Absorptionsquote, (–) keine Angaben
RDA = Recommended Dietary Allowance, AI = Adequate Intake,
EAR = Estimated Average Requirement, UL = Tolerable Upper Intake Level
RÄ = Retinol-Äquivalente, TÄ = Tocopherol-Äquivalente,
NÄ = Niacin-Äquivalente, FÄ = Folat-Äquivalente

Daten zu den Mineralstoffen

	Körperbestand				Plasmakonzentration		Urin-konzentration [mg/d]	Fäzes-konzentr. [mg/d]	Schweiß-konzentr. [mg/l]
	[g/70 kg KG]	[g/kg]	[mmol/kg]	[mmol/100 g LBM]	[mg/dl]	[µmol/dl]			
Na	77–100	1,1–1,4	48–61	4,3–6,5	310–330	13480–14350	500–7100	10–110	460–1840
K	100–146	1,4–2,1	36–54	6,5	14–18	360–460	1600–3900	200–600	170–400
Ca	750–1300	10,7–18,6	267–463	25–50	9–11	225–275	230	300–1300	7–54
Mg	25	0,37	15	1,5	1,6–2,4	65–100	110–130	120–360	1–19
Cl	70	1,0	28	2,8–4,2	360–390	10150–11000	2800–9600	20–110	1010
P	600–700	8,6–10,0	277–323	28,5	9–15	290–485	800–2000	310–770	0,1–0,4
S	115	1,6	50	7	78	2440	1250–1500	–	2–63

	Absorptionsquote [%]	Verzehr, BRD [g/d]	D-A-CH [g/d]	RDA [g/d]	AI [g/d]	EAR [g/d]	UL [g/d]
Na	100	2,2–3,3	0,55		1,5	–	2,3
K	90–95	3,1–3,6	2		4,7	–	–
Ca	20–40	0,96–1,05	1		1	–	2,5
Mg	20–30	0,36–0,43	0,30–0,35	0,32–0,42		0,26–0,35	0,35
Cl	100	3,3–5,0	0,83		2,3	–	3,6
P	55–70	–	0,7	0,7		0,58	4
S	–	–	–	–	–	–	–

	Körperbestand				Plasmakonzentration		Urin-konzentration [µg/d]	Fäzes-konzentr. [µg/d]	Schweiß-konzentr. [µg/l]
	[mg/70 kg KG]	[mg/kg]	[µmol/kg]	[µmol/100 g LBM]	[µg/dl]	[nmol/dl]			
Fe	3000–5000	42,9–71,4	767–1278	130	55–150	985–2685	0–120	570–670	412
Cu	80–100	1,1–1,4	17–22	2	80–153	1260–2410	10–110	<1250	200
Zn	1500–2500	21,4–35,7	328–546	60	72–115	1100–1760	140–1200	2100–10300	1150
F	2600	37,1	1953	240	0,6–1,9	30–100	900–2900	200–430	200–1800
J	10–20	0,14–0,28	1,1–2,2	0,15	3,8–6,0	30–45	20–480	10–60	5–12
Mn	10–40	0,14–0,57	2,5–10,4	0,35	0,04–0,1	0,7–1,8	16–24	3700	12
Se	10–20	0,14–0,28	1,8–3,5	–	5,0–20,2	64–255	20–120	8–30	60
Cr	0,2	0,003	0,06	–	0,02–0,19	0,4–3,7	8,4	30–100	10
Mo	0,5	0,007	0,07	–	0,03–0,12	0,3–1,2	23–180	90–190	10
Hg	20–30	0,3–0,4	1,5–2,0	0,15–0,25	0,0–0,8	0–4	0,2–2,4	–	–
Pb	90–400	1,3–5,7	6,3–27,5	0,8–3,4	11–29	55–140	<65	320	–
Cd	20–30	0,3–0,4	2,7–3,6	0,25–0,45	0,02–0,12	0,2–1,1	0,2–8,4	160	–

	Absorptionsquote [%]	Verzehr, BRD [mg/d]	D-A-CH [mg/d]	RDA [mg/d]	AI [mg/d]	EAR [mg/d]	UL [mg/d]
Fe	8–23	11,8–14,4	10–15	8–18		6,0–8,1	45
Cu	10–30	2,3–3,5	1,0–1,5	0,9		0,7	10
Zn	10–40	9,1–11,6	7–10	8–11		6,8–9,4	40
F	80–100	0,56–0,62	3,1–3,8		3,0–4,0	–	10
J	95–100	0,18–0,23	0,20	0,15		0,095	1,1
Mn	3–5	4,4–4,7	2–5		1,8–2,3		11
Se	80	0,055	0,03–0,07	0,055		0,045	0,4
Cr	0,5	–	0,03–0,10		0,02–0,04	–	–
Mo	25–80	–	0,05–0,10	0,045		0,034	2
Hg	2–90	–					
Pb	1–10	0,3–0,6					
Cd	3–8	0,03–0,07					

Tab. 15-6: Daten zu essenziellen und toxischen Mineralstoffen
(–) keine Angaben
RDA = Recommended Dietary Allowance, AI = Adequate Intake,
EAR = Estimated Average Requirement, UL = Tolerable Upper Intake Level

Rechenbeispiele

Nährstoffdichte Nach den D-A-CH-Referenzwerten für die Nährstoffzufuhr für Erwachsene beträgt die wünschenswerte Nährstoffdichte der gesamten Nahrung eines Tages für Thiamin 0,13 mg/MJ bzw. 0,54 mg/1000 kcal (1 MJ ≈ 239 kcal).

Die Nährstoffdichte eines Lebensmittels an Thiamin errechnet sich als der Quotient aus dessen Thiamingehalt und dessen Brennwert. Bezogen auf eine Gewichtseinheit von 100 g, wie sie in Nährstoff- und Kalorientabellen größtenteils Verwendung findet, kann man die Thiamindichte für Walnüsse, deren Thiamingehalt 0,35 mg/100 g und deren Brennwert 700 kcal/100 g beträgt, folgendermaßen berechnen:

$$0{,}35 \text{ mg}/700 \text{ kcal} = 0{,}50 \text{ mg}/1000 \text{ kcal}$$

Der Vergleich dieses Wertes mit dem aus den Empfehlungen zeigt, dass Walnüsse (vorausgesetzt, es würden keine anderen Thiaminträger verzehrt) trotz ihres hohen Thiamingehalts nur knapp den Tagesbedarf dieses Vitamins decken würden.

Auch die Thiamindichten von poliertem Reis (0,13 mg/1000 kcal), Weizengrieß (0,25 mg/1000 kcal) oder Weißbrötchen (0,38 mg/1000 kcal) liegen unter dem empfohlenen Wert. Das bedeutet, dass der Thiaminbedarf mit diesen Lebensmitteln (wieder vorausgesetzt, sie seien die einzigen Thiaminquellen in der Nahrung) nur gedeckt werden kann, wenn eine überhöhte Menge an Nahrungsenergie aufgenommen wird.

Um einer positiven Energiebilanz vorzubeugen, bedarf es daher einer Ergänzung der Lebensmittel mit geringer durch solche mit hoher Thiamindichte. Obwohl die Nährstoffdichte dieses Vitamins in Roggenvollkornbrot (0,80 mg/1000 kcal) den Wert in den D-A-CH-Referenzwerten für die Nährstoffzufuhr übersteigt, eignet sich Roggenvollkornbrot zur Anhebung der Nährstoffdichte der Tagesnahrung nur bedingt, weil nämlich der Durchschnitt der Thiamindichten aller bisher genannten Lebensmittel zuzüglich der des Brotes den Grenzwert von 0,54 mg/1000 kcal immer noch unterschreitet:

$$1/5 \; (0{,}5/1000 + 0{,}13/1000 + 0{,}25/1000 + 0{,}38/1000 + 0{,}8/1000 \; [\text{mg/kcal}]) = 0{,}41 \text{ mg}/1000 \text{ kcal}$$

Als zur Ergänzung geeignete Lebensmittel wären zu nennen: mageres Schweinefleisch (3,89 mg/1000 kcal), Tomaten (2,60 mg/1000 kcal), Zitrusfrüchte (1,63 mg/1000 kcal) und Rosenkohl (1,51 mg/1000 kcal).

RQ und EÄ bei gegebenen Reaktionsgleichungen Im Folgenden sind als Beispiele die Reaktionsgleichungen für die vollständige Oxidation von Albumin (1), Palmitat (2) und Glucose (3) angegeben, aus denen RQ und EÄ, wie für Glucose dargestellt, berechnet werden können.

(1) $C_{72}H_{112}N_2O_{22}S + 77 \; O_2 \rightarrow 63 \; CO_2 + 38 \; H_2O + SO_3 + 9 \; CO(NH_2)_2 + \text{Energie}$

(2) $C_{16}H_{32}O_2 + 23 \; O_2 \rightarrow 16 \; CO_2 + 16 \; H_2O + \text{Energie}$

(3) $C_6H_{12}O_6 + 6 \; O_2 \rightarrow 6 \; CO_2 + 6 \; H_2O + \text{Energie}$

Für Glucose (3) gilt dann:

$$RQ = \frac{CO_2\text{-Abgabe}}{O_2\text{-Aufnahme}} = \frac{6 \text{ mol}}{6 \text{ mol}} = 1{,}00$$

$$EÄ = \frac{\text{Energiebereitstellung}}{O_2\text{-Volumen}} = \frac{2{,}79 \text{ MJ}}{6 \times 22{,}4 \text{ l}} = 20{,}76 \text{ kJ/l } O_2 = 4{,}95 \text{ kcal/l } O_2$$

Indirekte Kalorimetrie Die nach zehnminütigem, mäßigem Jogging mit einem MAX-PLANCK-Respirometer ermittelte O_2-Aufnahme betrage 12,0 l, die CO_2-Abgabe 10,8 l. Daraus lassen sich der Anteil der einzelnen Nährstoffe an der Energiebereitstellung sowie der absolute Wert des Energieverbrauchs ermitteln, beginnend mit dem

$$\textit{nonprotein-RQ} = \frac{10,8\ l}{12,0\ l} = 0,9$$

Der einem *nonprotein*-RQ von 0,9 entsprechende Fettanteil kann, wie untenstehend gezeigt, berechnet werden. Er beträgt 33,3 %. Der Kohlenhydratanteil entspricht der Differenz zu 100 %, also 66,7 %.

$$\%\text{Fett} = \frac{100 - (100 \times \textit{nonprotein-RQ})}{1,0 - 0,7} = \frac{100 - (100 \times 0,9)}{0,3} = 33,3$$

Bei einem EÄ von 21,13 kJ/l O_2 für 100 % Kohlenhydrate und einem von 19,62 kJ/l O_2 für 100 % Fett ergibt sich ein EÄ für das Gemisch von

$$(0,667 \times 21,13) + (0,333 \times 19,62) = 20,6\ \text{kJ/l}\ O_2$$

Der Energieverbrauch errechnet sich dann als Produkt aus EÄ und O_2-Aufnahme:

$$20,6\ \text{kJ}\ /\ l\ O_2 \times 12\ l\ O_2 = 247\ \text{kJ} = 59\ \text{kcal}$$

Energetischer Input Wenn man von der oben angegebenen summarischen Reaktionsgleichung für Glucose (Gleichung 3, S. 257) ausgeht, und bekannt ist, dass die Energiefreisetzung nach vollständiger Oxidation von 1 mol Glucose 2,8 MJ beträgt bzw. dass die Energieausbeute 38 mol ATP entspricht, ergibt sich der energetische Input, d.h. die zur Bildung von 1 mol ATP benötigte Energiemenge, aus dem Quotienten des als Brennwert und des als chemische Energie ausgedrückten Energiegehalts des Brennstoffs:

$$\frac{2,8\ \text{MJ/mol Glc}}{38\ \text{mol ATP/mol Glc}} = 74\ \text{kJ/mol ATP} = 17,7\ \text{kcal/mol ATP}$$

Übungsfragen zu den Kapiteln

Die Lösungen zu den Fragen finden sie im Internet unter
www.ernaehrungs-umschau.de/fachbuecher/

Übungsfragen zu Kapitel 1

1. Wie kann der Nährstoffbedarf biokinetisch ermittelt werden (Gleichung)?
2. Welcher Zusammenhang besteht zwischen Nährstoffbedarf und -zufuhrempfehlung?
3. Worin unterscheiden sich die Definitionen von Nährstoffbedarf und -zufuhrempfehlung?
4. Welchen Zweck erfüllen die Referenzwerte für die Nährstoffzufuhr und welche weit verbreitete Verwendung ist eher problematisch?
5. Worauf beruhen die Unterschiede in den empfohlenen Nährstoffdichten für verschiedene Bevölkerungsgruppen? Nennen Sie zwei Beispiele.
6. Welche Parameter geben Hinweise auf den Ernährungsstatus?
7. Zu welchem Zweck werden Verzehrserhebungen durchgeführt und wozu sollen die Daten nicht verwendet werden?
8. Definieren Sie die Begriffe Validität und Reliabilität.
9. Warum werden bei Verzehrserhebungen soziodemografische, sozioökonomische und anthropometrische Rahmendaten ermittelt?

Übungsfragen zu Kapitel 2

1. Wie unterscheidet sich die direkte von der indirekten Kalorimetrie?
2. In welchem Fall ist der respiratorische Quotient größer als 1?
3. Ist es zulässig, im Rahmen von Gesamtenergiebedarfsschätzungen neben dem Leistungsumsatz den Ruheumsatz anstelle des Erhaltungsumsatzes heranzuziehen?
4. Worin unterscheidet sich die Erstellung der Richtwerte für die Energiezufuhr von der der Empfehlungen für die Nährstoffzufuhr?
5. Welchen Faktoren mit Einfluss auf den Energiebedarf tragen die Richtwerte für die Energiezufuhr Rechnung?

Übungsfragen zu Kapitel 3

1. Welcher Unterschied bezüglich des Abbaus stickstoffhaltiger Verbindungen besteht zwischen Harnsäure und Harnstoff? Können sie ineinander umgewandelt werden?
2. Mit welchem Risiko ist ein hoher Harnsäurespiegel im Blut verbunden?
3. Welcher positive Effekt geht von Harnsäure im Gewebe aus?
4. Worauf müssen Patienten mit Hyperurikämie bei der Proteinauswahl achten?

Übungsfragen zu Kapitel 4

1. Kann überschüssiges Protein im Körper gespeichert werden? In welchem Zusammenhang stehen Protein- und Wasserzufuhr?
2. Wie wirkt sich der First-pass-Effekt auf Aminosäuren aus?
   (Als „Erstpassage"- oder „First-pass-Effekt" bezeichnet man die qualitative und quantitative Veränderung der durch die Pfortader transportierten Verbindungen in der Leber, mit der das Nährstoffangebot im peripheren Blutkreislauf hinsichtlich Art und Menge den Bedürfnissen des Organismus angepasst wird.)
3. Welche Methode zur Bestimmung des Proteinbedarfs ist genauer: die direkte (N-Bilanz) oder die faktorielle (obligater N-Verlust) und warum?
4. Die kürzeste präzise Definition der direkten Stickstoffbilanzmethode finden Sie in Kapitel 6 der RDA von 1996: „To estimate the protein requirement, levels of dietary protein below and near predicted adequate intake are fed and nitrogen balance is measured at each level."
   Warum soll die Proteinzufuhr unter und nahe der vermutlich bilanzausgleichenden Menge liegen?
5. Welche methodologische Bedeutung hat der Faktor Zeit bei Stickstoffbilanz-Untersuchungen?
6. Nehmen Sie zu folgendem Zitat aus einem Nachschlagewerk Stellung: „Die biologische Wertigkeit ist ein Maß dafür, wieviel Prozent des betreffenden Nahrungsproteins in Körpereiweiß umgewandelt werden können."
7. Besteht bei veganischer Ernährungsweise die Gefahr einer Proteinunterversorgung?
8. Zu welchem Zweck wird 3-Methyl-Histidin im Urin bestimmt? Wie schätzen Sie die Methode ein?
9. Was versteht man unter marasmischem Kwashiorkor?

Übungsfragen zu Kapitel 5

1. Welche Rolle spielen oxidierte LDL bei der Entstehung der Atherosklerose?
2. Welcher Zusammenhang besteht zwischen Arachidonsäure und Atherosklerose?
3. Weshalb wird LDL-Cholesterin als „schlecht" und HDL-Cholesterin als „gut" bezeichnet?
4. Wie wirkt sich die Aufnahme von gesättigten, einfach ungesättigten bzw. mehrfach ungesättigten (ω3- und ω6-) Fettsäuren auf die Konzentration an LDL-Cholesterin und Triglyceriden im Blutserum aus?
5. Wodurch kann der HDL-Spiegel im Blutserum erhöht werden?
6. Nennen Sie je zwei Lebensmittel, die verhältnismäßig reich an ω3-, Monoen-, mittelkettigen bzw. trans-Fettsäuren sind.
7. Was versteht man unter MCT-Fetten und wie unterscheiden sie sich bezüglich Absorption und Transport von den LCT-Fetten?
8. Warum bilden Triglyceride und nicht Glycogen oder Proteine die Energiereserve des Körpers?
9. Macht Fett dicker als Kohlenhydrate?
10. Welche Funktionen hat L-Carnitin?

Übungsfragen zu Kapitel 6

1. Wie wird Glucose in die Dünndarm-Mukosa transportiert und wovon ist die Aufnahme in Muskeln und Fettgewebe abhängig?
2. Wie wirkt sich der Glucosegehalt eines Getränks auf die Wasserabsorption aus?
3. Was geschieht mit der Milchsäure, die bei hoher körperlicher Belastung neben Acetyl-CoA aus Pyruvat entsteht? Wozu dient das Lactat bei niedriger Intensität?
4. Weshalb wird der Blutglucosespiegel weitestgehend konstant gehalten? Welche Symptome treten infolge größerer Schwankungen auf?
5. Welche Ernährungsratschläge würden Sie einem Patienten mit chronischer Hypoglykämie (als Folge von pathologischem Insulinüberschuss) geben?
6. Wie kann die Notwendigkeit der Ketogenese in der Leber biochemisch erklärt werden?
7. Bei welchen Personengruppen ist mit einer Steigerung der Ketogenese zu rechnen?
8. Warum ist Fructose weniger gut als Glucoseersatz für Diabetiker geeignet als früher angenommen wurde?
9. Geben Sie je vier Beispiele für Zuckeraustauschstoffe (Monosaccharidalkohole) und Süßstoffe. Welche Vorteile haben Letztere?

Übungsfragen zu Kapitel 7

1. Sind alle Ballaststoffe Polysaccharide?
2. „Die Ballaststoffzufuhr soll im Rahmen von Reduktionsdiäten erhöht werden, weil Ballaststoffe keine Energie liefern." Stimmen Sie dieser Aussage zu?
3. Worauf beruht der Einsatz von Apfelpektin und Haferkleie bei der Therapie von Typ-2-Diabetes und Hypercholesterinämie?

Übungsfragen zu Kapitel 8

1. Welche Gemeinsamkeit besteht zwischen Ethanol und den Hauptnährstoffen?
2. Wie verändert sich die Serumethanolkonzentration (Funktion)?
3. Welche Auswirkungen hat Alkoholmissbrauch auf den Vitaminstatus?
4. In welchem Zusammenhang stehen Alkohol und Körpergewicht?

Übungsfragen zu Kapitel 9

1. Welche Methode zur Bestimmung des Gesamtkörperwassers ist nicht invasiv?
2. Was versteht man unter perspiratio sensibilis? Wie groß können die Verluste sein?
3. Was geschieht, wenn eine negative Wasserbilanz nicht ausgeglichen wird?
4. Welche Faktoren spielen bei der Entstehung des Durstes eine Rolle?
5. Welcher Mechanismus muss gedrosselt werden, damit der Organismus auf überhöhte Kochsalzzufuhr nicht mit Hypertonie reagiert?

Übungsfragen zu Kapitel 10

1. Warum ist Leber eine gute Vitaminquelle, auch für B-Vitamine? Weshalb ist es dennoch ratsam, Leber in Maßen zu genießen?
2. Vergleichen Sie die Internationalen Einheiten und die Retinol-Äquivalente für Vitamin A mit denen für β-Carotin. Erklären Sie die Unterschiede.
3. Warum kann die Vitamin-A-Konzentration im Plasma nicht zur Beurteilung der Versorgungslage herangezogen werden?
4. Nennen Sie Beispiele für Xanthophylle sowie ihr Vorkommen.
5. Warum muss Spinat nur gekocht, müssen Karotten dagegen gekocht und püriert werden, um das β-Carotin verfügbar zu machen?

6. Ist es gerechtfertigt, Vitamin D als Hormon zu bezeichnen?
7. Wie wird bei Hypocalcämie die Calcium-Homöostase gesteuert?
8. Welcher Unterschied besteht zwischen RRR-α-Tocopherol und all-rac-α-Tocopherol? Wie lauten die früher gebräuchlichen Bezeichnungen?
9. Welche Vitamin-E-Wirkung führte bei der Festlegung der DGE-Empfehlungen für Tocopherol zur Berücksichtigung der Zufuhr mehrfach ungesättigter Fettsäuren? In welchem Kompartiment entfaltet Vitamin E diese Wirkung? Welcher andere Nährstoff spielt hierbei eine Rolle?
10. Diskutieren Sie die Propagierung von Vitamin-E-Megadosen zur Krebsprophylaxe.
11. Warum tritt ein Vitamin-K-Mangel selten auf? Gibt es Risikogruppen?
12. Welche Interaktion besteht zwischen den Vitaminen K und E, welche zwischen A und E?
13. Wie ändert sich die Vitamin-C-Konzentration im Plasma in Abhängigkeit von der zugeführten Menge, wie die Vitamin-A-Konzentration? Begründen Sie die unterschiedlichen Verläufe der Dosis-Wirkungs-Kurven.
14. Worauf ist der niedrige Vitamin-C-Spiegel von Rauchern zurückzuführen?
15. Wie beeinflusst Vitamin C die Eisenabsorption, und welche Menge Vitamin C ist nötig?
16. Welche positiven/negativen Wirkungen werden Vitamin C zugesprochen? Nehmen Sie Stellung.
17. Welche konzentrationsabhängigen Absorptionsmechanismen existieren für die B-Vitamine und die vitaminähnlichen Substanzen?
18. Nennen Sie natürliche und synthetische Thiamin-Antagonisten.
19. Weshalb verursacht ein Mangel an Thiamin Störungen der Nervenfunktionen?
20. Vergleichen Sie die biochemischen Wirkungen der riboflavinhaltigen Coenzyme mit denen der niacinhaltigen.
21. Welcher Zusammenhang besteht zwischen Pyridoxin und Niacin?
22. Warum werden für Biotin Schätzwerte anstatt Zufuhrempfehlungen angegeben? Wieso tritt ein Mangel selbst bei inadäquater Zufuhr selten auf?
23. Wieso ist der Name Pantothensäure passend für dieses Vitamin?
24. In welcher Form (Mono-/Polyglutamate) kommen Folate intra- bzw. extrazellulär vor und wie in Bakterien? In welcher Form sind sie hauptsächlich in Lebensmitteln enthalten und in welcher werden sie absorbiert?
25. Warum geht ein Cobalamin-Mangel mit einem Defizit an Folsäure und einer Verringerung der Cholinsynthese einher?
26. Welche hämatologischen Veränderungen verursacht ein Cobalamin-, Folsäure-, Pyridoxin- bzw. Eisenmangel? Wie können sie differenziert werden?
27. Nennen Sie die Reaktionsgleichungen, die die Entgiftung von Lipidperoxidradikalen, welche durch Rauchen entstehen, mit Hilfe antioxidativer Vitamine beschreiben.

Übungsfragen zu Kapitel 11

1. Was versteht man unter Vitaminoiden und worin unterscheiden sie sich von den Vitaminen?
2. Wie werden die Vitaminoide absorbiert?
3. In welcher Form kommt Inositol in Pflanzen vor und wie wird die Verbindung genannt? Welche negative Eigenschaften hat sie?
4. Welche Stoffwechselkrankheit erfordert eine höhere Inositolzufuhr und warum?
5. Woraus setzt sich Lecithin zusammen und wofür findet es in der Lebensmittelindustrie Verwendung?
6. Nennen Sie drei Verbindungen, die Cholin enthalten, sowie deren Funktionen.
7. Was ist die Hauptaufgabe von Carnitin im Stoffwechsel? Wird es stöchiometrisch verbraucht?
8. Carnitin wird als „ergogene Hilfe" propagiert. Warum kann es seinem Ruf, die Leistung zu fördern, bei gesunden Sportlern jedoch nicht gerecht werden?
9. Nennen Sie Krankheitsbilder, die eine Carnitin-Substitution erforderlich machen.
10. Taurin wird Designer-Energy-Drinks zugesetzt mit dem Hinweis, die Konzentrationsfähigkeit zu verbessern. Nehmen Sie Stellung zu dieser Aussage.
11. Wer kann von einem Taurinmangel betroffen sein?
12. Coenzym Q_{10} wird als „Energie-Aktivator" angeboten. Was halten Sie von der Bezeichnung? Argumentieren Sie!
13. Wieso kann supplementiertes Ubichinon nicht als solches antioxidativ wirken?
14. Was versteht man unter bioaktiven Substanzen? Nennen Sie Beispiele für sekundäre Pflanzenstoffe.
15. Ist es sinnvoll, Obst und Gemüse durch Extrakte (Konzentrate, Pulver, Tabletten) zu ersetzen?
16. Was sind Prooxidanzien? Geben Sie Beispiele für exogene Radikalbildner.
17. Nennen Sie mindestens fünf nicht-enzymatische Antioxidanzien.

Übungsfragen zu Kapitel 12

1. Welche Unterschide bestehen zwischen den Definitionen von Mengen-, Spuren- bzw. Ultraspurenelementen?
2. Nennen Sie Beispiele für säuren- bzw. basenbildende Lebensmittel und erklären Sie den Unterschied. Inwiefern ist der Säuren-Basen-Haushalt für gesunde Personen von Bedeutung?

3. Nennen Sie Lebensmittel, die von Natur aus reich an Natrium sind. Kennen Sie Natrium-haltige Additiva?

4. Was versteht man unter Wasserintoxikation? In welcher Situation können Leistungssportler davon betroffen sein?

5. Wie wirkt sich langfristiges (modifiziertes) Fasten auf den Natrium-, Kalium- und Eiweißbestand des Körpers aus? Welche gravierenden Folgen können auftreten?

6. Welchen Einfluss haben Alter, Geschlecht und Schwangerschaft auf den Plasma-Calciumspiegel?

7. Welche Methode wird zur Bestimmung des Magnesiumbedarfs eingesetzt? Warum muss die Versorgung der Probanden beachtet werden?

8. Warum treten bei Magnesium-Mangel Muskelkrämpfe auf (Mechanismus)? Müssen Sportler, die Magnesium substituieren, vor Überdosierung gewarnt werden?

9. Chlorid wird mit der Nahrung vorwiegend in Form von Kochsalz aufgenommen. Weshalb geht eine strenge Kochsalzrestriktion dennoch nicht zwingend mit einem Chloridmangel einher?

10. Wie wird der Plasma-Phosphat-Spiegel durch Alter und Geschlecht beeinflusst?

11. Worin unterscheidet sich die Konzentration an Phosphat im Plasma von der an Calcium nach der Aufnahme gleicher Mengen mit der Nahrung? Welcher Regulationsmechanismus stellt die Homöostase wieder her?

12. Welcher Regulationsmechanismus ist hauptsächlich für die Kompensation einer inadäquaten Calcium- und Phosphat-Zufuhr verantwortlich?

13. Nennen Sie Schwefel-haltige Verbindungen im Körper.

14. Welche Unterschiede bestehen zwischen den Eisenspeicherformen Ferritin und Hämosiderin? Beschreiben Sie den Zusammenhang zwischen Speicherung und Absorption.

15. Was geschieht mit dem Eisen, das bei dem periodischen Abbau der Erythrozyten freigesetzt wird? Weshalb sind Langstreckenläufer für die Entstehung einer Eisenmangelanämie prädestiniert?

16. Wie lässt sich die Sitte, zu rotem Fleisch Rotwein zu trinken, wissenschaftlich begründen?

17. Leiten Sie die Kupfer-Mangelsymptome von den Funktionen dieses Elements ab.

18. Warum vermindern hefefreie Vollkornerzeugnisse die Zink-Absorption? Welche Bevölkerungsgruppen sind prädestiniert, einen Mangel zu entwickeln?

19. Wo wird Fluorid absorbiert und welche Faktoren beeinflussen den Plasmaspiegel?

20. Was halten Sie von Fluortabletten und Trinkwasserfluoridierung?

21. Die Kropf-Entstehung ist eine Folge von Jod-Mangel. Was sind goitrogene Stoffe und in welchen Lebensmitteln kommen sie vor?

22. Durch welche Maßnahmen kann einem Jodmangel vorgebeugt bzw. ein solcher therapiert werden?

23. Welches Organ reguliert die Mangan-Homöostase?

24. Bislang wurde kein isolierter Selen-Mangel beim Menschen beobachtet. Mit einer Unterversorgung an welchem Nährstoff ist er kombiniert und wie lässt sich das erklären?

25. Würden Sie einen präventiv-medizinischen Einsatz von Selen-Supplementen befürworten?

26. Wie ist die Glucosetoleranz definiert? Welche Bedeutung hat Chrom in Bezug auf den Glucosemetabolismus? Welche widersprüchlichen Effekte hat die Raffination kohlenhydrathaltiger Lebensmittel?

27. Welcher Zusammenhang besteht zwischen Molybdän und Harnsäure bzw. Molybdän und Alkohol?

Übungsfragen zu Kapitel 13

1. Erklären Sie, warum die Differenz zwischen Magermasse und fettfreier Körpermasse vernachlässigt werden kann.

2. Weshalb steigt die Mortalitätskurve bei moderatem Untergewicht an?

3. Auf welche gemeinsame Einflussgröße lassen sich die Unterschiede in der Körperzusammensetzung von Männern und Frauen und die Veränderungen mit dem Alter zurückführen?

4. Nennen Sie Methoden zur Bestimmung der Körperzusammensetzung.

5. Sind die Begriffe Adipositas und Übergewicht synonym?

6. Welchen Zweck erfüllt die langfristige Regulation der Nahrungsaufnahme?

7. Welche Gemeinsamkeiten bestehen zwischen Anorexie und Bulimie?

8. Was versteht man unter Orthorexia nervosa?

Original-Klausurfragen zu den Kapiteln

Die Lösungen zu den Fragen finden sie im Internet unter
www.ernaehrungs-umschau.de/fachbuecher/

Klausurfragen zu Kapitel 1

1. Der Rohproteingehalt lässt sich ermitteln, indem der nach dem Kjeldahl-Verfahren bestimmte Stickstoffgehalt mit einem Faktor multipliziert wird. Wie hoch ist dieser Faktor und wie ist er begründet?
2. In welchen Stoffwechselstudien findet das Kjeldahl-Verfahren zur Stickstoff-Bestimmung eine nützliche Anwendung?

Klausurfragen zu Kapitel 2

1. Was besagen die Hauptsätze der Thermodynamik?
2. Wie erklärt sich für Proteine die Differenz zwischen physikalischem und physiologischem Brennwert? Nennen Sie zwei wesentliche Gründe.
3. Der Grundumsatz variiert zwischen erwachsenen Menschen. Nennen Sie zwei bedeutsame Einflussfaktoren! Welches Merkmal einer (gesunden) Person hat in der Lebensspanne den größten Einfluss?
4. Auf welcher Bezugsbasis ergibt sich im Interspeziesvergleich verschiedener ausgewachsener Säugetierspezies in etwa ein vergleichbarer Wert für den Grundumsatz?
5. Wie hoch muss der physical activity level bei einer täglichen Ruheperiode (PAL ≈ 1,0) von 8 Stunden sein, um im Tagesmittel einen Gesamtenergieumsatz vom 1,5-fachen des Grundumsatzniveaus zu erreichen?
6. Haben Erwachsene braunes Fettgewebe?
7. Nennen Sie drei Merkmale, worin sich braunes von weißem Fettgewebe unterscheidet.
8. In welchen Geweben findet man Entkopplungsproteine und was bewirken sie?

Klausurfragen zu Kapitel 3

1. Welche Bestandteile der Nucleinsäuren müssen mit der Nahrung aufgenommen werden (essenziell) und welche können aus anderen Nahrungsbestandteilen als Vorstufen im Körper gebildet werden?
2. Nennen Sie die bei der intestinalen Verdauung von Nahrungsnucleinsäuren entstehenden Spaltprodukte, die von den Mukosazellen absorbiert werden können.
3. Welches sind die Endprodukte des Stoffwechsels von Adenin bzw. Cytosin beim Menschen?
4. Welche Substrate werden mit Hilfe der Enzyme Urease bzw. Uricase gespalten und durch welchen Mechnismus? Verfügt der Mensch über diese Enzyme?
5. Nennen Sie drei Ernährungsempfehlungen zur Vorbeugung von Hyperurikämie bzw. Gicht.

Klausurfragen zu Kapitel 4

1. Welcher Strukturunterschied besteht zwischen Methionin und Homocystein?
2. Was entsteht bei der Transaminierung, was bei der Decarboxylierung von Glutaminsäure (Reaktionsgleichungen)? Welches Vitamin ist in Coenzymform an diesen Reaktionen beteiligt?
3. Nennen Sie mindestens drei Beispiele für die Bedeutung der Glutaminsäure im Stoffwechsel.
4. Aus welcher Aminosäure kann hydrolytisch Harnstoff abgespalten werden? In welchem Körperorgan und Zellkompartiment findet diese Reaktion statt? Wie heißt das Enzym, das die Reaktion katalysiert?
5. Nennen Sie bedeutame N-haltige Verbindungen im Urin des Menschen und deren metabolische Herkunft. Welche N-haltige Verbindung soll nicht im Urin vorkommen bzw. weist auf eine Nierenerkrankung hin? Welche N-haltige Verbindung wird bei Niereninsuffizienz vermehrt renal ausgeschieden?
6. Ordnen Sie die folgenden Proteinquellen in der Reihenfolge abfallender biologischer Wertigkeiten (BW nach KOFRÁNYI): Bohnen, Kartoffeln, Vollei, Weizen. Was ist der Grund für das schlechte Abschneiden des letztplatzierten Lebensmittels?
7. Wie verhält sich die renale N-Ausscheidung, wenn die Eiweißzufuhr eine Woche lang halbiert und in der folgenden Woche wieder auf das Anfangsniveau gesteigert wird?

Klausurfragen zu Kapitel 5

1. Beschreiben Sie den strukturellen und funktionellen Unterschied zwischen α-Linolensäure und γ-Linolensäure.
2. Aus welchen C20-Fettsäuren können die Eicosanoide PGE_1, TXA_2 und LTB_5 gebildet werden? Welche Le-

bensmittel müssten in der Kost vertreten sein (je ein charakteristisches Beispiel)? Welche anderen Vorstufen kämen in Frage, wenn die genannten Lebensmittel nicht verzehrt würden?

3. Woraus bilden Veganer die Eicosanoide PGI_2 (Prostacyclin), TXA_2 und LTB_4?

4. Nennen Sie eine geeignete Fettsäuren-Vorstufe für die Biosynthese der folgenden Eicosanoide bzw. Docosanoide: Lipoxine, Resolvine, Protektine.

5. Nennen Sie je ein Beispiel für ein Zoosterin und ein Phytosterin sowie je ein Lebensmittel, in dem es reichlich vorkommt.

6. In welchem Organ und aus welcher Vorstufe (zentrales Intermediärprodukt) wird Cholesterin hauptsächlich synthetisiert? Nennen Sie drei Funktionen von Cholesterin im Körper.

7. Woraus setzt sich Lecithin zusammen? Welche dieser Bestandteile sind essentiell? Wofür wird Lecithin im Körper benötigt?

8. Wie heißt das Enzym, mit dessen Hilfe Lecithin im Dünndarm hydrolytisch gespalten wird, und welche Produkte entstehen dabei? Wie wird besagtes Enzym aktiviert?

9. Für welches Enzym steht die Abkürzung LCAT? Wo kommt es überwiegend vor und welche Reaktion katalysiert es?

10. Nennen Sie analytische Verfahren zur Trennung der Lipoproteine im Serum!

11. Welche bakteriellen Veränderungen erfahren Taurocholsäure, Cholesterin und ungesättigte Fettsäuren im Dickdarm?

Klausurfragen zu Kapitel 6

1. Vergleichen Sie die Struktur von Trehalose, Saccharose, Lactose und Cellulose (Bausteine, Bindungstyp).

2. Über welche Transportproteine (inkl. Mechanismen) werden Fructose bzw. Galactose von den Enterozyten aufgenommen und in Richtung Blutbahn abgegeben?

3. Was versteht man unter Inkretinen und für welchen Effekt sind sie verantwortlich?

4. Ordnen Sie die folgenden Lebensmittel in absteigender Rangfolge nach dem glykämischen Index (GI) – jeweils Standardmahlzeit mit 50 g verwertbaren Kohlenhydraten: Kartoffelpüree, Linsen, Spaghetti, Weißbrot.

5. Inwieweit ist die Glykämische Last (GL) dem Glykämischen Index (GI) überlegen? Begründen Sie!

Klausurfragen zu Kapitel 7

1. Nennen Sie die drei Hauptformen der resistenten Stärke und je ein Beispiel für das Vorkommen in der Nahrung.

2. Vergleichen Sie Bausteine und Bindungstyp in Pektin und Amylopectin. Nennen Sie je zwei Beispiele für ein reichliches Nahrungsvorkommen dieser beiden Polysaccharide.

3. Ordnen Sie die folgenden Lebensmittel in aufsteigender Rangfolge der bakteriellen Verdaulichkeit (Fermentierbarkeit) der enthaltenen Ballaststoffe: Karotten, Roggenbrot, kleiereiches Weizenbrot, Äpfel.

4. Was versteht man unter dem „Käfigeffekt" der Ballaststoffe? Nennen Sie zwei in der Lebensmittelindustrie verwendete Zusatzstoffe mit dieser Eigenschaft.

5. Geben Sie kurze Definitionen für die Begriffe Prebiotika, Probiotika und Synbiotika. Nennen Sie einige Pre- und Probiotika.

6. Welche positiven Wirkungen auf die Gesundheit konnten bislang für Probiotika nachgewiesen werden?

Klausurfragen zu Kapitel 10

1. Vergleichen Sie die Gehalte an Vitamin A, D und E in Speiseölen mit denen in Butter.

2. Welche Vitamine können durch Bakterien im Dickdarm des Menschen gebildet werden? Welchen Weg nehmen diese Vitamine?

3. Die folgenden Molekülstrukturen sind Bausteine von Vitaminen: 2,3-Endiol-gulonolacton, Thiazol, Harnstoff, β-Alanin. Von welchen Vitaminen?

4. Welche Vitamine sind – als Bestandteil von Coenzymen – an den folgenden chemischen Reaktionen beteiligt: dehydrierende Decarboxylierung (z.B. von Pyruvat), Decarboxylierung (z.B. von Glutamat), Transaminierung, Transmethylierung

5. Auf einen Mangel an welchen Vitaminen deuten folgende Befunde hin: Kreatinurie, renale Ausscheidung von Xanthurensäure nach Tryptophanbelastung, von Formiminoglutaminsäure nach Histidinbelastung, von Methylmalonsäure.

6. Nennen Sie jeweils ein Vitamin, das durch ein Defizit möglicherweise an den folgenden gesundheitlichen Störungen beteiligt sein könnte: Xerophthalmie, Mundwinkelrhagaden, mikrozytär-hypochrome Anämie, Alopezie.

7. Nennen Sie strukturelle Vorraussetzungen für die Vitamin A-Wirksamkeit von Carotinoiden.

8. Auf welchem Weg und in welcher Form gelangen Retinol und Carotinoide vom Dünndarm zur Lunge und Leber?

9. Erläutern Sie kurz die Umwandlung von β-Carotin in Retinol. In welchem Gewebe findet sie vorwiegend statt?

10. Nennen Sie je eine spezifische Funktion von all-trans-Retinol, all-trans-Retinsäure und 11-cis-Retinal im Körper des Menschen.

11. Was ist erforderlich, damit endogen Vitamin D gebildet werden kann, und wie steht es mit der Verfügbarkeit?

12. Zu welchem Krankheitsbild gehören die Symptome Froschbauch, Quadratschädel und Rosenkranz? Erläutern Sie kurz die Ursache und die Entwicklung der Symptomatik.

13. Welcher Unterschied besteht zwischen RRR-α-Tocopherol und all-rac-α-Tocopherol? Welche dieser Verbindungen besitzt die höhere biologische Aktivität?
14. Wie vielen mg RRR-α-, -β-, -γ- und -δ-Tocopherol entspricht 1 mg RRR-α-Tocopherol-Äquivalent (TÄ)?
15. Welche beiden Vitamin E-Verbindungen überwiegen in der Nahrung und welche davon wird bei reichlicher Zufuhr bevorzugt retiniert? Geben Sie dafür eine kurze Begründung.
16. Erläutern Sie am Beispiel von Vitamin K kurz den Unterschied zwischen primärem und sekundärem Vitaminmangel.
17. Nennen Sie mehrere Funktionen von Vitamin C.
18. Nennen Sie je drei charakteristische Symptome in Folge von Vitamin-C-Mangel im Säuglings- bzw. Erwachsenenalter. Wie heißen die Krankheiten?
19. Nennen Sie alle Vitamine des B-Komplexes mit Namen (keine Kurzbezeichnung) und jeweils eine zugehörige Wirkform mit biochemischer Funktion.
20. Nennen Sie mindestens drei Gründe, warum eine einseitig maisbetonte Ernährung zu einem Niacinmangel („Pellagra") führen könnte.

Klausurfragen zu Kapitel 11

1. Wieso werden Kartoffeln bei der 5-am-Tag-Kampagne nicht zu Gemüse gezählt?
2. Aus welchen biochemischen Bausteinen besteht Phytinsäure (Phytat) und in welchen Lebensmitteln kommt diese Verbindung vor? Welche Wirkung hat Phytat auf die Bioverfügbarkeit von Nahrungscalcium und -zink?
3. Nennen Sie mehrere Beispiele für endogen-enzymatische und endogen-nichtenzymatische Bildungsweisen von reaktiven Sauerstoffspezies (ROS).
4. Nennen Sie einige exogene Quellen für ROS.
5. Nennen Sie je drei Spurenelement-haltige Enzyme, hydrophile und lipophile Substanzen, die ROS eliminieren.

Klausurfragen zu Kapitel 12

1. Ordnen Sie folgende Mineralstoffe unter Verwendung der Kurzbezeichnung in absteigender Reihenfolge ihrer mittleren Konzentration im menschlichen Körper: Zinn, Zink, Magnesium, Calcium, Kupfer, Kalium.
2. Welche der Mengenelemente Kalium, Calcium, Chlorid und Magnesium überwiegen intra- bzw. extrazellulär?
3. Beschreiben Sie kurz einige biologische Funktionen von Mengenelementen im Organismus.
4. Welche Versorgungsstadien lassen sich für Mineralstoffe unterscheiden (Schlagworte)?
5. Nennen Sie drei in Bezug auf die wünschenswerte Zufuhr möglicherweise kritische Spurenelemente.
6. Was ist Hephästin und was bewirkt es?
7. Was ist Hepcidin und was bewirkt es?
8. Die mit der Nahrung zugeführte Menge an Mineralstoffen liegt des Öfteren erheblich unter dem physiologischen Bedarf des Körpers. Über welche Anpassungsmechanismen verfügt der Organismus, um für Calcium und Eisen einen homöostatischen Ausgleich zu erreichen?
9. Welche Organe sichern die Kalium- bzw. Zinkhomöostase bei einer Zufuhr mit der Nahrung, die unterhalb der Referenzwerte liegt?

Klausurfragen zu Kapitel 13

1. Definieren Sie den international gebräuchlichen Index zur Beschreibung der Körperfülle (Formel inkl. Einheit) und geben Sie die Normalgewichts-Referenzwerte für Erwachsene an.
2. Mit welchem einfachen Maß lässt sich entscheiden, ob bei einer Person eine abdominale (viszerale) Adipositas vorliegt? Welche Grenzwerte gelten für erwachsene Männer bzw. Frauen?
3. Welches ist der Vorteil, wenn man zur Gewichtsreduktion gleichzeitig die Energiezufuhr vermindert und die körperliche Aktivität erhöht im Vergleich zum Diäthalten alleine?
4. Wie nennt man die beiden Formen der funktionellen Zunahme von Gewebemasse? Nennen Sie zwei charakteristische Gewebe.

Rechenbeispiele

1. Wie hoch ist die Glykämische Last (GL) von gekochten Karotten, wenn in 100 g der Karotten 5 g verwertbare Kohlenhydrate enthalten sind und der Glykämische Index (GI) 70 beträgt? Wie hoch ist die GL einer Karottenmahlzeit, wenn eine Portion von 300 g verzehrt wird?
2. In einem eintägigen Stoffwechselversuch wurden von einer Person mit der Nahrung 75 g Protein aufgenommen. Mit dem Stuhl wurden 15 g Protein ausgeschieden, wovon 12 g endogener Herkunft waren. Wie hoch sind die scheinbare bzw. die wahre Protein-Verdaulichkeit?

Literatur

Grundlagen der Ernährungslehre und Diätetik

Shils ME, Shike M, Ross AC, Caballero B, Cousins RJ (eds.)
Modern Nutrition in Health and Disease
10th edn. Lipincott Williams & Wilkins, Baltimore (2005) ISBN 0-781-741-335

Bowman BA, Russell RM (eds.)
Present Knowledge in Nutrition I + II
9th edn. International Life Sciences Institute, Nutrition Foundation Washington D.C. (2006) ISBN 1-578-812-003

Elmadfa I, Leitzmann C
Ernährung des Menschen
4. Aufl. UTB, Stuttgart (2004)
ISBN 3-825-280-365

Biesalski HK, Fürst P, Kasper H, Kluthe R, Pölert W, Puchstein C, Stähelin HB (Hrsg.)
Ernährungsmedizin
3. Aufl. Thieme, Stuttgart (2004)
ISBN 3-13-100293-X

Kasper H
Ernährungsmedizin und Diätetik
11. Aufl. Urban & Fischer bei Elsevier, München (2004)
ISBN 978-3-437-42012-2

Suter PM
Checkliste Ernährung
3. Aufl. Thieme, Stuttgart (2008)
ISBN 3-131-18263-6

Ernährungs-Lexika

Lexikon der Ernährung
Spektrum Akad. Verlag, Heidelberg (2002)
ISBN 3-8274-0444-4 (Bd 1: A bis Fettk);
ISBN 3-8274-0445-2 (Bd 2: Fettl bis M);
ISBN 3-8274-0446-0 (Bd 3: N bis Z)

Der Brockhaus Ernährung
F.A. Brockhaus, Mannheim (2002)
ISBN 3-7653-0581-2

Spezielle Literatur zur Ernährung

Otten JJ, Hellwig JP, Meyers LD (eds.)
Dietary Reference Intakes: The Essential Guide to Nutrient Requirements
National Academy Press, Washington D.C. (2006); ISBN 0-309-100-917

DGE, ÖGE, SGE, SVE (Hrsg.)
Referenzwerte für die Nährstoffzufuhr
Umschau Braus, Frankfurt/M. (2000)
ISBN 3-8295-7114-3

Deutsche Gesellschaft für Ernährung (Hrsg.); Ernährungsbericht 2008
Henrich Druckerei Frankfurt/M.
(2008); ISBN 978-3-88749-214-4

Kübler W, Balzter H, Grimm R, Schek A, Schneider R
Die Nationale Verzehrsstudie (NVS) und die Verbundstudie Ernährungserhebung und Risikofaktorenanalytik (VERA).
Wiss. Fachverlag, Niederkleen (1997)
ISBN 3-930600-73-0

Watzl B, Leitzmann C
Bioaktive Substanzen in Lebensmitteln
3. Aufl. Hippokrates, Stuttgart (2005)
ISBN 978-3-8304-5308-6

Hahn A, Wolters M, Hülsmann O
Nahrungsergänzungsmittel und ergänzende bilanzierte Diäten
2. Aufl. Wiss. Verlagsgesellschaft, Stuttgart (2006)
ISBN 3-8047-2272-5

Kersting M (Hrsg.)
Kinderernährung aktuell
Umschau Zeitschriftenverlag, Sulzbach/Ts. (2009)
ISBN 978-3-930007-23-3

Schek A
Top-Leistung im Sport durch bedürfnisgerechte Ernährung
2. Aufl. Philippka-Sportverlag, Münster (2005)
ISBN 3-89417-138-3

Einführung in die Biochemie

Schubert S
Biochemie
UTB, Stuttgart (2008)
ISBN 3-825-23118-6

Rehner G, Daniel H
Biochemie der Ernährung
3. Aufl. Spektrum Akad. Verlag, Heidelberg (2010)
ISBN 978-3-8274-2041-1

Löffler G, Petrides PE, Heinrich PC
Biochemie und Pathobiochemie
8. Aufl. Springer, Berlin (2006)
ISBN 3-540-32680-4

Voet D, Voet JG, Pratt CW
Lehrbuch der Biochemie
Wiley-VCH, Weinheim (2002)
ISBN 3-527-30519-X

Nährwerttabellen

Souci SW, Fachmann W, Kraut H
Die Zusammensetzung der Lebensmittel – Nährwert-Tabellen
7. Aufl. WVG Stuttgart (2008)
ISBN 978-3-8047-5038-8

Heseker B, Heseker H
Nährstoffe in Lebensmitteln
3. Aufl. Umschau Zeitschriftenverlag, Sulzbach/Ts. (2007)
ISBN 978-3-930007-21-9

Fachzeitschriften für Ernährung

Erbersdobler HF (Hrsg.)
Ernährungs Umschau
Umschau Zeitschriftenverlag, Sulzbach/Ts. ISSN 0340-2371

Cousins RJ, Bier DM (eds.)
Annual Review of Nutrition
Annual Reviews, Palo Alto (CA)
ISSN 0199-9885

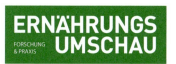

www.ernaehrungs-umschau.de

Organ

 der Deutschen Gesellschaft für Ernährung e. V. (DGE)

 des Verbandes der Diätassistenten – Deutscher Bundesverband e. V. (VDD)

 der RAL Gütegemeinschaft Ernährungskompetenz e.V. (GEK)

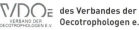 des Verbandes der Oecotrophologen e. V. (VDO$_E$)

Sachregister

24-Stunden-Befragung (24 hour-recall)   23
5-am-Tag-Kampagne   149, 200

A

abdominelles Fett   186
Abführmittel (Laxativa)   194
Absorbierbarkeit   182
Absorption
   Transportwege   182
Acesulfam-K   219
Acetacetat-Thiokinase   83 f.
Acetaldehyd   97
Aceton   83
Acetyl
  -CoA   58, 83, 85
  -CoA-Carboxylase   128
  -cholin   144
  -rest-Übertragung   128
  -salicylsäure (z.B. Aspirin)   120, 169
acid detergent fiber (ADF)   91
acid detergent lignin (ADL)   91
Acomplia (Rimonabant)   240
Aconitase   79
Acyl-Carnitin   146
Acyl-Carrier-Protein (ACP)   58
adaptierte Nahrungen   201
Additive (Zusatzstoffe)   12, 207
Adenin   34
Adenosyl-Cobalamin   137 ff.
S-Adenosyl-Methionin   144
adequate intake (AI)   19, 255 f.
Adermin (Pyridoxin)   125
ADH   s. Vasopressin
Adipokine   199
Adiponektion   199
Adipositas   93, 190, 199 f., 216
Adipozyten   66, 189
Adrenalin s.a. Catecholamine   83
ältere Menschen   16
Agar-Agar   90
Agrarstatistik (Nahrungsbilanz)   22
Ahornsirupkrankheit   222
AI s. adequate intake
AIDS, erwprbene Immunschwäche   229
AIO(*All in one-*)-Lösungen (z. parent. Ern.)   214, 232
Ajoen   154
Akrodermatitis enterohepatica   168, 172
aktivierte Acylverbindungen   130
Alanin   40 f.
  –Alaninzyklus   238
Albumin   46
Aldehyddehydrogenase   97
Aldolase B   85
Aldosen   70
Aldosteron   102
Alginate   90
alkalische Phopsphatase   172

Alkohol (s. a. Ethanol)   96 ff., 200, 213, 221
  -abusus (-missbrauch)   97, 110,
  -dehydrogenase   85, 97, 172
  -toleranz   87
  -tolerierbare Zufuhr   97
  -vergiftung (akut u. chronisch)   97
alkoholische Fettleber   98, 213
Allergen   206
allergenarme Suchdiät   206
Allicin   153
Alliinase   153
alternative Kostformen   243 ff.
Amenorrhö   125, 192
Amine   41, 48
Aminoalkohole   144
Aminopeptidasen   46
Aminosäurelösungen   232
Aminosäuren   40 ff.
  Absorption   48
  allgemeine Formel   40
  -Antagonismus   53
  Bedarf   48
  Biosynthese   41
  Decarboxylierung   126
  Derivate   41
  Desaminierung   41, 126
  essenzielle (unentbehrliche)   40
  -Familien   41
  glucogene   40, 74, 83
  -Imbalance   53
  ketogene   40
  limitierende   40, 48
  -mischungen   222, 232
  -Muster   48
  nicht-essenzielle (entbehrliche)   40
  Reaktionen, Vitamin-B_6-abhängige   126
  semi-essenzielle (konditionell unentbehrliche)   36
  -Toxizität   53, 2225
  Transaminierung   40, 126
  verzweigtkettige   53, 214, 222
Aminozucker   71
Ammoniak   41, 48, 214
Ammonium-Ionen   42
amphibolisch   87
Amylo-1,4-1,6-Transglucosylase   75
Amylo-1,6-Glucosidase   75
Amylopektin   71
α-Amylase   72, 181
Amylose   71
Anämie   127, 136, 140, 170 f.
Anandamid   191
anaplerotisch   86
Aneurin (Thiamin)   122
Angiotensin   102
Anorexie (Formen)   146, 170, 184, 192 f.
anorganische Bestandteile/Substanz   13

Sachregister

Anthocyanidine 150
Anthropometrie 185 ff.
anthroposophische Kost 247
Antidiabetika 217 f.
antidiuretisches Hormon (ADH)   s. Vasopressin
Antihämorrhagisches Vitamin   s. Vitamin K
Antikoagulanzien 118
antinutritive Substanzen 157
Antiöstrogene 154
Antioxidanzien 68, 115, 119 f., 158 ff., 234
Antiport 182
Antivitamine 127, 136
„Apfeltyp" (Fettverteilung) 186
Apolipoproteine 63 ff.
Apoptose 234
Appetenzverhalten 192
Appetit 188 f.
Arachinsäure 56
Arachidonsäure 56 f., 60, 143, 227
Arbeitsschwere 32
archäologische Methode 23
Arginase 42
Arginin 41
   -Supplemente 233
Arsen 168
Arthritis
   rheumathoide 227
   urica 221
Arzneimittel   s. Pharmaka
Ascorbinsäure   s.a. Vitamin C   118
Asparaginsäure 41
Aspartam 219
Astaxanthin 108
Astronautenkost 231
Atemgastest (Fructosemalabsorption) 211
Atherosklerose 93, 136, 219
ATKINS-Diät   s. Diät
Atmungskette 124, 148, 170
Atmungskettenphosphorylierung 78, 80 f.
ATP-Bildungsvermögen 29, 258
ATPC-Studie 150
ATP-Synthasekomplex 80
atriale natriuretische Faktoren (ANF) 102
ATWATER-Faktoren 28
ATWATER-Respirationskalorimeter 26
Aufmerksamkeitsdefizit-Hyperaktivitäts-Syndrom, ADHS
   s. Hyperkinetisches Syndrom
Ausdauersport 82, 101, 146, 148, 204
Auszehrung   s. Kachexie
Außenseiterdiäten 243 ff.
average requirement   s. Durchschnittsbedarf
Avidin 127
Azidose 165, 219

B

Ballaststoffe 90 ff., 213
   Analysemethoden 90 f.
   Darmpassage 91
   Definition/Einteilung 90
   lösliche 91 f.
   Mangelerscheinungen 93
   mikrobieller Abbau 91 f.
   physiologischer Brennwert 91
   unlösliche 91
   Verzehr 93
   Vorkommen 90, 93
   Wirkungen 91 f., 213
   Zufuhrrichtwert 93
Ballaststoffgehalt v. Lebensmitteln 93
Ballaststoffhypothese (nach BURKITT) 93
Banting-Diät   s. Diät
basal metabolic rate (BMR)   s. Grund(energie)umsatz
basal requirement of a nutrient   s. Grundbedarf
Basis-Bolus-Konzept (Insulintherapie) 217
Basisernährung   s. Ernährung
Bauchspeicheldrüse   s. Pankreas
Bedarf   s. Nährstoffbedarf
bedingt essenzielle Stoffe 142
Behensäure 56
Beikost 201
BENEDICT-ROTH-Spirometer 26
Berechnungseinheiten (BE) 217 f.
Beri-Beri 123
BERTHELOTsche Bombe 26
Berufsschweregruppen 31
Betain 144
Beta-Oxidation   s. Oxidation
Beurteilung der Kost, Parameter 21
Bewegungsmangel 32
bilanzierte Diäten   s. Diät
Bilanzminimum 49 ff.
Binge eating disorder 184, 195
bioaktive Substanzen 149 ff.
Biocytin 127
bioelektrische Impedanzmessung (BIA) 101, 185
biogene Amine 202
biokinetische Methoden 16
biologische Wertigkeit 49 f.
   Definitionen 50 ff.
   nach KOFRÁNYI 51
   nach THOMAS 51
   Verbesserung 51 f.
   Zahlenbeispiele 51
Biomembranen 163
Biotin 121, 127 f.
Bioverfügbarkeit 49 f.
BIRCHER-BENNER-Kost 247
„Birnen-Typ" (Fettverteilung) 186
Bisnorbin 128
Blähungen (Flatulenz) 92
Blei 176
Blut
   -alkoholkonzentration 96
   -cholesterinkonzentration 67, 219
   -fettwerte 212
   -gerinnung 117
   -glucosekonzentration 72, 82 f..
   -hochdruck   s. Hypertonie
   -triglyceridkonzentration 67, 219

-zuckerselbstkontrolle   216 f.
-zuckerspiegel   s. -glucosekonzentration
Blut-Hirn-Schranke   191
body mass index (BMI)   187
Bodybuilder   53
Bombenkalorimeter   26
branching enzyme   74
Brennwert
   physikalischer   28
   physiologischer   28
Broca-Index   187
Broca-Sollgewicht   187
Broteinheiten (BE)   s. Berechnungseinheiten
Buchhaltungsmethode   24
Bulimarexie   193
Bulimie   193 ff.
BURKITT-Hypothese   93
burning feet syndrome   130
Bürstensaum   181
Buttersäure   56
B-Zellen   82 f.

C

Cadmium   177
Calcitinsäure   110
Calcitonin   112
Calcitriol   110
Calcium   165 f.
   -homöostase 111, 165
   -oxalatsteine   121
   -zufuhr   221
Caliper   185
Calmodulin   143
Calorie   s. a. Kalorie   26
Caprinsäure   56
Capronsäure   56
Caprylsäure   56
Capsanthin   108
Carageen   90
Carbamoylphosphat-Synthase   42
Carboanhydrase   171 f.
carbohydrate loading   204
Carboxylierungen   128
Carboxymethylcellulose   90
Carboxypeptidasen   42 f., 181
CARET-Studie   150
Carnitin 142, 145 ff., 205
   -mangel   204
β-Carotin   108, 150, 153
Carotine   107 f., 149, 152
Carotinoide   107, 149, 152 f.
Carubin   90
Catechine   s. sekundäre Pflanzenstoffe
Catecholamine   66, 83, 120
Cellulose   71 f., 90 f.
chemical score (CS)   51
chemiosmotische Kopplung   81
chinese restaurant syndrome   127
Chinone   158
Chitin   71

Chlor (Chlorid)   167
Chlorogensäure   150
Cholecalciferol   s. Vitamin D
Cholelithiasis   s. Gallensteine
Cholesterin   65 f., 181, 219 f.
   -ester   62 f.,
   -esterase   62, 181
   -spiegel   92
   -synthese   65 f., 92
Cholezystokinin (CCK)   180, 189, 210, 214
Cholin   142, 144 f.
chologene Diarrhö   209
Chrom   175
Chromoproteine   45
Chylomikronen   63 f., 143, 209
   -Remnants   64
Chymotrypsine   46 f., 181
Chymus   180 f.
Citrat (Zitronensäure)
   -synthase   79
   -zyklus   79 f., 86 f.
CLA (konjugierte Linolsäuren)   61
Clearance-Gesetz   223 *
Cobalamin   s. Vitamin B_{12}
   -mangel   136, 139
Cobalt   137 ff.
Coenzym A   129
Coenzym Q   148, 205
Coeruloplasmin   171
Coffein   202, 209, 221, 226, 235
Colipase   62, 181
Colitis ulcerosa   166, 208, 213, 231
Colon   181
condensing enzyme   58
Cori-Zyklus   83, 238
coronare Herzkrankheiten   59, 61, 67, 186
Corticotropin-freisetzendes Hormom   190
Cortisol   83
Cotransport 182
Counterport 182
Cumarin   118
Cutin   90
Cyclamat   211
Cyclitol   142
Cystein   40, 233
Cytochrome   169 f.
Cytochrom-c-Oxidase-Komplex   80
Cytosin   40

D

D-A-CH-Referenzwerte
   s. Referenzwerte für die Nährstoffzufuhr
Daidzein   154
Darm
   -bakterien   s. Darmflora
   -bewegungstypen   180
   -flora   92, 181
   -lymphe   64
   -motilität   92, 180
   -trägheit (Obstipation)   93, 203, 211, 213

Sachregister

-verschluss 212
debranching enzyme 74
Decarboxylierung (v. Aminosäuren) s. Aminosäuren
    dehydrierende (v. Pyruvat) 78 f., 123
Dehydratation 102
Dehydrierung 124
Dehydroascorbinsäure 119
Dehydrocholesterin 110
Dehydrogenasen 133
Demenzielles Syndrom 226 f.
Demineralisation 209
Dentalfluorose 172, 209
Depletion 162
Depotfett 67, 184
Depressionen 240
Desaminierung (v. Aminosäuren) s. Aminosäuren
Desoxyribose 34, 71
Desoxyribonucleinsäure (DNA) 34
Desoxyzucker 34, 71
Detergenzienfaser 13, 91
Dextrine 72, 205
Diabetes mellitus 82, 93, 198 f., 215 ff.
    - Typ 3c 215
Diacylglycerin 143
Dialysepflicht 224
Diallyldisulfid 153
Diarrhö 72, 110, 133, 136, 206
    -chologene 212
diary s. Ernährungsprotokoll
Diät
    ATKINS- 241
    Außenseiter- 243 f.
    Banting- 242
    bilanzierte s. Formeldiät
    Brigitte- 236
    eiweißarme 223 f.
    eiweißbetonte 242
    eiweiß- u. fettbetonte 242
    eiweiß- u. kohlenhydratbetonte 242
    EVERS- 249 f.
    Fisch-Blitz- 242
    Formula- 235
    Formel-, chemisch-definierte 231
    Formel-, nährstoff-definierte 231
    Glyx- 236
    HAAS- 236
    Holywood-Kur 242
    HUMPLINK- 242
    „Ich nehme ab" (DGE) 236
    Ideal- 236
    KARELL- 226
    Kartoffel- 242
    Kartoffel-Ei- 224
    kochsalzarme s. natriumarme
    kohlenhydratbetonte 242
    KUSHI- 248
    LOGI-Methode 231
    MAYO- 242
    mediterrane 200
    mit extremen Nährstoffrelationen 240 f.
    natriumarme 223 ff.
    Null- 288
    Quark- 242
    Reduktions- 235 ff.
    Reis- 226, 242
    Steinzeit- 241
    Weight Watchers 236
    Zitronensaft-Kur 242
diätetische Lebensmittel für Diabetiker 218
Dickdarm (s.a. Colon) 213
Dicumarol 118
Diensäure-Äquivalente 115
dietary fiber s. Pflanzenfasern
dietary history s. Ernährungsgeschichte
dietary reference intakes (DRI) 14, 17 ff.
Diffusion (einfache/erleichterte) 182
Digestion s. Verdauung
Diglyceride 66
Dihydrolipoatdehydrogenase 78
Dihydroxyaceton 70
Diketogulonsäure 119
Dipeptidasen 46, 181
Disaccharide 70
Diuretika 102, 226
Diverticulose 93, 213
DNA (Desoxxyribonucleinsäure) 34
DNA-Ligase 35
DNA-Polymerase 35
Docosahexaensäure 56, 227
Docosapentaensäure 57
Dopamin 190
Doppelhelix 34
Dosis-Wirkungs-Diagramm 15, 169
DOUGLAS-Sack 27
DRI s. *dietary reference intakes*
Ductus thoracius 63
Dumping-Syndrom 210, 231
Dünndarm 181
Dünndarmresektion 212, 232
Duodenum 181
Durchschnittsbedarf *(average requirement)* 17 f.
Durst 102 f.
dynamisches Gleichgewicht *(steady state)* 14,

E

EAR s. *estimated average requirement*
Eicosanoide 60, 143, 232 f.
Eicosapentaensäure 56 ff., 187, 227
einheimische Sprue s. Zöliakie
Einkaufslisten 23
Einkommens- u. Verbrauchsstichprobe (EVS) 22
Eisen 157, 169 ff., 204
Eiweiß s. Protein
eiweißarme Diät s. Diät
Eiweißhydrolysate 222
Elastase 46 f.
Elektrolyt-Wechselbeziehungen 163
Elektrolyte s. Mineralstoffe
Elektrolytlösungen 211

Elektronenübertragung/
	-transportkette 124, 148
Elementardiät   212
Eliminationsdiät   206
Ellagsäure   150
Empfehlungen (Nährstoffbedarf)   20
Ellagsäure   150
Emulgierung   63, 67, 181
Encephalopathie (hepatische)   214
Endocannabinoid-(EC-)System   191, 240
endogene Quote   48, 182 f.
Endopeptidasen   46
Endozytose   182
energetisches Äquivalent (EÄ)   27, 257 f.
Energie   26
	-aufnahme 31
	-ausbeute, Bestimmung 27
	-bedarf 29
	-bereitstellung 28
	-bilanz 26, 235
	Definition 26
	-dichte 21, 199, 235
	Einheiten 26
	-messung s. Kalorimetrie
	Verwertung 28
	Zufuhrrichtwerte 31
energiereduzierte Mischkost   235
energiereiche Bindung
	Umlagerung 77
Energy-Drinks   147
Enolase   77
Enteritis
	akute 210
	regionalis s. Morbus CROHN
Enteroglucagon   180
enterohepatischer Kreislauf   65 f.
Enteropeptidase   42 f.
Enterotoxikose   206
Entgiftung   42, 120, 128
Entkopplung (d. ATP-Synthese)   30
Enzymdefekte   222 f.
epidemiologische Erhebungen   15
Erbrechen   194
Ergocalciferol   110
ergogene Hilfen   205
Ergosterin   111
ergotrope Stoffe/Substanzen   12
Erhaltungsumsatz (-bedarf)   30
Erinnerungsprotokoll   23
Ernährung
	hypokalorische 240
	Kinder- 201 f.
	künstliche 230 ff.
	parenterale 145, 147, 166 ff., 174 f., 214, 231 ff.
	perioperative 230
	Reform- 243
	Säuglings- 201
	Schwangeren- 202
	Senioren- 202 f.
	Sonden- 230 f.
	Sportler- 204 ff.
	Stillenden- 202 f.
	Vollwert- 244
	vollwertige 243 f.
Ernährungs
	-berichte 22
	-empfehlungen der DGE
		s. DGE-Zufuhrempfehlungen
	-geschichte *(dietary history)* 23
	-mitbedingte Krankheiten 17
	-ökonomische Rahmendaten 22
	-protokoll *(diary)* 24
	-pumpe 231
	-status 17 f., 227, 230
	-therapie, klinische 233
	-verhalten (Änderung) 235
Erucasäure   61
Erythropoese   170
Erythrozyten
	-Aspartataminotransferase-Test 126
	-Glutathionreduktaseaktivität 124
	-Malondialdehyd-Test 115
	-Transketolaseaktivität 122
Eskimo-Diät   220
Ess-Brech-Sucht   193
essential amino acid index (EAAI)   52
essenzielle Fettsäuren   57 ff.
Essigsäure   56
Esskontrolle (rigide/latente)   192
Essstörungen   32, 192 ff.
Esssucht (latente)   203
Essverhalten   192 f.
Esterasen   181
estimated average requirement (EAR)   19
Ethanol (Ethylalkohol, s.a. Alkohol)   96 ff.
Evaporation   30
EVERS-Diät   s. Diät
EVS   s. Einkommens- u. Verbrauchsstichprobe
Exons (RNA)   43
Exopeptidasen   46
Exozytose   182
Extrazellulärraum (EZR)   100 f., 162
Extrazellulärwasser   101
extrinsic factor   138

F

Familienkost   201
FANCONI-Syndrom   167
Fasten   193
	modifiziertes (proteinsparendes) 239
	totales 83, 227, 238 f.
fat free mass (FFM)   s. fettfreie Körpermasse
Fäzes   183
Ferrihäm   169 f.
Ferritin   169 f.
Ferrohäm   169 f.
Ferulasäure   150
Fettautoxidation   68
Fetthärtung   61

Sachregister

Fette 61 ff.
 Absorption 62 ff.
 chemische Qualität 68
 Definition 62
 einfache 62
 Einteilung 62
 Funktionen 67 f.
 komplexe 62
 organoleptische Qualität 68
 Transport 64 f.
 „verborgene" 67
 Verdauung 62 f.
 Verderb 67
 Verwertung 64 f.
 Verzehr 67
 Vorkommen 67
 Zufuhrempfehlungen 67
Fettemulsionen 232
Fettfisch 110
fettfreie Körpermasse
 (*fat free mass*, FFM) 184
Fettgewebe 83, 186
 braunes/weißes 67
 intraabdominelles 198 f.
 viszerales 198 f.
Fetthärtung 68
Fettinfusionen 232
Fett-Kohlenhydrat-Verhältnis 28, 258
Fettleber 145, 199, 213
Fettsäuren 56 ff.
 Biosynthese 58
 essenzielle (s. a. essenzielle Fettsäuren) 56
 freie 66
 Funktionen 59
 kurzkettige 56, 91 f.
 langkettige, Transport 145
 Mangel 61
 mittelkettige s. a. MCT-Fette 56
 Oxidation 59
 Zufuhrempfehlungen 60 f.
 Zusammensetzung 60
ω3-Fettsäuren 55, 220, 226 ff., 234
ω6-Fettsäuren 55, 220, 234
Fettsäuresynthase-Komplex 58
Fettsucht s.a. Adipositas
 androide/gynoide 186
Fettverderb 68
Fischbandwurm 139
Fisch-Blitzdiät s. Diät
FISCHER-Quotient 191
Fischleberöl 110
Fischöl 56, 219, 227, 234
Fisch-Verzehr 61
Flatulenz s. Blähungen
Flavin
 -adenindinucleotid (FAD) 124
 -enzyme 124
 -mononucleotid (FMN) 124
Flavone 150

Flavonoide 150 ff.
Flavonole 150
Flavoproteine 124
Fließgleichgewicht (steady state) 14 f.
Fluor (Fluorid) 172, 209, 222
Fluorapatit 172
Flüssigkeits-
 -verluste 205
 -zufuhr 102
Folacin 134
Folat-Äquivalente 134
folate-binding protein (FBP) 134
Folgemilchpräparate 201
Folsäure (Folat) 121, 134 ff., 219
food frequency questionaire
 s. Fragebogenmethode
Formeldiäten 231
Formuladiäten 235 f.
Formyl-THF 134
Fragebogenmethode 23
französisches Paradoxon 151
Frauenmilch s. Muttermilch
Frischmasse 13
Fructokinase 85
Fructose 70 ff.
 -intoleranz 222 f.
 -malabsorption 207
 -stoffwechsel 84 f.
Fructose-1,6-bisphosphat-Aldolase 77, 223
Fructose-1,6-Bisphosphatase 76 f.
β-Fructosidase 72
Füllstoffe 90
funktionelle Lebensmittel s. a. Immunonutrition, Prebiotika,
 Probiotika, Synbiotika
Furanose 70, 79

G

Galactokinase 86
Galactosämie 222
Galactose 85
 -intoleranz 222
 -stoffwechsel 86
Galactose-1-phosphat-Uridyltransferase 86, 222
Galacturonsäure 71
Galactosämie 207, 222
Gallen
 -flüssigkeit 181
 -säuren 65, 181
 -steine (Cholelithiasis) 214
 -wegserkrankungen 214
Gallussäure 150
gamma-Amino-Buttersäure (GABA) 41
Gastricin 46
Gastrin 180, 210
Gastritis 210
Gastroenteritis 210
gastroenterologische Erkrankungen 210 ff.
Gastrointestinaltrakt (GIT) 180, 210 ff.
genetischer Code 34
Genistein 154

Gerinnungsfaktoren 118
Gesamt-
    -fett 14,
    -folat 134 f.
    -körperwasser 101 f., 185
Gesamt(energie)umsatz 31
Geschmacksaversionen/-präferenzen 188
Getränke 101
Gewichtskonstanz 32
Gewichtsreduktion 217, 235
    medikamentös unterstützte 240
Gewichtszunahme 184
Ghrelin 189
GIBBS Freie Energie 26
Gicht 37, 93, 221
Glomerulonephritis 223 f.
Glucagon 82 f., 181
β-Glucane 90
Glucobrassicin 155 f.
Gluconeogenese 42, 53, 74 ff., 82 f., 238 f.
Gluconolactonhydrolase 81
Glucose 70 ff., 74 ff., 215 ff.
    -abbau 76
    -polymerlösungen 205
    -toleranz(faktor) 93, 172, 175
Glucose-6-Phosphatase 75 f.
Glucose-6-phosphat-Dehydrogenase 81
glucoseabhängiges
    insulinotropes Peptid (GIP) 180
Glucosidase 181
Glucosinolate 149
glucostatische Theorie (Sättigung) 189
Glucotransferase 75
Glucuronsäure 143
Glutamin 233
    -säure (Glutamat) 40 f., 233
    -synthetase 41
    -zyklus 238 f.
Glutathion (GSH) 116, 233
    -Peroxidase 116, 174
Glutaurin 147
Gluten 211
gluteninduzierte Enteropathie s. Zöliakie
Glycerinaldehyd-3-phosphat 70
    -Dehydrogenase 77
Glycerokinase 85
Glycerol-Aktivierung 60 f.
Glycin 41 f.
Glycogen 74 ff., 104 f., 238 f.
    Leber- 71
    Muskel, 71, 204 f.
    -phosphorylase 75, 86
    -reserven 74, 204 f.
    -Synthase 74, 86
    -synthese 74
Glycogenolyse 74 f., 83 f.
Glycolipide 71
Glycolyse 76 ff., 83 f., 143
Glycoproteine 45, 71

Glycoside 71
Glycyrrhizin 155
glykämische Last (GL) 72, 199 ff.
glykämischer Index (GI) 72, 204, 217
goitrogene Substanzen 156, 173
Grauer Star (Katarakt) 125
Gravidität s. Schwangerschaft
Grundbedarf (Nährstoff-) 14 f.
Grund(energie)umsatz
    (*basal metabolic rate*, BMR) 29
    Adaptation 83, 240
Gruppenbedarf 17 f.
Gruppenübertragungspotenzial 130
Guanin 34, 36
Guar 211
Gummi arabicum 90

H

HAART-Therapie (bei AIDS) 229
HAAS-Diät s. Diät
Häm 169
    -eisen 244
Hämagglutinine 183
Hämatokrit 170
Hämo
    -chromatose 171
    -dialyse 225
    -globin 169
    -lyse 155
    -siderin 169
Hämsynthese 126
Halbacetal 70
Halbmilch 196
Haptocorrin 137, 139
harnalkalisierende Getränke 222
harnpflichtige Substanzen 101
harnsäuernde Getränke 222
Harnsäure 37, 221
    -Äquivalente 37
Harnstoff 223
    -Synthese 42
Harnvolumen 102
HARTNUP-Krankheit 133
Hautfaltendicke 185
Hauttest (Allergie) 206
Hautturgor 102
HAYsche Trennkost 249
HbA_{1c} 215, 240
HCl-Sekretion 167, 169
Helicase 35
heimparenterale Ernährung 232
Hemicellulosen 90 f.
Hepar 181
Hepatitis 213
hepatische Encephalopathie 214
Herz
    -infarkt 219
    -insuffizienz 226
    -Kreislauf-Erkrankungen 219 ff., 225 ff.
    -rhythmusstörungen 239

Sachregister

Heteroglycane 70
Hexokinase 75, 77, 85
Hexosemonophosphatweg 81 f.
Hexosen 70
high density lipoproteins (HDL) 65, 219 ff.
    gefäßschützende Wirkung 66
Hippursäure 130
Histamin 180, 206
Histidin 40 f.
HMG-CoA-Synthase 84
HMG-Lyase 84
hnRNA 43
Homocystein 127, 135 f., 139, 144
Homoglycane 70
Homöostase 14, 82
hormonsensitive Triglycerid-Lipase 66
Humplik-Diät s. Diät
Hunger 186 f., 238
   -ast 204
   -kur 210
   -stoffwechsel 83
   -zentrum 188 f.
Hydrierung (Fetthärtung) 61
Hydroperoxide (v. Fetten) 68
Hydroxybenzoesäure 150
β-Hydroxybutyrat-Dehydrogenase 84
Hydroxylapatit 166, 172
Hydroxyprolin 41
Hydroxyzimtsäure 150
Hypercalcämie-Syndrom 113
Hypercholesterinämie 213
Hyperglykämie 82, 217 f.
Hyperhomocysteinämie 136
Hyperhydratation 103, 143
hyperkinetisches Syndrom 226
Hyperlipidämie 219
Hyperlipoproteinämien 219 ff.
Hyperparathyreoidismus 112
Hypersensitivität (Lebensmittel) 206 f.
hyperton 103, 205
Hypertonie 225 ff.
Hypertriglyceridämie 219 f., 225
Hyperurikämie 37, 221 f.
Hypocalcämie 166
Hypochloridämie 167
Hypoglykämie 83, 97, 217 f.
Hypohydratation 103
Hypokaliämie 165
hypokalorische Ernährung s. Ernährung
Hypomagnesiämie 166
Hyponaträmie 164
Hypophosphatämie 167
Hypoproteinämie 53
Hypothalamus 189
hypoton 103, 205
Hypoxanthin 36

I Idealgewicht 188
IDL s. *intermediate density lipoproteins*
I.E. s. Internationale Einheiten
Immunonutrition 232
Immunschwäche, erworbene s. AIDS
Immunsystem 232 ff.
induzierte Thermogenese 30 f.
Infusionslösungen 147, 205, 232
Inositol 142 ff., 157
   -(poly)phosphat 142
Insulin 82, 175, 181, 189, 198 ff., 215 ff.
   -resistenz 216
   -therapie (Formen) 217
Intermediärstoffwechesel 30
intermediate density lipoproteins (IDL) 64
Internationale Einheiten (I.E.) 106
Interstitialflüssigkeit 101
intestinal fatty acid binding protein 63
Intrazellulärraum (IZR) 100 f.
    Osmolalität 102, 162, 165
Intrazellulärwasser 100 f.
intrinsic factor 137, 181
Introns (RNA) 43
Inulin 71
Inventurmethode 24
Invertase 72
Iodopsin 109
Isocitratdehydrogenase 79
Isodynamiegesetz 29
Isoflavonoide 154
Isoleucin 40 ff.
Isomalt 218
Isomaltase 72
Isothiocyanate 156
Isotonie 102
Isovolämie 102
Itai-Itai-Krankheit 177

J Jod (Jodid) 173
   -salz 173, 244 f.
Johannisbrot-Ballaststoffe 220
Jo-Jo-Effekt 192, 240
Joule 26
Jugendliche 202

K Kachexie (Auszehrung) 193, 228 f.
Kaffee 226
Kaffeesäure 150
Kalium 165
^{40}Kalium-Zählung 185
Kalorie 26
kalorigener (thermogener) Effekt 31
Kalorimetrie 26
   direkte 26
    indirekte 26, 258
Karell-Diät s. Diät
Karies 74, 172

Karottensuppe nach Moro 212
Kartoffel-Diät   s. Diät
Kartoffel-Ei-Diät   s. Diät
Katalase   116, 158
Katarakt   125, 152, 222
Kempnersche Reisdiät   226
Kephalin   63
Keratomalazie   110
Keshan-Krankheit   174
Ketoanaloga v. Aminosäuren   225
Ketogenese   42, 83 f., 238 f.
α-Ketoglutarat   85
   -dehydrogenase   79
Ketonkörper
   Synthese   83 f., 238 f.
   Verwertung   83 f.
Ketosen   70
β-Ketothiolase   84
Kettenverlängerung (Fettsäuren)   58
Kinder-Ernährung s. Ernährung
Kjeldahl-Methode   13, 49
Kleiber-Formel   29
Kleinkinder   201
Knoblauch   153
Knochendichte   221 f.
Kochsalz   167, 225
   -ersatzmittel   225
kochsalzarme Diät   s. Diät
Kohlenhydrate   70 ff.,
   Absorption   72, 182
   Bedarf   73 f.
   Derivate   70
   Einteilung   70
   Umsetzung im Dickdarm   72
   Verdaulichkeit   72
   Verdauung   72
   Verzehr   73 f.
   Zufuhrempfehlungen   73 f.
Kohlenhydratlösungen (z. parent. Ern.)   232
Kollagensynthese   121, 126
koloidosmotischer Druck   53
Kolostralmilch   201
Kompartimentierung   164
Konduktion   30
konjugierte Linolsäuren (CLA)   61
Kontaminanten (Verunreinigungen)   12
Konvektion   30
koronare Herzkrankheit   67, 198
Körper
   -dichte   184 f.
   -fettanteil   184
   -gewicht (KG)   184, 187, 201 f., 235 ff.
   -zusammensetzung   184 f.
körperliche Aktivität   31, 195, 199, 202
Kraftsport   52
Kreatin   205
Kreatinin   49
Krebs   227
   -prävention   152

Krebszyklus   s. Citratzyklus
Kretinismus   173
Kreuzallergie   207
Kropf   s. Struma
Kuhmilchallergie   s. Lactoseintoleranz
künstliche Ernährung   s. Ernährung
Kupfer   171
Kurzdarmsyndrom   208, 212 f., 231
Kushi-Diät   s. Diät
Kwashiorkor   53
Kynurenin(-ase)   132

L

Lactase   72, 180
Lactose   70 f., 90
   -intoleranz (Milchzuckerunverträglichkeit)   207, 210
Lactulose   213
Lakritz   155
Laktoflavin (Riboflavin)   123
laktovegetarische Kost   244
Langerhans-Inseln (Pankreas)   82
laufende Wirtschaftsrechnungen (LWR)   22
Laurinsäure   56
Laxativa   s. Abführmittel
LDL   s. *low density lipoproteins*
lean body mass (LBM)   s. Magermasse
Lebensmittel
   -allergie   206 f.
   basenbildende   249
   -intoleranz   207
   säurebildende   249
   -verzehr   22
   oxalsäurereiche   223
   phosphatreiche   223
   purinreiche   37, 221
   -unverträglichkeit   206 f.
   Verarbeitungsgrad   243 f.
Leber   181, 213 f.
   -schonkost   213 f.
   -verfettung   98, 145, 213
   -zirrhose   98, 171, 203, 213 f.
Lecithin   144
leichte Vollkost   208
leichtflüchtige Nahrungsinhaltsstoffe   13
Leistungsförderer   205
Leistungssportler   204 f.
Leistungsumsatz (-bedarf)   30
Lektine   149, 157
Leptin   189 f., 199
Leucin   40 f., 53
Leukotriene   213, 232
Lignane   154
Lignin   90, 183
Lignozerinsäure   56
Limonen   157
Linolensäure   56 f.
Linolsäure   56 f.
   konjugierte (CLA)   61
Lipasen   62, 181

Sachregister

Lipaseblocker 240
Lipide 56 ff.
    Absorption 182
Lipidperoxide 115
Lipoattransacetylase 78
Lipogenese 42
Lipoide 62
Lipolyse 66 f., 143
Lipoproteine 45, 62 ff., 144
lipostatische Theorie (Sättigung) 189
lipotroper Faktor 143
Low-carb-Diäten 195, 240
low density lipoproteins (LDL) 65, 219 ff.
Lungenkrebs 150
Lutein 108
LWR s. laufende Wirtschaftsrechnungen
Lycopin 108, 153
Lymphe 62 ff., 65
Lysin (Lysyl-) 40 f., 50
lyso-Lecithin 144
Lysophosphatidylinositol (lyso-PI) 142
Lysozym 181

M

Magen 181
    -entleerung 183, 210 f.
    -lipase 181
    -motilität 180
    -saftsekretion 180, 210
    -säure s. Salzsäure
    -(teil)resektion 210
Magermasse (*lean body mass*, LBM) 30, 184
Magersucht 192
Magnesium 166, 204
Maillard-Reaktion 48, 183
Makrobiotik 248
Makronährstoffe 12
Makuladegeneration 152
Malabsorption 183, 207
Malatdehydrogenase 79
Maldigestion 183, 207
maligne Tumoren s. Krebs
Malnutrition s. Mangelernährung
Maltase 72, 181
Maltit 218
Maltose 70, 72
Maltotriose 72
Mangan 174
Mangel
    -experimente am Menschen 15
    -symptome 16
Mannit 218
Mannose 70
Marasmus 53
Marathonlauf 53
Mastopathie 173
Max-Planck-Respirometer 27
Mayo-Diät s. Diät
Mazdaznan-Ernährung 247
MCT-Fette 62, 208 f., 212 f., 215

Medikamente s. Pharmaka
Mediterrane Kost 200
Membranlipide 144
Menachinon, -dion s. Vitamin K
Mengenelemente
    Charakterisierung 162 ff.
Menkes-Syndrom 168, 171
messenger RNA 35
metabolisches Körpergewicht 30
metabolisches Syndrom 198 f.
Metallothionein 171
Methionin 40 f.
Methylcellulose 219
Methylcrotonyl-CoA-Carboxylase 128
Methylierungen 135
Methylmalonazidämie 139
Methylpurine 221
methyl-trap-hypothesis 136
Micellen 62, 65, 181, 212
Mikronährstoffe 12
Mikroorganismen 12, 92, 137, 183
mikrosomales Ethanol oxidierendes
    System (MEOS) 96 f.
Milch
    -ersatzpräparate 222
    -fertignahrungen 101
Milchzuckerunverträglichkeit
    s. Lactoseintoleranz
Mineral
    -stoffe 162 ff., 254
    -wasser 223, 35
Mineralisierung (Zähne, Knochen) 163, 165
Minimata-Krankheit 176
Minimum-Gesetz v. Liebig 48
Minorfettsäuren 61
mischfunktionelle Oxidase 97
Mischinsulin 212
Mischkost, energiereduzierte 227
Möller-Barlowsche Krankheit 121
Molybdän 175
Monoglyceride 62, 66
Mononucleotide 36
Monosaccharide 70
Monoterpene 149, 157
Morbus
    Crohn 166, 212, 231
    haemorrhagicus neonatorum 118
    Wilson 171
Mortalität (und Körpergewicht) 186
Motilin 180
mRNA 35
Mucin 181
Mucopolysaccharide (Glycoproteine) 71
Mukoviszidose 215
Multienzymkomplex 78
Multiple Sklerose 249
Mundhöhle 181
Muskelaufbau, -masse 52, 204 f.
Mutarotation 70

Muttermilch 196
Myoglobin 169
Myristinsäure 56

N

Nachtblindheit 110
NADH-Ubichinonreduktase-
    Komplex 80
Nährstoffanalyse
    indirekte/direkte 12
Nährstoffbedarf 14 ff.
    Definition 14
    Schätzung 16 ff.
Nährstoffdichte 21, 202
Nährstoffe
    pharmakodynamische Wirkung 15
    unerwünschte Wirkungen 20
Nährstoffsupplemente s. Supplemente
Nährstoffumsatz 14
Nährstuffzufuhr 22
Nährstoffzufuhrempfehlungen s.a. Referenzwerte
    Ableitung vom Bedarf 17 ff.
Nahrungsaufnahme (Regulation) 189 f.
Nahrungsbestandteile, anorganische 162
Nahrungsbilanz (Agrarstatistik) 22
Nahrungsenergie
    Verwertungsstufen 29
Nahrungsergänzungsmittel 205, 235
Nahrungsfasern 90
Nahrungsfette 61
Nahrungsfrischmasse 12 f.
Nahrungskarenz 82
Nahrungsmangel 14
Nahrungszusammensetzung 12 f.
Natrium 164
    -arme Diät s. Diät
    -sensitivität 225
Nebennieren-Hormone 83
Neohesperidin DC 219
Nephrolithiasis s.a. Nierensteine 113, 223
Nephropathie (diabetische) 222
nephrotisches Syndrom 223
net protein utilisation (NPU) 51
Neuralrohrdefekt 136
Neuropeptide 189 f.
Neuropetid Y (NPY) 190
Neurotensin 180
Neurotransmitter 147, 163, 189 f.
neutral detergent fiber (NDF) 91
Neutralfette 62
NfE s. Stickstoff-freie Extraktsoffe
Niacin 121, 131 f.
Niacin-Äquivalente 132
Niacytin 131, 133
Nicht-Häm-Eisen 169
Nicht-Kohlenhydrat-Ballaststoffe 90
Nicht-Protein-Stickstoff-(NPN-)Verbindungen 12
Nicht-Stärke-Polysaccharide 91
nicht-verseifbare Lipide 63
Nicotinamid-Adenin-Dinucleotid (NAD) 131
Nicotinamid-Adenin-Dinucleotid-Phosphat (NADP) 131
Nicotinamid-Mono-Nucleotid (NMN) 131
Nicotinsäure(-amid) 131
Nicotinursäure 131
Nieren-Erkrankungen 223 f.
Niereninsuffizienz 113, 165
Nierensteine 223
Nikotin 202
Nitrosamine 203
NO s. Stickstoffmonoxid
Nomogramm 187
Noradrenalin s.a. Catecholamine 190
Normalgewicht 188
normativer Speicherbedarf 15
Nucleasen 36, 181
Nucleinsäuren 34
    Verdauung 36
Nucleoproteine 45
Nucleosid 34, 36
Nucleosidasen 36, 181
Nucleotide 34, 36, 233
Nucleotidasen 36, 181
Nulldiät s. Diät

O

Obstipation (Darmträgheit) 93, 203, 213
OKAZAKI-Stücke 35
Oesophagus 181, 209
ökologische Erzeugung v. Lebensmitteln 243 f.
Oligonucleotide 36
Oligopeptide 43
Oligosaccharide 70, 90
Olivenöl 200
Ölsäure 56 f.
Opsin 109
oraler Provokationstest 206
orexisches Netzwerk 189
organische Bestandteile/Substanz 12 f.
Orlistat 240
Ornithinzyklus 38
Ornithyltaurin 225
Osmorezeptoren 102
Osteo
    -blasten/-klasten 113, 214
    -malazie 112
    -porose 112, 166, 171, 203
O_2-Verbrauch 30
ovolaktovegetarische Kost 244
Oxalacetat 85, 133
Oxalat (Oxalsäure) 223
oxalsäurereiche Lebensmittel 223
Oxidasen, mischfunktionelle 97
Oxidation
    biologische 80
    der Fettsäuren s. β-Oxidation
β-Oxidation 59
oxidative Phosphorylierung 80 f.
oxidativer Stress 158
Oxidoreduktasen 171

P

Palmitinsäure 56
PAL-Wert 31
Pansen 61
Pankreas 181
   -insuffizienz 231
   -lipase 181, 215
   -sekret 181
   -(teil)resektion 215
Pankreatitis 98, 208, 231
Pankreozymin 62, 180
Pantothensäure 121, 129 ff.
Parathormon (PTH) 112, 221
parenterale Ernährung s. Ernährung
peak skeletal mass 221
Pektin 71, 90, 212, 219
Pellagra 133
Pentosen 34, 70
Pentosephosphatzyklus 81
Pepsin, Pepsinogen 46 f., 181
Peptidasen 46 f., 181
Peptidbindung 39 f.
Peptide (Peptone) 43 ff.
Peptidyl-Transferase 44
Peptone s. Peptide
perioperative Ernährung s. Ernährung
perniciöse Anämie 139 f.
Peroxide 120
Peroxifettsäuren 158
Perspiration 101
Pflanzenfasern 90
Pflanzengummen 90
Pflanzenschleime 90
Pfortader 63
Pharmaka (Medikamente) 152, 165 f., 203
pharmakodynamische Wirkung v. Nährstoffen 15
Pharynx 181
Phenolsäuren 50, 150
Phenylalanin 40 f., 222
Phenylketonurie 222
Phosphat (Phosphorsäure) 167 f., 226
   -homöostase 111
Phosphatasen 36, 167
Phosphatidylcholin 144
Phosphatidylinositol 142
Phosphatidylinositol(poly)phosphat 142
phosphatreiche Lebensmittel s. Lebensmittel
Phospho
   -diesterbindung 34
   enolpyruvat-Carboxykinase 76
   -fructokinase 77, 85
   -glucomutase 75 f., 86
   -gluconatdehydrogenase 81
   -glyceratkinase 77
   -glyceratmutase 77
   -hexoisomerase 77
   -lipase 181
   -lipide 62
   -proteine 45
Phosphor 167 f.

   -säure s. Phosphat
Phosphorylasen 36
Phyllochinon s. Vitamin K
physical activity level (PAL) 31
Phytase 143
Phytat 142, 149, 157, 165, 167
Phytinsäure s. Phytat
Phytoalexine 157
Phytoöstrogene 149, 154
Phytostanole 213
Phytosterine 149, 156
Pinozytose 182
Plantix 90
Plasmavolumen-Bestimmung 101
Polyenfettsäuren 61, 115
Polyglutamate 134
Polynucleotide 34
Polypetide 43
Polyphenole 149 ff.
Polyphosphate 167
Polysaccharide 70, 90
Porphyrin 169
postabsorptives Stadium 30, 238
Postaggressionsstoffwechsel 233
Postgastrektomie-Syndrom 205
PP-shunt 81
Prädialyse 224 f.
Prävention (ern.mitbedingter Krankheiten) 199 ff.
Präurämie 224
Prebiotika 90, 149, 222, 233
Primärstruktur (v. Proteinen) 45
primer glycogen 74
Probiotika 92, 149, 233
Proenzyme 47
Progoitrin 156
Pro-Kopf-Verbrauch 22
Prolin 40 f., 120
Promille (Blutalkoholbestimmung) 96
Prooxidanzien 68, 158
Propionsäure 56
Propionyl-CoA-Carboxylase 128
prospektive Erhebungen 24
Prostacyclin 60
Prostaglandine 60
Proteasen 46, 181
   Aktivierung 47
Protease-Inhibitoren s. Proteinaseinhibitoren
Protectine 59
Proteide 45
protein digestibility corrected
   amino acid score (PDCAAS) 52
protein energy malnutrition (PEM) 53, 166
Proteinaseinhibitoren 149, 155, 183
Proteinasen 46
Proteine 43 ff.
   Absorption 49, 182
   Bedarf 48 f.
   Bewertung (Parameter) 49 ff.
   biologische Halbwertszeiten 46 f.

biologische Wertigkeit (BW) 50 f.
Bioverfügbarkeit (BV) 50
Funktionen 46
Mangel 53, 146
Primärstruktur 45
Quartärstruktur 45
Sekundärstruktur 45
Stoffwechsel, -störungen 53
Synthese (Eukaryoten) 44
Tertiärstruktur 45
Umsatz 46
Verdaulichkeit 48, 201
Zufuhrempfehlungen 52
Proteinkinase C 143
Proteinurie 223 ff.
Proteoglycane 71
Prothrombintest 117
protonenmotorische Kraft 81
Protonenpumpen 80
Provitamin A 107, 152
Pseudo
 -allergie 207 f.
 -intoleranz 206 ff.
Pteroylglutaminsäure 134 ff.
Ptyalin 181
Purinabbau 36 f.
Purine 36, 221
 in Lebensmitteln 37, 221, 23
Pyranose 70
Pyridoxal 125
Pyridoxalphosphat (PLP) 125 f., 132 f.
Pyridoxamin 126
Pyridoxin 121, 125 f.
Pyridoxinsäure 126
Pyridoxol 126
Pyrimidinabbau 36
Pyrimidine 36
Pyruvatcarboxylase 76, 128
Pyruvatdecarboxylase 78
Pyruvatdehydrogenase-Komplex 78
Pyruvatkinase 77

Q

Quark-Diät s. Diät
Quartärstruktur (v. Proteinen) 45
Quecksilber 176
 Methyl- 176
Quellstoffe 90, 235
Quencher 115
Quercetin 151

R

Rachenraum 181
Rachitis 112, 248
Radikalfänger 233
Raffinose 70
Radiation (Energieabstrahlung) 30
Ranzigwerden v. Fetten 68
Rapsöl 61
Rauchen s. Zigarettenrauchen
Reaktanz 185

reaktive Sauerstoffspezies s. ROS
recall-Methoden s. Verzehrserhebungen, retrospektive
recommended dietary allowances (RDA) 18 f.
Redoxpotenzial 80
Reductil (Sibutramin) 240
Reduktionsäquivalente 78, 80
Reduktionsdiäten s. Diät
Refeeding-Syndrom 230
Referenz-Frau/-Mann 184
Referenzprotein 51
Referenzwerte für die Nährstoffzufuhr 14, 17, 20 f., 252 ff.
 Handhabung 21
Refluxoesophagitis 209
Reformernährung s. Enährung
Reinasche 13
Reinprotein 12 f.
Reis-Diät s. Diät
relative dose response test 109
Renin-Angiotensin-Aldosteron-System 102
Repletion 162
Replikation 35 f.
Resistanz 185
resistente Stärke 90
Resolvine 59
Respirationsapparate 26 f.
Respirationskammern 26 f.
respiratorischer Quotient (RQ) 27, 257 f.
resting metabolic rate (RMR) s. Ruheumsatz
Resveratrol 149, 157 f.
Retinal 107 ff.
Retinoide 107
Retinol s. a. Vitamin A
 -Äquivalente 109
 -bindendes-Protein (RBP) 108
Retinylester 108 f.
rheumatoide Arthritis 227
Rhodopsin 109
Riboflavin 121, 123 f.
Ribonucleasen 36
Ribonucleinsäuren (RNA) 35 f.
Ribose (Ribityl-) 35, 70
ribosomale RNA 35
Ribosomen 44
Ribulose 70
 -5-Epimerase 81
 -5-phosphat-Ketoisomerase 81
Richtwerte 20
Rimonabant 191, 240
RNA (Ribonuclensäure) 34 ff.
RNA-Polymerase 35
Roh-
 -apfeldiät 212
 -asche 12 f.
 -faser 13, 90
 -fett 13
 -protein 12 f.
 -wasser 12 f.
ROS *(reactive oxigen species)* 158

Sachregister

Rotwein 151
rRNA 35
RUBNER 29
Rückstände 12
Ruhe(energie)umsatz
   (resting metabolic rate RMR) 30
Rutin 151

S

Saccharase 72, 181
Saccharide 70 ff.
Saccharin 219
Saccharose 70
Salicylate 206 f.
Saluretika 225
Salz
   -mangel 102
   -säure (Magen) 167, 169, 210
   -überschuss 102
Saponine 149, 155
Sarcosin 144
Sättigung 188
Sättigungsphasen 188 f.
Sättigungssignale 188
Säuglingsalter 16
Säuglings-Ernährung s. Ernährung
Säuren-Basen-Haushalt 163, 222, 249
Scavenger-Rezeptoren 64 f.
Schadstoffe 202
Schätzwerte 20
Schaumbildner 155
Schilddrüse 173
Schlaganfall 219
Schlankeitskur 235 ff.
SCHNITZER-Kost 248 ff.
Schonkost s. leichte Vollkost
Schulkinder 196
Schwangeren-Ernährung s. Ernährung
Schwangerschaft 16, 202
Schwefel (Sulfat) 168
Schweiß 101, 204 f.
Schwermetalle 92
second messenger 144
Sehvorgang 109
Sekretin 180
sekundäre Pflanzenstoffe 149 ff.
Sekundärstruktur (v. Proteinen) 45
Selen 174, 234
Semichinon 148
Senföle 156
Senioren-Ernährung s. Ernährung
Serin 40 f., 126, 135
Serotonin 189
Sibutramin 240
Sicherheitszuschlag 18
Singulettsauerstoff 115, 158
Sitosterin 156
Skelettstabilität 221
Skelettfluorose 172
Skleroproteine 44

Skorbut 119 f., 248
Smoothies 149, 200
Sojaerzeugnisse 154 f.
Somatostatin (SIH) 180
Sondenernährung s. Ernährung
Sorbit 218
SOXHLETT-HENKEL-Methode 13
Speichel 181, 209
Speisefette 67
Speiseröhre 181
spezifisch-dynamische Wirkung 31
Sphäroproteine 44
Sphingomyelin 144
splicing (RNA) 43
Sportler-Ernährung s. Ernährung
Sprue 211
Spurenelemente 162, 168 ff.
   Dosis-Wirkungs-Diagramm 169
Stachyose 70, 202
Stammwürze 96
Stärke 71 f., 181
   modifizierte 90
   retrogradierte 90
   Verdauung 181
steady state s. Fließgleichgewicht
Stearinsäure (Stearat) 56 f.
Steatorrhö 211, 214
Stickstoff-freie-Extraktstoffe (NfE) 12
Stickstoffbasen 34 ff.
   Abbau 36
Stickstoffbilanz 49 f.
   ausgeglichene 49, 238 f.
   nicht-ausgeglichene 53, 238 f.
Stickstoffmonoxid (NO) 66, 234
Stickstoffverlust
   obligater 44, 49
Stillen 16, 196, 201 f.
Stillenden-Ernährung s. Ernährung
Stoffwechsel
   -Erkrankungen 215 ff.
   -Verzahnungen 84
Stress
   oxidativer 158
Struma (Kropf) 156, 173
Suberin 90
Substratkettenphosphorylierung 77 ff.
Succinat-Ubichinonreduktase-Komplex 80
Succinatdehydrogenase 79
Succinyl-CoA 85
Succinyl-CoA-Acetacetyl-CoA-
   Transferase 84
Succinyl-CoA-Synthetase 79
Sulfat s. Schwefel
Sulfide 149, 153 f.
Sulfit 168
Sulfonylharnstoff 216
Superkompensation 178
Superoxiddismutase 116, 158
Supplementierung (im Sport) 204 f.

Süßstoffe 219
Synbiotika 149
Symport 182
System, geschlossenes/offenes 26 f.
Szent-Györgyi-Quotient 163

T
T_3, T_4 173
Taillenumfang 187
Taurin 142, 146 f., 205, 234
Taurocholsäure 146
Tee 221
Tee-Fasten s. Fasten
teiladaptierte Nahrungen 201
Tertiärstruktur (v. Proteinen) 45
Tetrahydrofolsäure (THF) 134 f.
Tetrosen 70
Thaumatin 219
thermogener Effekt 30 f.
Thermogenese 190
    induzierte 30, 240
    zitterfreie 30, 67
Thermogenin 30
Thermoneutralität 29
Thermoregulation
    chemische 30
    physikalische 30
Thiamin 121 ff.
Thiaminase 122
Thiaminmangel 97, 123
Thiaminpyrophosphat (TPP) 122 f.
Thiocyanate 156
Thiokinase 85
Threonin 40 f.
Thrombopenie 140
Thromboxane 60, 220
Thymin 34
Thyreoglobulin 173
Thyroxin 173
Tierversuche 15
Tocole 114
Tocopherol s. Vitamin E
Tocopherol-Äquivalente 114
Tocotrienole 114
tolerable upper intake level (UL) 19
total diet study s. Wiegemethode
Traganth 90, 219
Transaldolase 81
Transaminierung (Aminosäuren) s. Aminosäuren
Trans-Cobalamin 138 f.
Transferrin 169
transfer RNA 35
trans-Fettsäuren 60 f.
Transketolase 81, 122 f.
Transkription 35, 43 f.
Translation 35, 43 ff.
Transzellulärraum 101
Transzytose 182
Trehalose 70
Triacylglycerinsynthese 66

Tricarbonsäurezyklus s. Citratzyklus
Triglyceride 62 ff., 181, 219 f.
Triglyceridsynthese 66
Trigonellin 131
Trijodthyronin 173
Trinksupplemente/-nahrungen 203
Triosen 70
Triosephosphatisomerase 77
Tripeptidasen 46, 181
tRNA 35
Trockensubstanz 12 f.
Tropfsonde 231
Trypsin, Trypsinogen 46, 139
    Hemmung 155
Tryptophan 40, 132 ff.,
Tumor-Nekrose-Faktor 153
turnover s. Umsatz
Tyrosin 40 f., 53, 189, 222

U
Überernährung 32
Übergewicht 32, 186, 198, 225
Übersäuerung 249
Ubichinon 80, 148
Ubichinon-Cytochrom-c-Reduktase-Komplex 80
UDP-Galactose-4-Epimerase 85
UDP-Glucose-Pyrophosphorylase 85
UDPG-Glycogen-Transglucosylase 75
UDPG-Pyrophosphorylase 75
UL s. *tolerable upper intake level*
Ulcus ventriculi/duodeni 205
Ultraspurenelemente 162, 168 ff.
Umsatz *(turnover)* 14
uncoupling protein 30
Untergewicht 186
Uracil (Uridiyl-) 34, 36
Urämie 225
Uridin (Uridyl-) 74
Urikosurika 221
Uronsäuren 71
UV-Strahlung 111 f.

V
Valeriansäure 127
Valin 40 f.
Van Soest-Methode 91
vasointestinales Polypeptid (VIP) 180
Vasopressin (antidiuretisches Hormon, ADH) 102
Veganer/veganische Kost 174
Vegetarismus 244 f.
Vena cava 64
VERA-Studie 158
Verdaulichkeit der Nährstoffe 182 f.
    Einflussgrößen 183
    scheinbare 182
    wahre 182
Verdauung 180 ff.
Verdauungsorgane 208 ff.
Verunreinigungen 12
very low caloric diets 235
very low density lipoproteins (VLDL) 64

Sachregister

Verzehrsdaten 22
Verzehrserhebungen, Methoden 23
Vitamere 110, 114, 117, 119
Vitamin A 107 ff.
   -Kontraindikation 225
Vitamin-B-Komplex 121 ff.
Vitamin „B_T" 146
Vitamin B_1 122 ff.
Vitamin B_2 123 ff.
Vitamin B_3 131 ff.
Vitamin B_6 125 ff.
Vitamin „B_7" 146
Vitamin B_{12} 137 ff., 212
Vitamin C 118 ff., 158,
Vitamin D 110 ff., 165, 221
Vitamin E 114 ff.
Vitamin H 127 f.
Vitamin K 116 ff., 221
vitaminähnliche Stoffe 142 ff.
Vitamine 106 ff.
   fettlösliche 106
   Megadosen 121
   wasserlösliche 106
Vitaminoide 142 ff.
VLDL   s. *very low density lipoproteins*
Volleiprotein 51
Vollkost 208
Vollwerternährung   s. Ernährung
vollwertige Ernährung   s. Ernährung
Vollwertkost 244
Volvulus 92
Vormilch   s. Kolostralmilch

W

Wachse 90
Wachstum 14
Wachstumsalter 16, 201
Waerland-Kost 247
Waldenase 85
Wärmeproduktion, zitterfreie 67
waist to hip ratio 186
Wasser 13, 100 ff.
   -ausscheidung, renale 102
   Bedarf 101
   Bestimmung in diversen Kompartimenten 100 f.
   -bilanz 101, 204
   -bindung (bei Gewichtsreduktion) 238
   -haushalt 100 f., 164
   -"intoxikation" 103
   -mangel 102
   -überschuss 102
   -verlust, oblogater 102
   Verteilung im Körper 100
   Zufuhrrichtwert 101
Wasting-Syndrom 229
Watson-Crick-Modell 32
Weender-Methode (Ballaststoffanalyse) 13, 90
Weibull-Stoldt-Methode 13
Weight Watchers 236

Weizenkleie 220
Wernicke-Korsakow-Syndrom 97, 123
Wertstufeneinteilung (v. Lebensmitteln) 243
Wiegemethode (total diet study) 24
World Cancer Research Fund 229

X

Xanthophylle 152
Xanthurensäure 126
Xenical (Orlistat) 240
Xenobiotika 92, 147
Xerophtalmie 110
Xylit 218
Xylose 70
Xylulose 70

Y

yo-yo-dieting   s. Jo-Jo-Effekt

Z

Zahnschmelz 172, 209
Zähne 209
Zellwandbestandteile 90
Zigarettenrauchen 219
Zink 171, 234
Zivilisationskrankheiten 93, 186
Zöliakie 207, 211
Zubereitungsverluste 20, 22
Zucker
   -alkohole 71 f., 218
   -austauschstoffe 72, 218
   -konsum 73 f.
   -krankheit   s. Diabetes mellitus
Zufuhr
   angemessene (*adequate intake*, AI) 19
   -empfehlungen 17 f.
   tolerierbare Höchst-
     (*tolerable upper intake level*, UL) 19
   -richtwert 20
   -schätzwert 20
Zungengrundlipase 62, 181
Zusatznahrungen 203
Zusatzstoffe 12, 206
Zweidrittelmilch 201
Zymogene 47
Zystische Fibrose   s. Mukoviszidose
Zytokine 232
Zytosen 182

Anhang

Notizen

Anhang

Notizen

Anhang